Rohen

人体标本解剖图谱

Photographic Atlas of Anatomy

第9版
Ninth Edition

U0239947

主 编 〔德〕约翰内斯·罗恩（Johannes Rohen）

〔日〕横地千寻（Chihiro Yokochi）

〔德〕埃尔克·吕特延－德雷科尔（Elke Lütjen-Drecoll）

主 译 欧阳钧

北京科学技术出版社

著作权合同登记号　图字：01-2022-4870

图书在版编目（CIP）数据

　　Rohen人体标本解剖图谱 : 第9版 / （德）约翰内斯·罗恩，（日）横地千寻，（德）埃尔克·吕特延-德雷科尔主编；欧阳钧主译. — 北京 : 北京科学技术出版社，2022.10

　　书名原文: Photographic Atlas of Anatomy, Ninth Edition

　　ISBN 978-7-5714-2475-6

　　Ⅰ. ①R… Ⅱ. ①约… ②横… ③埃… ④欧… Ⅲ. ①人体解剖学—图谱 Ⅳ. ①R322-64

　　中国版本图书馆CIP数据核字(2022)第126176号

责任编辑：杨　帆	电　话：0086-10-66135495（总编室）
责任校对：贾　荣	0086-10-66113227（发行部）
图文制作：北京永诚天地艺术设计有限公司	网　址：www.bkydw.cn
责任印制：吕　越	印　刷：北京捷迅佳彩印刷有限公司
出 版 人：曾庆宇	开　本：889 mm × 1194 mm　1/16
出版发行：北京科学技术出版社	字　数：460千字
社　　址：北京西直门南大街16号	印　张：36.25
邮政编码：100035	版　次：2022年10月第1版
ISBN 978-7-5714-2475-6	印　次：2022年10月第1次印刷

定　价：398.00元

译者名单

于宛琪　马　冬　王镱凝　冯正宽

朱晋辉　毕振宇　孙培栋　孙　冰

李庆涛　吴姝彤　杨宇超　欧阳钧

钱　蕾　廖　华　樊庭宇　戴景兴

前　言

对于医师以及所有参与人类疾病诊断和治疗的人员来说，对人体结构的深入认识都至关重要，而这些知识最终只能通过解剖人体来获得。以往所发行的解剖学图谱一般都是示意图或半示意图，图片所展示的结构范围有限，并且往往缺乏立体的维度（即空间印象）。解剖标本照片有两个明确的优势：首先，照片再现了标本的真实性，与常规图谱中简化了的"美丽"图片相比，其比例和空间位置也更准确和更逼真；其次，照片与学生在解剖实验室中实际看到的内容是相对应的。因此，在准备解剖的过程中，学生可以直接利用我们图谱中的照片进行学习。在此版图谱中，我们根据解剖实验室中经常讲授的结构顺序，重新调整了章节的顺序，使之与大多数解剖学教科书的结构一致。虽然当今的诊断越来越多地依赖于影像技术的使用，但医师仍然需要利用从解剖标本上学习的知识来评估相应的影像，由此决定进一步的治疗步骤。制作此图谱中高质量的标本不仅需要大量的时间，还需要全面的解剖学知识，因此，这本图谱是在非常敬业的外科各领域同事和解剖学家的帮助下完成的。我们特别感谢 S. Nagashima 教授、K. Okamoto 教授和 M. Takahashi 博士（日本），他们长期在埃郎根解剖研究所工作；也非常感谢 G. Lindner-Funk 博士（现在德国纽伦堡）、M. Rexer 博士［现在诺伊马克特医院（奥地利，译者注）］、R.M. McDonnell（现在美国达拉斯）和 J. Bryant（现在德国埃朗根）。

Khann Nguyen、Ramona Witt、Anne Jacobsen 和 Alexander Mocker 等学生在 Bremer 教授（现在德国埃朗根）指导下，在 EMPTY 课程中完成了新的肌标本和肝标本的制作。H. Sommer 先生（SOMSO 公司，德国科堡）提供了一批用于微距摄影的高质量的天然骨标本，为此，我们向他致以诚挚的谢意。包括此版图谱新增照片在内的所有标本照片，都是由与我们长期合作的 M. Gößwein 先生以精湛的技术拍摄而成。在第 9 版中，我们通过增加新插图或用新插图替换旧插图的方式进一步优化了图谱。我们要感谢我们的同事 J. Pekarsky 先生在此版修订过程中更新了彩色绘图和三维绘图，使之与标本照片相对应。我们也要感谢 A. Gack 女士为新的附录绘制了插图。本图谱的一个重要教学关注点是让学生更容易地系统学习不同的解剖结构并理解结构的位置关系。为此，我们在此版保留了在局部区域展示局部解剖各个结构的原则。为了保证在临床实践中诊断性地评估影像所代表的结构，还必须掌握个体结构与局部的关系。在此，我们对提供磁共振成像（MRI）和计算机断层扫描（CT）图像的医师们表示衷心的感谢，他们是 M. Uder 教授（埃朗根大学附属医院放射学研究所）、A. Heuck 教授（慕尼黑大学放射学研究所）、G. Wieners 博士（柏林夏里特医院）、H. Rupprecht 教授（诺伊马克特医院）和 A. Herrlinger 教授（菲尔特医院）。感谢 Mardin 教授（埃朗根大学眼科医院）提供了视网膜的临床图像。我们还要特别感谢 M. Uder 教授和他的团队，他们不仅为新版图谱制作了全新的 MRI 图像，而且还确保标本的断面和 MRI 图像的截面极大程度上相互对应。这不仅大大提高了对解剖结构的清晰展示和理解，也提升了我们摄影图谱的临床参考价值。我们衷心感谢 Thieme 出版社的工作人员，为这本图谱提供了一个新"家"——最重要的是要感谢 S. Bartl 女士对新版图谱的文本和插图所做的认真细致的编辑工作；没有她的不懈努力，就没有这个高质量的版本。我们非常感谢 J. Neuberger 博士对项目规划的支持和对众多"流程"的高效协调，这些协调在第 9 版的出版道路上是必不可少的。我们也要感谢 L. Diemand 女士对制作的规划和监督。在这个新版图谱中增补了大量新编的内容，也制作了全新的页面设计，这对于版面设计师 Stephanie Gay 和 Bert Sender（现在不来梅市）来说是一个巨大的挑战，然而他们出色地完成了这个任务！最后，我们再次感谢所有科学家、学生、工作人员和志愿者，以及日本东京 Igaku-Shoin 出版社和美国 Wolters Kluwer 出版社的工作人员，感谢他们多方面的支持。

Johannes Rohen
Chihiro Yokochi
Elke Lütjen-Drecoll
2020 年 8 月

目　录

5　胸腔脏器

9 脑和感受器

附录 补充资料

1 解剖学概述

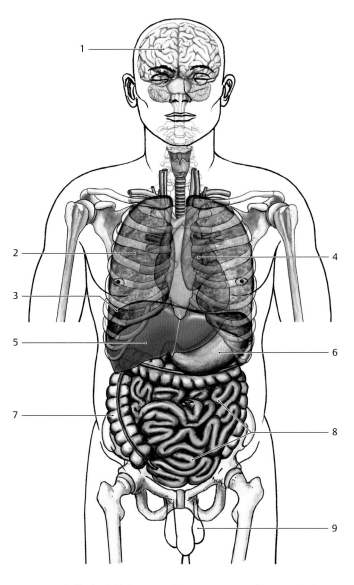

图 1.1 人体内脏的位置（前面观）。主要体腔及内容物

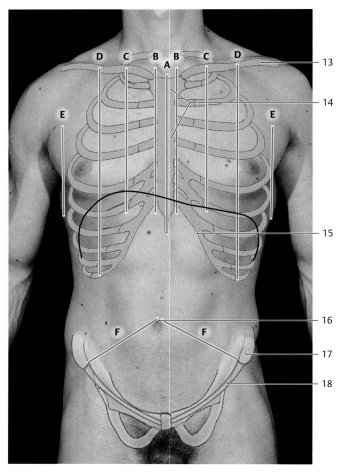

图 1.2 人体前面的分区标志线

标志线：A = 前正中线

B = 胸骨线

C = 胸骨旁线

D = 锁骨中线

E = 腋前线

F = 脐盆线

1 脑	9 睾丸	17 髂前上棘
2 肺	10 肾	18 腹股沟韧带
3 膈	11 输尿管	19 肩胛冈
4 心	12 肛管	20 棘突
5 肝	13 锁骨	21 髂嵴
6 胃	14 胸骨柄	22 骶骨和尾骨
7 结肠	15 肋弓	
8 小肠	16 脐	

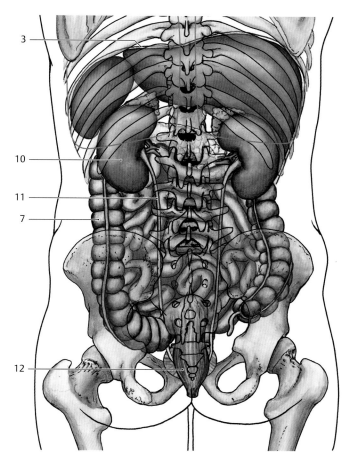

图 1.3 人体内脏的位置（后面观）

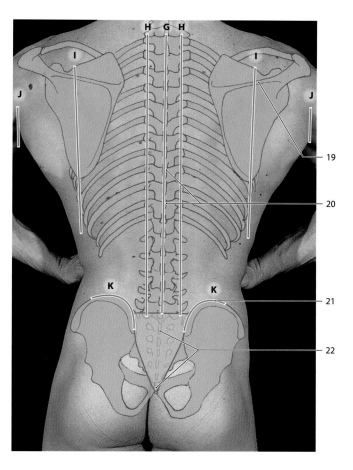

图 1.4 人体后面的分区标志线

标志线：G = 后正中线

H = 脊柱旁线

I = 肩胛线

J = 腋后线

K = 髂嵴

骨骼系统的骨可以在不同部位的皮肤表面触摸到。这使医师可以定位内脏。在人体前（腹侧）面，锁骨、胸骨、肋和肋间隙、骨盆区的髂前上棘和耻骨联合均可触诊。为了更好地定位，图 1.2（人体前面）和图 1.4（人体后面）显示了一些定位标志线。通过这些标志线，可以定位心和阑尾的位置。

在人体的后（背侧）面，可以触诊脊柱后方的突起、肋、肩胛骨、骶骨和髂嵴。例如，定位肾的标志线为脊柱旁线和下位肋。

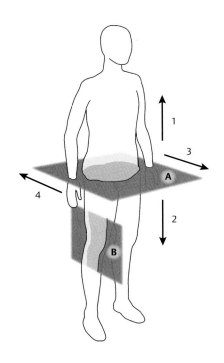

图 1.5 身体的平面
A = 水平面、轴面或横断面
B = 矢状面（在膝关节水平）

方向：
1 = 颅侧   3 = 前面（腹侧）
2 = 尾侧   4 = 后面（背侧）

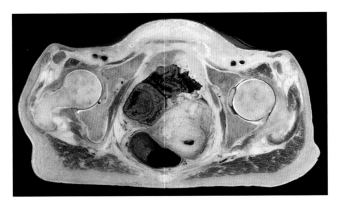

图 1.6 盆腔和髋关节的水平断面

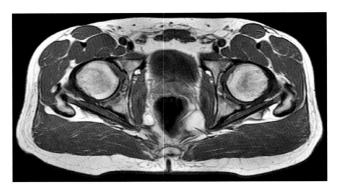

图 1.7 盆腔和髋关节的 MRI 扫描（水平面、轴面或横断面）（Heuck A, et al. MRT-Atlas des muskuloskelettalen Systems. Stuttgart, Germany: Schattauer, 2009.）

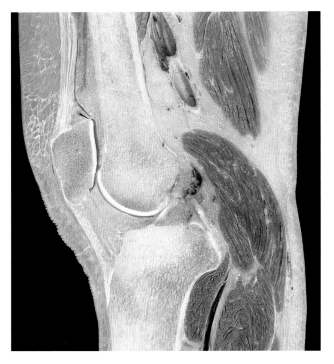

图 1.8 膝关节的矢状断面

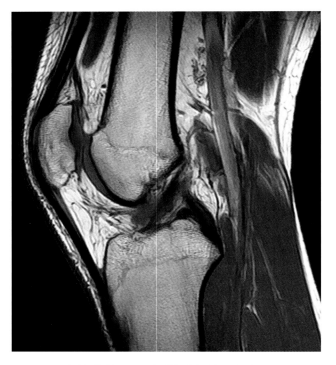

图 1.9 膝关节的 MRI 扫描（矢状面）（Heuck A, et al. MRT-Atlas des muskuloskelettalen Systems. Stuttgart, Germany: Schattauer, 2009.）

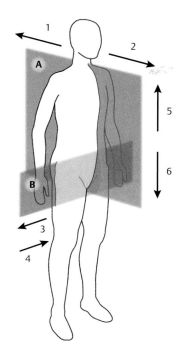

图 1.10　身体的平面
A = 正中矢状面或正中面
B = 额状面或冠状面（经盆腔）

方向：
1= 后面（背侧）　3= 外侧面　　5= 颅侧
2= 前面（腹侧）　4= 内侧面　　6= 尾侧

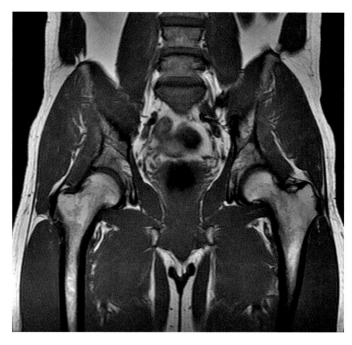

图 1.11　盆腔和髋关节的 MRI 扫描（额状面或冠状面）
（Heuck A, et al. MRT-Atlas des muskuloskelettalen Systems.
Stuttgart, Germany: Schattauer, 2009.）

放射学术语：
水平断面 = 轴面或横断面
额状面 = 冠状面
矢状断面 = 矢状面

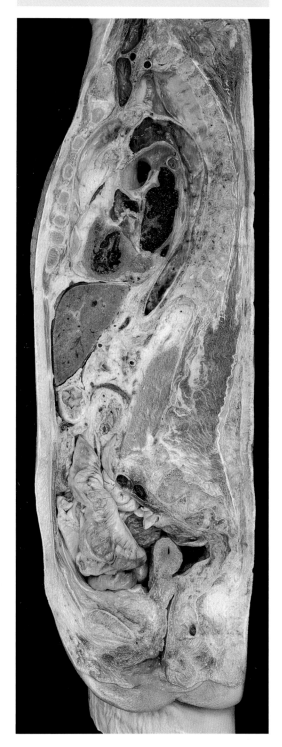

图 1.12　女性躯干的正中矢状断面

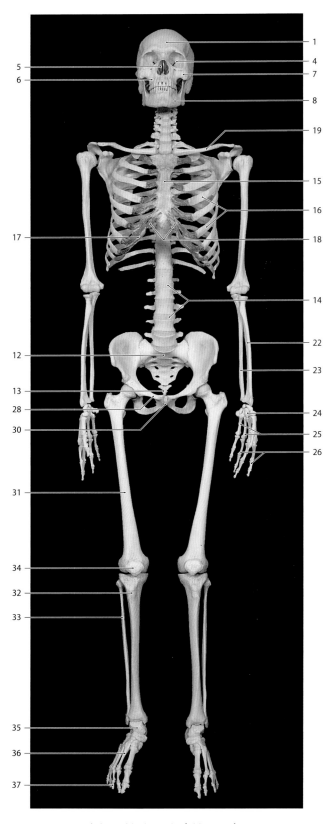

图 1.13 成年女性的骨骼（前面观）

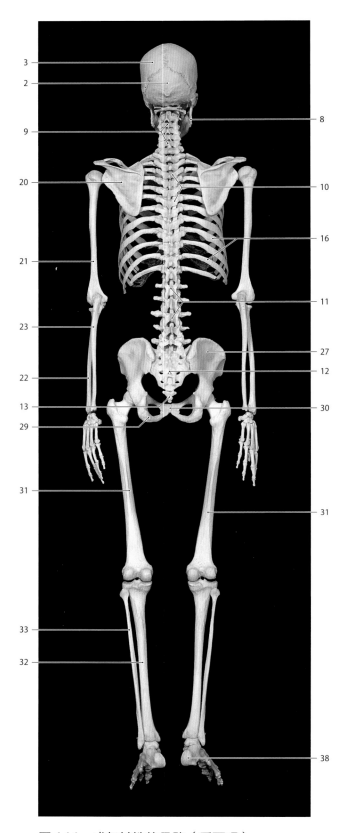

图 1.14 成年女性的骨骼（后面观）

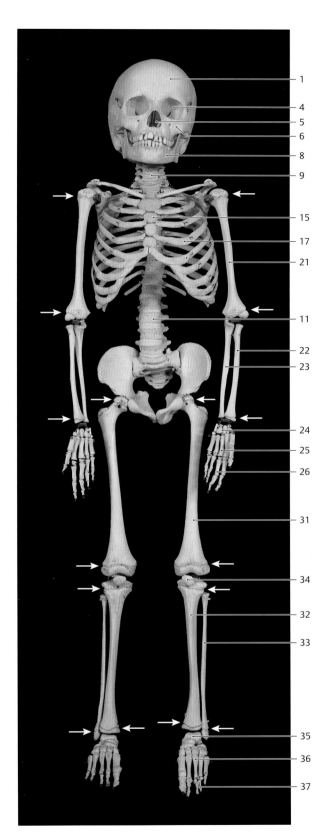

图 1.15　5 岁儿童的骨骼（前面观）。可以看到软骨生长板区（箭头）。与成人相比，肋呈明显的水平位

中轴骨

头

1　额骨

2　枕骨

3　顶骨

4　眶

5　鼻腔

6　上颌骨

7　颧骨

8　下颌骨

躯干和胸部

脊柱

9　颈椎

10　胸椎

11　腰椎

12　骶骨

13　尾骨

14　椎间盘

胸部

15　胸骨

16　肋

17　肋软骨

18　胸骨下角

附肢骨

上肢骨和上肢带骨

19　锁骨

20　肩胛骨

21　肱骨

22　桡骨

23　尺骨

24　腕骨

25　掌骨

26　指骨

下肢骨和骨盆

27　髂骨

28　耻骨

29　坐骨

30　耻骨联合

31　股骨

32　胫骨

33　腓骨

34　髌骨

35　跗骨

36　跖骨

37　趾骨

38　跟骨

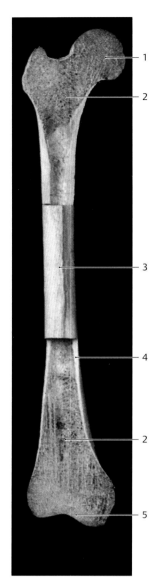

图 1.16 成人股骨。近端骨骺和远端骨骺的冠状断面显示松质骨和骨髓腔

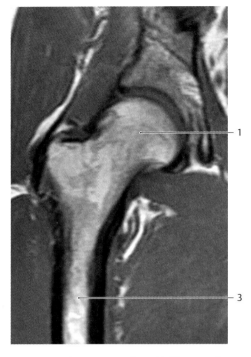

图 1.17 右股骨和髋关节的 MRI 扫描（冠状断面）（Heuck A, et al. MRT-Atlas des muskuloskelettalen Systems. Stuttgart, Germany: Schattauer, 2009.）

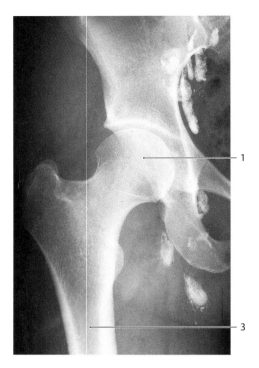

图 1.18 右股骨和髋关节的 X 线片（前后位）（Courtesy of Prof. Uder, Institute of Radiology, University Hospital Erlangen, Germany.）

1 股骨头
2 松质骨
3 股骨干
4 密质骨
5 关节软骨

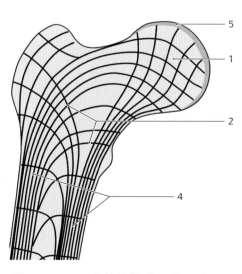

图 1.19 股骨头轨迹线的三维示意图

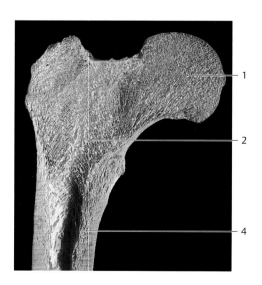

图 1.20 成人股骨近端的冠状断面显示松质骨的特征性结构

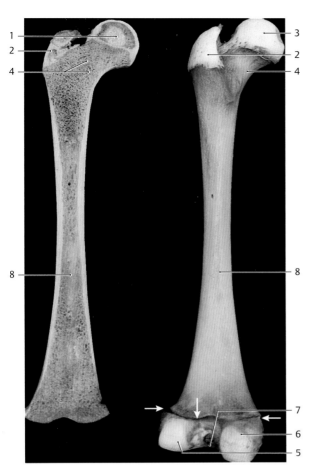

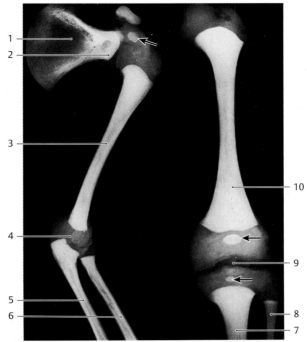

1 肩胛骨
2 肩关节
3 肱骨
4 肘关节
5 尺骨
6 桡骨
7 胫骨
8 腓骨
9 膝关节
10 股骨

图 1.22 新生儿上肢和下肢的 X 线片［上肢（左），下肢（右）］。箭头 = 骨化中心

图 1.21 股骨的骨化［冠状断面（左），股骨后面观（右）］。四肢骨的骨化始于原发性软骨的骨化中心，髓腔也在此处形成。四肢骨的骨化过程在出生时尚未完成（见图 1.22和 1.23）。箭头 = 远端骨骺

1 股骨头的骨化中心
2 大转子
3 股骨头
4 股骨颈
5 外侧髁
6 内侧髁
7 髁间窝
8 骨干

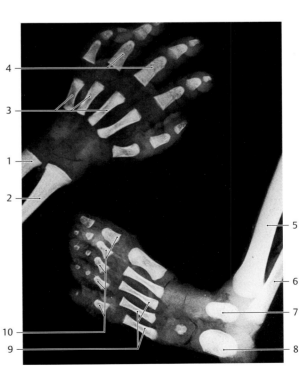

1 尺骨
2 桡骨
3 掌骨
4 指骨
5 胫骨
6 腓骨
7 距骨
8 跟骨
9 跖骨
10 趾骨

图 1.23 新生儿手和足的 X 线片。关节的骨化尚未完成。部分腕骨和跗骨仍是软骨

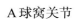

图 1.24　**球窝关节**（如肩关
节）。这种关节有 3 个运动轴

A 球窝关节	1 肱骨
B 滑车关节	2 桡骨
C 车轴关节	3 尺骨
D 髁状关节	4 掌指关节
E 鞍状关节	5 指骨间关节

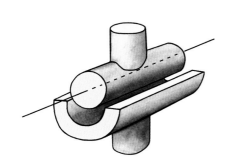

图 1.25　**滑车关节**，单轴关节
（如肱尺关节）

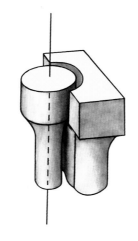

图 1.26　**车轴关节**，单轴关节
（如桡尺关节）

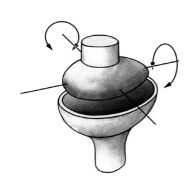

图 1.27　**髁状关节**，双轴关节
（如桡腕关节）

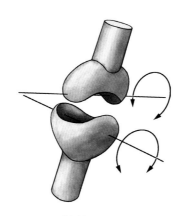

图 1.28　**鞍状关节**，双轴关节
（如拇指腕掌关节）

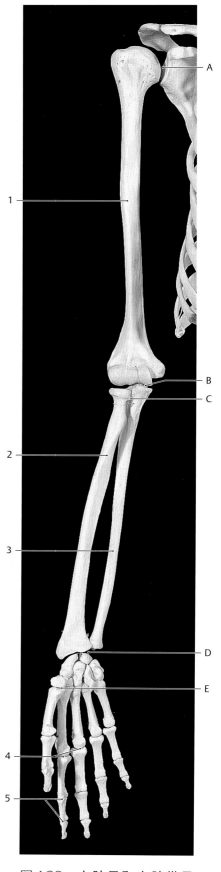

图 1.29　**上肢骨和上肢带骨**
（前面观）

关节具有多种功能。一般而言，关节活动度由近端向远端减少。例如，髋关节是多轴关节，膝关节是双轴关节，而趾骨间关节是单轴关节。

构成关节的骨数量由近端向远端增多。例如，肩关节由 2 块骨构成，肘关节由 3 块骨构成，腕关节由 4 块骨构成，指骨间关节由 5 块骨构成。因此，单个关节的活动度逐渐减小，但是关节数量增加，位置分布更广。

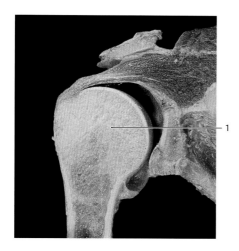

图1.30 肩关节是多轴球窝关节的代表（冠状断面）

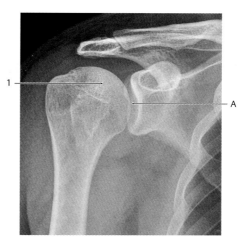

图1.31 肩关节的X线片（Courtesy of Prof. Uder, Institute of Radiology, University Hospital Erlangen, Germany.）

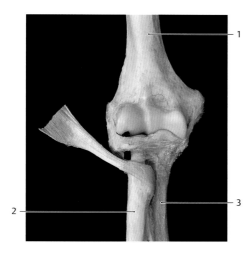

图1.32 肘关节及韧带是滑车关节的代表（单轴肱尺关节）

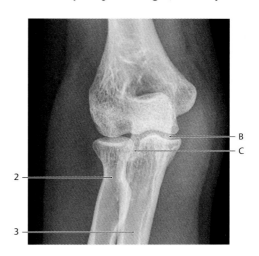

图1.33 肘关节的X线片（Courtesy of Prof. Uder, Institute of Radiology, University Hospital Erlangen, Germany.）

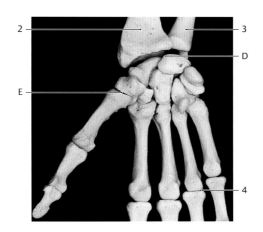

图1.34 腕关节是髁状关节的代表，拇指腕掌关节是鞍状关节的代表

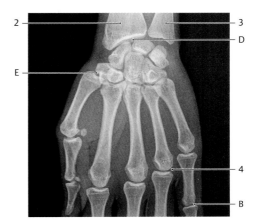

图1.35 腕关节的X线片（Courtesy of Prof. Uder, Institute of Radiology, University Hospital Erlangen, Germany.）

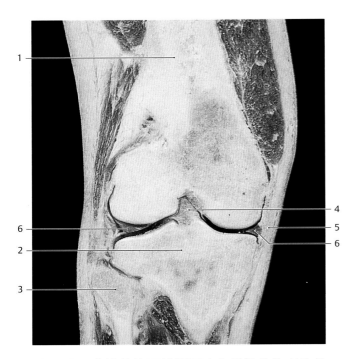

图 1.36 膝关节的冠状断面（右侧关节伸直位前面观）

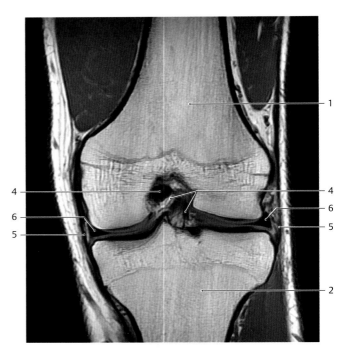

图 1.37 膝关节冠状断面（MRI 扫描）（Heuck A, et al. MRT-Atlas des muskuloskelettalen Systems. Stuttgart, Germany: Schattauer, 2009.）

1 股骨	4 交叉韧带
2 胫骨	5 侧副韧带
3 腓骨	6 半月板

关节是允许骨之间运动的连结部位。滑膜关节的特征是关节腔被含有滑液的关节囊所包围。运动的种类不仅取决于关节骨的形状和结构，还与构成关节囊的韧带相关。在一些滑膜关节，当骨的关节面不协调时，纤维软骨性关节盘就会发育。

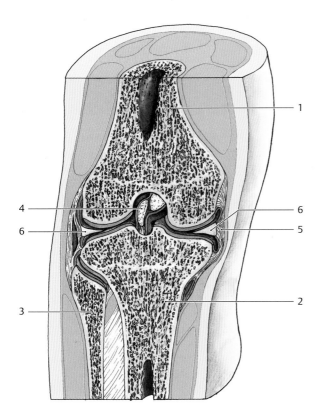

图 1.38 膝关节示意图。膝关节是滑膜关节的代表，其特征是关节腔被含有滑液的关节囊（红色）包围。蓝色 = 关节软骨

人体有各种各样的肌。肌的结构取决于其所参与的功能系统，如运动种类、具有特定韧带的关节形状等。这些运动本身有很大的个体差异。

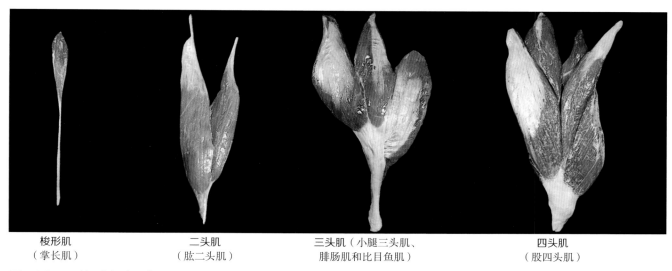

梭形肌　　　　二头肌　　　　三头肌（小腿三头肌、　　四头肌
（掌长肌）　　（肱二头肌）　　腓肠肌和比目鱼肌）　　（股四头肌）

图 1.39　肌的形态（一）

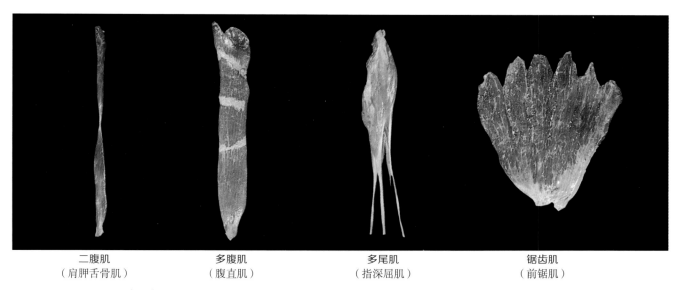

二腹肌　　　　多腹肌　　　　多尾肌　　　　锯齿肌
（肩胛舌骨肌）　（腹直肌）　　（指深屈肌）　　（前锯肌）

图 1.40　肌的形态（二）

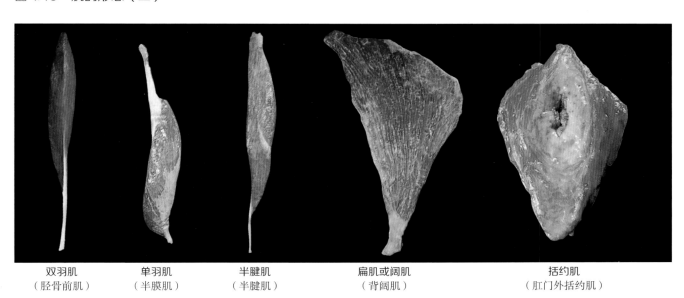

双羽肌　　单羽肌　　半腱肌　　扁肌或阔肌　　括约肌
（胫骨前肌）（半膜肌）（半腱肌）　（背阔肌）　　（肛门外括约肌）

图 1.41　肌的形态（三）

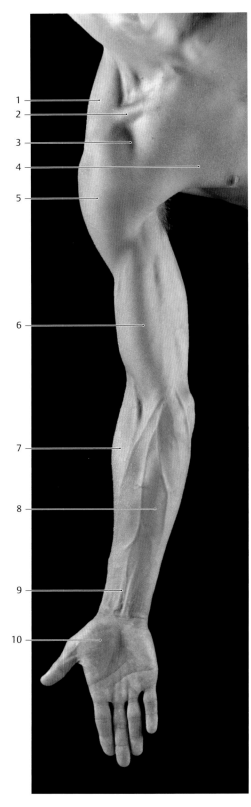

图 1.42 上肢表面解剖（右侧，前面观）

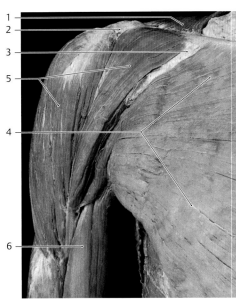

图 1.43 肩肌和臂肌，浅层（右侧，前面观）

1 斜方肌
2 锁骨
3 三角肌胸大肌间三角
4 胸大肌
5 三角肌
6 肱二头肌
7 肱桡肌
8 指浅屈肌
9 桡侧腕屈肌腱
10 鱼际肌

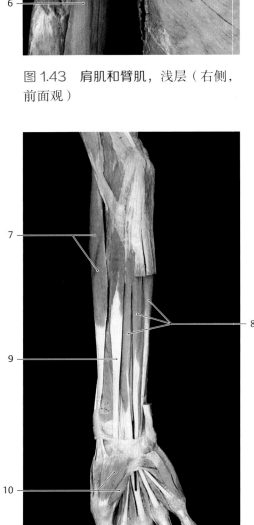

图 1.44 前臂屈肌和手，浅层（右侧，前面观）

14

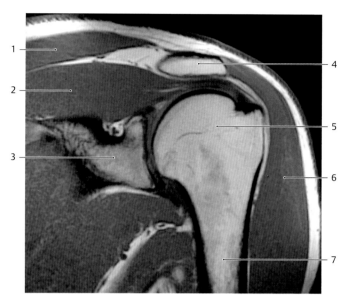

图 1.45　肩关节冠状断面（MRI 扫描）（Heuck A, et al. MRT-Atlas des muskuloskelettalen Systems. Stuttgart, Germany: Schattauer, 2009.）

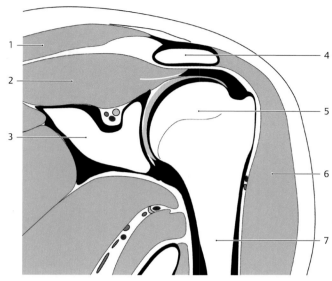

图 1.46　肩关节冠状断面（图 1.45 MRI 扫描的示意图）（Heuck A, et al. MRT-Atlas des muskuloskelettalen Systems. Stuttgart, Germany: Schattauer, 2009.）

　　肌肉使关节产生运动。高度分化的运动是由特殊的肌群（协同肌）协调完成的。与协同肌相对应的是拮抗肌。只有当协同肌的收缩与相应拮抗肌的舒张同时发生时，运动才能和谐进行。这种相互作用受神经系统调控。为了完成某个方向上的运动，肌腱往往需要韧带的引导。在这些部位，肌腱通常有腱鞘发育，如在腕关节或手指处。

1　斜方肌	8　肱二头肌
2　冈上肌	9　肱肌
3　肩胛骨	10　肱桡肌
4　肩峰	11　桡骨
5　肱骨头	12　尺骨
6　三角肌	13　肱三头肌
7　肱骨	

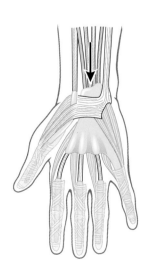

图 1.47　屈肌腱鞘（右手掌面）。屈肌支持带保护穿过腕管（箭头）的屈肌腱

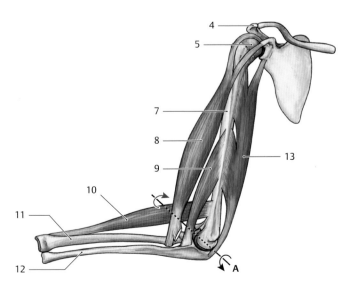

图 1.48　图示说明上臂屈肌和伸肌的位置及其对肘关节的作用。A= 肱尺关节轴；箭头 = 运动方向；红色 = 屈；黑色 = 伸

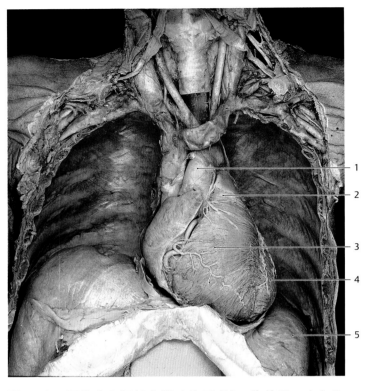

图 1.49　原位心及相关血管（前面观）。胸前壁、心包和心外膜已切除

1　主动脉
2　肺动脉
3　右心
4　左心
5　膈
6　腹主动脉

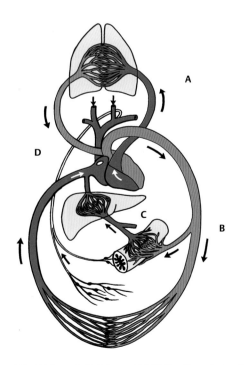

图 1.50　人体循环系统的构成。这个系统的中心代表心。红色 = 动脉；蓝色 = 静脉

A= 肺循环　　　B= 体循环
C= 门脉循环　　D= 淋巴循环

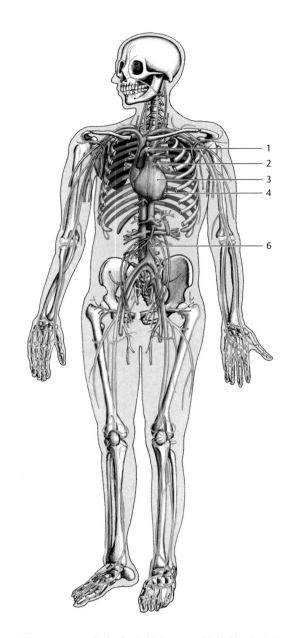

图 1.51　以心为中心的循环系统的构成（前面观）。红色 = 动脉；蓝色 = 静脉

心是循环系统的中心，位于胸腔内，与膈相邻。右心室收集静脉血，然后经肺动脉将血液泵入肺，血液在肺进行氧合。肺静脉将血液输送到左心室，然后泵入主动脉及其全身的分支（动脉）。动脉与静脉常常伴行。小肠的静脉血经门静脉进入肝（门脉循环）。

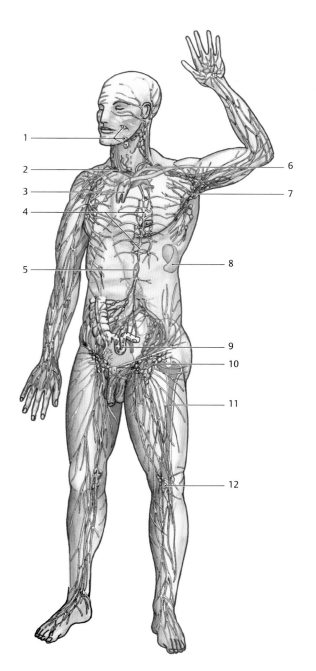

图 1.52 **淋巴系统的构成**（前面观）。主要淋巴管的走行和体内最重要淋巴结的位置。红虚线 = 淋巴管引流至左、右静脉角的分界

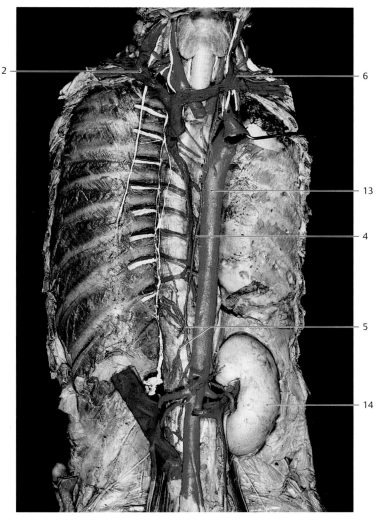

图 1.53 **躯干的主要淋巴管**（绿色）。蓝色 = 静脉；红色 = 动脉；白色 = 神经

1 扁桃体和下颌下淋巴结	8 脾
2 右静脉角	9 肠干淋巴结
3 胸腺遗迹	10 腹股沟淋巴结
4 胸导管	11 骨髓
5 乳糜池	12 腘窝淋巴结
6 左静脉角及胸导管引流	13 主动脉
7 腋淋巴结	14 左肾

　　淋巴管起自组织间隙（毛细淋巴管）并结合形成更大的管道（淋巴管）。淋巴管与静脉相似，但是壁更薄，瓣膜更多，淋巴管在走行中被淋巴结阻断。腹股沟区和腋窝区、下颌骨和胸锁乳突肌深面以及肠系膜根内是淋巴结群密集分布的部位。右半侧头颈、右胸和右侧上肢的淋巴引流入右静脉角；身体其他部位的淋巴引流至左静脉角。图 1.52 中的红虚线表示这两者的分界。

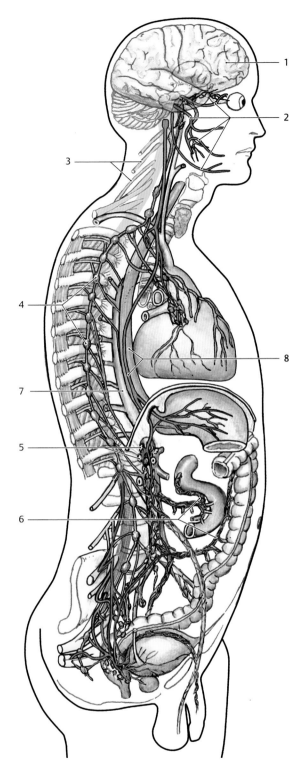

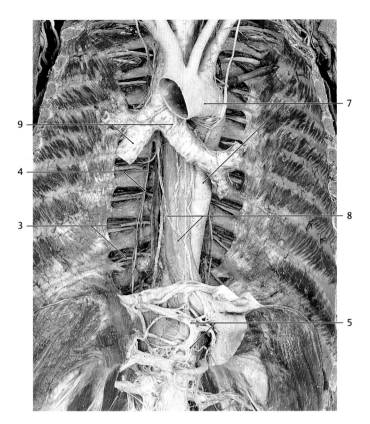

图 1.55　躯干后部。解剖显示腹腔神经丛及其与迷
走神经和交感干的连接

1　大脑	6　自主神经系统的神经丛
2　脑神经	7　主动脉
3　脊神经	8　迷走神经和食管
4　交感干	9　气管分叉
5　腹腔神经丛	

图 1.54　神经系统 3 个功能部分的位置示意图
（脑、脊髓和自主神经系统）。黄色和绿色＝交
感系统；红色＝副交感系统

神经系统可以分为以下 3 个功能部分。

1. 脑部，由大的感觉器官和大脑构成。

2. 脊髓，节段性结构，主要作为反射性器官。

3. 自主神经系统，控制器官和组织的不随意功
能（潜意识调节）。神经系统的自主部分在器官内部
或附近形成许多精细的神经丛。某些部位的神经丛
含有聚集的神经细胞（椎前神经节和壁内神经节）。

脊神经以一定的间隔离开脊髓。脊神经的前支
形成颈丛和臂丛，支配上肢；而腰神经和骶神经的
前支形成腰骶丛，支配盆腔、生殖器官和下肢。

2 躯干

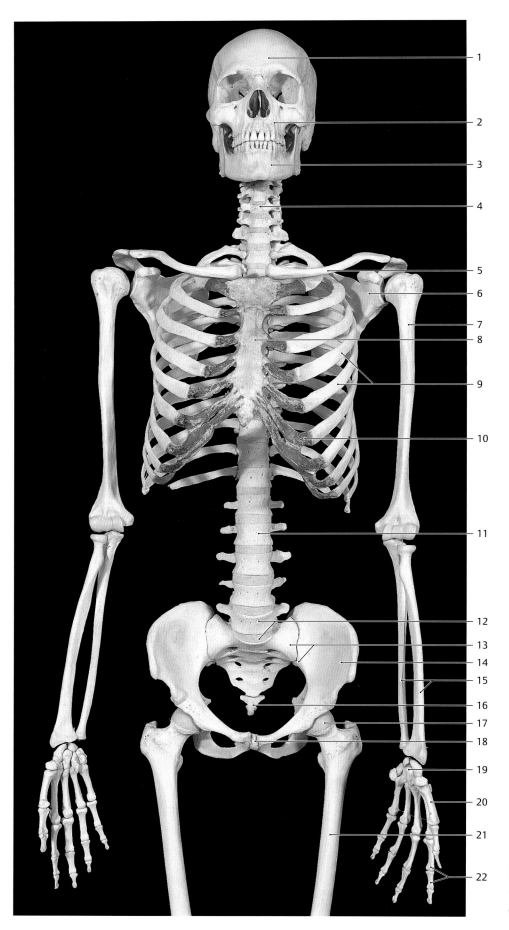

1 额骨

2 上颌骨

3 下颌骨

4 颈椎

5 锁骨

6 肩胛骨

7 肱骨

8 胸骨

9 肋

10 肋软骨

11 腰椎

12 腰椎（L5）和骶骨岬

13 骶骨和骶髂关节

14 髋骨

15 桡骨和尺骨

16 尾骨

17 股骨头

18 耻骨联合

19 腕骨

20 掌骨

21 股骨

22 指骨

图 2.1 **躯干骨，包括头、脊柱、胸廓、骨盆和上肢（前面观）**

1 枕骨
2 寰椎
3 枢椎
4 颈椎
5 隆椎（C7）
6 肩胛骨
7 胸椎
8 腰椎
9 髋骨
10 骶骨

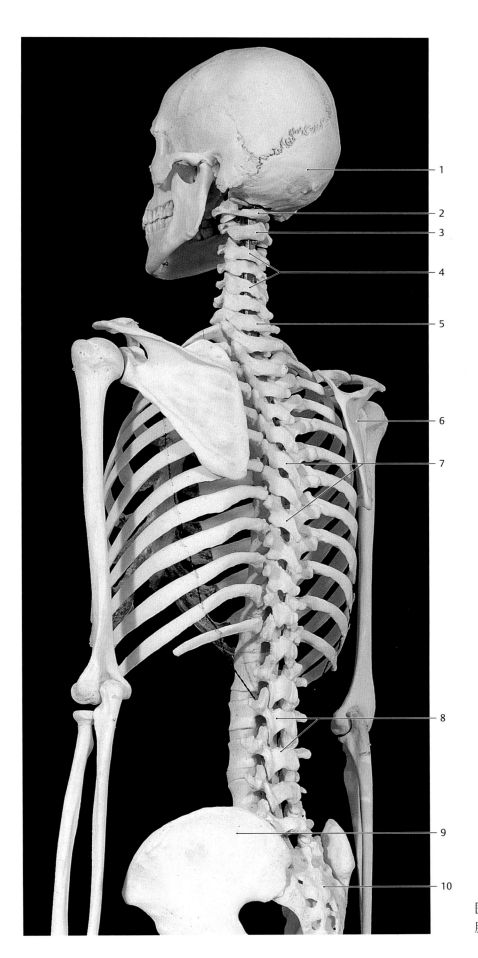

图 2.2 躯干骨，包括头、脊柱、胸廓、骨盆和上肢带骨（斜后面观）

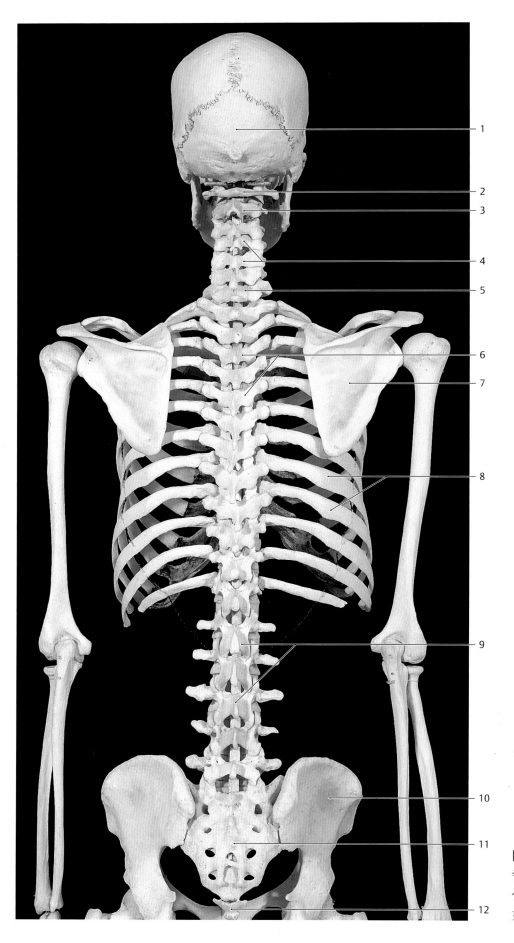

1 枕骨

2 寰椎

3 枢椎

4 颈椎（C4 和 C5）

5 隆椎（C7）

6 胸椎（T3 和 T5）

7 肩胛骨

8 第 8 肋和第 9 肋

9 腰椎（L1 和 L3）

10 髋骨

11 骶骨

12 尾骨

图 2.3 **躯干骨**，包括头、脊柱、胸廓、骨盆和上肢带骨（后面观）。注意脊柱是如何连结枕骨和髋骨的

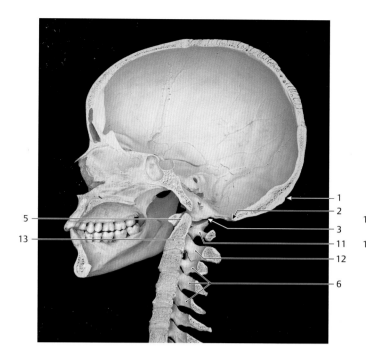

图 2.4　颈椎与头的关系（正中矢状断面，内侧面观）

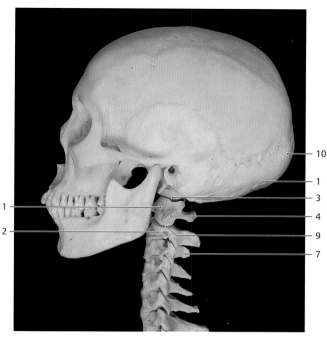

图 2.5　寰椎、枢椎与头的关系（外侧面观）

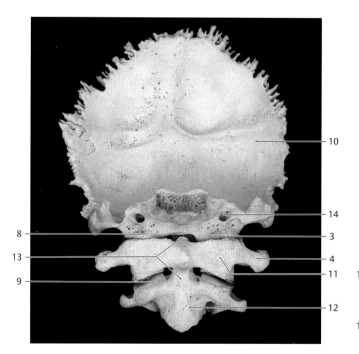

图 2.6　枕骨、寰椎和枢椎（前面观）

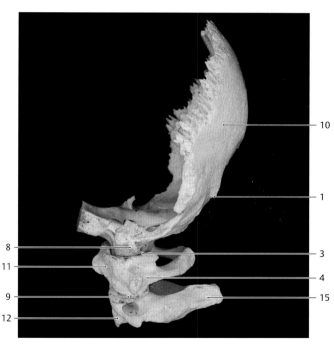

图 2.7　枕骨、寰椎和枢椎（左侧面观）

1　枕外隆凸	6　椎管	11　寰椎
2　枕骨大孔	7　第 3 颈椎棘突	12　枢椎
3　寰枕关节	8　枕髁	13　枢椎齿突
4　寰椎横突	9　寰枢外侧关节	14　舌下神经管
5　寰枢正中关节	10　枕骨	15　枢椎棘突

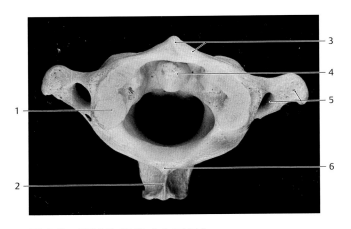

图 2.8　寰椎和枢椎（上面观）

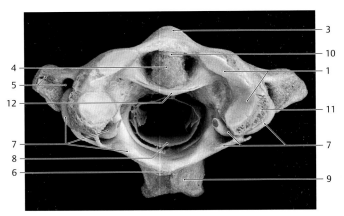

图 2.9　寰枢正中关节和寰椎横韧带（上面观）。枢椎齿突部分切除

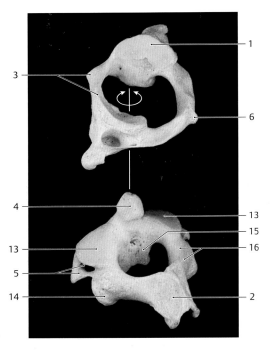

图 2.10　寰椎和枢椎（左斜后外侧面观，箭头示寰椎与枢椎齿突的连结）

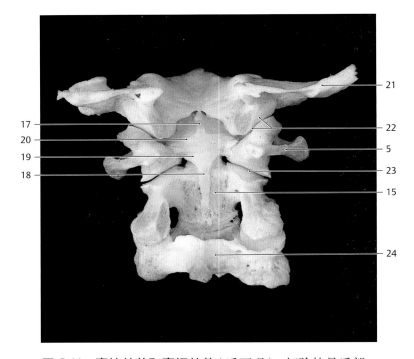

图 2.11　寰枕关节和寰枢关节（后面观）。切除枕骨后部、寰椎后弓和枢椎，以显示十字韧带

1 寰椎上关节面	9 枢椎棘突	17 十字韧带上纵束
2 棘突	10 寰枢正中关节（前部）	18 十字韧带下纵束
3 寰椎前弓和寰椎前结节	11 寰枕关节囊	19 寰椎横韧带
4 枢椎齿突	12 寰椎横韧带	20 翼状韧带
5 横突孔和横突	13 枢椎上关节面	21 枕骨
6 寰椎后结节	14 下关节突	22 寰枕关节
7 寰椎后弓和椎动脉	15 枢椎椎体	23 寰枢外侧关节
8 硬脑膜	16 枢椎椎弓根和椎板	24 第 3 颈椎（C3）

17 十字韧带上纵束 ⎫
　　　　　　　　　 ⎬ 十字韧带
18 十字韧带下纵束 ⎭

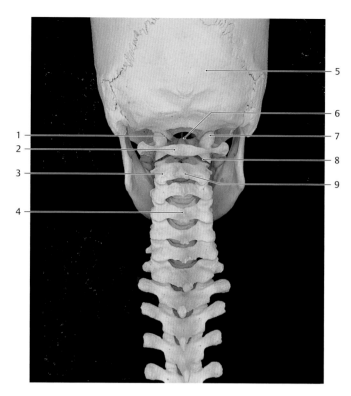

图 2.12　**颈椎和颅骨（后面观）。注意寰枕关节和寰枢关节的位置**

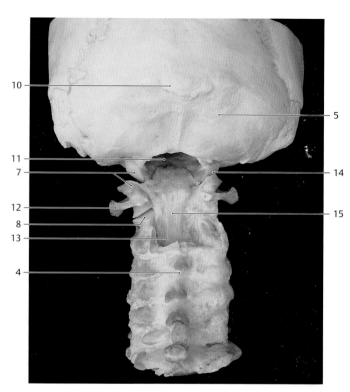

图 2.13　**颈椎和颅骨的韧带（后面观）。切除寰椎和枢椎后弓，以显示覆膜**

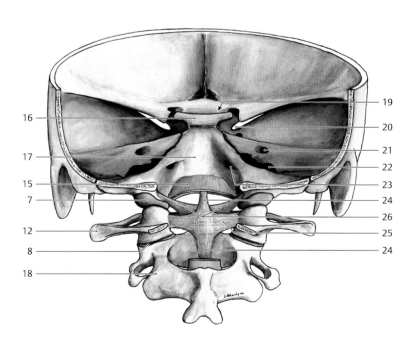

图 2.14　**寰枕关节和寰枢关节的韧带（后面观）。切除枕骨后部和寰椎后弓，以显示十字韧带**

1　上关节面
2　寰椎后结节
3　枢椎椎弓
4　颈椎棘突
5　枕骨
6　枢椎齿突
7　寰枕关节
8　寰枢外侧关节
9　枢椎棘突
10　枕外隆凸
11　枕骨大孔
12　寰椎横突
13　后纵韧带
14　枕髁
15　覆膜
16　鞍背
17　斜坡
18　枢椎
19　蝶鞍
20　眶上裂
21　内耳道
22　颈静脉孔
23　舌下神经管
24　十字韧带上、下纵束 ⎫
25　寰椎横韧带　　　　⎬ 十字韧带
26　翼状韧带　　　　　⎭

25

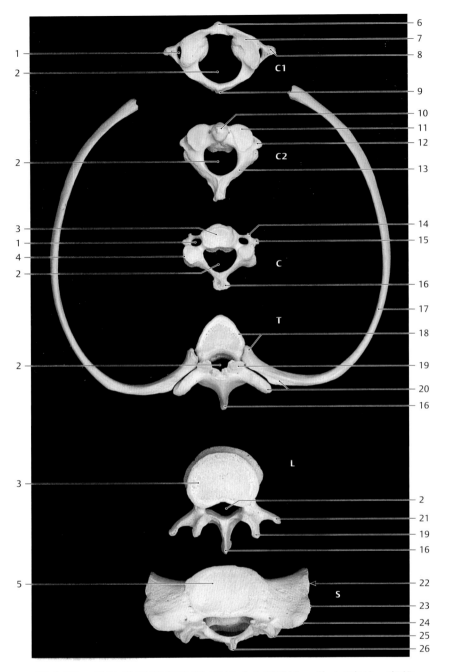

图 2.15 脊柱各区的代表性椎骨（上面观）。从上到下：寰椎（C1）、枢椎（C2）、颈椎（C）、胸椎（T）、腰椎（L）和骶骨（S）

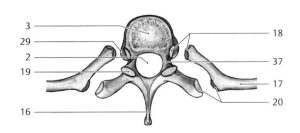

图 2.19 肋与椎骨的一般结构

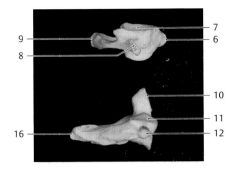

图 2.16 寰椎（C1）和枢椎（C2）

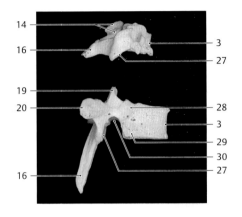

图 2.17 典型的颈椎（C）和胸椎（T）

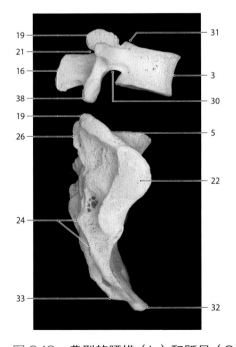

图 2.18 典型的腰椎（L）和骶骨（S）

图 2.16、2.17、2.18 脊柱各区的代表性椎骨（外侧面观，腹侧朝右）

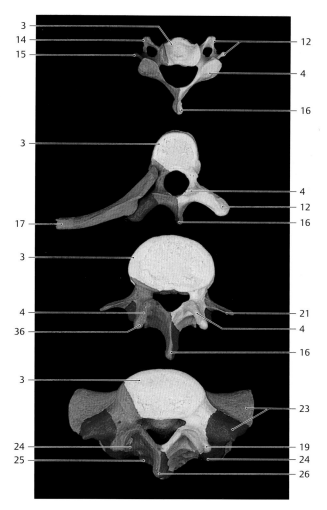

图 2.20 **脊椎的一般特征。**典型的颈椎、胸椎、腰椎和骶骨

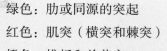

绿色：肋或同源的突起
红色：肌突（横突和棘突）
橙色：椎板和关节突
黄色：关节面

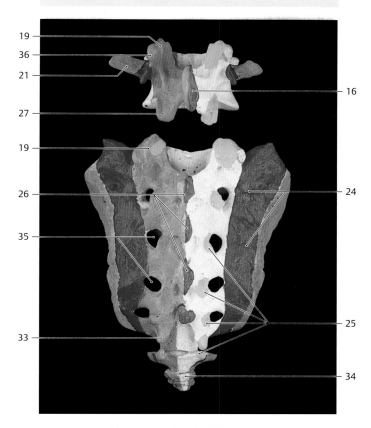

图 2.21 **腰椎和骶骨的一般特征（后面观）。**棘突在骶骨的变化

1 横突孔	14 横突前结节	27 下关节突
2 椎孔	15 横突后结节	28 肋头上关节面
3 椎体	16 棘突	29 肋头下关节面
4 上关节面	17 肋体	30 椎下切迹
5 骶骨底	18 椎体和肋头相关节（肋椎关节）	31 椎上切迹
6 寰椎前结节	19 上关节突	32 骶骨尖
7 寰椎上关节面	20 横突与肋结节相关节（肋横突关节）	33 骶角
8 横突	21 肋突	34 尾骨
9 寰椎后结节	22 骶骨耳状面	35 骶后孔
10 枢椎齿突	23 骶骨外侧部	36 乳突
11 上关节面	24 骶外侧嵴	37 椎弓根
12 横突	25 骶中间嵴	38 下关节突
13 椎弓	26 骶正中嵴	

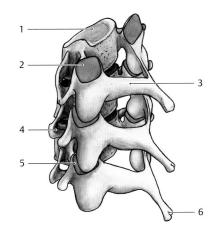

图 2.22　颈椎（外侧面观）。蓝色为关节面

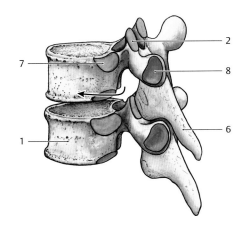

图 2.23　胸椎（外侧面观）。蓝色为关节面；箭头所指为脊神经经椎间孔的出口

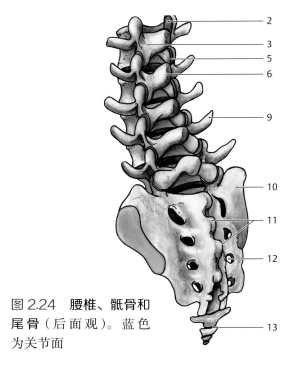

图 2.24　腰椎、骶骨和尾骨（后面观）。蓝色为关节面

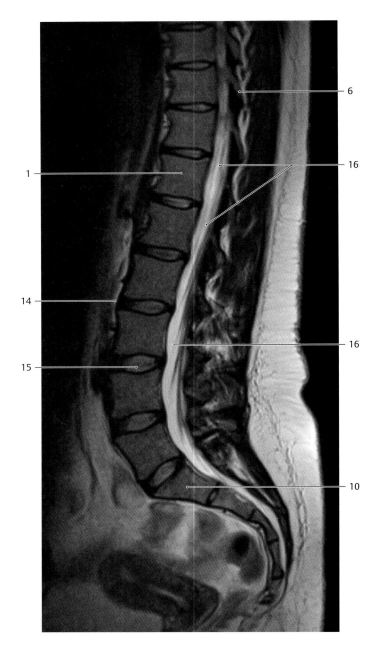

图 2.25　脊柱和盆腔的旁正中矢状断面（MRI 扫描）
（Courtesy of Prof. Uder, Institute of Radiology, University of Erlangen, Germany.）

1	椎体	9	腰椎肋突
2	上关节面	10	骶骨
3	椎弓	11	骶正中嵴
4	椎体横突	12	骶后孔
5	关节突关节	13	尾骨
6	棘突	14	前纵韧带
7	与肋头相关节的上肋凹	15	椎间盘
8	肋横突关节的横突肋凹	16	椎管

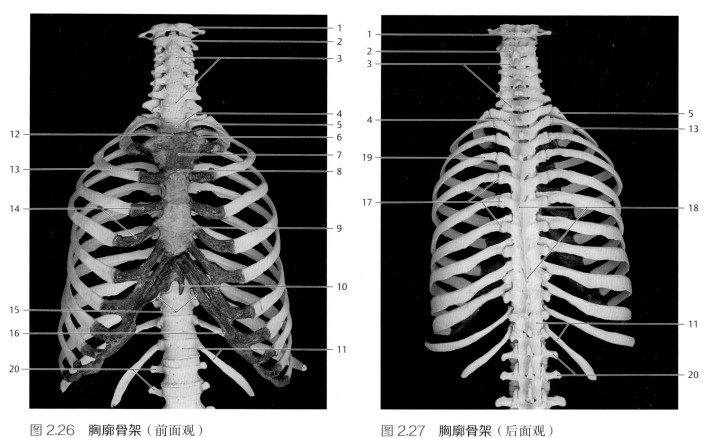

图 2.26 胸廓骨架（前面观）

图 2.27 胸廓骨架（后面观）

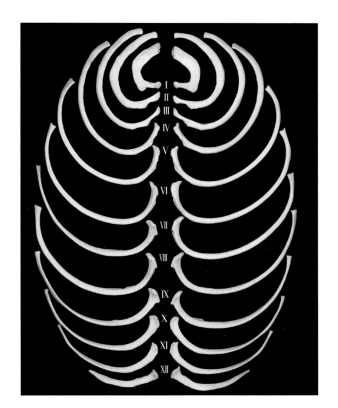

图 2.28 分离的胸廓骨骼。12 对肋骨（Ⅰ～Ⅻ）
沿头尾方向排列

1 寰椎

2 枢椎

3 颈椎

4 第 1 胸椎

5 第 1 肋

6 锁切迹

7 胸骨柄

8 胸骨角

9 胸骨体

10 剑突

11 第 12 胸椎和第 12 肋

12 颈静脉切迹

13 第 2 肋

14 肋软骨

15 胸骨下角

16 肋弓

17 胸椎横突和肋结节构成的肋横突关节

18 棘突

19 肋角

20 腰椎肋突

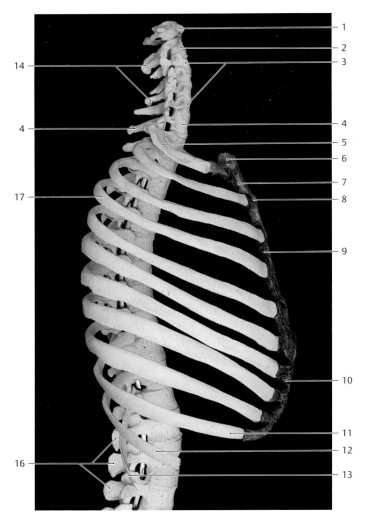

图 2.29　胸廓骨架（右外侧面观）

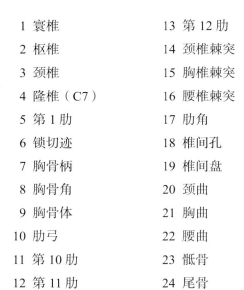

1 寰椎	13 第 12 肋
2 枢椎	14 颈椎棘突
3 颈椎	15 胸椎棘突
4 隆椎（C7）	16 腰椎棘突
5 第 1 肋	17 肋角
6 锁切迹	18 椎间孔
7 胸骨柄	19 椎间盘
8 胸骨角	20 颈曲
9 胸骨体	21 胸曲
10 肋弓	22 腰曲
11 第 10 肋	23 骶骨
12 第 11 肋	24 尾骨

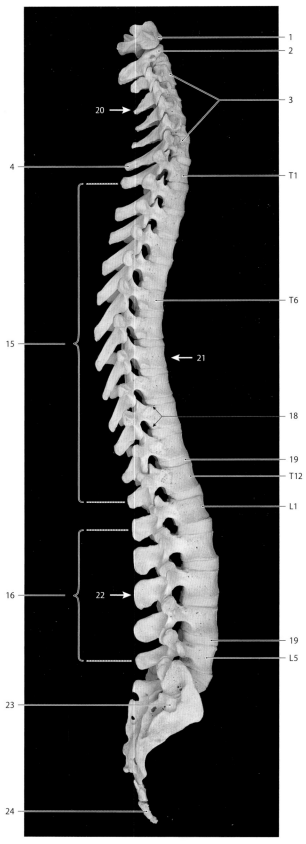

图 2.30　脊柱（右外侧面观）。T1、T6 和 T12 分别表示第 1、第 6 和第 12 胸椎；L1 和 L5 分别表示第 1 和第 5 腰椎

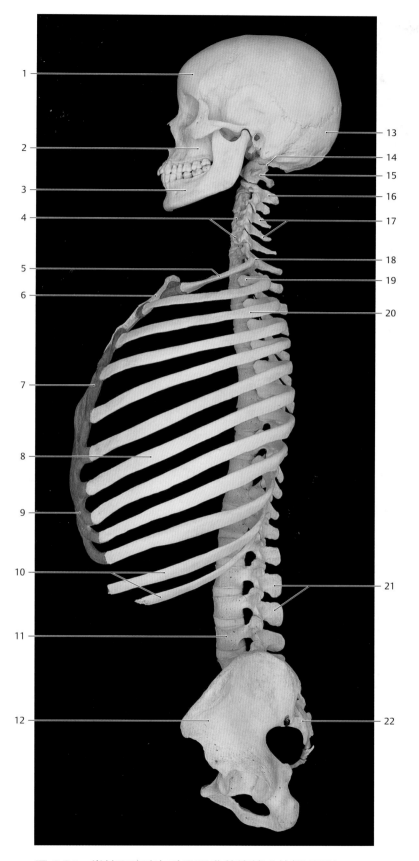

1 额骨

2 上颌骨

3 下颌骨

4 颈椎椎体

5 第 1 肋

6 胸骨柄

7 胸骨（胸骨体）

8 第 7 肋（最后一根真肋）

9 肋弓

10 浮肋

11 第 4 腰椎椎体

12 骨盆

13 枕骨

14 寰枕关节

15 寰椎

16 枢椎

17 颈椎（C4、C5）棘突

18 第 1 肋骨的肋横突关节

19 第 2 肋肋头

20 第 3 肋

21 腰椎（L2、L3）棘突

22 骶骨

图 2.31　脊柱和胸廓与头和骨盆的连结（外侧面观）

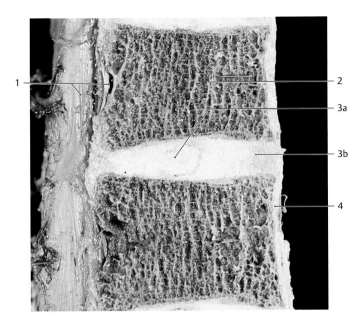

图 2.32 腰椎椎体的正中矢状断面，显示椎间盘，每个椎间盘由外层纤维环和内部髓核组成

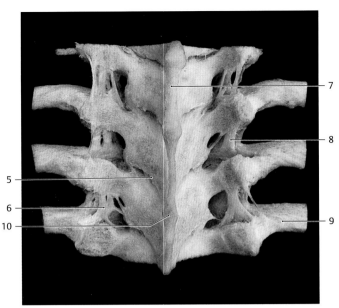

图 2.33 胸椎韧带（后面观）

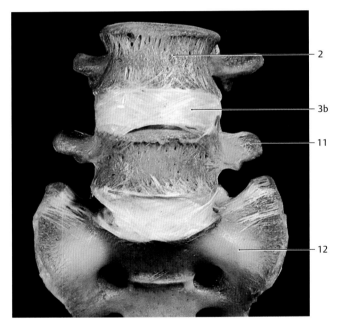

图 2.34 尾侧的 2 个腰椎和骶骨及其椎间盘（前面观）。前纵韧带已切除

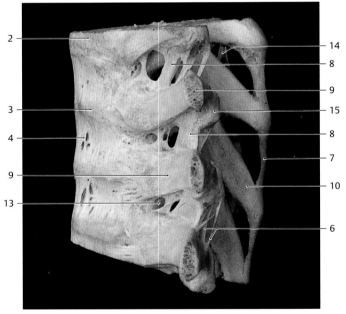

图 2.35 胸椎韧带（左外侧观）

1 后纵韧带和硬脊膜

2 椎体

3 椎间盘

（a）内核（髓核）

（b）外部（纤维环）

4 前纵韧带

5 黄韧带

6 横突间韧带

7 棘上韧带

8 肋横突上韧带

9 肋骨

10 棘突

11 腰椎肋突

12 骶骨

13 椎间孔

14 棘间韧带

15 胸椎横突

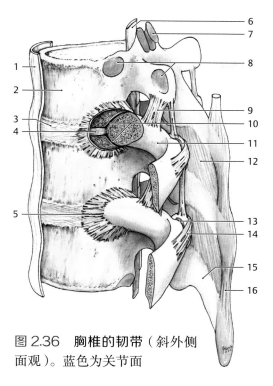

图 2.36　胸椎的韧带（斜外侧面观）。蓝色为关节面

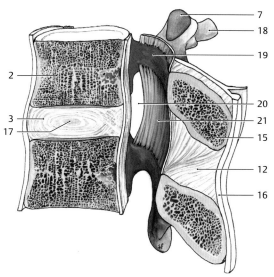

图 2.37　腰椎的韧带（正中矢状断面）。蓝色为关节面

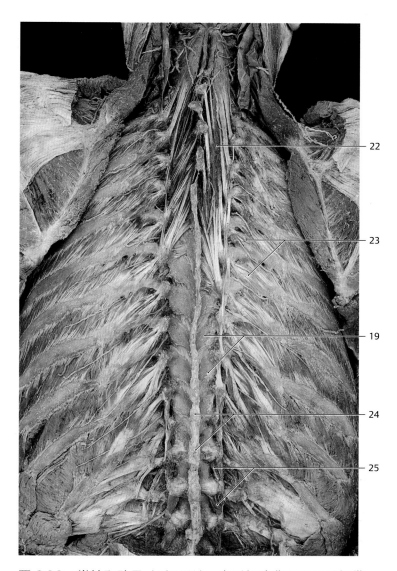

图 2.38　脊柱和肋骨（后面观）。广泛切除背肌以显示韧带

1 前纵韧带	9 肋横突上韧带	18 肋突
2 椎体	10 肋头关节	19 椎弓
3 椎间盘	11 肋骨	20 椎间孔
4 关节内韧带	12 棘间韧带	21 横突间韧带
5 辐状韧带	13 肋横突关节	22 颈半棘肌
6 后纵韧带	14 肋横突外侧韧带	23 肋提肌
7 上关节面	15 棘突	24 腰椎棘突和棘上韧带
8 肋头关节的关节面和肋横突关节的关节面	16 棘上韧带	25 横突间肌
	17 髓核	

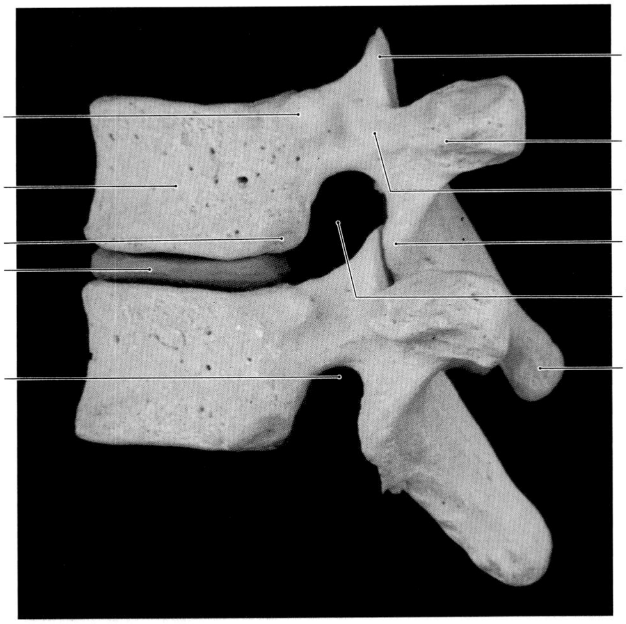

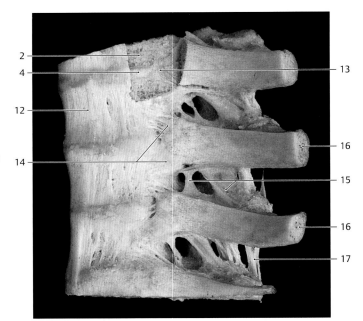

图 2.39　两个胸椎（左外侧面观）

图 2.40　胸椎的韧带和肋椎关节（左前外侧面观）

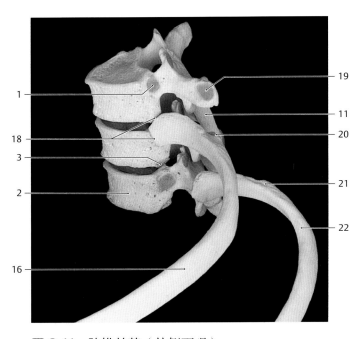

图 2.41　肋椎关节（外侧面观）

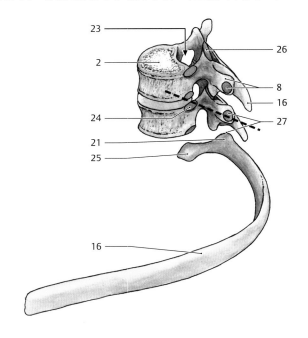

图 2.42　肋椎关节（外侧面观）。两个胸椎与一根相关节的肋骨（分离）。虚线表示运动轴，蓝色为关节面

1　肋头的上半关节面（上肋凹）
2　椎体
3　肋头的下半关节面（下肋凹）
4　椎间盘
5　椎下切迹
6　上关节面和上关节突
7　椎弓根
8　肋结节在横突上的关节面（横突肋凹）
9　下关节突

10　椎间孔
11　棘突
12　前纵韧带
13　关节内韧带
14　辐状韧带
15　肋横突上韧带
16　肋骨体
17　横突间韧带
18　肋头与两椎骨相关节

19　肋横突关节（关节面）的角度
20　肋横突关节
21　肋结节
22　肋角
23　椎管
24　连结肋头的下关节面
25　肋头
26　上关节突
27　肋横突关节的关节面

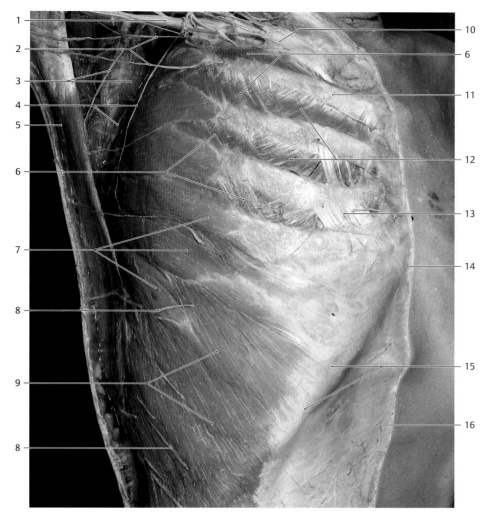

1 腋静脉
2 肋间臂神经
3 肩胛下肌和胸背神经
4 胸长神经、胸外侧动脉和静脉
5 背阔肌
6 肋间外肌
7 前锯肌
8 肋间神经外侧皮支
9 腹外斜肌
10 锁骨（切断）
11 第 2 肋（肋软骨关节）
12 肋间内肌
13 肋间外膜
14 剑突的位置
15 肋弓或肋缘
16 腹直肌鞘前层

图 2.43　胸肌，浅层（外侧面观）。上肢抬起，已切除胸大肌和胸小肌

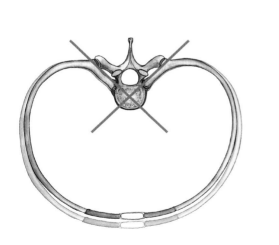

图 2.44

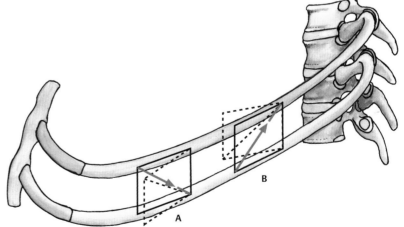

图 2.45

图 2.44 和图 2.45　**肋间肌对肋椎关节和肋横突关节的影响。**红线表示运动轴；红色箭头表示运动方向

A 表示肋间内肌的作用（呼气）
B 表示肋间外肌的作用（吸气）

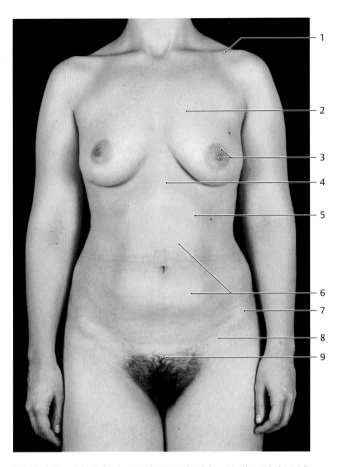

1 锁骨　　　　12 三角肌
2 胸大肌　　　13 肋间外肌
3 乳晕和乳头　14 腹内斜肌
4 胸骨下角　　15 腹横肌
5 肋弓　　　　16 胸小肌
6 腹直肌　　　17 前锯肌
7 髂前上棘　　18 腹白线
8 腹股沟韧带　19 肱二头肌
9 阴阜　　　　20 喙肱肌
10 腹外斜肌　　21 背阔肌
11 精索

图 2.46　女性体前壁的表面解剖。注意不同区域的毛发差异

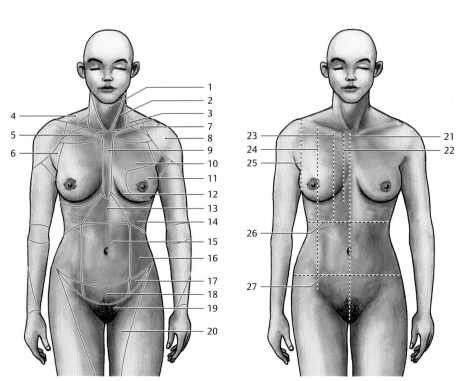

图 2.47　女性体前壁的分区和标志线

仅为图 2.47 的注释：

1 颈前区　　　　　16 腹外侧区
2 胸锁乳突肌区　　17 腹股沟区
3 肩胛舌骨肌锁　　18 腹下（耻）区
　骨三角　　　　　19 尿生殖区
4 颈外侧区　　　　20 股三角
5 锁骨下窝　　　　21 前正中线
6 腋区　　　　　　22 胸骨线
7 胸三角　　　　　23 胸骨旁线
8 三角肌区　　　　24 锁骨中（乳
9 胸骨前区　　　　　头）线
10 胸肌区　　　　　25 腋前线
11 乳房区　　　　　26 胸廓下口水
12 乳房下区　　　　　平面
13 腹上区　　　　　27 髂前上棘水
14 季肋区　　　　　　平面
15 脐区

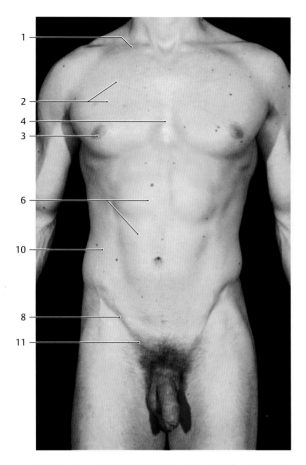

图 2.48 男性体前壁的表面解剖。可以识别肌的位置和结构

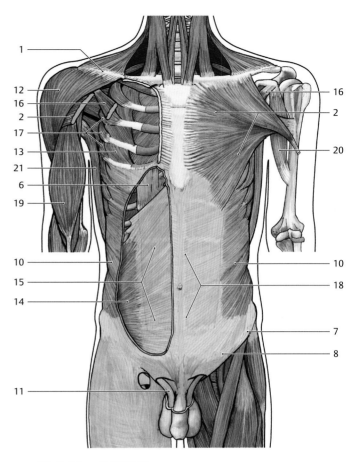

图 2.49 体前壁肌

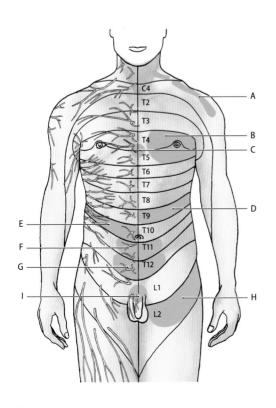

图 2.50 体前壁的皮节图。标注海德氏带

海德氏带：

A：膈（C4）

B：心（T3～T4）

C：食管（T4～T5）

D：胃（T8）

E：肝、胆囊（T9～L1）

F：小肠（T10～L1）

G：结肠（T11～L1）

H：肾、睾丸（T10～L1）

I：膀胱（T11～L1）

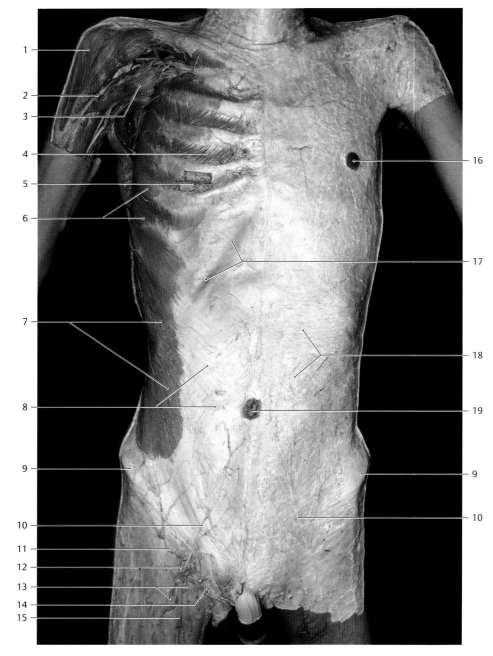

图 2.51 **胸壁和腹壁**（前面观），切除右胸大肌和右胸小肌，显示右侧的
胸壁肌和腹壁肌

1 三角肌	8 腹直肌鞘前层	15 大隐静脉
2 头静脉	9 髂嵴	16 乳头
3 胸大肌（切断）	10 腹壁浅静脉	17 肋缘
4 肋间内肌	11 旋髂浅静脉	18 皮下脂肪组织
5 肋间动脉和静脉（肋间隙，开窗）	12 隐静脉裂孔	19 脐
6 前锯肌	13 腹股沟浅淋巴结	
7 腹外斜肌	14 阴部外浅动脉	

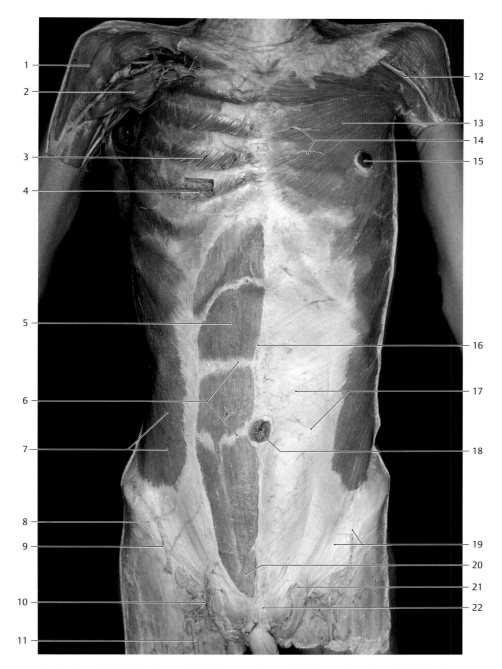

图 2.52 **胸壁和腹壁**（前面观）。切除右侧的胸大肌、胸小肌以及腹直肌鞘前层

1 三角肌

2 胸大肌（切断）

3 肋间内肌

4 肋间动脉和静脉

5 腹直肌

6 腱划

7 腹外斜肌

8 髂前上棘

9 旋髂浅静脉

10 腹壁浅静脉

11 大隐静脉

12 头静脉

13 胸大肌

14 肋间神经前皮支

15 乳头

16 腹白线

17 腹直肌鞘前层

18 脐

19 腹股沟韧带

20 锥状肌

21 腹股沟管浅环和精索

22 阴茎悬韧带

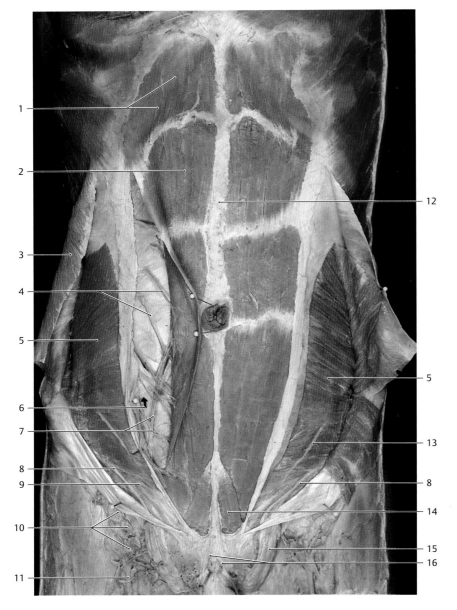

1 肋缘

2 腹直肌

3 腹外斜肌（翻开）

4 胸腹（肋间）神经及伴行血管

5 腹内斜肌

6 弓状线（箭头）

7 腹壁下动脉和静脉

8 髂腹股沟神经

9 腹股沟管深环的位置

10 腹股沟浅淋巴结

11 大隐静脉

12 腹白线

13 髂腹下神经

14 锥状肌

15 精索

16 阴茎悬韧带

图 2.53 胸壁和腹壁（前面观）。腹外斜肌已切断并翻向两侧。右侧腹直肌翻向内侧以显示腹直肌鞘后层。箭头所指为弓状线的位置

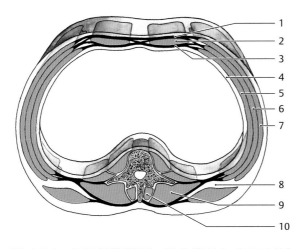

图 2.54 躯干的横断面，弓状线以上（下面观）

1 腹直肌鞘前层

2 腹直肌

3 腹直肌鞘后层

4 腹横筋膜

5 腹横肌

6 腹内斜肌

7 腹外斜肌

8 胸腰筋膜浅层和深层

9 竖脊肌侧柱

10 竖脊肌内侧柱

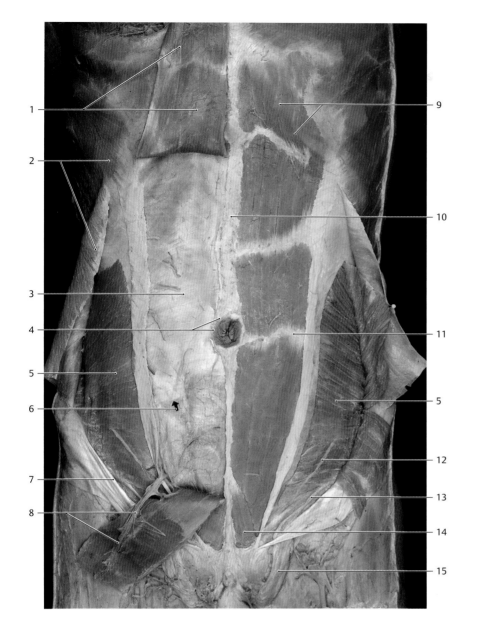

1　腹直肌（翻开）

2　腹外斜肌（切断）

3　腹直肌鞘后层

4　脐环

5　腹内斜肌

6　弓状线（箭头）

7　腹股沟韧带

8　腹壁下动脉、腹壁下静脉及腹直肌（离断并翻开）

9　肋缘

10　腹白线

11　腱划

12　髂腹下神经

13　髂腹股沟神经

14　锥状肌

15　精索

图 2.55　**胸壁和腹壁**（前面观）。腹外斜肌已切断并翻向两侧。右侧腹直肌已切断并翻开以显示腹直肌鞘后层。箭头所指为弓状线的位置

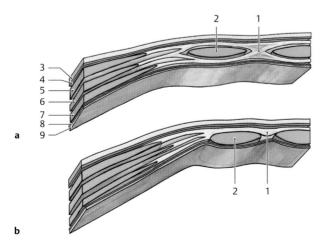

1　腹白线

2　腹直肌

3　表皮层

4　腹外斜肌筋膜（绿色部分）

5　腹外斜肌

6　腹内斜肌

7　腹横肌

8　腹横筋膜（绿色部分）

9　腹膜

图 2.56　**腹壁横断面**。a 弓状线以上；b 弓状线以下。注意这两个断面上腹直肌鞘结构的不同

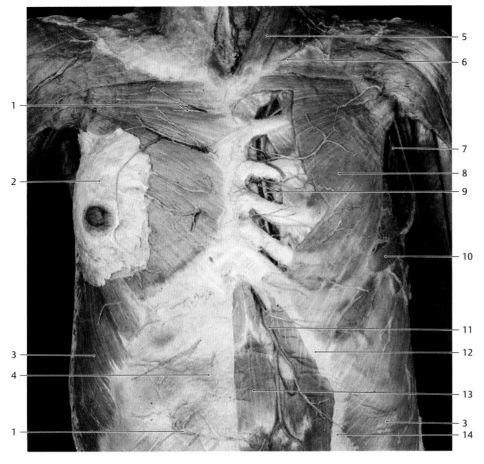

1 肋间神经前穿支
2 乳腺
3 腹外斜肌
4 腹直肌鞘（前层）
5 胸锁乳突肌
6 锁骨
7 胸外侧动脉和静脉
8 胸大肌
9 胸廓内动脉和静脉
10 前锯肌
11 腹壁上动脉和静脉
12 肋缘
13 腹直肌
14 腹直肌鞘前层切缘
15 锁骨下动脉
16 肋间最上动脉
17 胸廓内动脉
18 肌膈动脉
19 腹壁浅动脉
20 旋髂深动脉
21 腹壁上动脉
22 腹壁下动脉
23 旋髂浅动脉

图 2.57 **胸壁和腹壁**（前面观）。胸廓内动脉和静脉的解剖。左侧胸大肌部分切除，左侧腹直肌鞘前层切除

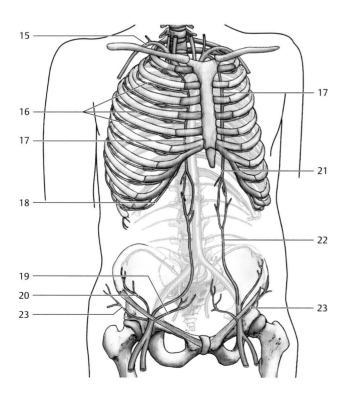

图 2.58 **胸壁和腹壁的主要动脉**（前面观）。腹壁上、下动脉在腹直肌鞘内互相吻合

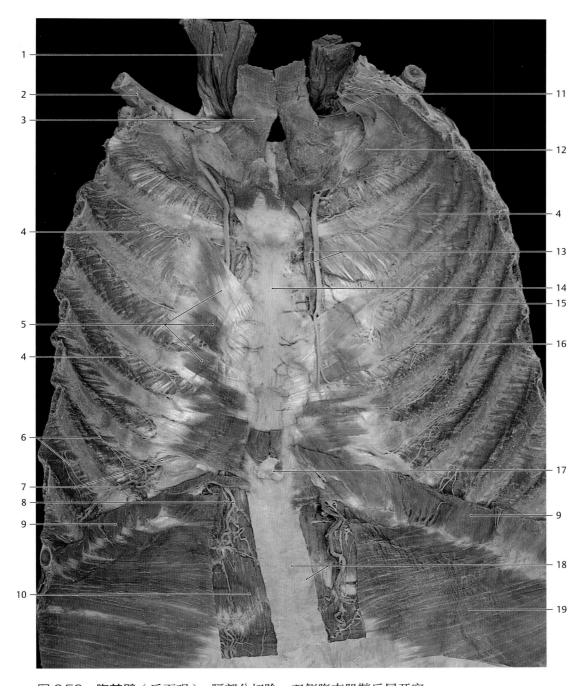

图 2.59　胸前壁（后面观）。膈部分切除，双侧腹直肌鞘后层开窗

1　胸锁乳突肌（离断）	8　腹壁上动脉和静脉	15　肋间最内肌
2　锁骨	9　膈（离断）	16　肋间动脉和静脉
3　胸骨甲状肌	10　腹直肌	17　剑突
4　肋间内肌	11　锁骨下动脉和臂丛	18　腹白线和腹直肌鞘后层
5　胸横肌	12　第1肋	19　腹横肌
6　肋间动脉和肋间神经	13　胸廓内动脉和静脉	
7　肌膈动脉	14　胸骨	

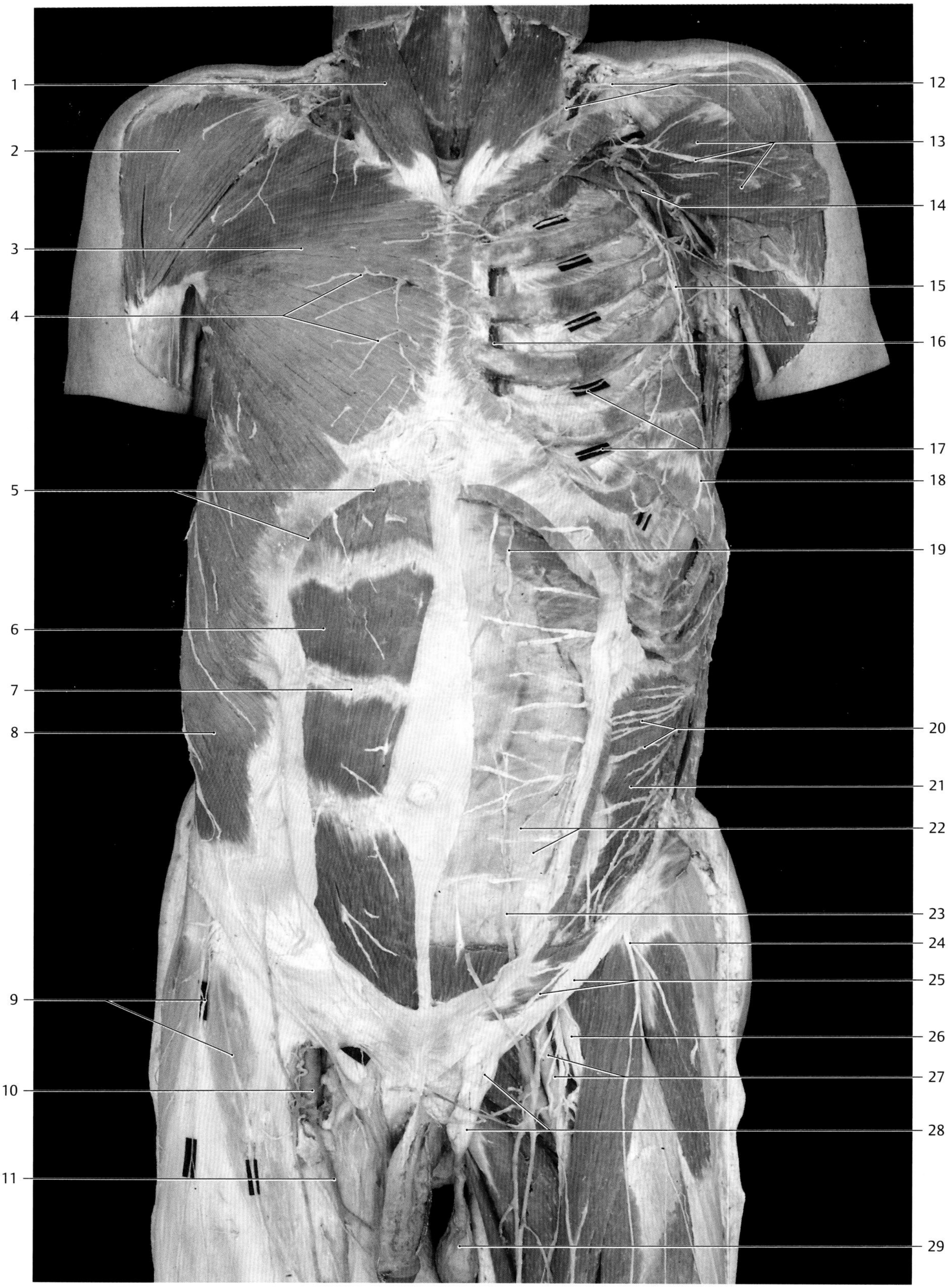

图 2.60　**胸腹壁的血管和神经**（前面观）。右侧示浅层；左侧示深层。左侧的胸大肌和胸小肌，以及肋间内、外肌已切除，以显示肋间神经。腹直肌鞘前层，以及左侧的腹直肌、腹外斜肌和腹内斜肌已切除，以显示腹壁内的胸腹神经

1 胸锁乳突肌

2 三角肌

3 胸大肌

4 肋间神经前皮支

5 腹直肌鞘前层切缘

6 腹直肌

7 腱划

8 腹外斜肌

9 股外侧皮神经

10 股静脉

11 大隐静脉

12 锁骨上内侧神经

13 胸小肌（翻转）和胸内侧神经

14 腋静脉

15 胸长神经和胸外侧动脉

16 胸廓内动脉

17 肋间神经

18 肋间神经外侧皮支

19 腹壁上动脉

20 胸腹（肋间）神经

21 腹横肌

22 腹直肌鞘后层

23 腹壁下动脉

24 股外侧皮神经

25 腹股沟韧带和髂腹股沟神经

26 股神经

27 股动脉

28 精索

29 睾丸

30 肋间后动脉

31 腹内斜肌

32 肋间神经外侧皮支

33 脊神经后支

34 背阔肌

35 背肌深层（内侧束和外侧束）

36 腹直肌鞘前层

37 腹直肌鞘后层

38 胸腰筋膜

39 脊髓

40 主动脉

41 脊神经前根

42 脊神经后根

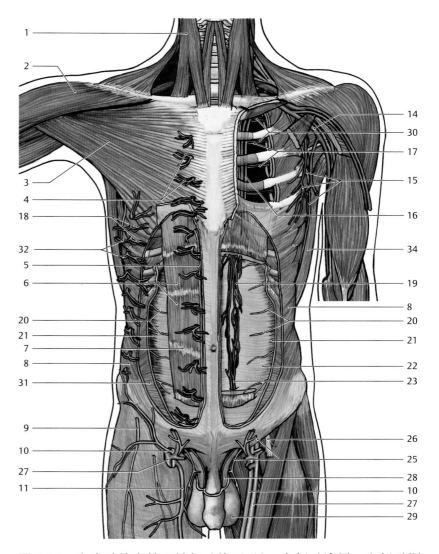

图 2.61 胸腹壁的血管和神经（前面观）。右侧示浅层；左侧示深层。注意血管和神经的节段分布

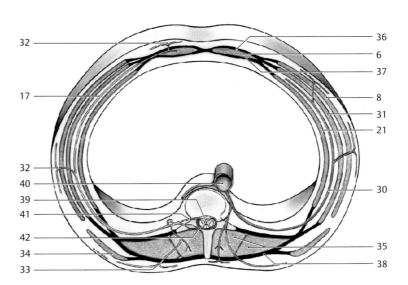

图 2.62 腹壁横断面（下面观）显示肋间动脉（左侧）和神经（右侧）的位置

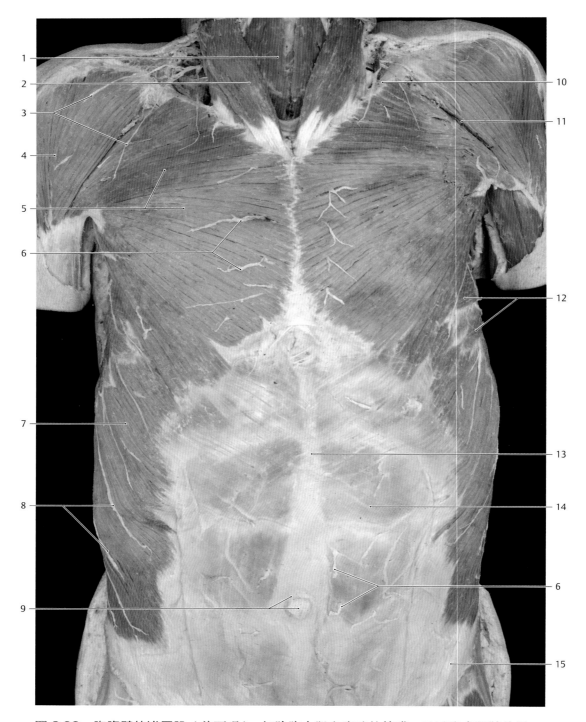

图 2.63 胸腹壁的浅层肌（前面观）。切除胸大肌和腹壁的筋膜，显示腹直肌鞘前层

1 胸骨舌骨肌	6 肋间神经前皮支	11 头静脉
2 胸锁乳突肌	7 腹外斜肌	12 前锯肌
3 锁骨上神经（颈丛分支）	8 肋间神经外侧皮支	13 腹白线
4 三角肌	9 脐和脐环	14 腹直肌鞘（前层）
5 胸大肌	10 锁骨	15 腹股沟韧带

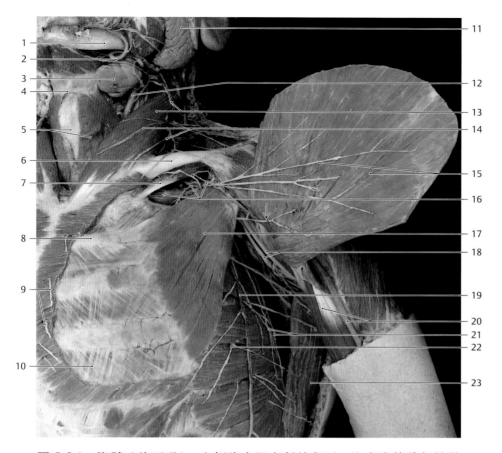

图 2.64　**胸壁**（前面观）。左侧胸大肌离断并翻开。注意头静脉与锁骨下静脉的连接。箭头所指为胸内侧神经

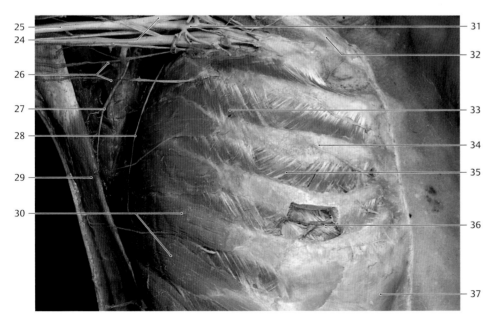

图 2.65　**胸壁**（外侧面观）。切除胸大肌和胸小肌，切除部分第 4 肋，以显示肋间血管和神经

1　下颌骨

2　面动脉

3　下颌下腺

4　舌骨

5　甲状软骨和胸骨舌骨肌

6　锁骨

7　锁骨下肌

8　第 2 肋

9　肋间神经前皮支

10　肋间外膜

11　腮腺

12　颈外动脉

13　胸锁乳突肌和颈丛皮支

14　锁骨上神经

15　胸大肌和胸外侧神经

16　胸肩峰动脉和锁骨下静脉

17　胸小肌

18　正中神经和尺神经

19　胸腹壁静脉

20　头静脉和肱二头肌长头

21　胸外侧动脉和胸长神经

22　肋间神经外侧皮支

23　背阔肌

24　正中神经

25　腋动脉

26　肋间臂神经

27　胸背神经

28　胸长神经

29　背阔肌

30　前锯肌

31　胸肩峰动脉

32　锁骨

33　肋间外肌

34　第 3 肋

35　肋间内肌

36　肋间前动脉、肋间前静脉
　　及肋间神经

37　肋弓或肋缘

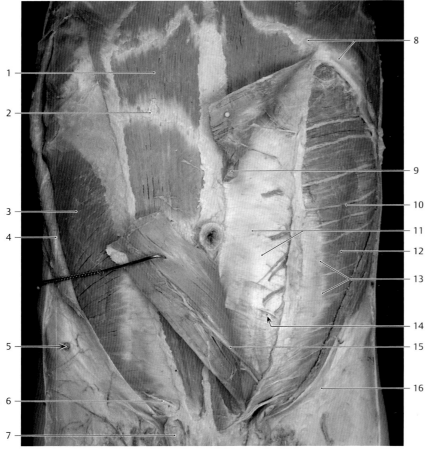

1 腹直肌
2 腱划
3 腹内斜肌
4 腹外斜肌（翻开）
5 髂前上棘
6 髂腹股沟神经
7 精索
8 肋缘
9 腹壁上动脉
10 胸腹（肋间）神经
11 腹直肌鞘后层
12 腹横肌
13 半月线
14 弓状线
15 腹壁下动脉
16 腹股沟韧带

图 2.66　**腹壁的血管和神经**（前面观）。离断左侧腹直肌并翻开，以显示腹壁下血管。切除左侧腹内斜肌，以显示胸腹神经

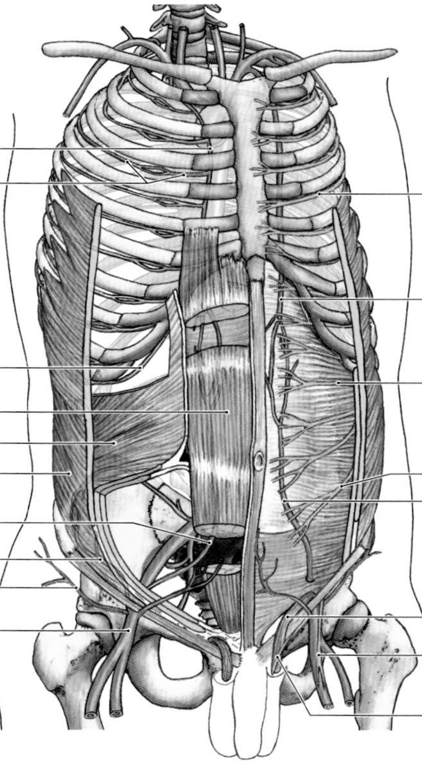

1 胸廓内动脉
2 肋间动脉
3 肌膈动脉
4 腹直肌
5 腹内斜肌
6 腹外斜肌
7 腹壁下动脉
8 旋髂深动脉
9 旋髂浅动脉
10 股动脉
11 肋间神经
12 腹壁上动脉
13 肋间神经
14 髂腹下神经（L1）
15 精索
16 生殖股神经股支
17 生殖股神经生殖支

图 2.67　**胸腹壁的动脉和神经**（前面观）

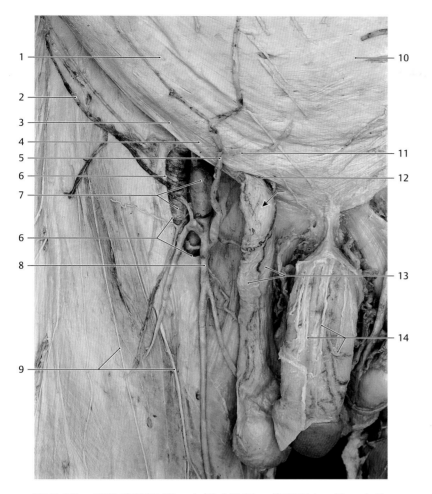

1 腹外斜肌腱膜
2 旋髂浅静脉
3 腹股沟韧带
4 腹股沟环外侧脚
5 腹壁浅静脉
6 卵圆窝（隐静脉裂孔）
7 股动脉和静脉
8 大隐静脉
9 股神经前皮支
10 腹直肌鞘前层
11 脚间纤维
12 腹股沟管浅环
13 精索和生殖股神经生殖支
14 阴茎背神经和阴茎背深静脉
15 腹外斜肌腱膜（离断并翻开）
16 腹内斜肌
17 髂腹股沟神经
18 髂腹下神经前皮支
19 阴部外浅静脉

图 2.68 **男性腹股沟管，右侧（浅层，前面观）。见一小的腹股沟疝（箭头）**

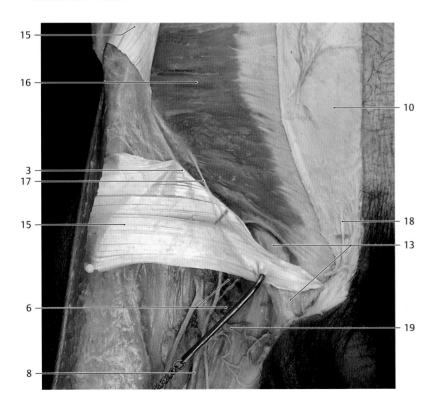

图 2.69 **男性腹股沟管，右侧（浅层，前面观）。剖开腹外斜肌以显示腹股沟管**

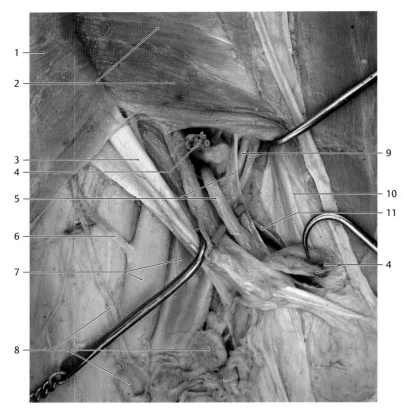

图 2.70　**男性腹股沟管，右侧（深层，前面观）。除输精管（探针所示）外，精索已离断并翻开**

1 腹内斜肌（翻开）	22 腹直肌鞘前层
2 腹横肌	23 脚间纤维
3 腹股沟韧带	24 膀胱
4 除输精管以外的精索（离断并翻开）	25 腹股沟管浅环
5 输精管和凹间韧带	26 大隐静脉及大隐静脉裂孔
6 旋髂浅动脉	27 阴茎背深静脉
7 股动脉和股静脉	28 阴茎
8 腹股沟浅淋巴结和腹股沟淋巴管	29 阴茎头
9 腹壁下动脉和腹壁下静脉	30 腹直肌
10 腹股沟镰或联合腱（切断）	31 腹股沟管深环
11 腹壁下动脉耻骨支	32 蔓状静脉丛和睾丸动脉
12 髂肌	33 阔筋膜和缝匠肌
13 输尿管	34 髂前上棘
14 输精管（原位）	35 腹壁下动脉
15 股神经	36 股外侧皮神经
16 精索和输精管及精索外筋膜	37 髂腹股沟神经
17 提睾肌	38 阴茎悬韧带
18 精索内筋膜	39 缝匠肌
19 睾丸鞘膜	40 腹外斜肌
20 睾丸和附睾	41 肉膜和阴囊皮肤
21 直肠	42 输精管
	43 鞘突
	44 腹膜

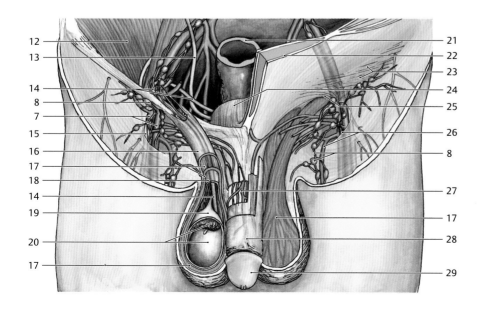

图 2.71　**腹前壁下部及腹股沟管的一般特征**。腹股沟疝（图 2.71~2.73）沿着腹股沟管走行（腹股沟斜疝）或通过腹壁进入腹股沟管浅环（腹股沟直疝）。股疝发生在腹股沟韧带下方。检查腹壁下血管（9）有助于判断疝的类型

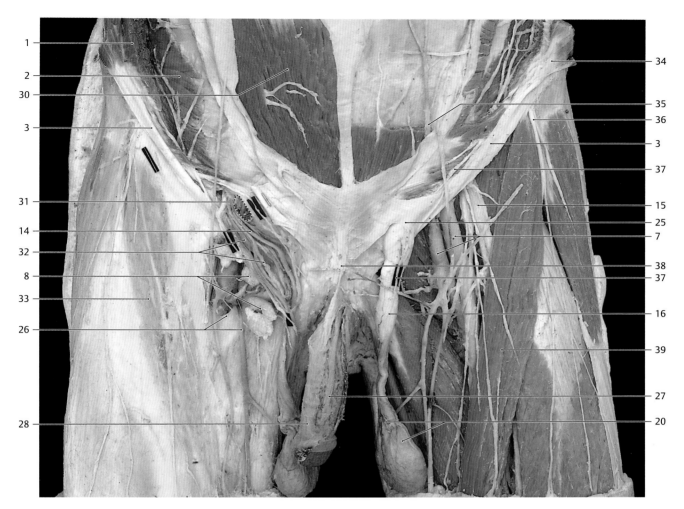

图 2.72 男性腹股沟区和股区（前面观）。右侧，剖开精索，以显示输精管及其伴行的血管和神经。左侧阔筋膜已切除

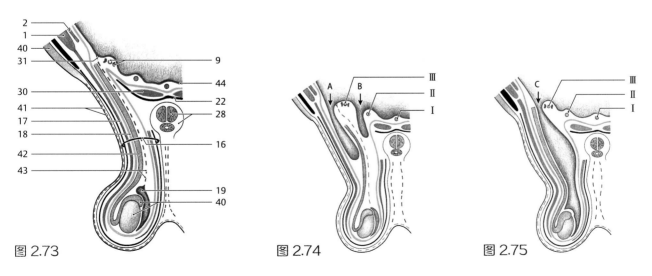

图 2.73　　　　　　　　　图 2.74　　　　　　　　　图 2.75

图 2.73~2.75　精索的分层和疝的类型

图 2.73：正常。

图 2.74：不同腹股沟疝的位置：A，腹股沟斜疝；B，腹股沟直疝。

图 2.75：先天性腹股沟斜疝；C：鞘突未闭。

Ⅰ：脐正中襞内含脐尿管。

Ⅱ：脐内侧襞及脐动脉遗迹。

Ⅲ：脐外侧襞与腹壁下动脉和静脉。

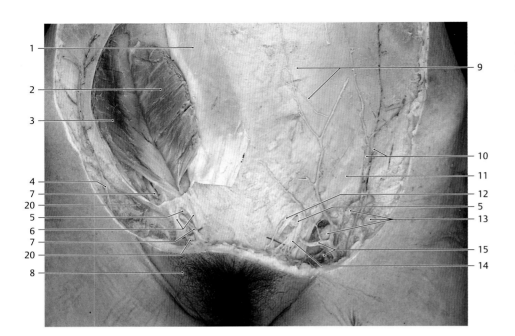

图 2.76 **女性腹股沟区**（前面观）。左侧为浅层；右侧的腹外斜肌和腹内斜肌已离断并翻开

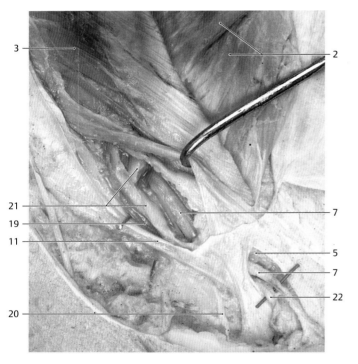

图 2.77 **女性腹股沟管**，右侧（前面观）。离断并翻开腹外斜肌，以显示髂腹股沟神经和子宫圆韧带

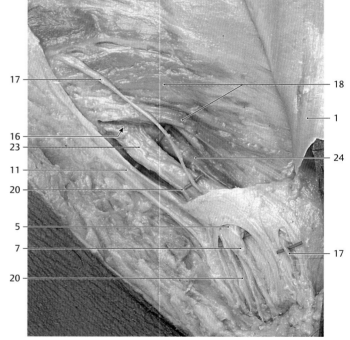

图 2.78 **女性腹股沟管**，右侧（前面观）。离断并翻开腹外斜肌和腹内斜肌，以显示腹股沟管的内容物

1 腹外斜肌腱膜	9 腹直肌鞘前层	17 髂腹股沟神经
2 腹内斜肌（离断并翻开）	10 腹壁浅动脉和静脉	18 腹内斜肌
3 腹横肌	11 腹股沟韧带	19 腹壁下动脉耻骨支
4 旋髂浅动脉和静脉	12 髂腹股沟神经皮支	20 生殖股神经生殖支
5 腹股沟管浅环及脂肪垫	13 腹股沟浅淋巴结	21 腹股沟管脂肪垫
6 内侧和外侧脚间纤维	14 子宫圆韧带进入大阴唇的入口	22 髂腹股沟神经
7 圆韧带（子宫圆韧带）	15 阴部外动脉和阴部外静脉	23 子宫圆韧带鞘（腹股沟管）
8 大阴唇	16 腹股沟管深环的位置	24 腹横筋膜

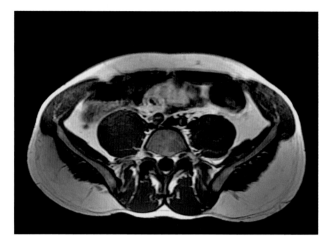

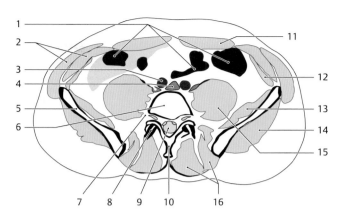

图 2.79 髂嵴水平的躯干横断面（下面观，MRI 扫描）（Heuck A, et al. MRT-Atlas des muskuloskelettalen Systems. Stuttgart, Germany: Schattauer, 2009.）

图 2.80 躯干的横断面（示意图；相应的断面见图 2.79 和 2.81）（Heuck A, et al. MRT-Atlas des muskuloskelettalen Systems. Stuttgart, Germany: Schattauer, 2009.）

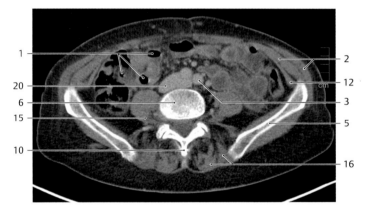

图 2.81 第 4 腰椎水平的躯干横断面（下面观，CT 扫描）（Courtesy of Prof. Uder, Institute of Radiology, University Hospital Erlangen, Germany.）

1 小肠	12 腹横肌
2 腹内斜肌和腹外斜肌	13 髂肌
3 髂总动脉	14 臀中肌
4 髂总静脉	15 腰大肌
5 髂骨	16 竖脊肌
6 腰椎椎体	17 腰方肌
7 腰脊神经	18 输尿管
8 关节突关节	19 腹主动脉
9 椎管	20 下腔静脉
10 棘突（L5）	21 降结肠
11 腹直肌	

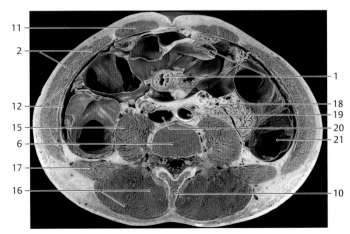

图 2.82 脐水平弓状线以上的躯干横断面（下面观）

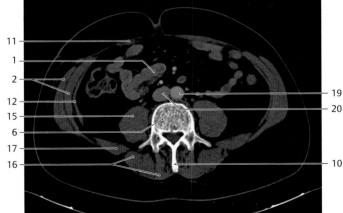

图 2.83 脐水平的躯干横断面（下面观，CT 扫描）（Courtesy of Prof. Uder, Institute of Radiology, University Hospital Erlangen, Germany.）

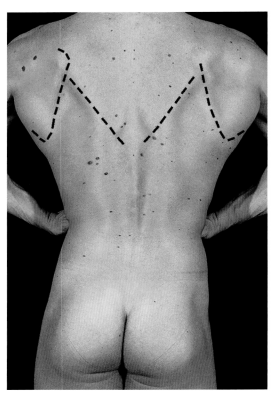

图 2.84 健壮男性的背。分界线表示肩胛骨和斜方肌

1 肩胛上区
2 三角肌区
3 肩胛区
4 肩胛下区
5 脊柱区
6 肘后区
7 腰区
8 骶区
9 臀区

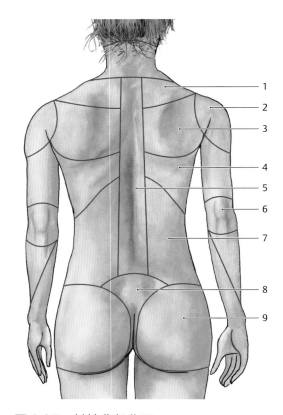

图 2.85 女性背部分区

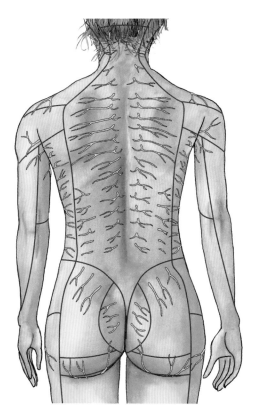

图 2.86 背部神经支配。脊神经的背侧分支呈节段排列。标注背部的节段神经支配区域

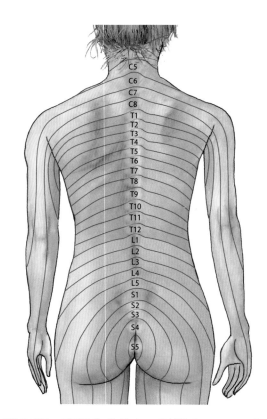

图 2.87 背部皮节分布。颈部（C1~C8；仅显示 C5~C8）、胸部（T1~T12）、腰部（L1~L5）和骶部（S1~S5），各节段皮节用不同颜色表示

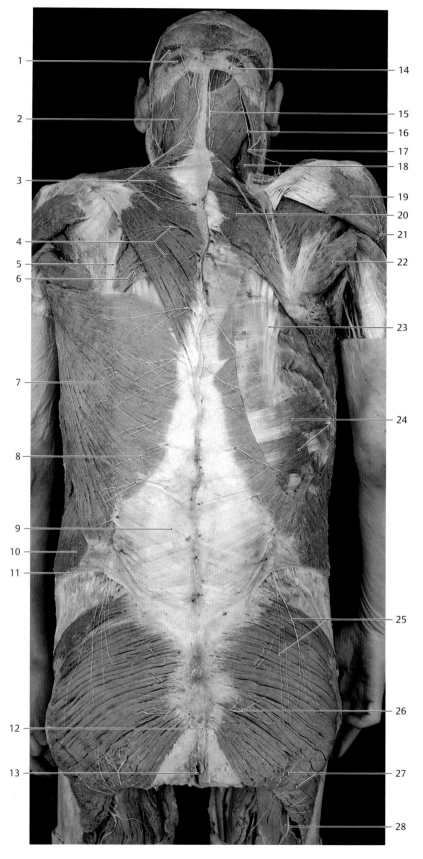

1 枕额肌枕腹
2 头夹肌
3 斜方肌
4 脊神经后支的内侧皮支
5 肩胛骨内侧缘
6 大菱形肌
7 背阔肌
8 脊神经后支的外侧皮支
9 胸腰筋膜
10 腹外斜肌
11 髂嵴
12 尾骨
13 肛门
14 枕大神经
15 第三枕神经
16 枕小神经
17 颈丛皮支
18 肩胛提肌
19 三角肌
20 大、小菱形肌
21 上臂外侧皮神经（腋神经分支）
22 大圆肌
23 胸髂肋肌
24 下后锯肌
25 臀上皮神经
26 臀中皮神经
27 臀下皮神经
28 股后皮神经

图 2.88　背部神经支配［浅层（左侧）和深层（右侧）］。右侧的斜方肌和背阔肌已切除

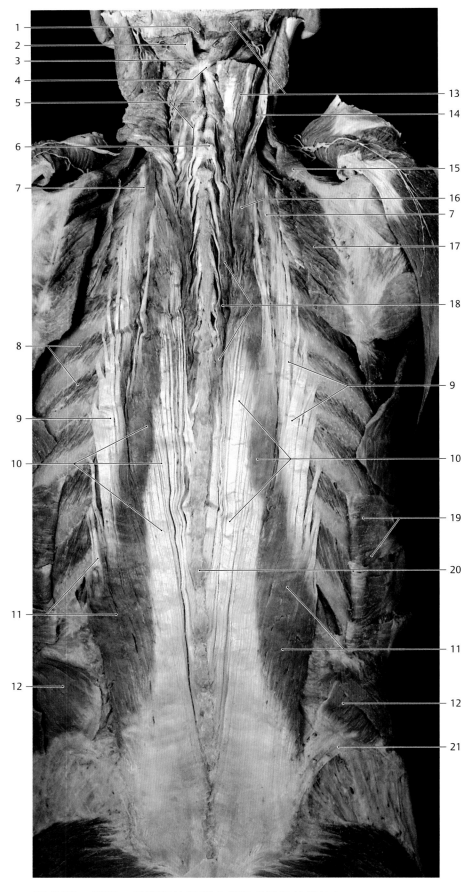

1 头后小直肌
2 头后大直肌
3 头下斜肌
4 枢椎棘突
5 颈半棘肌
6 第 7 颈椎棘突
7 颈髂肋肌
8 肋间外肌
9 胸髂肋肌
10 胸最长肌
11 腰髂肋肌
12 腹内斜肌
13 头半棘肌（离断）
14 头最长肌
15 肩胛提肌
16 颈最长肌
17 大菱形肌
18 胸棘肌
19 下后锯肌（翻开）
20 第 2 腰椎棘突
21 髂嵴
22 乳突

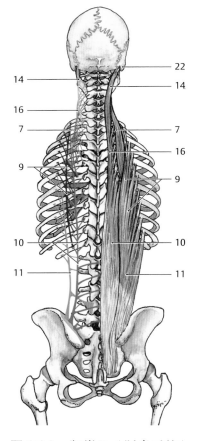

图 2.90　竖脊肌（骶脊系统）
的起点和止点

图 2.89　背肌。竖脊肌的解剖（背固有肌的外侧柱）

56

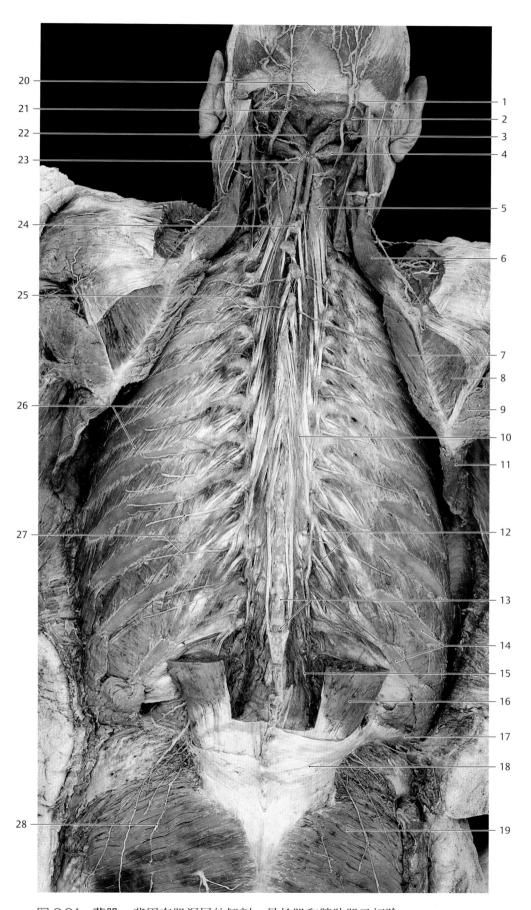

1 头后小直肌
2 头后大直肌
3 头上斜肌
4 头下斜肌
5 颈半棘肌
6 肩胛提肌
7 大菱形肌
8 肩胛骨及冈下肌
9 大圆肌
10 棘肌
11 背阔肌
12 肋提肌
13 腰椎棘突
14 肋骨（T11、T12）
15 多裂肌
16 最长肌和髂肋肌
　 （切断）
17 髂嵴（腰三角）
18 胸腰筋膜
19 臀大肌
20 枕外隆凸
21 枕动脉和枕大神经
　 （C2）
22 寰椎后结节
23 枢椎棘突
24 第 7 颈椎（隆椎）
　 棘突
25 脊神经后支的内侧支
26 肋间外肌
27 脊神经后支的外侧支
28 臀上皮神经

图 2.91 **背肌**。背固有肌深层的解剖。最长肌和髂肋肌已切除

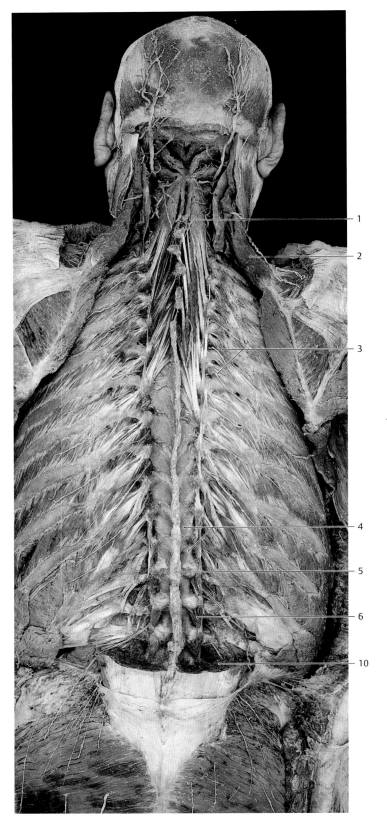

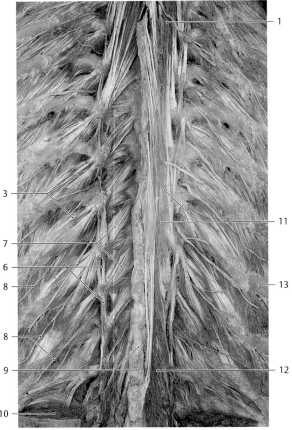

图 2.93 **背肌**（最深层）。腰区（放大）

1 颈半棘肌

2 肩胛提肌

3 肋提肌

4 腰椎的椎弓

5 棘上韧带

6 腰横突间肌

7 腰回旋肌

8 脊神经皮支

9 腰棘间肌

10 最长肌和髂肋肌（切断）

11 背部棘肌

12 多裂肌

13 第 10 肋（T10）

图 2.92 **背肌**（最深层）。颈肌、背肌深层（颈半棘肌和肋提肌）以及连结脊柱和肋骨的韧带的解剖

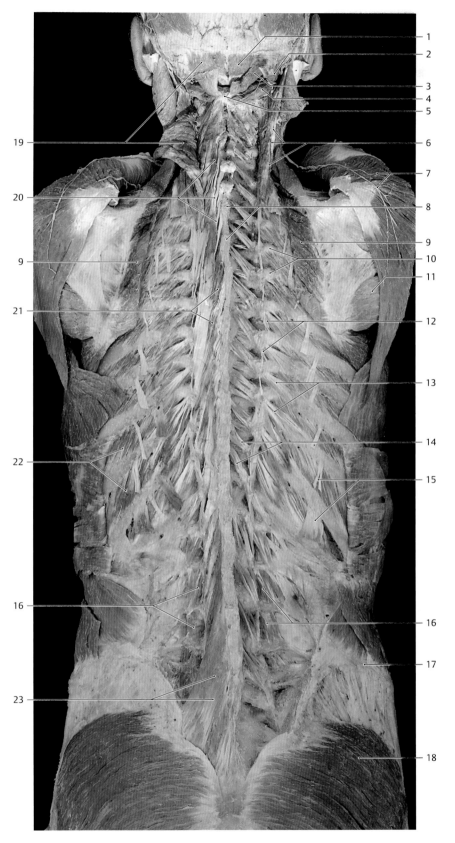

1 头后小直肌　　13 肋提肌
2 头上斜肌　　　14 回旋肌
3 头后大直肌　　15 髂肋肌腱
4 头下斜肌　　　16 腰横突间肌
5 枢椎棘突　　　17 髂嵴
6 头最长肌　　　18 臀大肌
7 斜方肌（翻　　19 头半棘肌
　 开）和副神经　20 颈半棘肌
　 （CN XI）　　21 胸半棘肌
8 棘突　　　　　22 肋间外肌
9 大菱形肌　　　23 多裂肌
10 胸椎横突　　　24 颈后横突间肌
11 大圆肌　　　　25 胸棘肌
12 横突间韧带

图 2.94　背肌。横突棘肌，右侧最深层；切除全部半棘肌和多裂肌

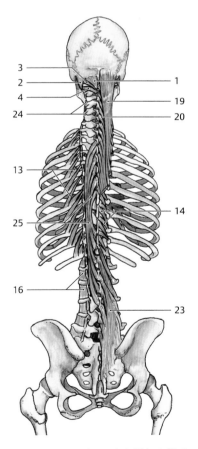

图 2.95　竖脊肌内侧柱（横突棘肌和横突间肌）的起点和止点

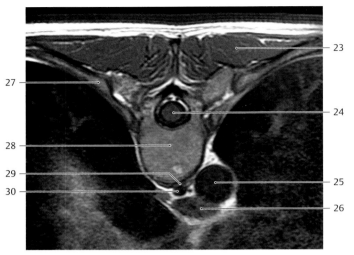

图 2.96　胸壁后部的水平断面（MRI 扫描）（Heuck A, et al. MRT-Atlas des muskuloskelettalen Systems. Stuttgart, Germany: Schattauer, 2009.）

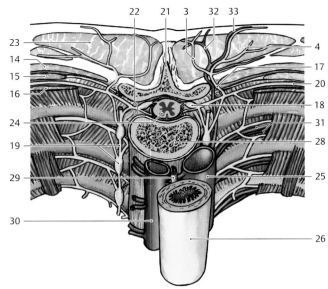

图 2.98　胸壁前后部的水平断面。显示胸椎节段脊神经和血管的位置和分支

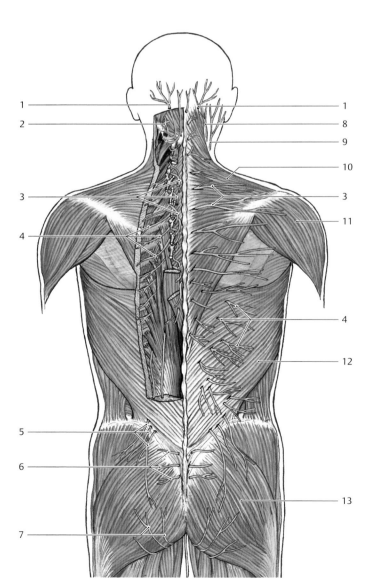

1	枕大神经（C2）	18	脊神经和脊神经节
2	枕下神经（C1）	19	交感干和神经节
3	脊神经后支的内侧支	20	肋间神经
4	脊神经后支的外侧支	21	棘突
5	臀上皮神经（L1~L3）	22	椎间孔
6	臀中皮神经（S1~S3）	23	胸最长肌
7	臀下皮神经（来源于骶丛腹侧支）	24	脊髓
		25	主动脉
8	枕小神经	26	食管
9	耳大神经	27	肋骨体
10	斜方肌	28	胸椎
11	三角肌	29	胸导管
12	背阔肌	30	奇静脉
13	臀大肌	31	肋间后动脉和肋间后静脉
14	肋间外肌		
15	肋间内肌	32	脊神经后（背侧）支
16	肋间最内肌	33	皮支
17	脊神经后支		

图 2.97　背部神经支配的一般特征。脊神经后支的分布。注意躯干背部神经分布的节段排列

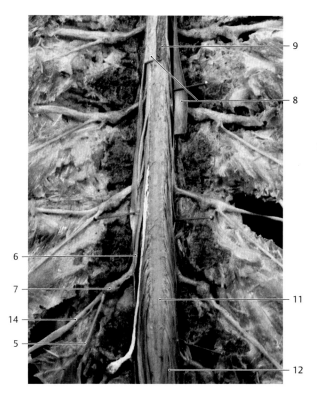

图 2.99 脊髓腰部（后面观）。注意神经与肌之间的节段关系

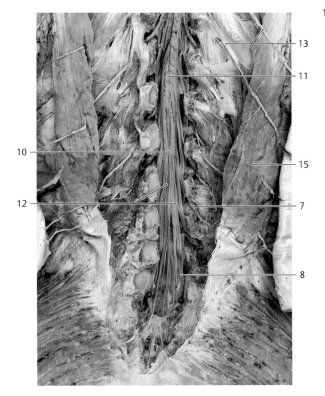

图 2.100 脊髓末端（后面观）。硬脊膜已切除

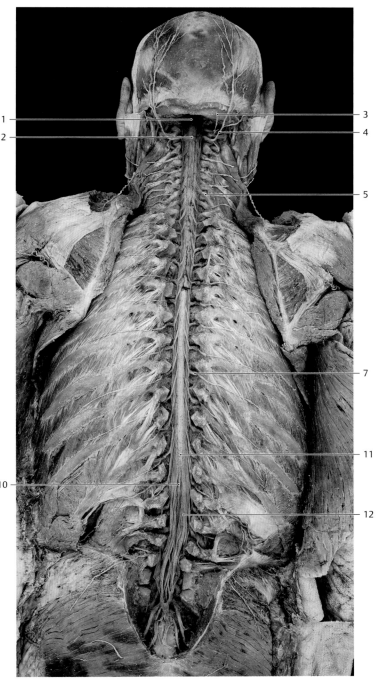

图 2.101 脊髓、脊神经及脊膜。椎管已打开，背最长肌和髂肋肌已切除

1 小脑延髓池	9 脊髓蛛网膜
2 延髓	10 终丝
3 第 3 颈神经（C3）	11 脊髓圆锥
4 枕大神经（C2）	12 马尾
5 背侧主支	13 脊神经后支的外侧支
6 脊神经后根	14 脊神经前支（肋间神经）
7 脊神经节	15 髂肋肌
8 硬脊膜	

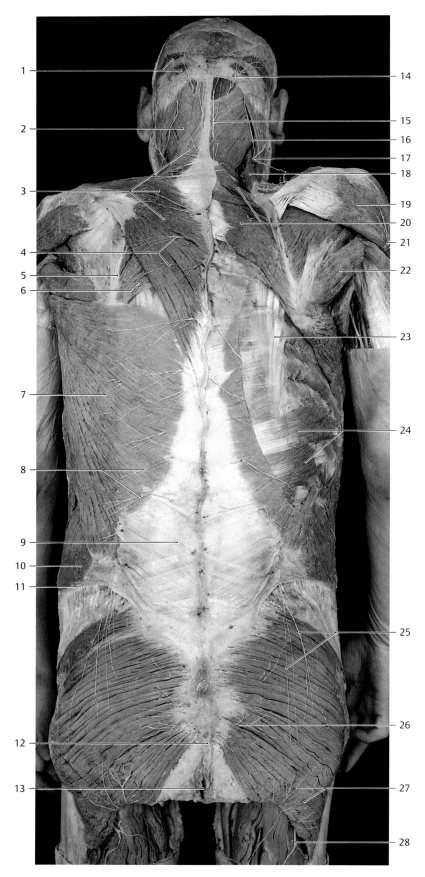

1 枕额肌枕腹
2 头夹肌
3 斜方肌
4 脊神经后支的内侧皮支
5 肩胛骨内侧缘
6 大菱形肌
7 背阔肌
8 脊神经后支的外侧皮支
9 胸腰筋膜
10 腹外斜肌
11 髂嵴
12 尾骨
13 肛门
14 枕大神经
15 第三枕神经
16 枕小神经
17 颈丛皮支
18 肩胛提肌
19 三角肌
20 大、小菱形肌
21 臂上外侧皮神经（腋神经分支）
22 大圆肌
23 胸髂肋肌
24 下后锯肌
25 臀上皮神经
26 臀中皮神经
27 臀下皮神经
28 股后皮神经

图 2.102 背部神经支配 [浅层（左侧）和深层（右侧）]。
右侧的斜方肌和背阔肌已切除

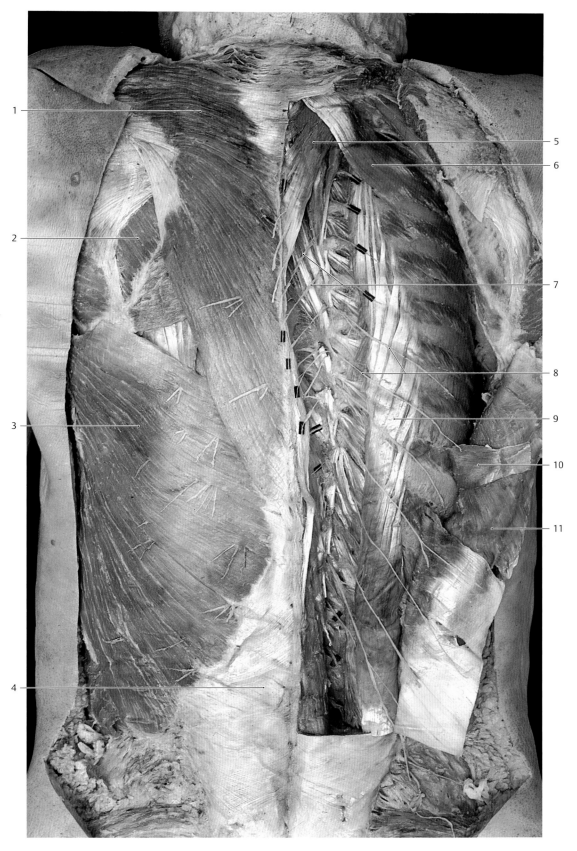

图 2.103　**背部神经支配**。脊神经后支的解剖。切除右侧胸最长肌，髂肋肌侧向外翻开

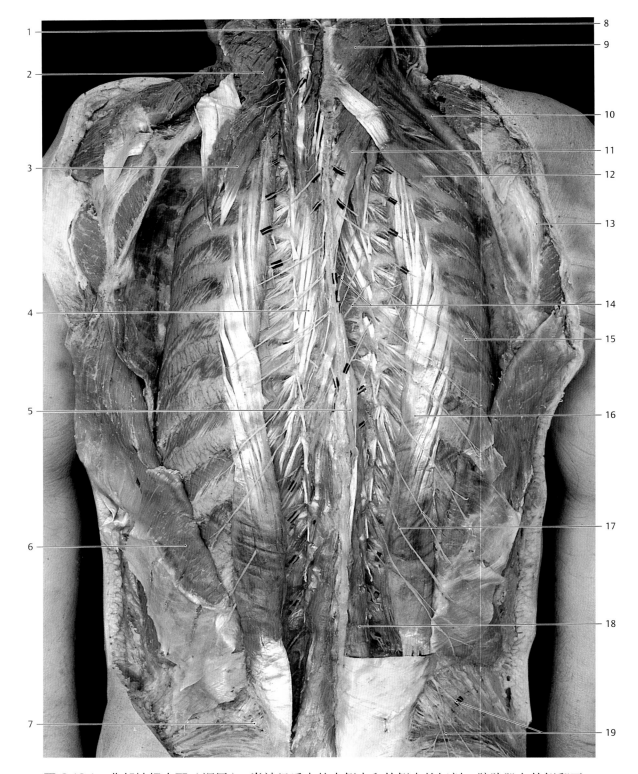

图 2.104　背部神经支配（深层）。脊神经后支的内侧支和外侧支的解剖。髂肋肌向外侧翻开

1 头半棘肌	6 背阔肌（翻开）	11 颈夹肌	16 胸髂肋肌
2 左侧头夹肌（切断并翻开）	7 髂嵴	12 上后锯肌	17 脊神经后支的外侧支
3 左侧颈夹肌（切断并翻开）	8 枕小神经	13 肩胛骨	18 多裂肌
4 胸半棘肌	9 头夹肌	14 脊神经后支的内侧支	19 臀上皮神经
5 胸棘肌	10 肩胛提肌	15 肋骨和肋间外肌	

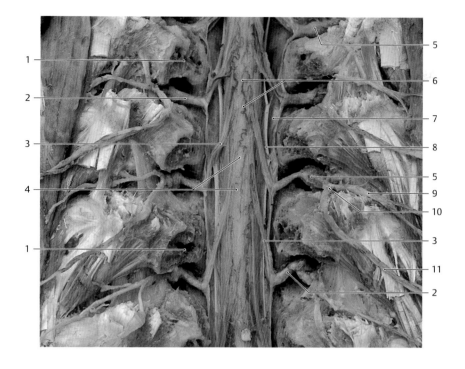

图 2.105 脊髓胸段（后面观）。椎管和硬脊膜均已切开

1 椎弓（离断）

2 有脊膜覆盖的脊神经

3 胸脊神经后根

4 脊髓（胸段）

5 有脊膜覆盖的脊神经节

6 软脊膜及血管

7 硬脊膜（打开）

8 齿状韧带

9 脊神经后支的外侧支

10 脊神经后支（分为内侧支和外侧支）

11 脊神经后支的内侧支

12 硬脊膜

13 骶段的脊神经

14 终丝

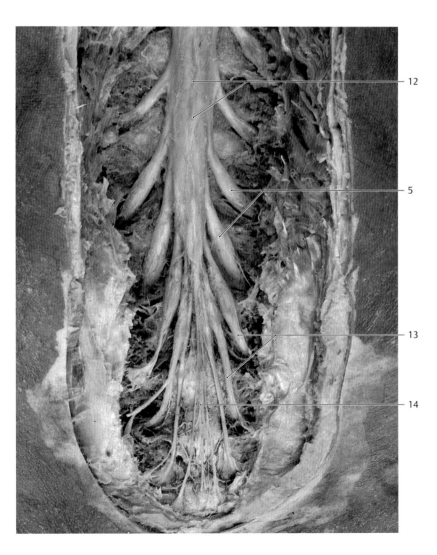

图 2.106 脊髓末端及硬脊膜（后面观）。切除骶骨背侧

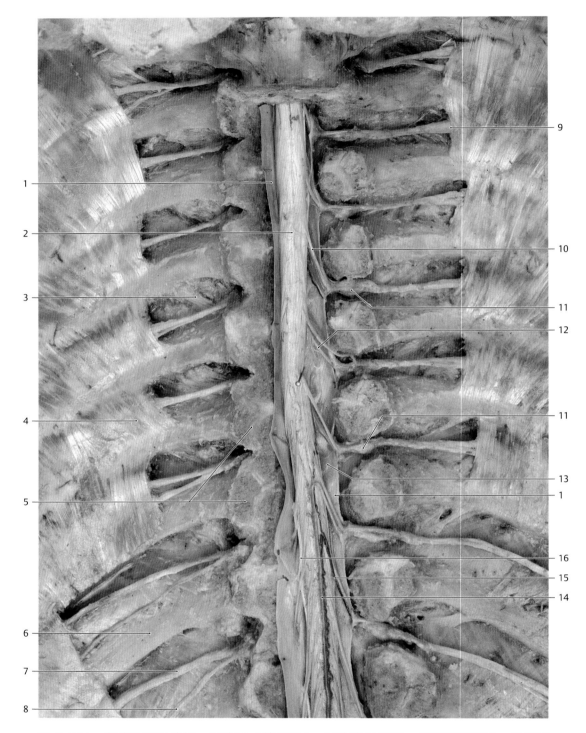

图 2.107　**脊髓及肋间神经**。下胸区（前面观）。切除胸椎前部，打开硬脊膜鞘，脊髓微微翻向右侧以显示后根和前根

1　硬脊膜	7　肋间神经	13　蛛网膜和齿状韧带
2　脊髓	8　肋间神经侧支	14　脊髓前动脉
3　肋横突韧带	9　肋间神经（进入肌间隙）	15　Adamkiewicz 动脉
4　肋间最内肌	10　前根	16　齿状韧带
5　椎弓（断面）	11　脊神经节	
6　第 11 肋	12　后根	

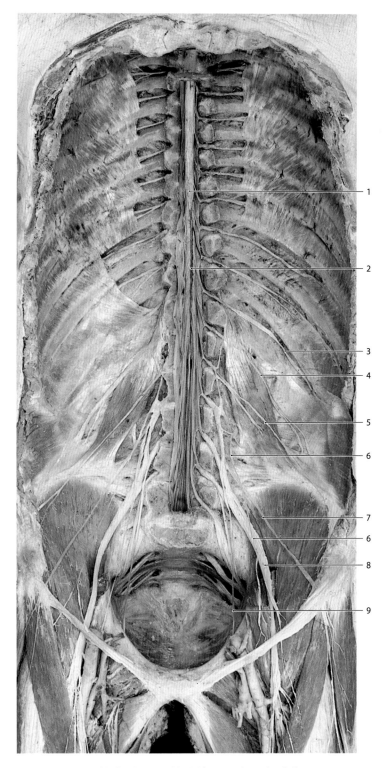

图 2.108　原位脊髓和腰丛（前面观）。脊髓终止于 T10 水平，并在此与终丝融合。股神经发自腰丛

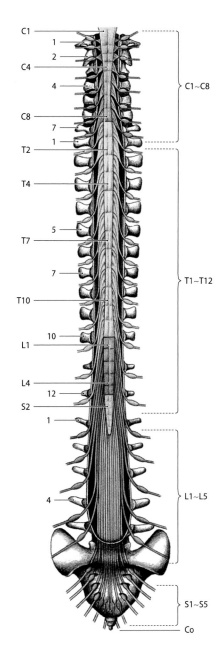

C：颈椎
T：胸椎
L：腰椎
S：骶段
Co：尾骨

图 2.109　脊髓节段与脊柱的关系（前面观）

1　脊髓圆锥　　　4　髂腹下神经　　　7　股外侧皮神经

2　终丝　　　　　5　髂腹股沟神经　　8　股神经

3　肋下神经　　　6　生殖股神经　　　9　闭孔神经

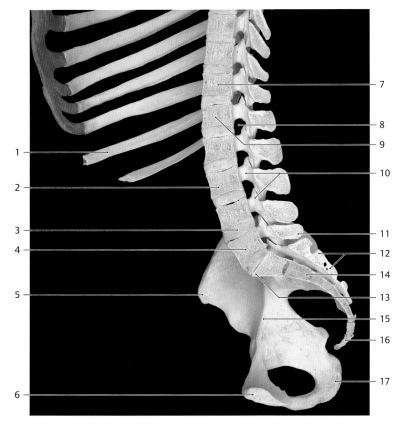

图 2.110　腰椎、骨盆和下胸段脊柱（矢状断面，内侧面观）

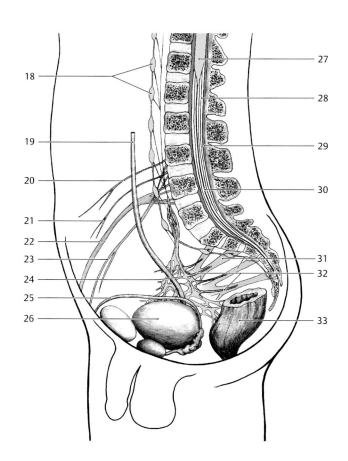

1　第 11 肋
2　第 3 腰椎椎体
3　椎间盘
4　第 5 腰椎椎体
5　髂前上棘
6　耻骨联合面
7　第 12 胸椎椎体
8　椎间孔
9　第 1 腰椎椎体
10　椎管
11　第 5 腰椎棘突
12　骶骨（骶正中嵴）
13　岬（骶骨岬）
14　骶骨
15　弓状线
16　尾骨
17　坐骨结节
18　交感干及神经节
19　输尿管
20　髂腹下神经（T12，L1）
21　髂腹股沟神经（L1）
22　股神经（L1~L4）
23　生殖股神经（L1，L2）
24　下腹下丛
25　输精管
26　膀胱
27　脊髓圆锥
28　脊神经根（马尾）
29　蛛网膜下腔（充满脑脊液）（蓝色）
30　脊髓的终丝
31　骶丛
32　盆内脏神经（勃起神经）
33　直肠

图 2.111　腰椎、脊髓和脊神经根（矢状断面）。注意脊髓圆锥位置较高。图中显示了骶丛和下腹下丛

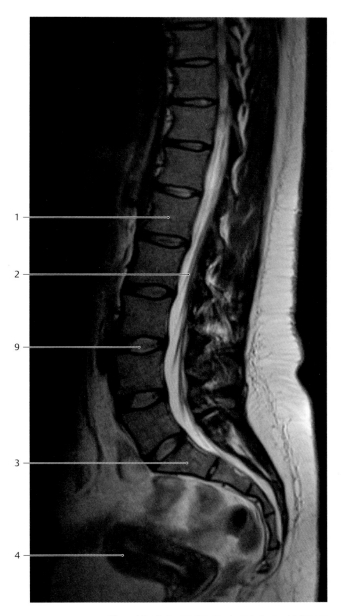

图 2.112　腰椎、椎管和脊髓的旁正中矢状断面（MRI 扫描；示意图中的虚线）（Courtesy of Prof. Uder, Institute of Radiology, University Hospital Erlangen, Germany.）

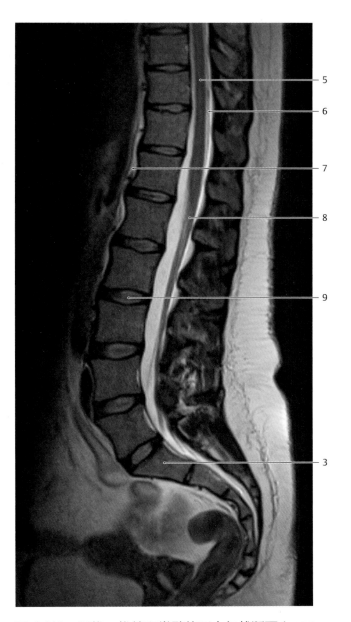

图 2.113　腰椎、椎管和脊髓的正中矢状断面（MRI 扫描；示意图中的实线）（Courtesy of Prof. Uder, Institute of Radiology, University Hospital Erlangen, Germany.）

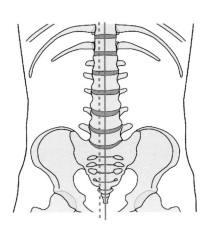

1 第 1 腰椎（L1）	6 硬脊膜
2 脊神经根（马尾）	7 前纵韧带
3 骶骨	8 脊髓圆锥
4 子宫	9 椎间盘
5 脊髓	

图 2.114　断面定位（红虚线和红实线；T10~T12、L1~L5 和骶骨）

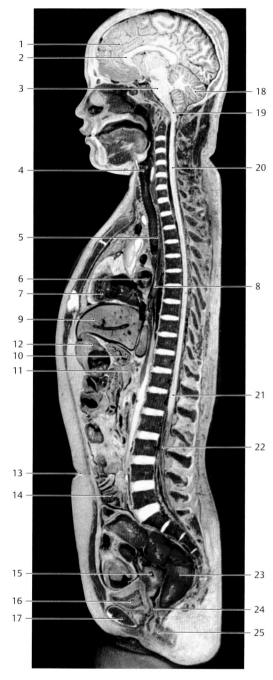

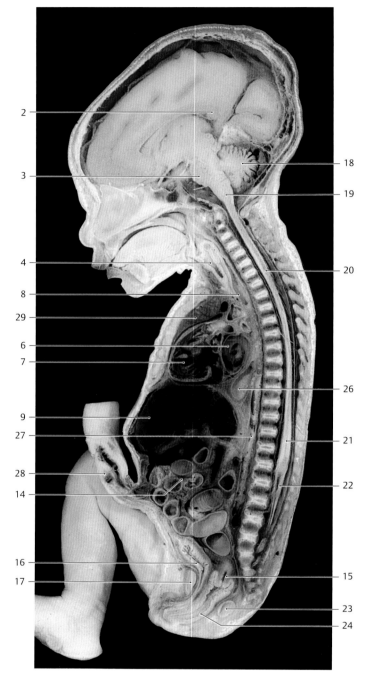

图 2.115　成人（女性）头部和躯干的正中矢状断面。脊髓圆锥位于 L1 水平

图 2.116　新生儿头部和躯干的正中矢状断面。注意，新生儿的脊髓圆锥较成人更向尾部延伸

1 大脑	9 肝	17 耻骨联合	25 肛门
2 胼胝体	10 胃	18 小脑	26 下腔静脉
3 脑桥	11 胰	19 延髓	27 主动脉
4 喉	12 横结肠	20 脊髓	28 脐带
5 气管	13 脐	21 脊髓圆锥	29 胸腺
6 左心房	14 小肠	22 马尾	
7 右心室	15 子宫	23 直肠	
8 食管	16 膀胱	24 阴道	

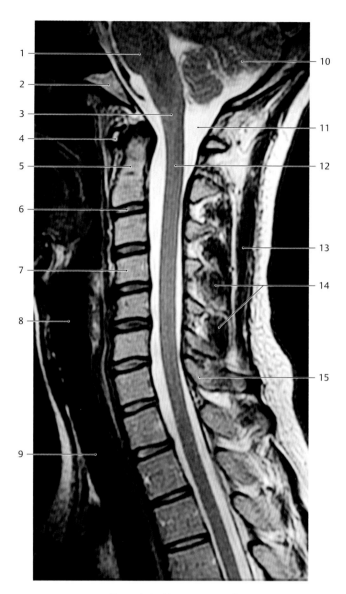

图 2.117 颈椎正中矢状断面显示脊髓与延髓相连（MRI 扫 描）（Heuck A, et al. MRT-Atlas des muskuloskelettalen Systems. Stuttgart, Germany: Schattauer, 2009.）

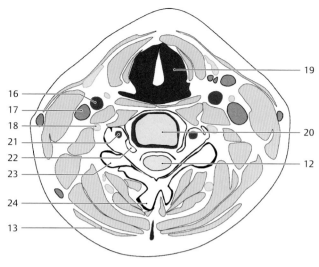

图 2.118

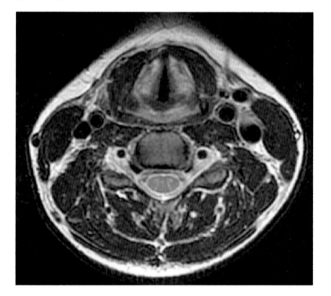

图 2.119

图 2.118 和 2.119 喉水平的颈部横断面（分别为示意图和 MRI 扫描）（Heuck A, et al. MRT-Atlas des muskuloskelettalen Systems. Stuttgart, Germany: Schattauer, 2009.）

1 脑桥	9 气管	17 颈总动脉
2 颅底（斜坡）	10 小脑	18 迷走神经（CN X）
3 延髓	11 小脑延髓池	19 喉
4 寰椎（前弓）	12 脊髓	20 颈椎椎体
5 枢椎齿突	13 斜方肌	21 椎动脉
6 椎间盘	14 颈肌	22 脊神经及脊神经节
7 颈椎椎体（C4）	15 颈椎棘突（C7）	23 颈椎横突
8 喉部	16 颈内静脉	24 颈椎棘突

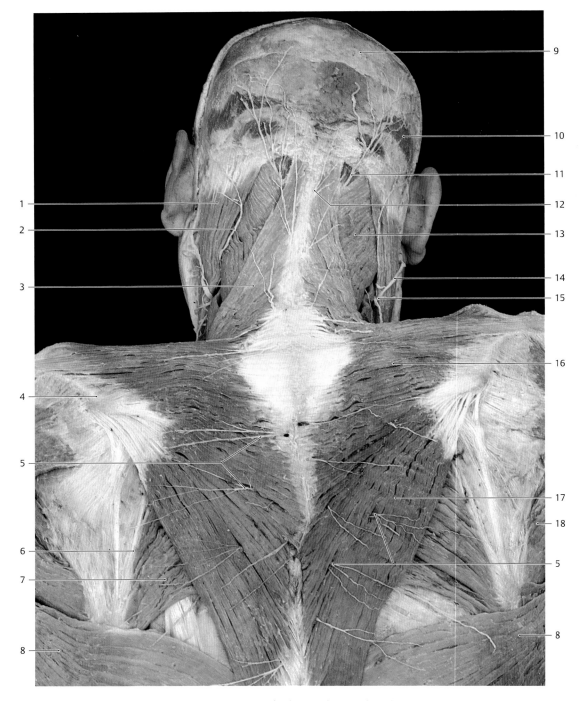

图 2.120　颈的后面（浅层）。斜方肌和脊神经后支的皮支解剖

1 胸锁乳突肌	7 大菱形肌	13 头夹肌
2 枕小神经	8 背阔肌	14 耳大神经
3 斜方肌下行纤维	9 帽状腱膜	15 颈丛皮神经
4 肩胛冈	10 枕额肌枕腹	16 斜方肌横行纤维
5 脊神经后支的内侧皮支	11 枕大神经	17 斜方肌上行纤维
6 肩胛骨内侧缘	12 第三枕神经	18 大圆肌

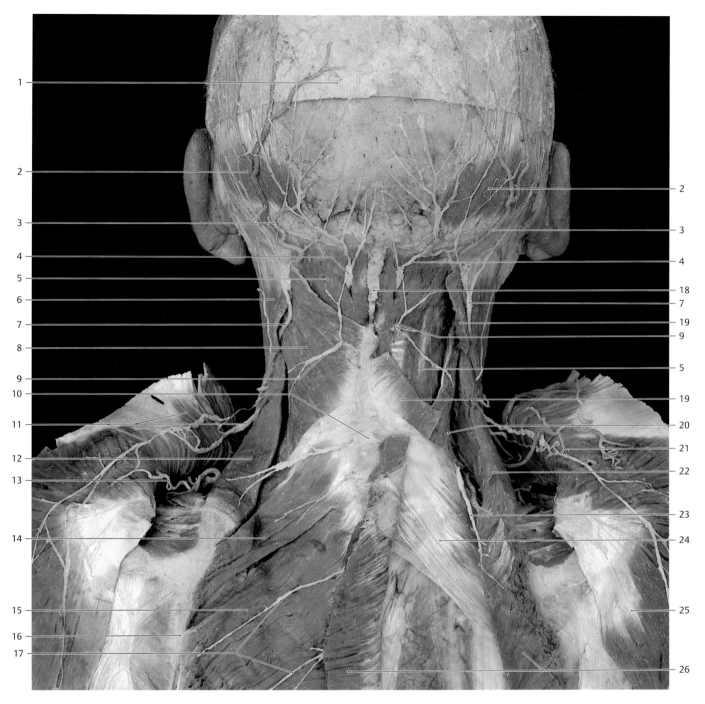

图 2.121　颈的后面（中层）。左侧斜方肌已离断并翻开。右侧的斜方肌、菱形肌和头夹肌已离断，右侧肩胛提肌微微向外侧翻开

1　帽状腱膜
2　枕额肌枕腹
3　枕动脉
4　枕大神经（C2）
5　头半棘肌
6　胸锁乳突肌
7　枕小神经
8　左侧头夹肌
9　第三枕神经（C3）

10　隆椎（C7）棘突
11　左侧斜方肌和副神经
12　肩胛提肌
13　颈横动脉浅支
14　小菱形肌
15　大菱形肌
16　肩胛骨内侧缘
17　脊神经后支的内侧支
18　项韧带

19　头夹肌（离断）
20　颈夹肌
21　右侧副神经及颈横动脉浅支
22　右侧肩胛提肌
23　肩胛背神经和颈横动脉深支
24　上后锯肌
25　右侧斜方肌（离断并翻开）
26　右侧大菱形肌（离断并翻开）

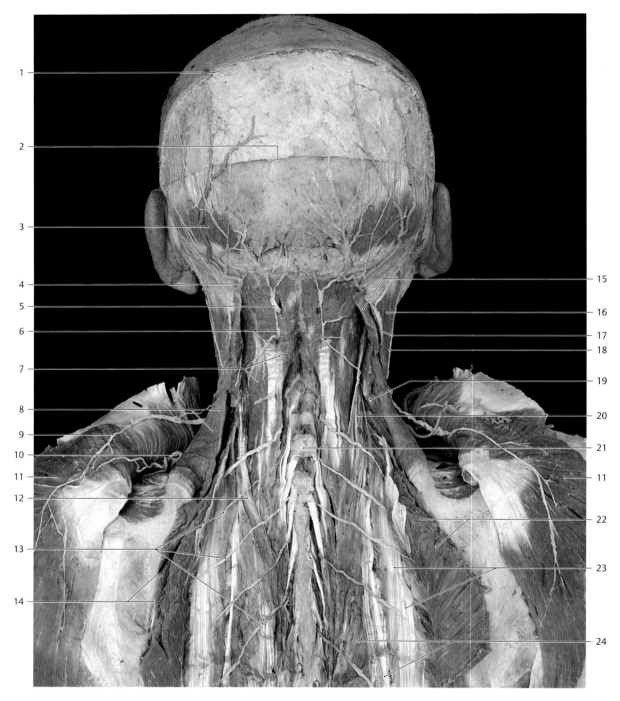

图 2.122　颈的后面（深层）。离断斜方肌、头夹肌和颈肌，并部分切除或翻开

1 头皮	9 副神经（CN XI）	17 枕小神经
2 帽状腱膜	10 颈浅动脉	18 耳大神经
3 枕额肌枕腹	11 斜方肌（翻开）	19 颈夹肌
4 枕动脉	12 颈最长肌	20 颈最长肌
5 枕大神经	13 脊神经后支的内侧皮支	21 隆椎（C7）棘突
6 第三枕神经	14 肩胛骨内侧缘	22 菱形肌（离断）
7 头半棘肌	15 头夹肌（离断）	23 胸髂肋肌
8 肩胛提肌	16 胸锁乳突肌	24 胸最长肌

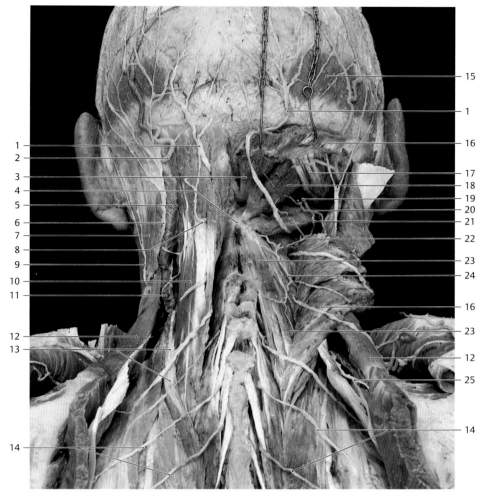

1 枕大神经
2 枕动脉
3 头后小直肌
4 枢椎棘突
5 左侧头夹肌（切断）
6 枕小神经
7 左侧胸锁乳突肌
8 第三枕神经
9 耳大神经
10 左侧头半棘肌
11 左侧颈半棘肌（切断）
12 肩胛提肌
13 左侧颈最长肌
14 脊神经后支的内侧支
15 枕额肌枕腹
16 头半棘肌（切断）
17 头上斜肌
18 头后大直肌
19 椎动脉
20 枕下神经（C1）
21 椎动脉肌支
22 头下斜肌
23 右侧颈半棘肌
24 颈深动脉
25 肩胛背神经
26 枕外隆凸
27 斜方肌（切断）
28 颈椎（C3）
29 乳突和头夹肌
30 寰椎
31 枢椎
32 第 3 颈椎棘突

图 2.123 颈的后面（深层）。枕下三角的解剖。右侧头半棘肌已离断并翻开

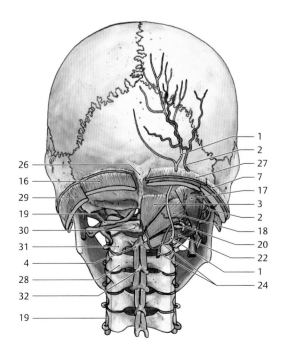

图 2.124 **枕下三角**与右侧枕大神经和左侧椎动脉的位置

75

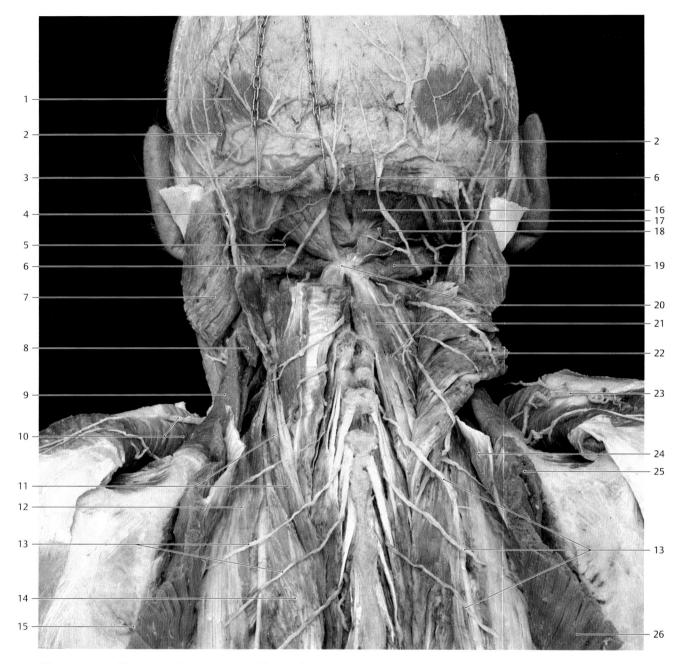

图 2.125　颈的后面（最深层）。两侧枕下三角的解剖

1 枕额肌枕腹

2 枕动脉

3 头半棘肌止点（离断）

4 枕小神经（发自颈丛）

5 枕下神经（C1）

6 枕大神经（C2）

7 头夹肌（翻开）

8 颈夹肌

9 肩胛提肌

10 副神经（CN XI）和斜方肌

11 颈最长肌

12 颈髂肋肌

13 脊神经后支的内侧皮支（C7，C8）

14 胸最长肌

15 肩胛骨内侧缘

16 头后小直肌

17 头上斜肌

18 头后大直肌

19 头下斜肌

20 枢椎棘突

21 颈半棘肌

22 头半棘肌（离断并翻开）

23 颈横动脉（浅支）

24 上后锯肌（离断并翻开）

25 小菱形肌（离断并翻开）

26 大菱形肌（离断并翻开）

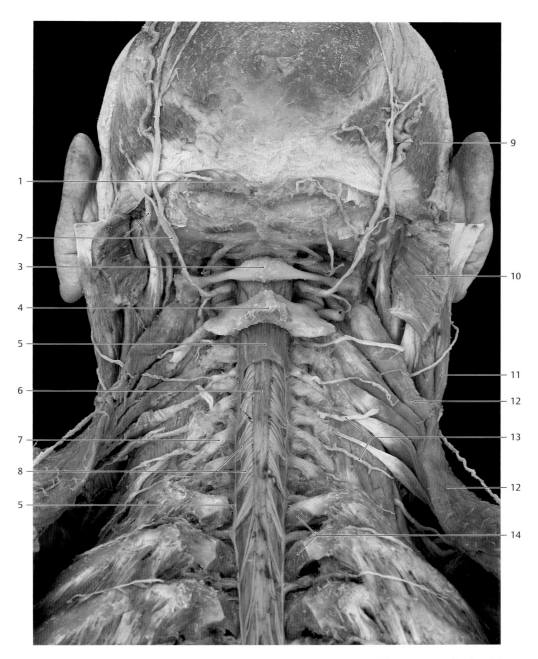

图 2.126　颈的后面（最深层）。打开寰椎和枢椎以下的椎管，以显示脊髓。硬脊膜已部分切除

1 枕外隆凸	6 脊髓	11 胸锁乳突肌
2 枕大神经（C2）和枕动脉	7 脊神经节	12 肩胛提肌
3 寰椎（后弓）	8 后根	13 脊神经后支
4 枢椎（后弓）	9 枕额肌枕腹	14 颈椎和上胸椎的椎弓（切断）
5 硬脊膜	10 头夹肌（离断并翻开）	

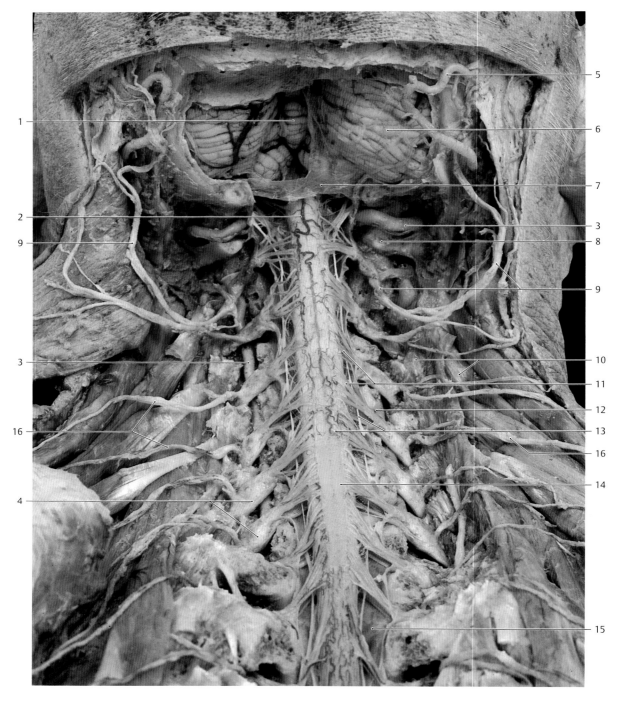

图 2.127 **颈的后面**（最深层）。延髓和脊髓的解剖。颅腔已打开

1 小脑蚓部	7 小脑延髓池	13 齿状韧带和蛛网膜
2 延髓和脊髓后动脉	8 寰椎后弓	14 软脊膜切除的区域
3 椎动脉	9 枕大神经（C2）	15 硬脊膜
4 脊神经节	10 肩胛提肌和横突间韧带	16 脊神经后支
5 枕动脉	11 脊神经后根	
6 小脑	12 椎弓	

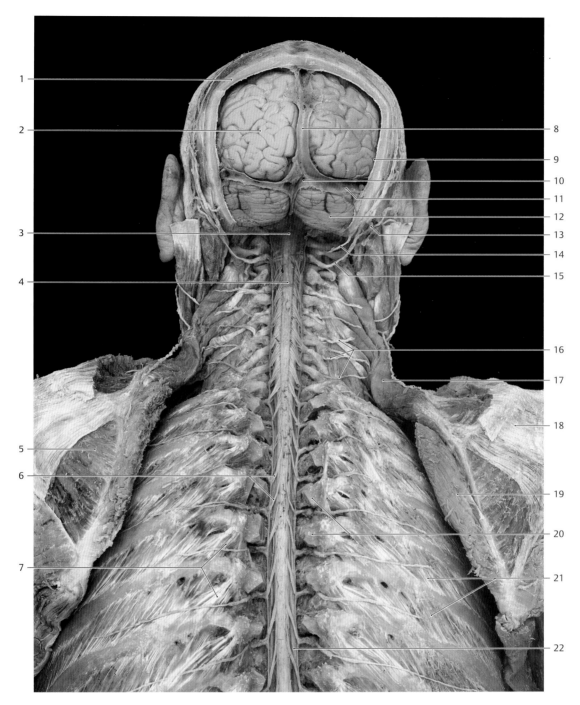

图 2.128 颈的后面（最深层）。与大脑有关的延髓和脊髓的解剖

1 颅盖
2 左侧大脑半球
3 小脑延髓池
4 脊髓
5 肩胛骨及冈下肌
6 后根
7 肋提肌
8 大脑镰及上矢状窦

9 蛛网膜下腔
10 窦汇
11 横窦
12 小脑
13 枕动脉
14 枕下神经（C1）
15 枕大神经（C2）
16 脊神经后支

17 肩胛提肌
18 三角肌
19 菱形肌
20 椎弓（切断）
21 肋间外肌
22 硬脊膜

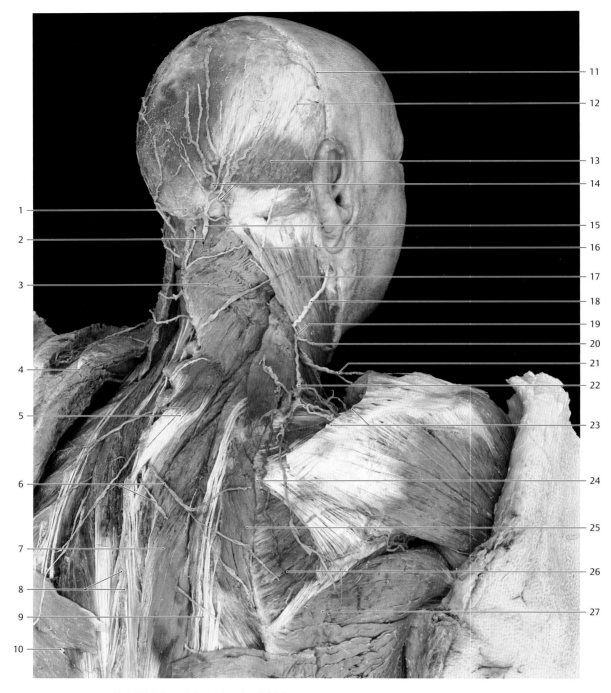

图 2.129　颈的斜外侧面（中层）。切除斜方肌

1　枕外隆凸	10　背阔肌	19　神经点
2　头半棘肌	11　头皮	20　颈横神经
3　头夹肌	12　帽状腱膜	21　锁骨上神经
4　肩胛骨	13　枕额肌枕腹	22　副神经（CN XI）
5　颈夹肌	14　枕动脉	23　斜方肌（切缘）
6　脊神经后支	15　枕大神经（C2）	24　肩胛骨内侧缘
7　最长肌	16　枕小神经	25　大菱形肌
8　胸椎棘突	17　胸锁乳突肌	26　冈下肌
9　髂肋肌	18　耳大神经	27　大圆肌

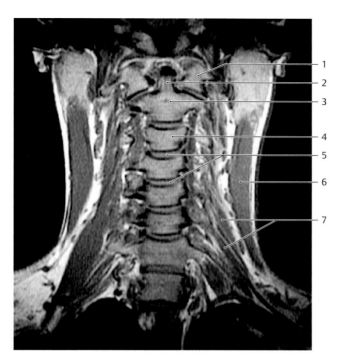

图 2.130　垂直椎体水平的颈椎冠状断面（MRI 扫描）（Heuck A, et al. MRT-Atlas des muskuloskelettalen Systems. Stuttgart, Germany: Schattauer, 2009.）

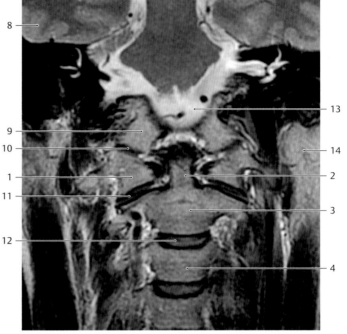

图 2.131　枢椎齿突水平的颈椎冠状断面（MRI 扫描）（Heuck A, et al. MRT-Atlas des muskuloskelettalen Systems. Stuttgart, Germany: Schattauer, 2009.）

1 寰椎	6 胸锁乳突肌	11 寰枢外侧关节	
2 枢椎齿突	7 斜角肌	12 椎间盘	
3 枢椎	8 小脑	13 脑桥池	
4 颈椎椎体（C3）	9 枕髁	14 下颌头	
5 椎间盘	10 寰枕关节		

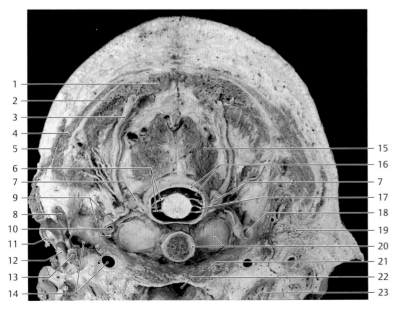

图 2.132　颈部的横断面。第 2 颈脊神经的解剖。图的上部为后面

1 斜方肌	14 颈内静脉和颈内动脉
2 头半棘肌	15 头后大直肌
3 脊神经后支	16 硬脊膜和蛛网膜下腔
4 胸锁乳突肌	17 齿状韧带
5 颈阔肌	18 椎动脉
6 脊神经后根和前根	19 腮腺
7 脊神经节	20 枢椎齿突（离断）和寰椎下关节面
8 二腹肌后腹	21 头长肌
9 脊神经前支	22 咽腔
10 椎动脉	23 翼内肌
11 耳大神经	
12 颞浅动脉	
13 颞骨茎突	

3 上肢

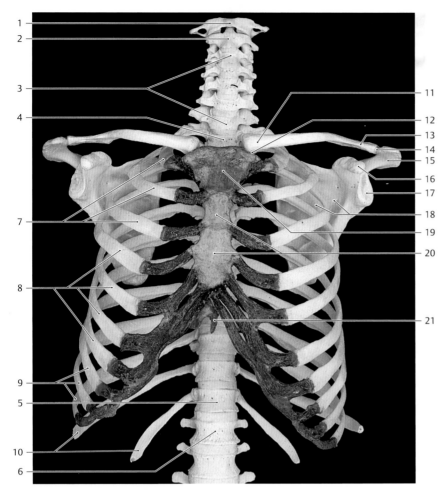

脊柱
1 寰椎（C1）
2 枢椎（C2）
3 第 3 至第 7 颈椎（C3~C7）
4 第 1 胸椎（T1）
5 第 12 胸椎（T12）
6 第 1 腰椎（L1）

肋骨
7 第 1 至第 3 肋 ｝真肋
8 第 4 至第 7 肋 ｝真肋
9 第 8 至第 10 肋 ｝假肋
10 第 11 和第 12 肋（浮肋）｝假肋

锁骨（A）
11 胸骨端
12 胸锁关节
13 肩峰端
14 肩锁关节

肩胛骨（B）
15 肩峰
16 喙突
17 关节盂
18 肋面

胸骨（C）
19 胸骨柄
20 胸骨体
21 剑突

图 3.1　肩带和胸廓的骨骼（前面观）。肋软骨部分呈深褐色

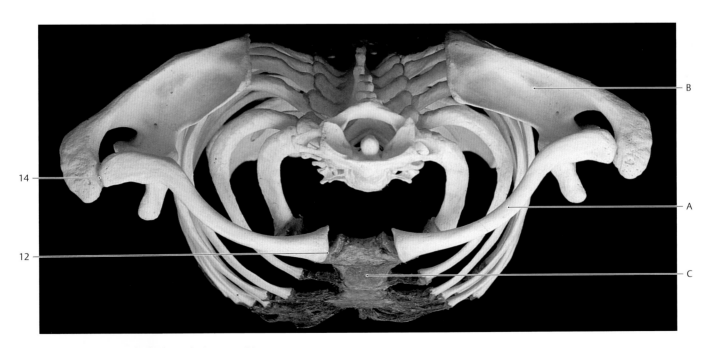

图 3.2　肩带和胸廓的骨骼（上面观）

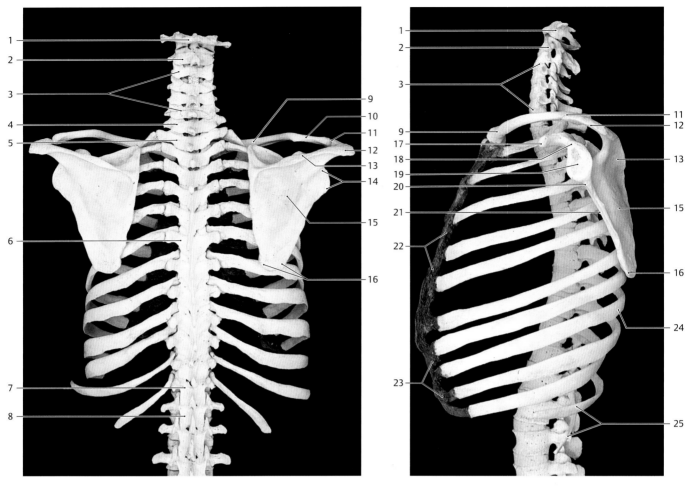

图 3.3　肩带和胸廓的骨骼（后面观）　　　　　图 3.4　肩带和胸廓的骨骼（外侧面观）

脊柱

1 寰椎（C1）

2 枢椎（C2）

3 第 3 至第 6 颈椎（C3~C6）

4 第 7 颈椎（隆椎）（C7）

5 第 1 胸椎（T1）

6 第 6 胸椎（T6）

7 第 12 胸椎（T12）

8 第 1 腰椎（L1）

锁骨

9 胸骨端

10 肩峰端

11 肩锁关节

肩胛骨

12 肩峰

13 肩胛冈

14 外侧角

15 后面

16 下角

17 喙突

18 盂上结节

19 关节盂

20 盂下结节

21 外侧缘

胸部

22 胸骨体

23 肋下角

24 肋角

25 浮肋

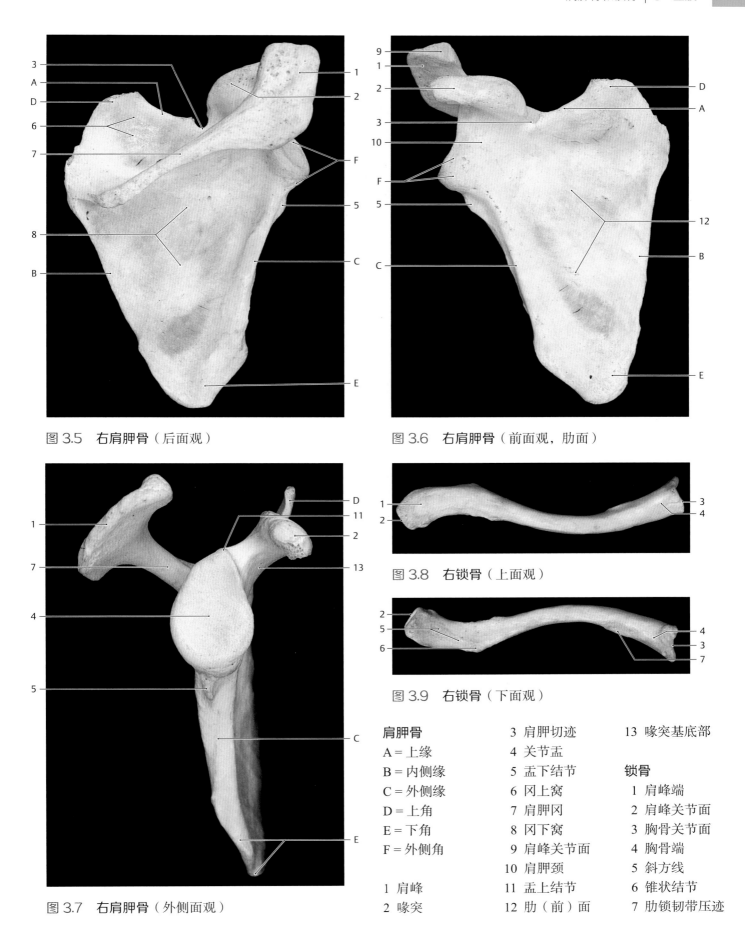

图 3.5 右肩胛骨（后面观）

图 3.6 右肩胛骨（前面观，肋面）

图 3.7 右肩胛骨（外侧面观）

图 3.8 右锁骨（上面观）

图 3.9 右锁骨（下面观）

肩胛骨

A = 上缘
B = 内侧缘
C = 外侧缘
D = 上角
E = 下角
F = 外侧角

1 肩峰
2 喙突

3 肩胛切迹
4 关节盂
5 盂下结节
6 冈上窝
7 肩胛冈
8 冈下窝
9 肩峰关节面
10 肩胛颈
11 盂上结节
12 肋（前）面

13 喙突基底部

锁骨

1 肩峰端
2 肩峰关节面
3 胸骨关节面
4 胸骨端
5 斜方线
6 锥状结节
7 肋锁韧带压迹

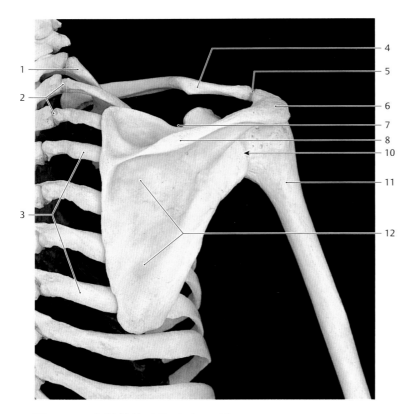

1 第 1 肋
2 肋横突关节的位置
3 第 4 至第 7 肋
4 锁骨
5 肩锁关节的位置
6 肩峰
7 肩胛切迹
8 肩胛冈
9 肱骨头
10 关节盂
11 肱骨外科颈
12 肩胛骨后面
13 喙突
14 盂下结节
15 肱骨大结节
16 肱骨解剖颈

图 3.10　肩关节的骨骼（后面观）

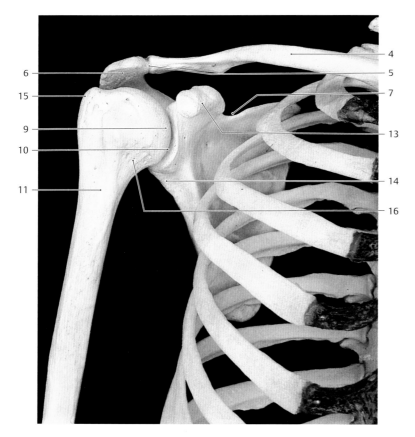

图 3.11　肩关节的骨骼（前面观）

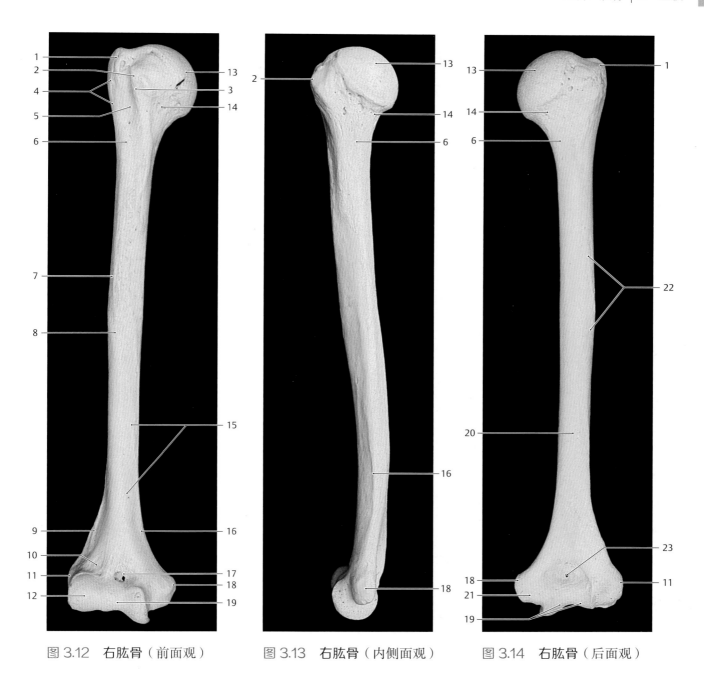

图 3.12　右肱骨（前面观）　　　图 3.13　右肱骨（内侧面观）　　　图 3.14　右肱骨（后面观）

肱骨

1　大结节

2　小结节

3　小结节嵴

4　大结节嵴

5　结节间沟

6　外科颈

7　三角肌粗隆

8　前外侧面

9　外侧髁上嵴

10　桡窝

11　外上髁

12　肱骨小头

13　肱骨头

14　解剖颈

15　前内侧面

16　内侧髁上嵴

17　冠突窝

18　内上髁

19　肱骨滑车

20　后面

21　尺神经沟

22　桡神经沟

23　鹰嘴窝

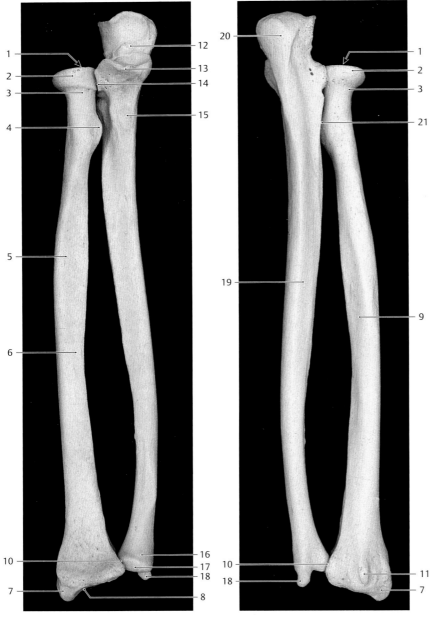

图 3.15 右前臂骨：桡骨和
尺骨（前面观）

图 3.16 右前臂骨：桡骨和
尺骨（后面观）

桡骨

1 桡骨头

2 环状关节面

3 桡骨颈

4 桡骨粗隆

5 桡骨体

6 前面

7 茎突

8 关节面

9 后面

10 尺切迹

11 桡骨背侧结节（Lister 结节）

尺骨

12 滑车切迹

13 冠突

14 桡切迹

15 尺骨粗隆

16 尺骨头

17 环状关节面

18 茎突

19 后面

20 鹰嘴

21 旋后肌嵴

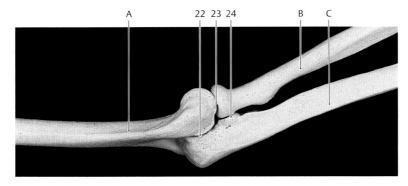

图 3.17 右肘关节的骨骼（外侧面观）

右肘关节（关节部位）

22 肱尺关节的部位

23 肱桡关节的部位

24 近端桡尺关节的部位

A = 肱骨

B = 桡骨

C = 尺骨

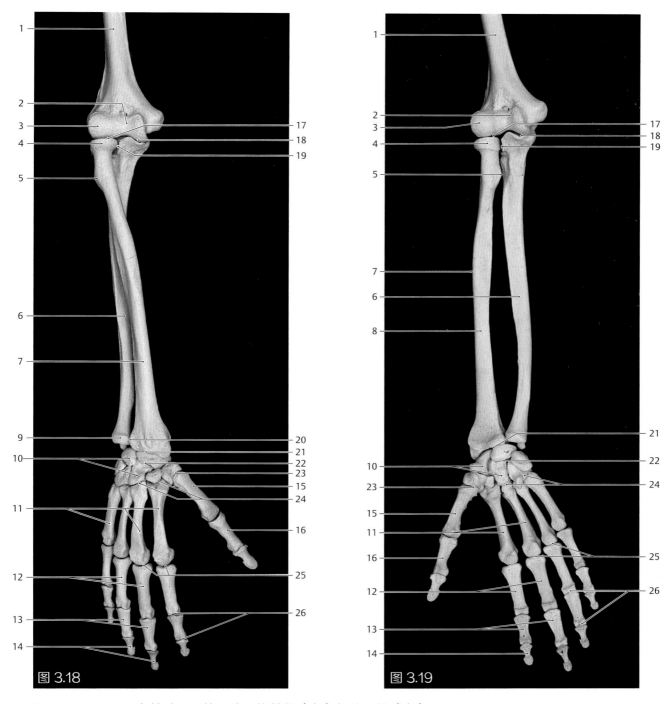

图 3.18

图 3.19

图 3.18 和 3.19　右前臂和手的骨骼，旋前位（左）与旋后位（右）

1 肱骨	8 桡骨前面	15 第 1 掌骨	20 桡尺远侧关节
2 肱骨滑车	9 尺骨环状关节面	16 拇指近节指骨	21 腕关节
3 肱骨小头	10 腕骨		22 腕中关节
4 桡骨环状关节面	11 掌骨	**关节部位**	23 拇指腕掌关节
5 桡骨粗隆	12 近节指骨	17 肱桡关节	24 腕掌关节
6 尺骨前面	13 中节指骨	18 肱尺关节	25 掌指关节
7 桡骨后面	14 远节指骨	19 桡尺近侧关节	26 指骨间关节

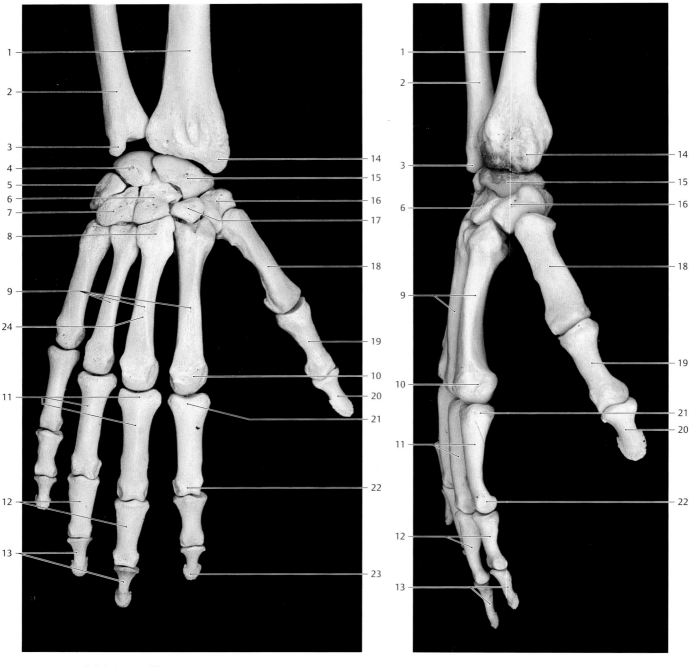

图 3.20　右侧腕和手的骨骼（后面观）　　　　图 3.21　右侧腕和手的骨骼（内侧面观）

1 桡骨

2 尺骨

3 尺骨茎突

4 月骨 ⎫

5 三角骨 ⎬ 腕骨

6 头状骨 ⎪

7 钩骨 ⎭

8 第 3 掌骨底

9 掌骨

10 掌骨头

11 手的近节指骨

12 手的中节指骨

13 手的远节指骨

14 桡骨茎突

15 手舟骨 ⎫

16 大多角骨 ⎬ 腕骨

17 小多角骨 ⎭

18 第 1 掌骨

19 拇指近节指骨

20 拇指远节指骨

21 第 2 指近节指骨底

22 第 2 指近节指骨头

23 远节指骨粗隆

24 第 3 掌骨体

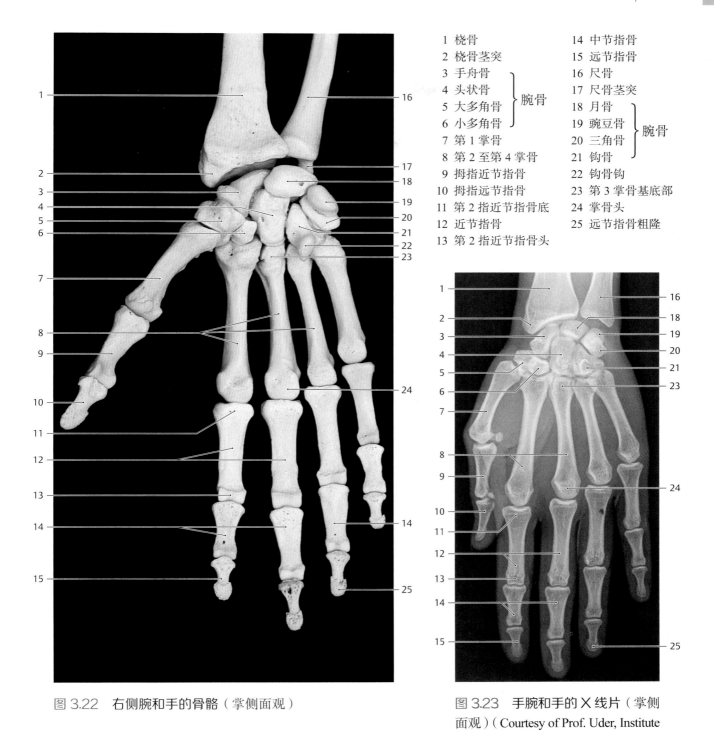

1 桡骨	14 中节指骨
2 桡骨茎突	15 远节指骨
3 手舟骨	16 尺骨
4 头状骨 }腕骨	17 尺骨茎突
5 大多角骨	18 月骨
6 小多角骨	19 豌豆骨 }腕骨
7 第 1 掌骨	20 三角骨
8 第 2 至第 4 掌骨	21 钩骨
9 拇指近节指骨	22 钩骨钩
10 拇指远节指骨	23 第 3 掌骨基底部
11 第 2 指近节指骨底	24 掌骨头
12 近节指骨	25 远节指骨粗隆
13 第 2 指近节指骨头	

图 3.22　右侧腕和手的骨骼（掌侧面观）

图 3.23　手腕和手的 X 线片（掌侧面观）（Courtesy of Prof. Uder, Institute of Radiology, University Hospital Erlangen, Germany.）

　　人的手是人体中最令人钦佩的结构之一。拇指的腕掌关节是一种鞍状关节，活动范围很广，因此拇指可以与所有其他手指接触，从而使手成为抓握和内心思想表达的工具。在进化过程中，这些新发育的功能是在人体直立后出现的。人类文化发展的必然先决条件，不仅是大脑的分化，也是能够表达其思想的器官的发育，如人的手。

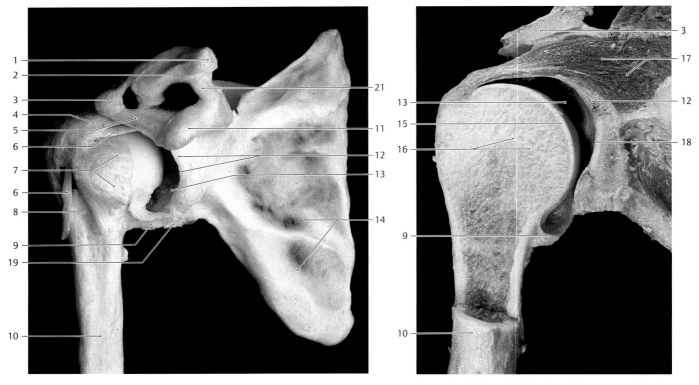

图 3.24　右肩关节。关节囊的前部已切除，肱骨头稍向外旋转以显示关节腔

图 3.25　右肩关节冠状断面（前面观）

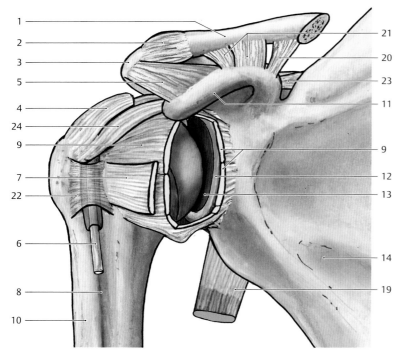

图 3.26　肩关节与肱二头肌腱、关节囊和韧带（前面观）

1　锁骨肩峰端	12　盂唇
2　肩锁关节	13　肩关节（关节腔）
3　肩峰	14　肩胛骨
4　冈上肌腱（附着于关节囊）	15　肱骨头
5　喙肩韧带	16　骺线
6　肱二头肌长头腱	17　冈上肌
7　肩胛下肌腱（附着于关节囊）	18　关节盂
8　结节间沟	19　肱三头肌长头腱
9　肩关节关节囊	20　锥状韧带 ⎫ 喙锁
10　肱骨	21　斜方韧带 ⎭ 韧带
11　喙突	22　肱横韧带
	23　肩胛上横韧带
	24　喙肱韧带

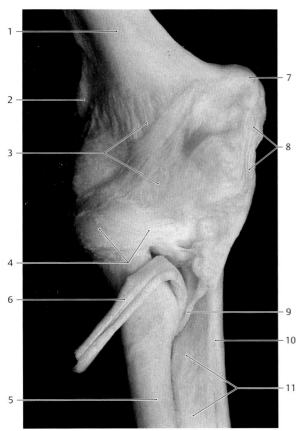

1 肱骨	7 肱骨内上髁	14 桡骨头
2 肱骨外上髁	8 尺侧副韧带	15 桡侧副韧带
3 关节囊	9 斜索	16 冠突窝
4 桡尺近侧关节	10 尺骨	17 肱骨滑车
的环状韧带	11 骨间膜	18 尺骨冠突
5 桡骨	12 桡窝	19 鹰嘴
6 肱二头肌腱	13 肱骨小头	20 桡骨粗隆

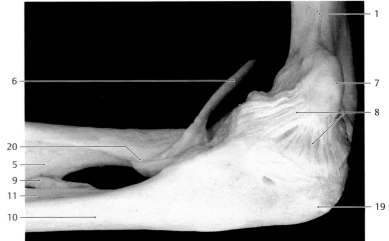

图 3.27　肘关节韧带（前面观）

图 3.28　肘关节韧带（内侧面观）

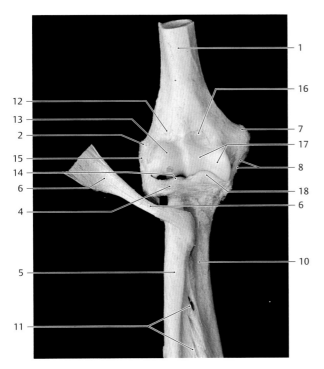

图 3.29　肘关节及其韧带（前面观）。切除关节囊以显示环状韧带

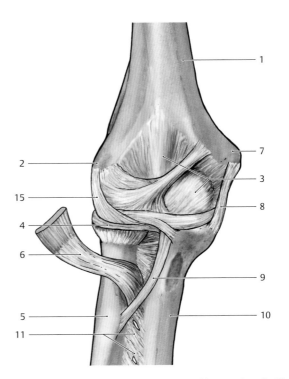

图 3.30　肘关节及其韧带示意图（前面观）。切除关节囊以显示环状韧带

93

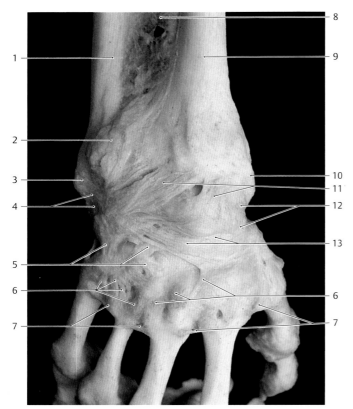

图 3.31　手和腕的韧带（后面观）

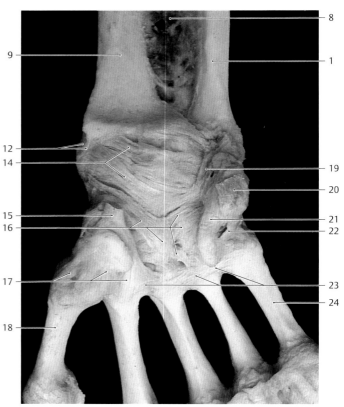

图 3.32　手和腕的韧带（掌面观）

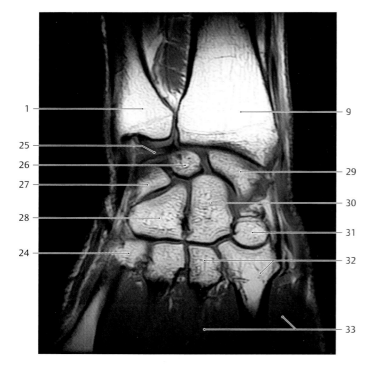

图 3.33　手和腕的冠状断面（MRI 扫描），注意腕关节的位置（Heuck A, et al. MRT-Atlas des muskuloskelettalen Systems. Stuttgart, Germany: Schattauer, 2009.）

1　尺骨	17　腕掌掌侧韧带
2　骨赘（病理性）	18　第 1 掌骨
3　尺骨头	19　尺腕掌侧韧带
4　腕尺侧副韧带	20　尺侧腕屈肌腱（切断）
5　腕骨间深韧带	21　豆钩韧带
6　腕掌背侧韧带	22　豆掌韧带
7　掌骨背侧韧带	23　掌骨掌侧韧带
8　骨间膜	24　第 5 掌骨
9　桡骨	25　关节盘（尺腕）
10　桡骨茎突	26　月骨
11　桡腕背侧韧带	27　三角骨
12　桡侧副韧带	28　钩骨
13　关节囊和腕骨间背侧韧带	29　手舟骨
14　桡腕掌侧韧带	30　头状骨
15　桡侧腕屈肌腱（切断）	31　小多角骨
16　腕辐状韧带	32　第 2 和第 3 掌骨
	33　骨间背侧肌

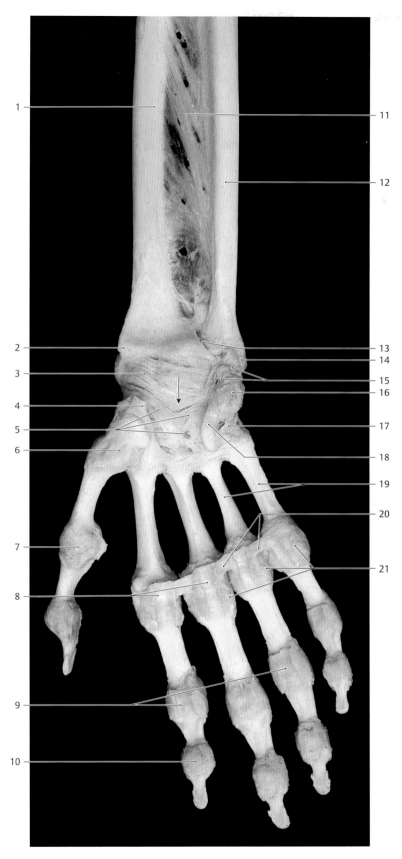

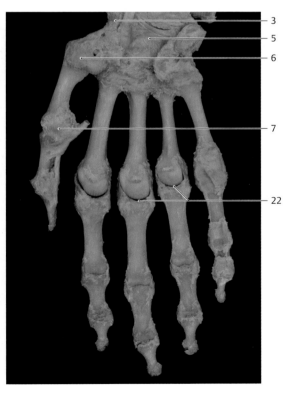

1 桡骨	11 骨间膜
2 桡骨茎突	12 尺骨
3 桡腕掌侧韧带	13 桡尺远侧关节
4 桡侧腕屈肌腱	14 尺骨茎突
（切断）	15 尺腕掌侧韧带
5 腕辐状韧带	16 豌豆骨及尺侧
6 拇指腕掌关节	腕屈肌腱
的关节囊	17 豆掌韧带
7 拇指掌指关节	18 豆钩韧带
的关节囊	19 掌骨
8 掌指关节的掌	20 掌骨深横韧带
韧带和关节囊	21 掌指关节侧副
9 指间关节的掌	韧带
韧带和关节囊	22 掌指关节
10 关节囊	

图 3.34　前臂、手和手指的韧带（掌侧面观）。箭头指示腕管的位置

图 3.35　第 2、第 4 和第 5 掌骨关节。关节囊已切除

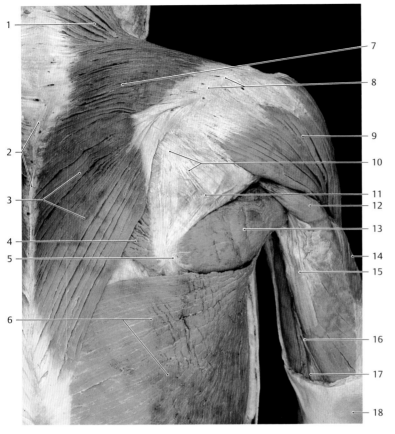

1　斜方肌下行纤维　　10　冈下肌和筋膜
2　胸椎棘突　　　　　11　小圆肌和筋膜
3　斜方肌上行纤维　　12　肱三头肌长头
4　大菱形肌　　　　　13　大圆肌
5　肩胛骨下角　　　　14　肱三头肌外侧头
6　背阔肌　　　　　　15　肱三头肌腱
7　斜方肌横行纤维　　16　内侧肌间隔
8　肩胛冈　　　　　　17　尺神经
9　三角肌后部纤维　　18　鹰嘴

图 3.36　肩部和上臂的肌群，浅层（右侧，后面观）

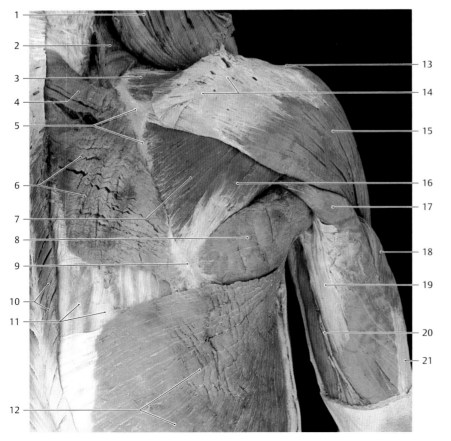

1　斜方肌（翻开）　　12　背阔肌
2　肩胛提肌　　　　　13　肩峰
3　冈上肌　　　　　　14　肩胛冈
4　小菱形肌　　　　　15　三角肌
5　肩胛骨内侧缘　　　16　小圆肌
6　大菱形肌　　　　　17　肱三头肌长头
7　冈下肌　　　　　　18　肱三头肌外
8　大圆肌　　　　　　　　侧头
9　肩胛骨下角　　　　19　肱三头肌内
10　斜方肌切缘　　　　　　侧头
11　背固有肌及　　　　20　内侧肌间隔
　　筋膜　　　　　　　21　肱三头肌腱

图 3.37　肩部和上臂的肌群，深层（右侧，后面观）。在脊柱的起点附近离断斜方肌并向上翻开

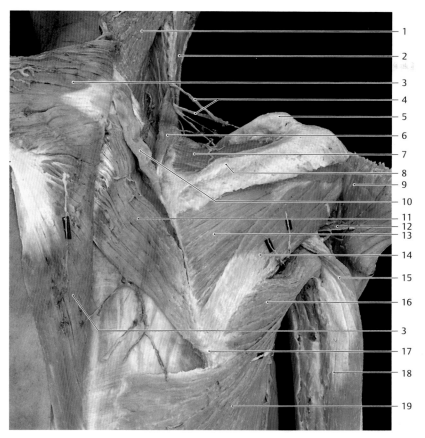

1 头夹肌
2 胸锁乳突肌
3 斜方肌（翻开）
4 锁骨上外侧神经
5 锁骨
6 肩胛提肌
7 冈上肌
8 肩胛冈
9 三角肌（翻开）
10 小菱形肌
11 大菱形肌
12 腋神经和旋肱后动脉
13 冈下肌
14 小圆肌
15 肱三头肌长头
16 大圆肌
17 肩胛骨下角
18 肱三头肌
19 背阔肌

图 3.38　**肩部和上臂的肌群，深层（右侧，后面观）。斜方肌和三角肌已离断并翻开**

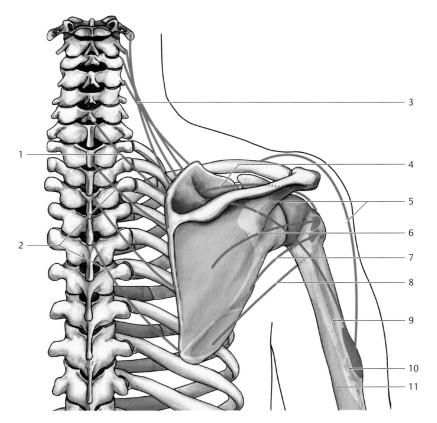

1 小菱形肌
2 大菱形肌
3 肩胛提肌
4 冈上肌
5 三角肌
6 冈下肌
7 小圆肌
8 大圆肌
9 肱三头肌外侧头的起点
10 肱肌的起点
11 肱三头肌内侧头的起点

图 3.39　**主要肩肌的位置和走行（后面观）。蓝色＝深层肌；红色＝浅层肌**

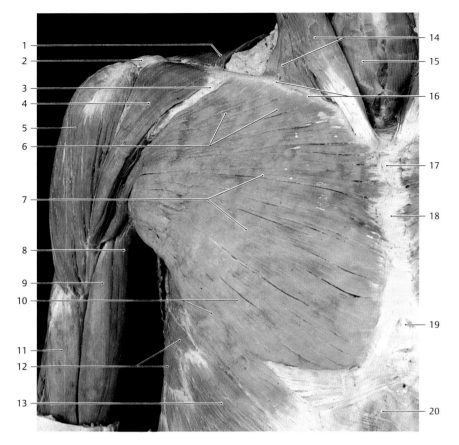

1	斜方肌
2	肩峰
3	三角肌胸大肌间三角
4	三角肌锁骨部（前部纤维）
5	三角肌肩峰部（中部纤维）
6	胸大肌锁骨部
7	胸大肌胸肋部
8	肱二头肌短头
9	肱二头肌长头
10	胸大肌腹部
11	肱肌
12	前锯肌
13	腹外斜肌
14	胸锁乳突肌
15	舌骨下肌群
16	锁骨
17	胸骨柄
18	胸骨体
19	剑突
20	腹直肌鞘前层

图 3.40　肩部、上臂和胸部肌群，浅层（右侧，前面观）

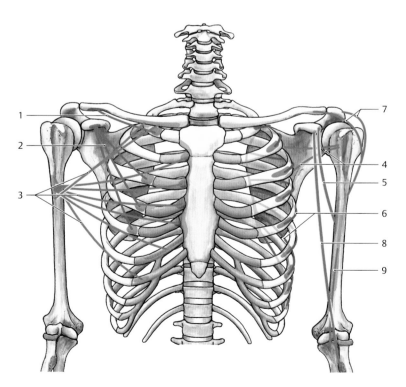

1	锁骨下肌
2	胸小肌
3	胸大肌
4	肩胛下肌
5	喙肱肌
6	前锯肌
7	三角肌锁骨部和肩峰部
8	肱二头肌短头
9	肱肌

图 3.41　胸肌和肩肌的位置和走行（前面观）。蓝色 = 深层肌；
红色 = 浅层肌；绿色 = 前锯肌

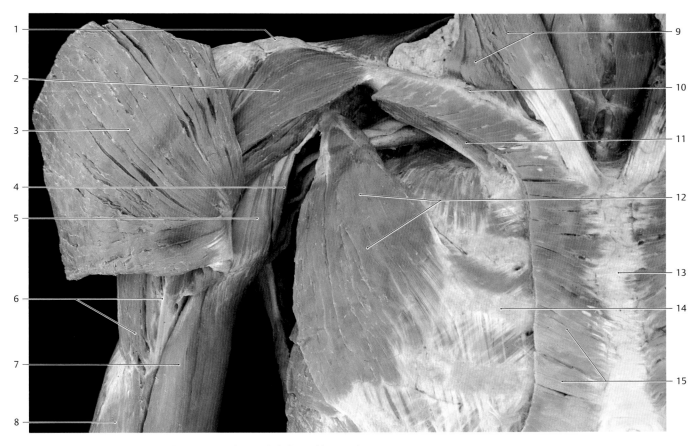

图 3.42 肩部、上臂和胸部肌群，深层（右侧，前面观）

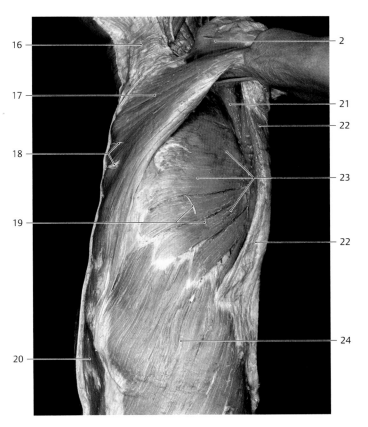

1 肩峰	14 第 3 肋
2 三角肌锁骨部	15 胸大肌（切开）
3 胸大肌（翻开）	16 颈阔肌
4 喙肱肌	17 胸大肌构成腋前襞
5 肱二头肌短头	18 肋间神经前皮支
6 三角肌（肱骨止点）	19 肋间神经外侧皮支
7 肱二头肌长头	20 腹直肌
8 肱肌	21 肩胛下肌
9 胸锁乳突肌	22 背阔肌构成腋后襞
10 锁骨	23 前锯肌构成腋窝内
11 锁骨下肌	侧壁
12 胸小肌	24 腹外斜肌
13 胸骨	

图 3.43 腋窝和前锯肌（左侧，外侧面观）

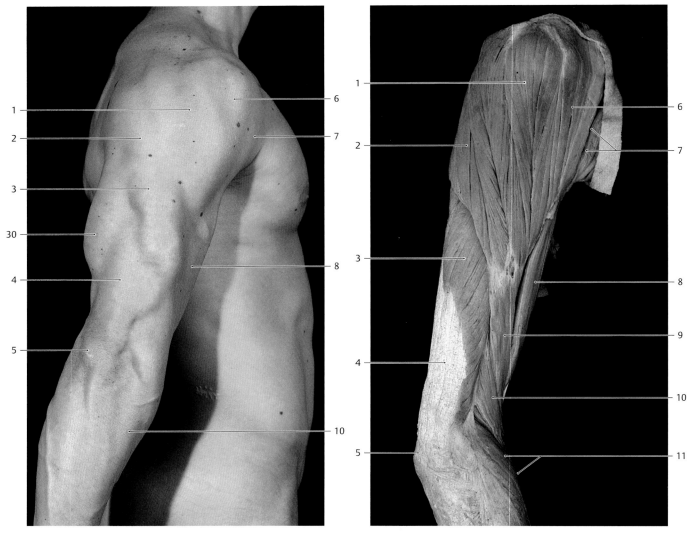

图 3.44 **上臂肌群**（右侧，外侧面观）。肱三头肌强烈收缩

图 3.45 **上臂肌群**（右侧，外侧面观）

1 三角肌肩峰部（中部纤维）	15 外侧肌间隔	29 大圆肌
2 三角肌肩胛部（后部纤维）	16 肱二头肌腱	30 肱三头肌长头
3 肱三头肌	17 肱二头肌腱膜	31 肱三头肌内侧头
4 肱三头肌腱	18 腋动脉	32 桡骨
5 鹰嘴	19 大菱形肌	33 肱骨头
6 三角肌锁骨部（前部纤维）	20 肩胛下肌	34 喙突
7 三角肌胸大肌间沟	21 背阔肌（离断）	35 肱骨
8 肱二头肌	22 内侧肌间隔	36 滑车
9 肱肌	23 肱骨内上髁	37 尺骨
10 肱桡肌	24 肱动脉和正中神经	38 喙肩韧带
11 桡侧腕长伸肌	25 旋前圆肌	39 肩关节关节囊
12 锁骨（离断）	26 肱二头肌短头腱	40 肱二头肌长头腱
13 胸大肌	27 喙肱肌	
14 内侧肌间隔及血管和神经	28 肱二头肌远端	

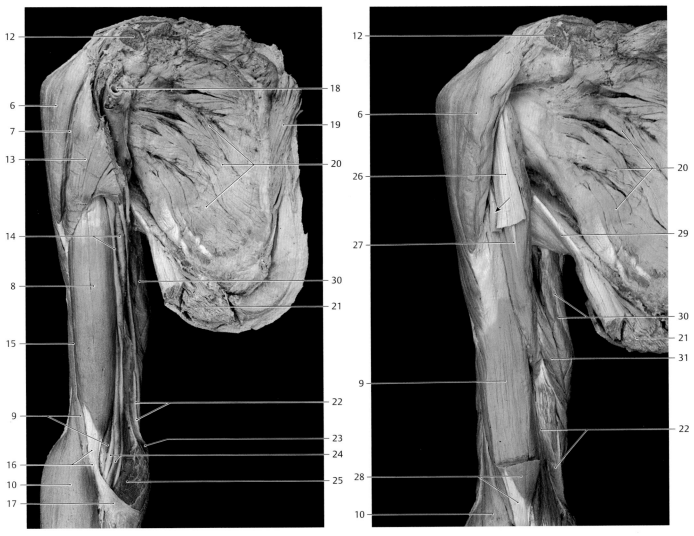

图 3.46 **上臂肌群**（右侧，前面观）。附着于上臂和肩胛骨的肌已从躯干上离断

图 3.47 **上臂肌群**（右侧，前面观）。部分肱二头肌已切除。箭头 = 肱二头肌长头腱

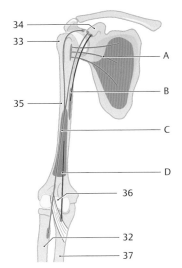

图 3.48 **上臂屈肌的位置和走行**（前面观）。
A = 肩胛下肌（红色）
B = 喙肱肌（蓝色）
C = 肱二头肌（红色）
D = 肱肌（蓝色）

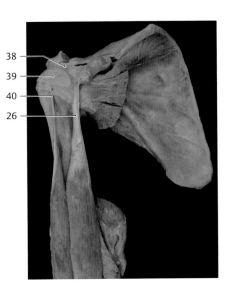

图 3.49 **肱二头肌长头腱和短头腱的位置和走行**（右侧，前面观）

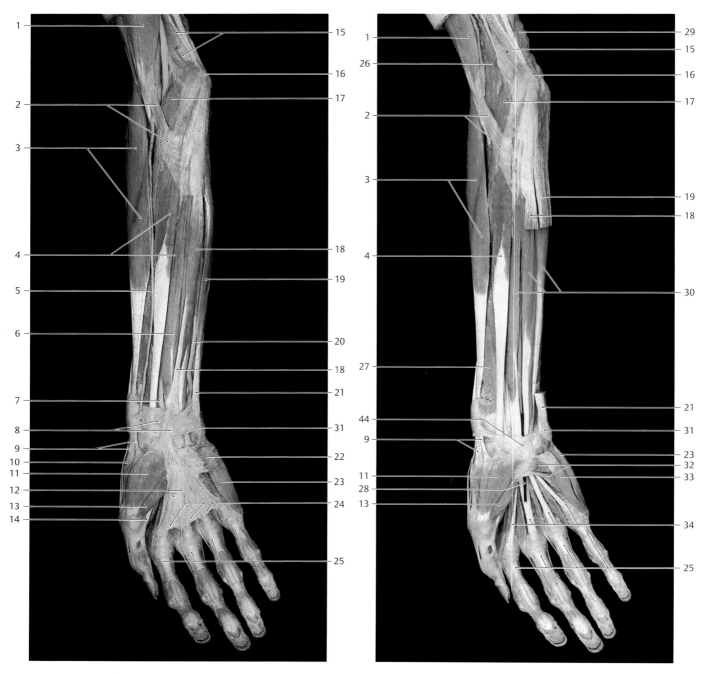

图 3.50　前臂和手的屈肌群，浅层（右侧，前面观）

图 3.51　前臂和手的屈肌群，浅层（右侧，前面观）。掌长肌和尺侧腕屈肌已切除

1　肱二头肌

2　肱二头肌腱膜

3　肱桡肌

4　桡侧腕屈肌

5　桡动脉

6　指浅屈肌

7　正中神经

8　前臂筋膜和掌长肌腱

9　拇长展肌腱

10　拇短伸肌腱

11　拇短展肌

12　掌腱膜

13　拇短屈肌浅头

14　拇长屈肌腱

15　内侧肌间隔

16　肱骨内上髁

17　旋前圆肌肱骨头

18　掌长肌

19　尺侧腕屈肌

20　尺动脉

21　尺侧腕屈肌腱

22　掌短肌

23　小指展肌

24　掌腱膜横束

25　指纤维鞘

26　肱肌

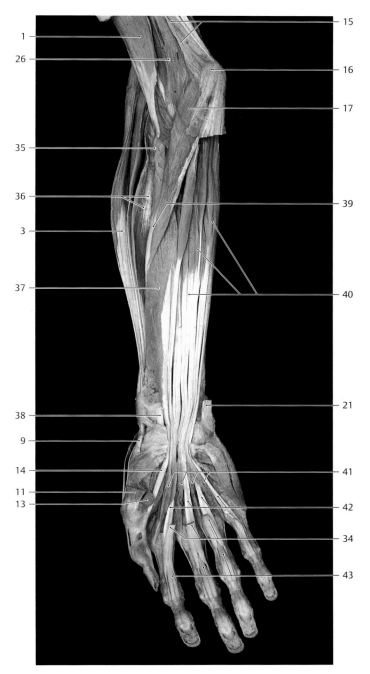

图 3.52　前臂和手的屈肌群，中层（右侧，前面观）。掌长肌、桡侧腕屈肌和尺侧腕屈肌已切除，屈肌支持带也已切除

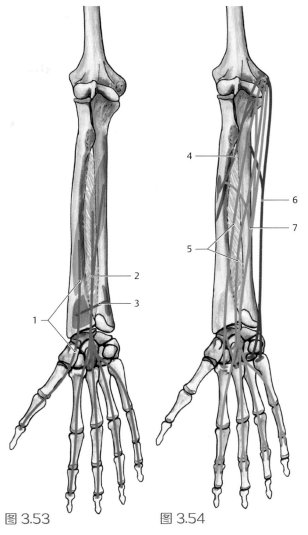

图 3.53　　　　　　图 3.54

图 3.53 和 3.54　前臂和手的屈肌的位置和走行（前面观）

深层屈肌

1 拇长屈肌（红色）

2 指深屈肌（红色）

3 旋前方肌（蓝色）

浅层屈肌

4 旋前圆肌（红色）

5 桡侧腕屈肌（橙色）

6 尺侧腕屈肌（深蓝色）

7 指浅屈肌（浅蓝色）

27 拇长屈肌	34 指浅屈肌腱	41 蚓状肌
28 腕管（探针）	35 旋后肌	42 指深屈肌腱
29 肱三头肌	36 桡骨和桡侧腕短伸肌	43 指深屈肌腱穿过指浅屈肌腱的
30 指浅屈肌	37 拇长屈肌	分叉
31 豌豆骨和掌腕韧带	38 桡侧腕屈肌腱	44 屈肌支持带
32 小指对掌肌	39 旋前圆肌（桡骨止点）	
33 小指短屈肌	40 指深屈肌	

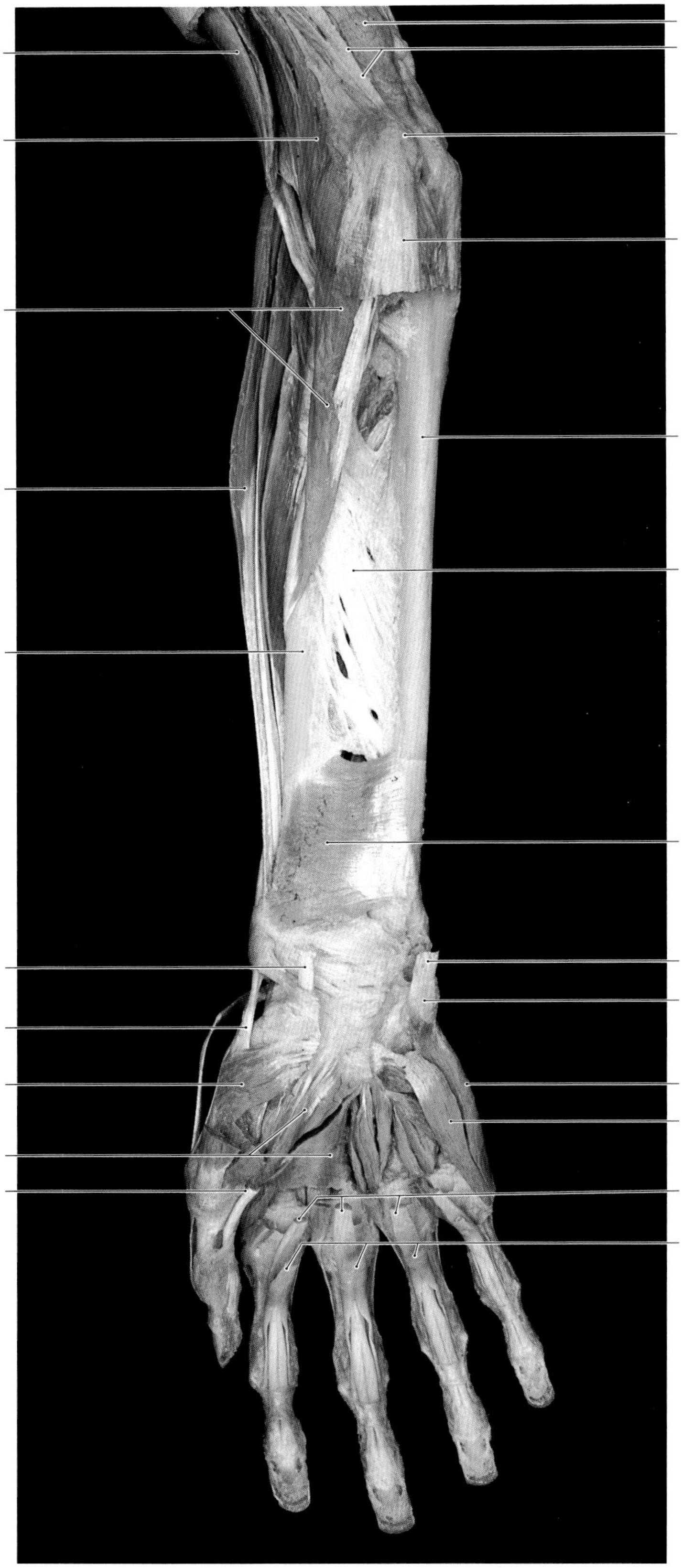

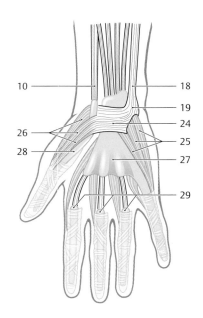

1 肱二头肌	16 骨间膜
2 肱肌	17 旋前方肌
3 旋前圆肌	18 尺侧腕屈肌腱
4 肱桡肌	19 豌豆骨
5 桡骨	20 小指展肌
6 桡侧腕屈肌腱	21 小指短屈肌
7 拇长展肌腱	22 指深屈肌腱
8 拇对掌肌	23 指浅屈肌腱
9 拇收肌	24 屈肌支持带
10 拇长屈肌腱	25 小鱼际肌
11 肱三头肌	26 大鱼际肌
12 内侧肌间隔	27 屈肌总腱鞘
13 肱骨内上髁	28 拇长屈肌腱鞘
14 屈肌总腱（离断）	29 指滑膜鞘
15 尺骨	

图 3.55　前臂和手的屈肌群，深层（右侧，前面观）。切除所有屈肌以显示旋前方肌、旋前圆肌和骨间膜。前臂旋后位

图 3.56　屈肌腱鞘，用蓝色表示（右手掌面观）

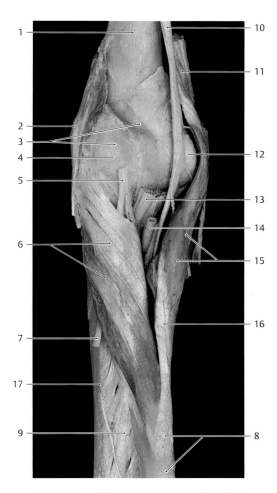

图 3.57 右侧旋后肌和肘关节（前面观）。前臂旋前位

1 肱骨
2 肱骨外上髁
3 关节囊
4 肱骨小头的位置
5 桡神经深支
6 旋后肌
7 桡神经深支进入伸肌的穿入点
8 桡骨和旋前圆肌的止点
9 骨间膜
10 正中神经
11 肱三头肌
12 肱骨滑车
13 肱二头肌腱
14 肱动脉

15 旋前圆肌
16 旋前圆肌腱
17 尺骨
18 旋前方肌
19 桡侧腕屈肌腱
20 大鱼际肌
21 拇长屈肌腱鞘
22 指纤维鞘
23 指滑膜鞘
24 指浅屈肌
25 尺侧腕屈肌腱
26 屈肌总腱鞘
27 豌豆骨的位置
28 屈肌支持带
29 小鱼际肌

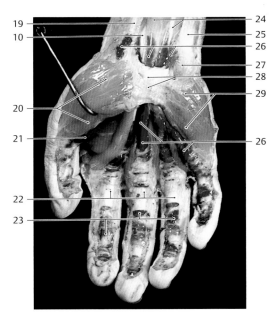

图 3.58 屈肌腱鞘（右手掌面观）。鞘内已注入蓝色明胶

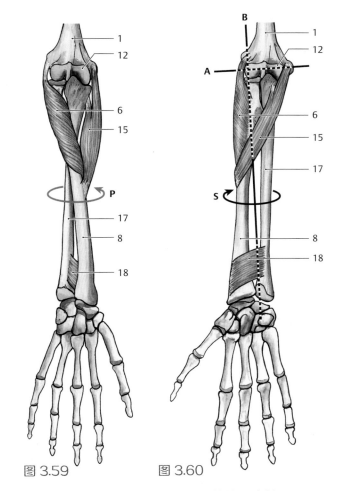

图 3.59   图 3.60

图 3.59 和 3.60 图示说明肘关节的两个轴
A= 屈伸轴
B= 旋转轴
箭头：S= 旋后，P= 旋前

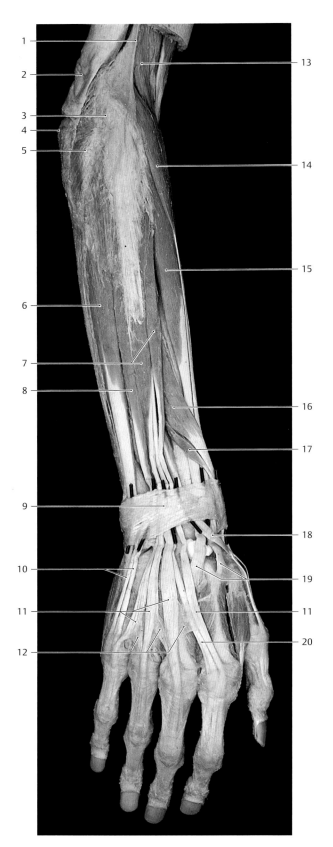

1 外侧肌间隔
2 肱三头肌腱
3 肱骨外上髁
4 鹰嘴
5 肘肌
6 尺侧腕伸肌
7 指伸肌
8 小指伸肌
9 伸肌支持带
10 小指伸肌腱
11 指伸肌腱
12 腱间结合
13 肱桡肌
14 桡侧腕长伸肌
15 桡侧腕短伸肌
16 拇长展肌

17 拇短伸肌
18 拇长伸肌腱
19 桡侧腕长伸肌腱和桡侧腕短伸肌腱
20 示指伸肌腱
21 第 1 条通道：
　　拇长展肌，拇短伸肌
22 第 2 条通道：
　　桡侧腕长伸肌，桡侧腕短伸肌
23 第 3 条通道：
　　拇长伸肌
24 第 4 条通道：
　　指伸肌，示指伸肌
25 第 5 条通道：
　　小指伸肌
26 第 6 条通道：
　　尺侧腕伸肌

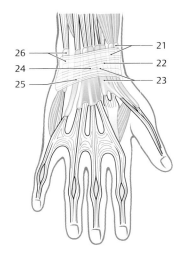

图 3.62 **伸肌腱鞘，** 用蓝色表示（右手背侧）。注意伸肌支持带下方，伸肌腱通过的 6 条通道

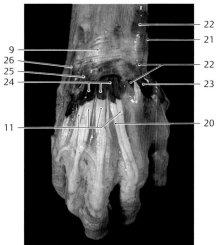

图 3.61 **前臂和手的伸肌群，浅层（右侧，后面观）。** 探针指示伸肌腱的通道

图 3.63 **伸肌腱鞘**（右手背侧）。鞘内已注入蓝色明胶

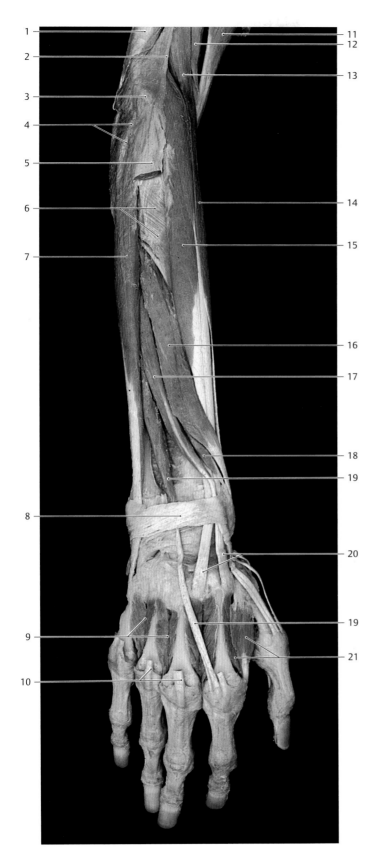

图 3.64　前臂和手的伸肌群，深层（右侧，后面观）

1	肱三头肌	11	肱二头肌
2	外侧肌间隔	12	肱肌
3	肱骨外上髁	13	肱桡肌
4	肘肌	14	桡侧腕长伸肌
5	指伸肌和小指伸肌	15	桡侧腕短伸肌
	（切断）	16	拇长展肌
6	旋后肌	17	拇长伸肌
7	尺侧腕伸肌	18	拇短伸肌
8	伸肌支持带	19	示指伸肌
9	第 3 和第 4 骨间背	20	桡侧腕长伸肌腱和
	侧肌		桡侧腕短伸肌腱
10	指伸肌腱（切断）	21	第 1 骨间背侧肌

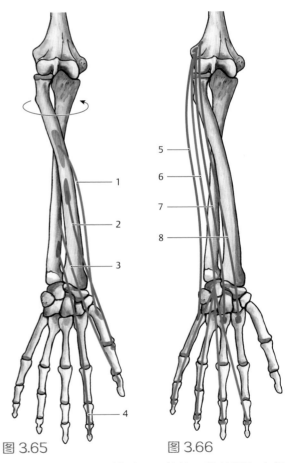

图 3.65　　　　　图 3.66

图 3.65 和 3.66　前臂和手的伸肌的位置和走行
（后面观）

拇指伸肌　　　　　**手指和手的伸肌**

1 拇长展肌（红色）　　5 尺侧腕伸肌（蓝色）

2 拇短伸肌（蓝色）　　6 指伸肌（红色）

3 拇长伸肌（红色）　　7 桡侧腕短伸肌（蓝色）

4 示指伸肌（蓝色）　　8 桡侧腕长伸肌（蓝色）

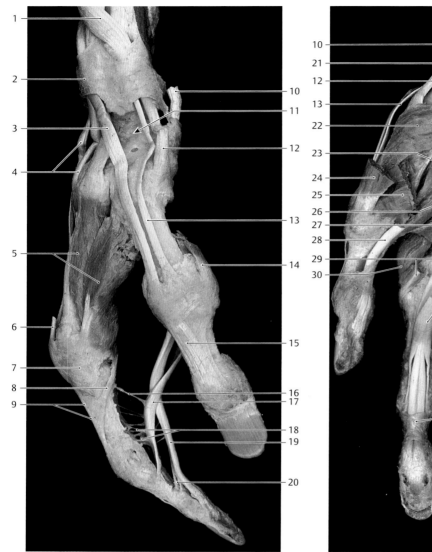

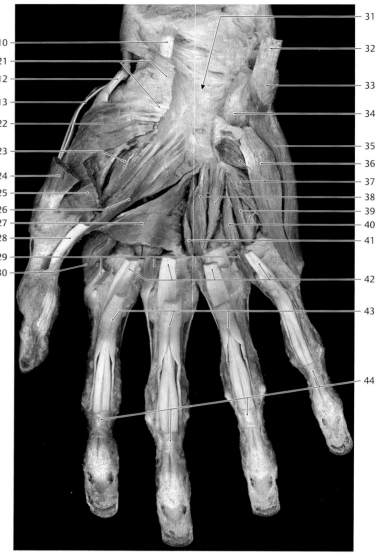

图 3.67 **拇指和示指的肌**（内侧面观）。显示拇指伸肌腱和示指屈肌腱的止点

图 3.68 **手肌**（右侧，掌面观）。屈肌腱和部分拇指肌已切除，腕管已打开

1 拇短伸肌和拇长展肌腱

2 伸肌支持带

3 拇长伸肌腱

4 桡侧腕长伸肌腱和桡侧腕短伸肌腱

5 第 1 骨间背侧肌

6 示指伸肌腱

7 掌指关节的位置

8 蚓状肌腱

9 示指指背腱膜

10 桡侧腕屈肌腱（切断）

11 解剖鼻烟壶

12 拇长展肌腱

13 拇短伸肌腱

14 拇短展肌腱

15 拇指伸肌的指背腱膜

16 长腱纽

17 指浅屈肌腱分叉允许指深肌腱通过

18 指腱纽

19 指深屈肌腱

20 短腱纽

21 桡侧腕隆起（屈肌支持带切缘）

22 拇对掌肌

23 拇短屈肌深头

24 拇短展肌（切断）

25 拇短屈肌浅头（切断）

26 拇收肌斜头

27 拇收肌横头

28 拇长屈肌腱（切断）

29 蚓状肌（切断）

30 第 1 骨间背侧肌

31 腕管的位置

32 尺侧腕屈肌腱

33 豌豆骨的位置

34 钩骨钩

35 小指展肌

36 小指短屈肌

37 小指对掌肌

38 第 2 骨间掌侧肌

39 第 3 骨间掌侧肌

40 第 4 骨间背侧肌

41 第 3 骨间背侧肌

42 指深屈肌腱（切断）

43 指浅屈肌腱（切断）

44 指纤维鞘

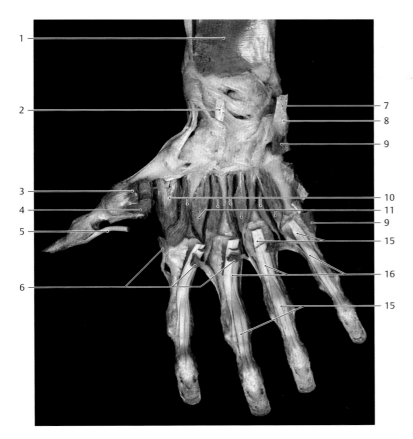

图 3.69 手肌，深层（右侧，掌面观）。切除大鱼际肌和小鱼际肌，以显示骨间肌

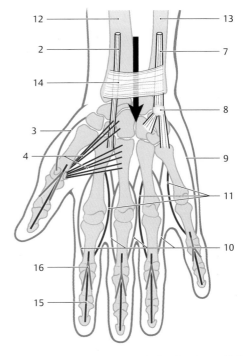

图 3.70 手指外展和内收时骨间肌的作用（右手掌面观）
箭头 = 腕管
红色 = 外展（背侧骨间肌、小指展肌和拇短展肌）
蓝色 = 内收（骨间掌侧肌、拇收肌）

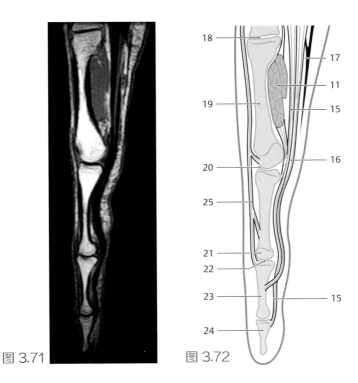

图 3.71   图 3.72

图 3.71 和 3.72 第 3 指的纵切面（分别为 MRI 扫描和示意图）（Heuck A, et al. MRT-Atlas des muskuloskelettalen Systems. Stuttgart, Germany: Schattauer, 2009.）

1 旋前方肌	14 屈肌支持带
2 桡侧腕屈肌腱	15 指深屈肌腱
3 拇短展肌（离断）	16 指浅屈肌腱
4 拇收肌（离断）	17 掌腱膜
5 拇长屈肌腱	18 腕掌关节
6 蚓状肌（切断）	19 第 3 掌骨
7 尺侧腕屈肌腱	20 掌指关节
8 豌豆骨	21 第 3 近节指骨头
9 小指展肌（离断）	22 近节指骨间关节
10 骨间背侧肌	23 中节指骨
11 骨间掌侧肌	24 远节指骨
12 桡骨	25 伸肌腱膜
13 尺骨	

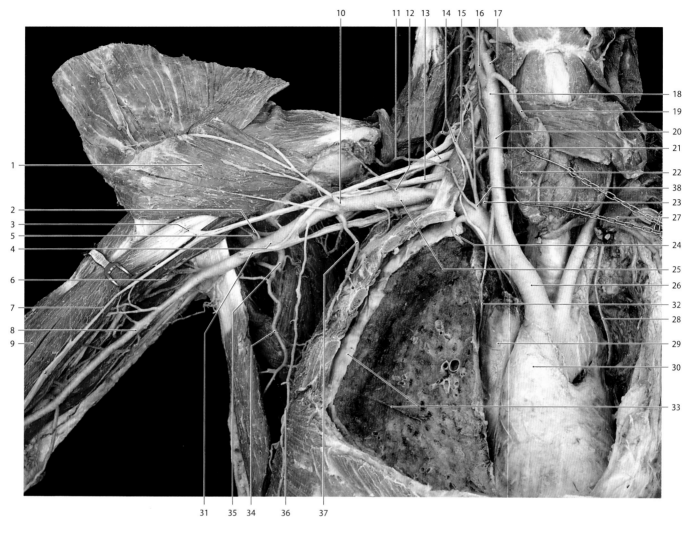

图 3.73　锁骨下动脉和腋动脉的主要分支（右侧，前面观）。翻开胸肌，切除锁骨和胸前壁，切开右肺。向外侧翻开左肺及胸膜和甲状腺，以显露主动脉弓和颈总动脉及其分支

1 胸小肌（翻开）	17 右颈外动脉	33 右肺（剖开）和肺胸膜	49 指掌侧总动脉
2 旋肱前动脉	18 颈动脉窦	34 胸背动脉	50 尺侧返动脉
3 肌皮神经（离断）	19 甲状腺上动脉	35 肩胛下动脉	51 骨间返动脉
4 腋动脉	20 右颈总动脉	36 乳房外侧支（变异）	52 骨间总动脉
5 旋肱后动脉	21 颈升动脉	37 胸外侧动脉	53 尺动脉
6 肱深动脉	22 甲状腺	38 甲状颈干	54 掌浅弓
7 正中神经（变异）	23 甲状腺下动脉	39 肋间最上动脉	55 正中神经和肱动脉
8 肱动脉	24 胸廓内动脉	40 尺侧上副动脉	56 肱二头肌
9 肱二头肌	25 右锁骨下动脉	41 尺侧下副动脉	57 尺神经
10 胸肩峰动脉	26 头臂干	42 中副动脉	58 拇长屈肌
11 肩胛上动脉	27 左头臂静脉（离断）	43 桡侧副动脉	59 指掌侧固有动脉
12 肩胛下动脉	28 左迷走神经	44 桡侧返动脉	60 骨间前动脉
13 臂丛（中干）	29 上腔静脉（离断）	45 桡动脉	61 尺侧腕屈肌
14 颈横动脉	30 升主动脉	46 骨间前、后动脉	62 桡动脉掌浅支
15 前斜角肌和膈神经	31 正中神经（离断）	47 拇主要动脉	
16 右颈内动脉	32 膈神经	48 掌深弓	

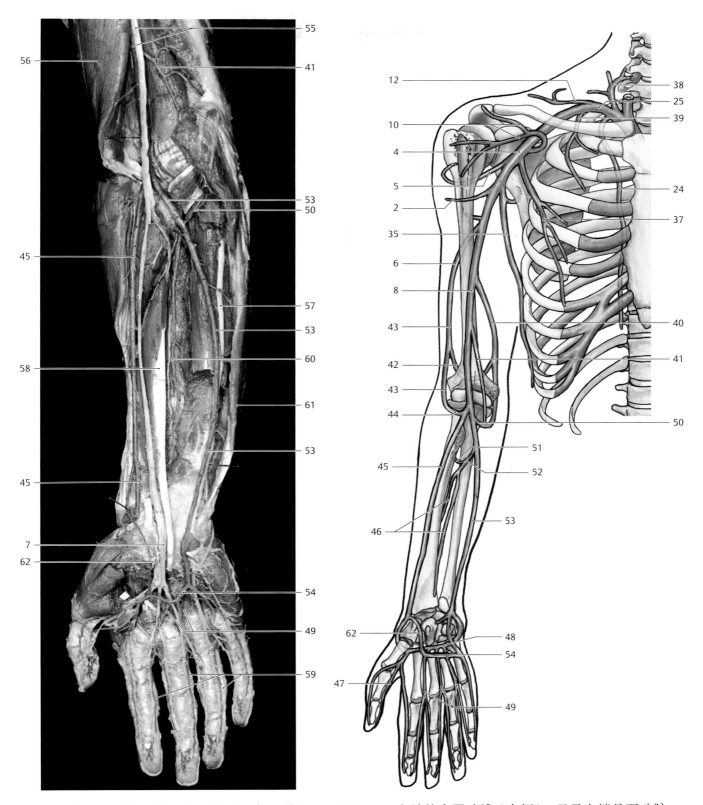

图 3.74 前臂和手的主要动脉（右侧，前面观）。浅层屈肌群已切除，打开腕管，切断屈肌支持带。动脉内灌注红色树脂

图 3.75 上肢的主要动脉（右侧）。显示右锁骨下动脉、腋动脉和肱动脉的分支

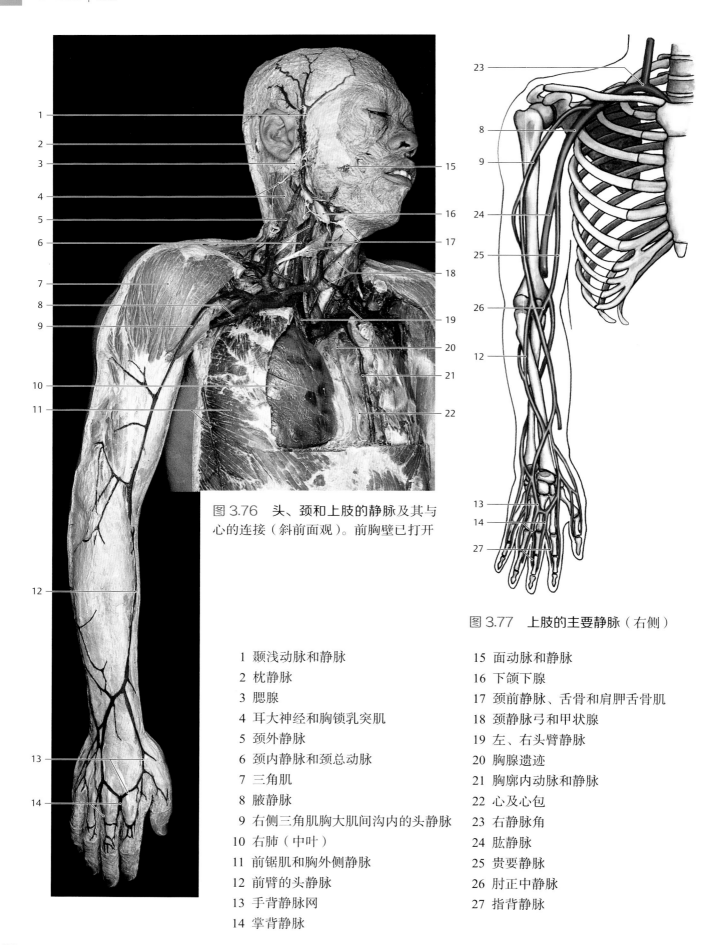

图 3.76 头、颈和上肢的静脉及其与心的连接（斜前面观）。前胸壁已打开

图 3.77 上肢的主要静脉（右侧）

1 颞浅动脉和静脉

2 枕静脉

3 腮腺

4 耳大神经和胸锁乳突肌

5 颈外静脉

6 颈内静脉和颈总动脉

7 三角肌

8 腋静脉

9 右侧三角肌胸大肌间沟内的头静脉

10 右肺（中叶）

11 前锯肌和胸外侧静脉

12 前臂的头静脉

13 手背静脉网

14 掌背静脉

15 面动脉和静脉

16 下颌下腺

17 颈前静脉、舌骨和肩胛舌骨肌

18 颈静脉弓和甲状腺

19 左、右头臂静脉

20 胸腺遗迹

21 胸廓内动脉和静脉

22 心及心包

23 右静脉角

24 肱静脉

25 贵要静脉

26 肘正中静脉

27 指背静脉

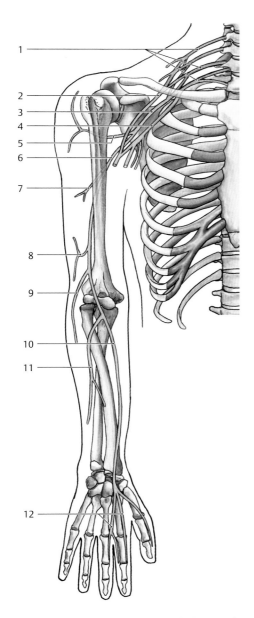

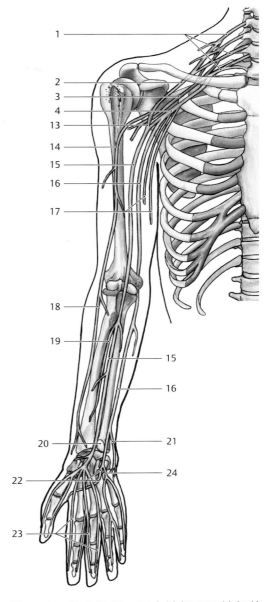

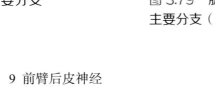

图 3.78　桡神经和腋神经的主要分支
（右侧）

图 3.79　肌皮神经、正中神经和尺神经的
主要分支（右侧）。臂丛的后干用橙色表示

1 臂丛	9 前臂后皮神经	17 臂内侧皮神经和前臂内侧皮神经
2 臂丛外侧束	10 桡神经浅支	18 前臂外侧皮神经
3 臂丛后束	11 桡神经深支	19 骨间前神经
4 臂丛内侧束	12 指背神经	20 正中神经掌支
5 腋神经	13 正中神经根	21 尺神经手背支
6 桡神经	14 肌皮神经	22 尺神经深支
7 臂后皮神经	15 正中神经	23 正中神经的指掌侧总神经
8 臂外侧下皮神经	16 尺神经	24 尺神经浅支

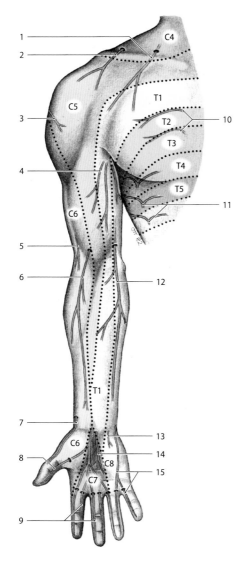

图 3.80 上肢皮神经（右侧，前面观）

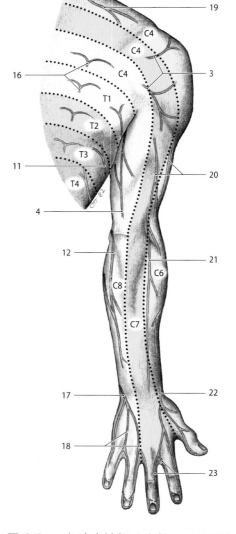

图 3.81 上肢皮神经（右侧，后面观）

1 锁骨上内侧神经

2 锁骨上中间神经

3 臂外侧上皮神经

4 肋间神经终末支

5 臂外侧下皮神经

6 前臂外侧皮神经

7 桡神经浅支终末支

8 拇指指掌侧神经（正中神经的分支）

9 正中神经指掌侧分支

10 肋间神经前皮支

11 肋间神经外侧皮支

12 前臂内侧皮神经

13 尺神经掌皮支

14 正中神经掌支

15 尺神经指掌侧分支

16 脊神经后支的皮分支

17 尺神经手背支

18 指背神经

19 锁骨上后神经

20 臂后皮神经（来自桡神经）

21 前臂后皮神经（来自桡神经）

22 浅支（来自桡神经）

23 指背支（来自桡神经）

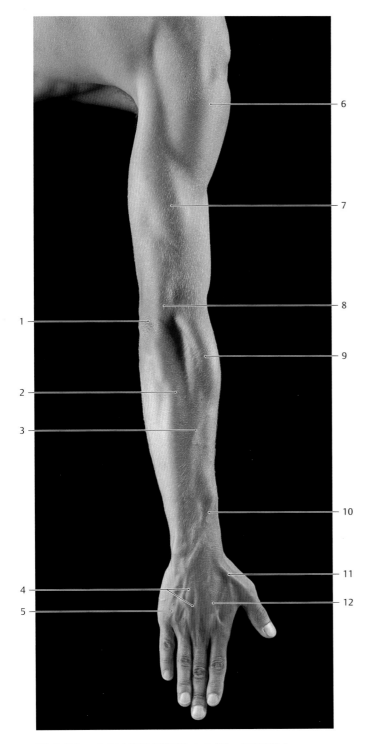

图 3.82　上肢的表面解剖（右侧，后面观）

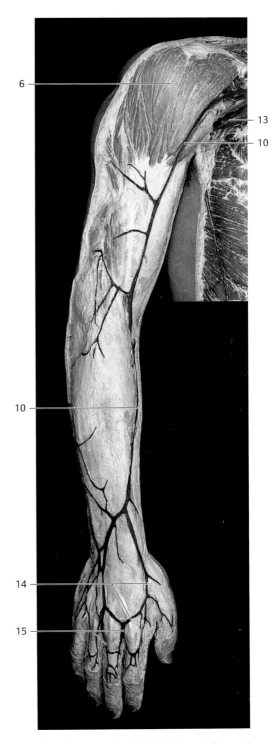

图 3.83　上肢的浅静脉（右侧，后面观）。静脉注射蓝色明胶

1 鹰嘴	6 三角肌
2 前臂伸肌	7 肱三头肌
3 副头静脉	8 肱骨外上髁
4 指伸肌腱	9 肱桡肌
5 手背静脉网（尺侧）	10 头静脉

11 拇长展肌腱
12 示指伸肌腱
13 腋静脉
14 手背静脉网（桡侧）
15 掌背静脉

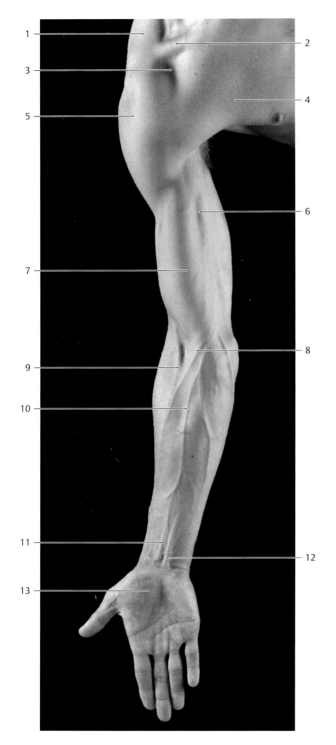

图 3.84　上肢的表面解剖（右侧，前面观）

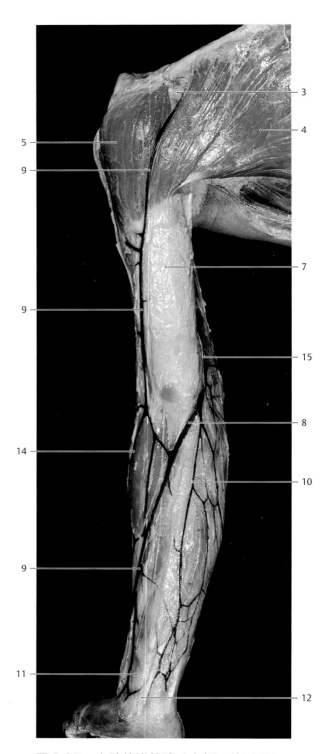

图 3.85　上肢的浅静脉（右侧，前面观）。
静脉注射蓝色明胶

1　斜方肌

2　锁骨

3　三角肌胸大肌间三角

4　胸大肌

5　三角肌

6　肱静脉

7　肱二头肌

8　肘正中静脉

9　头静脉

10　前臂正中静脉

11　桡侧腕屈肌腱

12　掌长肌腱

13　拇收肌的位置

14　副头静脉

15　贵要静脉

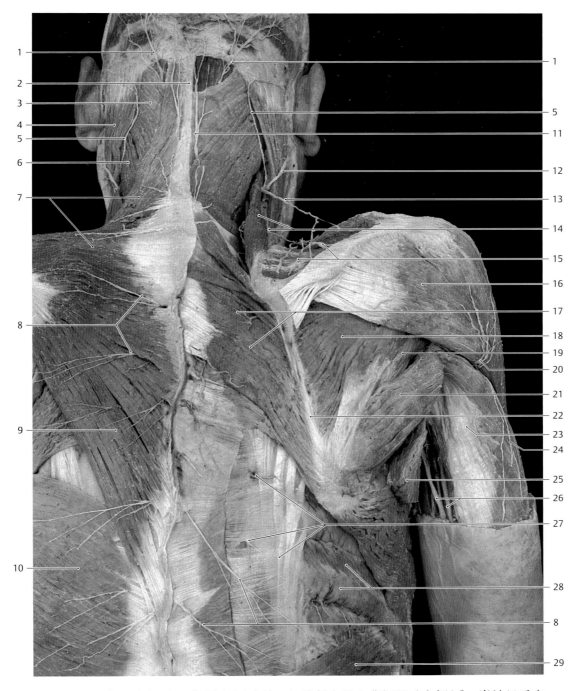

图 3.86 颈部和肩部后区 [浅层（左侧）；切除斜方肌和背阔肌（右侧）]。脊神经后支的解剖

1 枕大神经	8 脊神经后支的内侧皮支	15 肩胛上动脉的分支	23 肱三头肌长头
2 项韧带		16 三角肌	24 臂后皮神经（桡神经的分支）
3 头夹肌	9 斜方肌的上行纤维	17 大菱形肌	
4 胸锁乳突肌	10 背阔肌	18 冈下肌	25 背阔肌（离断）
5 枕小神经	11 第三枕神经皮支	19 小圆肌	26 尺神经和肱动脉
6 颈夹肌	12 耳大神经	20 臂外侧上皮神经（腋神经的分支）	27 脊神经后支的外侧皮支和胸髂肋肌
7 斜方肌的下行纤维和横行纤维	13 副神经（CN XI）	21 大圆肌	28 肋间外肌和第 7 肋
	14 锁骨上后神经和肩胛提肌	22 肩胛骨内侧缘	29 下后锯肌

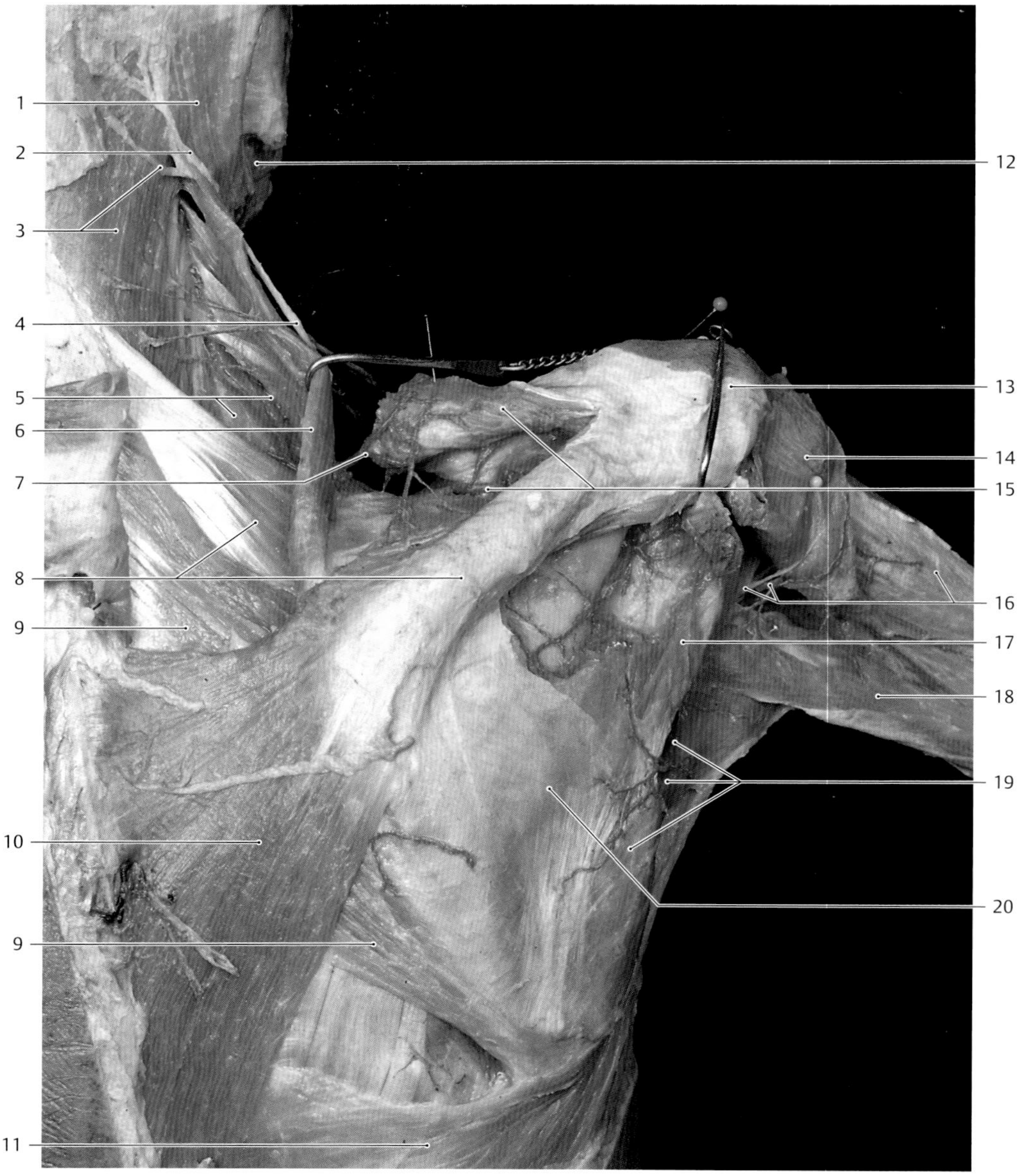

图 3.87 肩后区，深层。肩胛区动脉内注射红色明胶。斜方肌、三角肌和冈下肌已部分切除或翻开

1 胸锁乳突肌

2 枕小神经

3 头夹肌和第三枕神经

4 副神经（CN XI）

5 颈夹肌和颈横动脉（深支）

6 肩胛提肌

7 颈横动脉（浅支）

8 肩胛冈和上后锯肌

9 大菱形肌

10 斜方肌

11 背阔肌

12 面动脉

13 肩峰

14 三角肌

15 肩胛上动脉和冈上肌（翻开）

16 腋神经、旋肱后动脉和肱三头肌外侧头

17 小圆肌

18 肱三头肌长头

19 旋肩胛动脉和大圆肌

20 冈下肌与筋膜

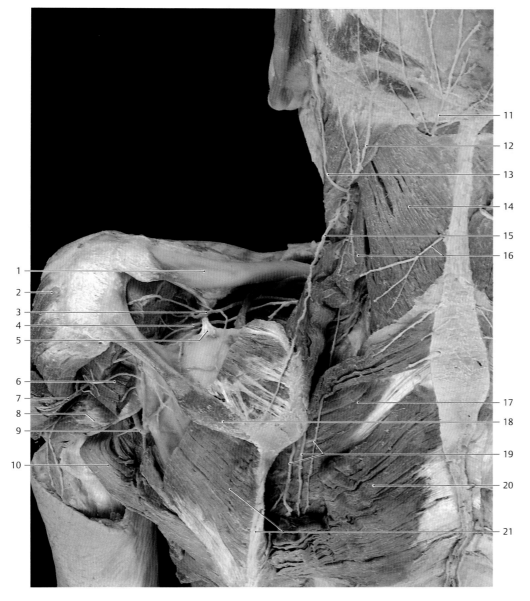

图 3.88 肩后区，最深层。菱形肌和肩胛肌开窗，并翻开三角肌后部

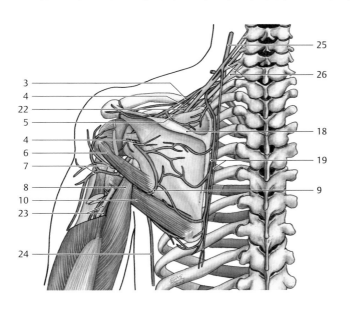

图 3.89 肩部侧支循环（后面观）。肩胛上动脉和旋肩胛动脉吻合

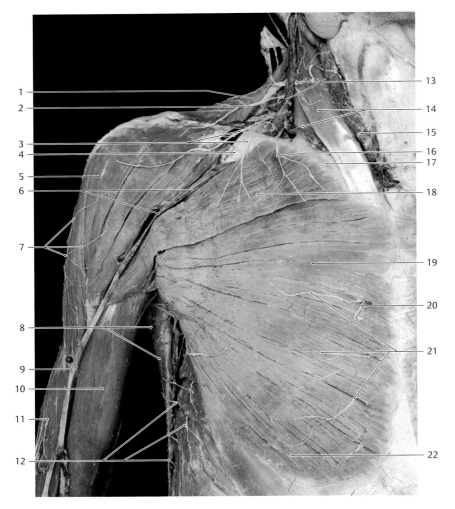

图 3.90 **肩前区和胸前壁，浅层。** 皮神经和静脉的解剖

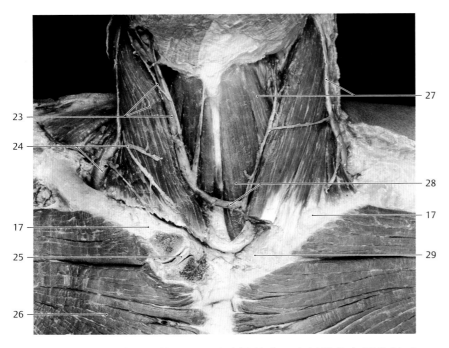

图 3.91 **胸前壁和颈前区。** 显示胸锁关节。右侧关节在冠状断面切开。注意关节盘

1 斜方肌

2 锁骨上后神经

3 锁骨上中间神经

4 三角肌胸大肌间三角

5 三角肌

6 三角肌胸大肌间沟内的头静脉

7 臂外侧上皮神经（腋神经的分支）

8 背阔肌

9 头静脉

10 肱二头肌

11 肱三头肌

12 肋间神经外侧皮支

13 颈横神经和颈外静脉

14 胸锁乳突肌

15 颈前静脉

16 锁骨上内侧神经

17 锁骨

18 胸大肌锁骨部

19 胸大肌胸肋部

20 胸廓内动脉穿支

21 肋间神经前皮支

22 胸大肌腹部

23 胸锁乳突肌、面神经颈支和颈前静脉

24 颈外静脉和颈横神经（下支）

25 胸锁关节（打开）及关节盘

26 胸大肌

27 肩胛舌骨肌与颈外静脉

28 颈静脉弓和胸骨舌骨肌

29 胸锁关节（未打开）

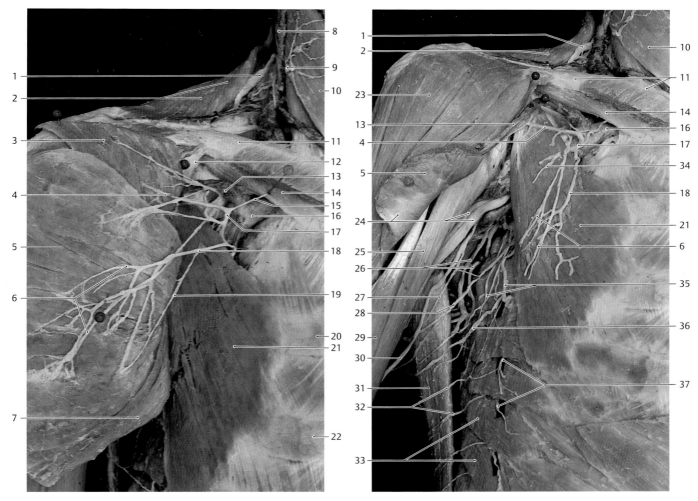

图 3.92　三角肌胸大肌间三角和锁骨下区（前面观）。切断并翻开胸大肌

图 3.93　肩前区和胸前壁及腋区，深层。切断并部分切除胸大肌

1　副神经

2　斜方肌

3　胸大肌（锁骨部）

4　胸肩峰动脉肩峰支

5　胸大肌

6　胸外侧神经

7　胸大肌腹部

8　颈外静脉

9　颈丛皮支

10　胸锁乳突肌

11　锁骨

12　锁胸筋膜

13　头静脉

14　锁骨下肌

15　胸肩峰动脉锁骨支

16　锁骨下静脉

17　胸肩峰动脉

18　胸肩峰动脉胸肌支

19　胸内侧神经

20　第 2 肋

21　胸小肌

22　第 3 肋

23　三角肌

24　胸大肌（翻开）、肱动脉和正中神经

25　肱二头肌短头

26　胸背动脉和神经

27　臂内侧皮神经

28　肋间臂神经（T2）

29　肱二头肌长头

30　前臂内侧皮神经

31　背阔肌

32　肋间神经外侧皮支（后支）

33　前锯肌

34　胸内侧神经

35　胸长神经和胸外侧动脉

36　肋间臂神经（T3）

37　肋间神经外侧皮支（前支）

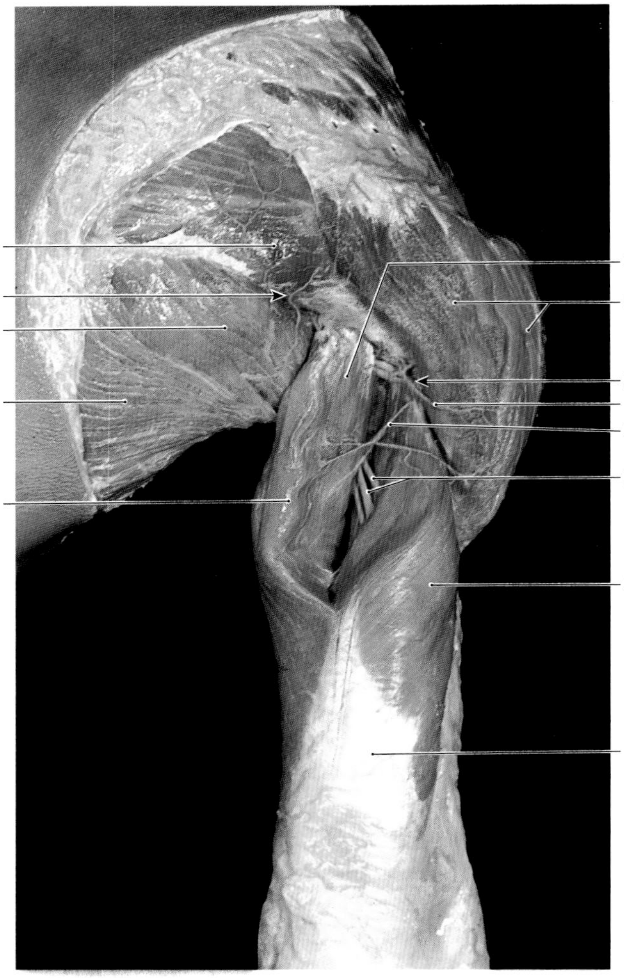

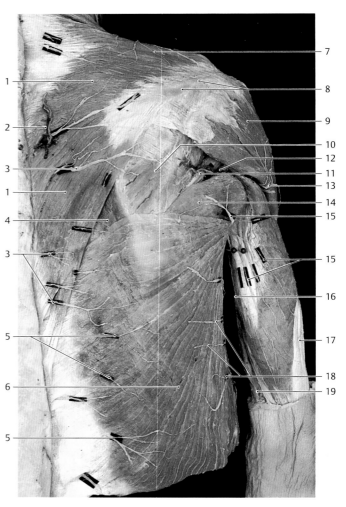

图 3.94　肩和臂（后面观）。腋区三边孔和四边孔的解剖

图 3.95　肩区和臂，浅层（后面观）。注意背部皮神经的节段性排列

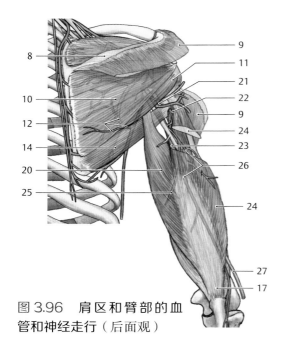

图 3.96　肩区和臂部的血管和神经走行（后面观）

1　斜方肌

2　肋间后动脉和静脉背侧支（内侧皮支）

3　脊神经后支的内侧支

4　大菱形肌

5　脊神经后支的外侧支

6　背阔肌

7　锁骨上后神经

8　肩胛冈

9　三角肌

10　冈下肌

11　小圆肌

12　三边孔及旋肩胛动脉和静脉

13　臂外侧上皮神经及动脉

14　大圆肌

15　肋间臂神经终末支

16　臂内侧皮神经

17　肱三头肌腱

18　肋间神经外侧皮支

19　前臂内侧皮神经

20　肱三头肌长头

21　四边孔及腋神经和旋肱后动脉

22　肱深动脉与旋肱后动脉之间的吻合

23　桡神经和肱深动脉的走行

24　肱三头肌外侧头

25　中副动脉

26　桡侧副动脉

27　桡神经

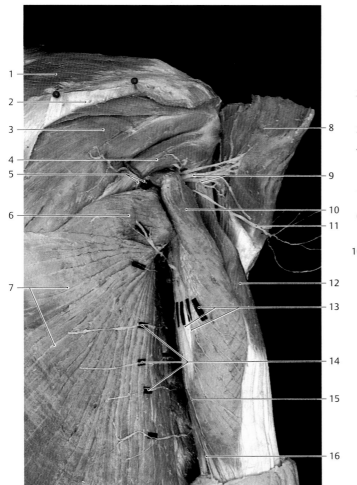

图 3.97 肩区和臂，深层（后面观）。切断并翻开部分三角肌以显示腋区的四边孔和三边孔

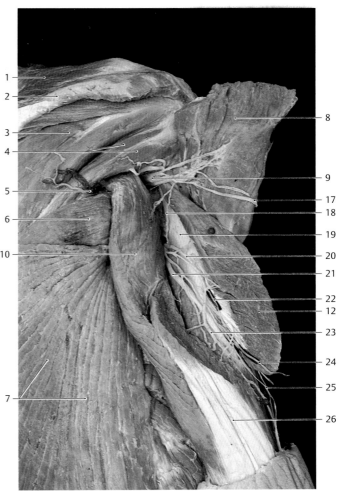

图 3.98 肩区和臂，深层（后面观）。切断肱三头肌外侧头以显示桡神经和伴行血管

1 斜方肌	10 肱三头肌长头	19 肱骨
2 肩胛冈	11 腋神经皮支	20 肱深动脉
3 冈下肌	12 肱三头肌外侧头	21 桡神经
4 小圆肌	13 肋间臂神经终末支	22 桡侧副动脉
5 三边孔及旋肩胛动脉和静脉	14 肋间神经外侧皮支	23 中副动脉
6 大圆肌	15 臂内侧皮神经	24 臂外侧下皮神经
7 背阔肌	16 前臂内侧皮神经	25 前臂后皮神经
8 三角肌（切断并翻开）	17 臂外侧上皮神经	26 肱三头肌腱
9 四边孔及腋神经，旋肱后动脉和静脉	18 肱深动脉与旋肱后动脉之间的吻合	

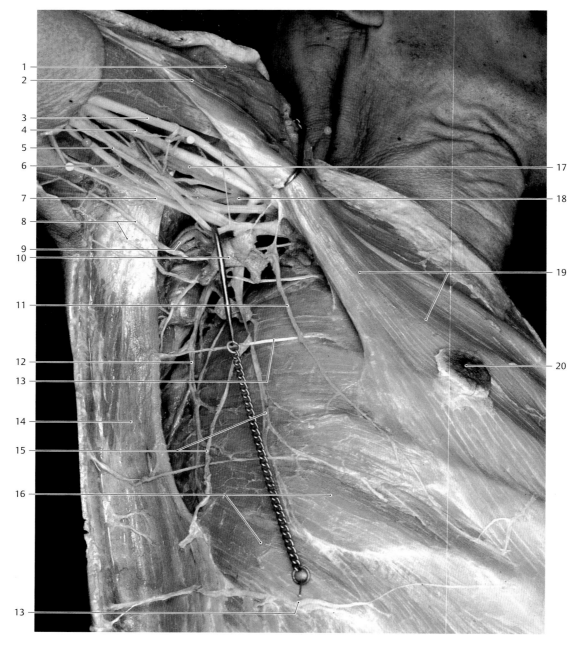

图 3.99 腋区（右侧，下面观）。腋窝浅淋巴结和淋巴管的解剖。胸大肌被轻微提起

1 三角肌	8 肋间臂神经	15 胸腹壁静脉
2 头静脉	9 旋肩胛动脉	16 前锯肌
3 正中神经	10 腋窝浅淋巴结	17 肌皮神经
4 肱动脉	11 胸外侧动脉	18 桡神经
5 臂内侧皮神经和前臂内侧皮神经	12 胸背动脉	19 胸大肌
6 尺神经	13 肋间神经外侧皮支	20 乳头
7 贵要静脉	14 背阔肌	

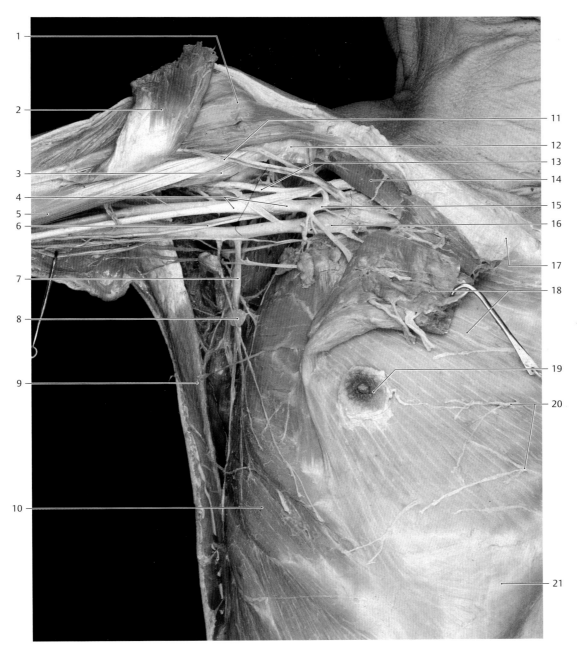

图 3.100　腋区（右侧，前面观）。腋窝深淋巴结的解剖。切断并翻开胸大肌和胸小肌，抬高并外翻肩带和臂

1　三角肌
2　胸大肌止点
3　喙肱肌
4　正中神经根和腋动脉
5　肱二头肌短头
6　尺神经和前臂内侧皮神经
7　胸腹壁静脉

8　腋窝深淋巴结
9　背阔肌
10　前锯肌
11　头静脉
12　胸小肌止点（喙突）
13　肌皮神经
14　锁骨下肌

15　胸肩峰动脉
16　腋静脉
17　锁骨
18　胸大肌和胸小肌（翻开）
19　乳头
20　肋间神经前皮支
21　腹直肌鞘的前层

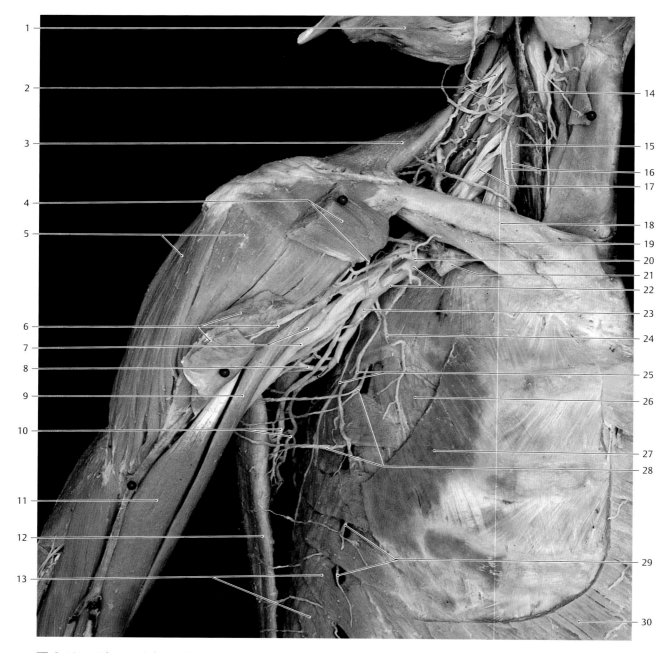

图 3.101 腋区（右侧，前面观）。切开胸大肌和胸小肌并翻开以显示腋窝的血管和神经

1 胸锁乳突肌（切断并翻开）	11 肱二头肌长头	21 锁骨下静脉（切断）
2 颈丛	12 背阔肌	22 腋动脉
3 斜方肌	13 前锯肌	23 肩胛下动脉
4 胸小肌和胸内侧神经	14 颈内静脉	24 胸上动脉
5 三角肌	15 前斜角肌	25 胸外侧动脉和胸长神经
6 胸大肌和胸外侧神经	16 膈神经与颈升动脉	26 肋间外肌
7 正中神经和肱动脉	17 臂丛（在躯干水平）	27 胸小肌止点
8 旋肩胛动脉	18 锁骨	28 肋间臂神经
9 肱二头肌短头	19 锁骨下肌	29 肋间神经外侧皮支
10 胸背动脉和神经	20 胸肩峰动脉	30 胸大肌止点

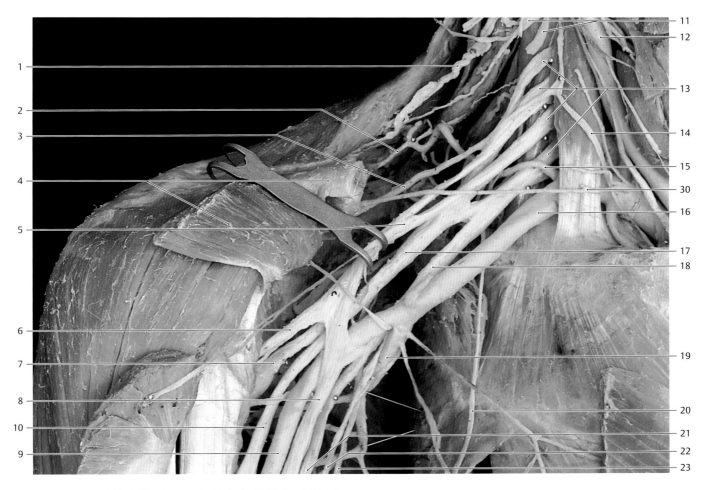

图 3.102　**臂丛**（前面观）。切除部分锁骨和两块胸肌

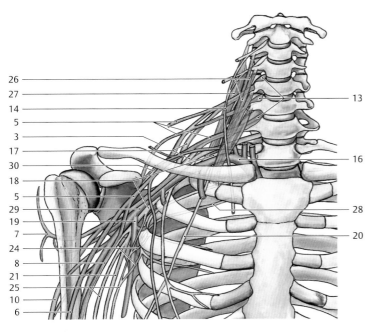

图 3.103　**臂丛**的主要分支。橙色表示后束，黄褐色表示外侧束，浅黄色表示内侧束

1 副神经	17 臂丛的后束
2 肩胛背动脉	18 臂丛的内侧束
3 肩胛上神经	19 肩胛下动脉
4 锁骨和胸小肌	20 胸长神经
5 臂丛的外侧束	21 尺神经
6 肌皮神经	22 前臂内侧皮神经
7 腋神经	23 胸背神经
8 正中神经	24 肋间臂神经
9 肱动脉	25 臂内侧皮神经和前臂内侧皮神经
10 桡神经	26 前斜角肌
11 颈丛	27 中斜角肌
12 颈总动脉	28 肋间神经（T3）
13 臂丛神经根（C5~T1）	29 腋动脉
14 膈神经	30 肩胛上动脉
15 颈横动脉	
16 锁骨下动脉	

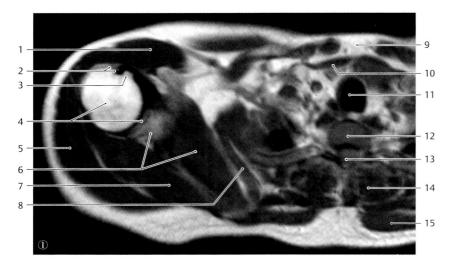

图 3.104　右肩关节的横断面。断面 1（下面观，MRI 扫描）（Heuck A, et al. MRT-Atlas des muskuloskelettalen Systems. Stuttgart, Germany: Schattauer, 2009.）

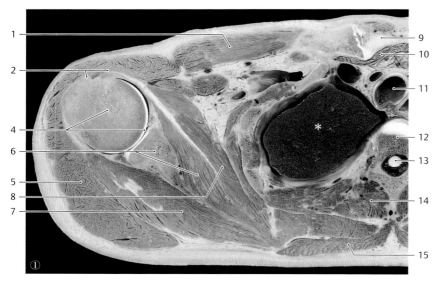

图 3.105　右肩关节的横断面。断面 1（下面观）。*= 肺上叶

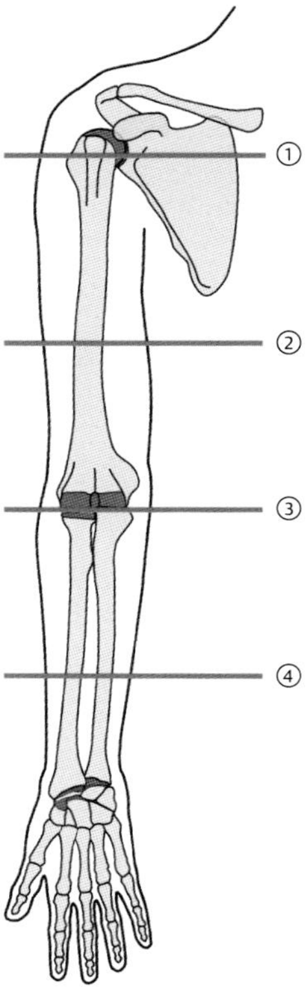

图 3.106　上肢各横断面的位置

1	胸大肌	12	胸椎椎体	24	肱动脉和静脉	36	尺骨
2	大结节和肱二头肌腱	13	椎管和脊髓	25	肱骨干	37	桡骨
3	小结节	14	背部深层肌	26	肱桡肌	38	桡动脉浅支
4	肱骨头及肩关节的关节腔	15	斜方肌	27	桡神经	39	拇长屈肌
5	三角肌	16	肱肌	28	鹰嘴和肘关节的关节腔	40	指浅屈肌和指深屈肌
6	肩胛骨	17	桡神经和肱深动脉	29	贵要静脉	41	尺神经、尺动脉和尺静脉
7	冈下肌	18	肱三头肌	30	肱骨	42	尺侧腕屈肌
8	前锯肌	19	头静脉	31	旋前圆肌	43	桡动脉
9	胸骨	20	肱二头肌	32	前臂伸肌		
10	舌骨下肌群	21	肌皮神经	33	桡神经深支		
11	气管	22	尺神经	34	骨间前动脉和神经		
		23	正中神经	35	骨间膜		

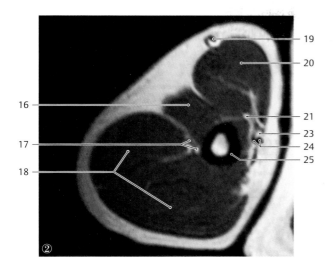

图 3.107　右臂中部的横断面。断面 2（下面观，MRI 扫描）（Courtesy of Prof. Uder, Institute of Radiology, University Hospital Erlangen, Germany.）

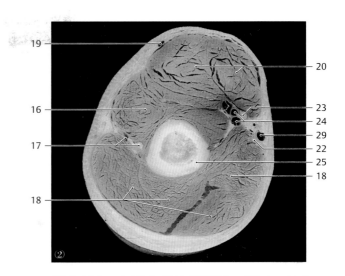

图 3.108　右臂中部的横断面。断面 2（下面观）

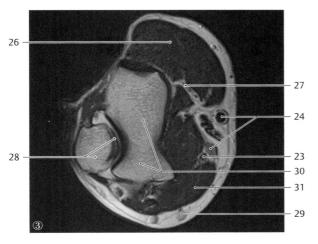

图 3.109　右肘关节的横断面。断面 3（下面观，MRI 扫描）（Courtesy of Prof. Uder, Institute of Radiology, University Hospital Erlangen, Germany.）

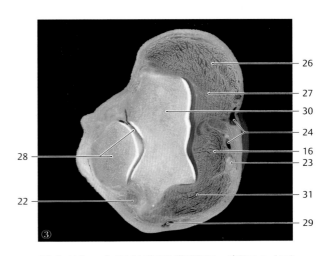

图 3.110　右肘关节的横断面。断面 3（下面观）

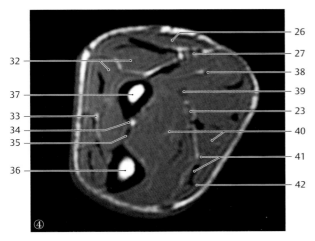

图 3.111　右前臂中部的横断面。断面 4（下面观，MRI 扫描）（Courtesy of Prof. Uder, Institute of Radiology, University Hospital Erlangen, Germany.）

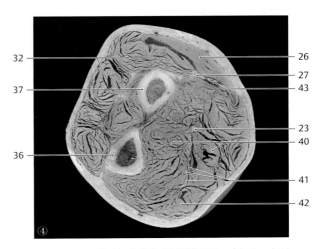

图 3.112　右前臂中部的横断面。断面 4（下面观）

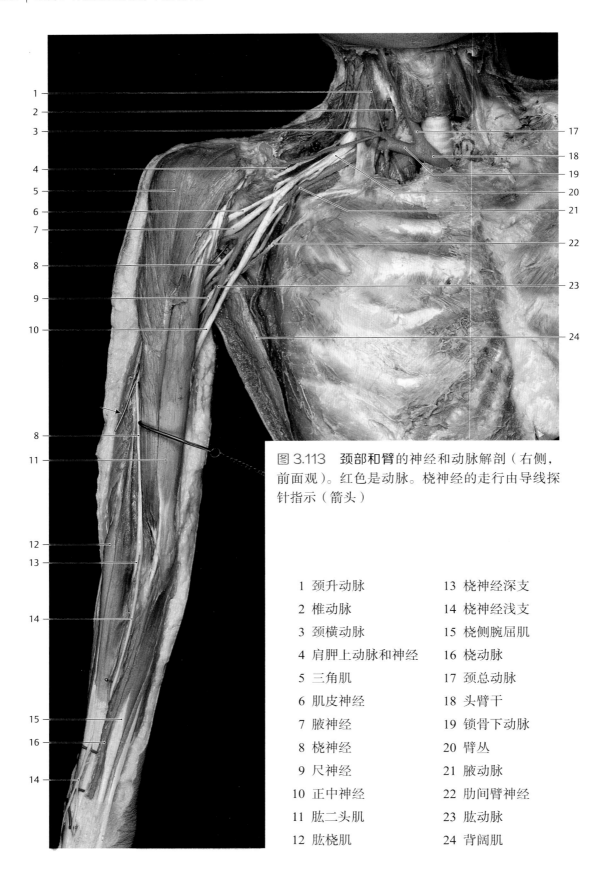

图 3.113　**颈部和臂**的神经和动脉解剖（右侧，前面观）。红色是动脉。桡神经的走行由导线探针指示（箭头）

1 颈升动脉	13 桡神经深支
2 椎动脉	14 桡神经浅支
3 颈横动脉	15 桡侧腕屈肌
4 肩胛上动脉和神经	16 桡动脉
5 三角肌	17 颈总动脉
6 肌皮神经	18 头臂干
7 腋神经	19 锁骨下动脉
8 桡神经	20 臂丛
9 尺神经	21 腋动脉
10 正中神经	22 肋间臂神经
11 肱二头肌	23 肱动脉
12 肱桡肌	24 背阔肌

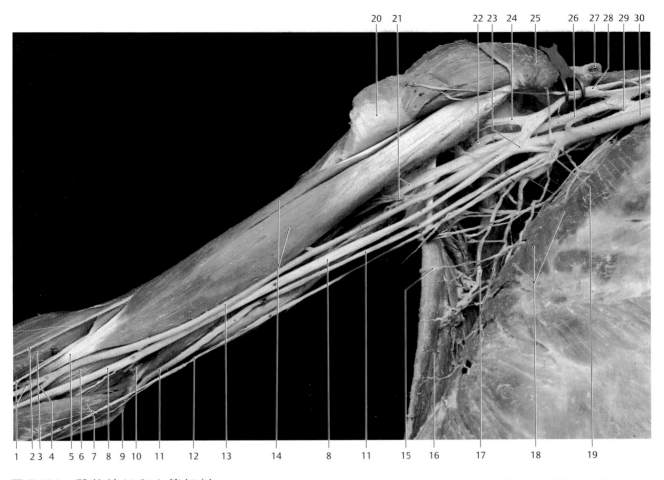

图 3.114　臂的神经和血管解剖
（右侧，前面观）。肩带轻微翻开

图 3.115　臂的神经和血管解剖，
深层（右侧，前下面观）。翻开肱
二头肌

1　桡动脉和桡神经浅支	10　尺侧下副动脉	19　肩胛下动脉	26　臂丛的后束
2　前臂外侧皮神经	11　尺神经	20　胸大肌（翻开）和胸	27　锁骨（切断）
3　肱桡肌	12　前臂内侧皮神经	外侧神经	28　臂丛的外侧束
4　尺动脉	13　肱动脉	21　桡神经和肱深动脉	29　臂丛的内侧束
5　肱二头肌腱	14　肱二头肌	22　腋神经	30　锁骨下动脉
6　肱肌	15　肋间臂神经（T3）	23　正中神经根与腋动脉	31　肱静脉
7　旋前圆肌	16　背阔肌	24　肌皮神经	
8　正中神经	17　胸背神经和胸背动脉	25　胸小肌（翻开）和胸	
9　肱骨内上髁	18　前锯肌	内侧神经	

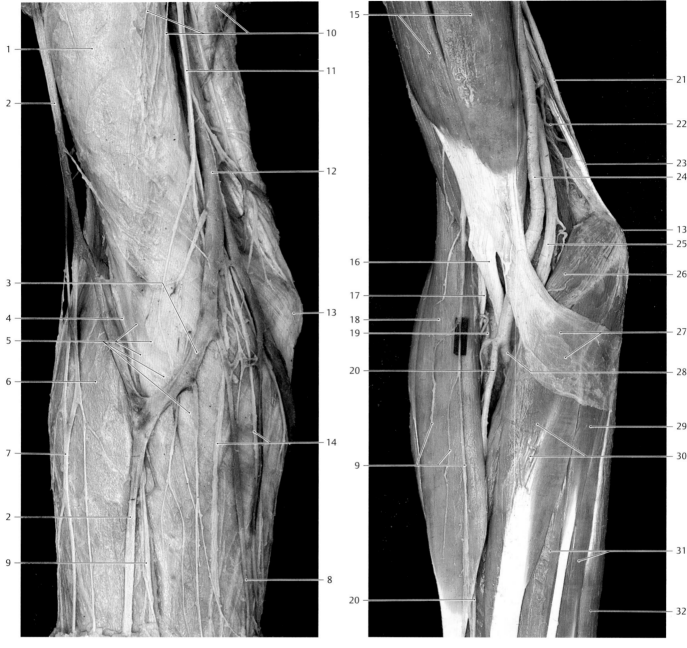

图 3.116　肘区（前面观）。皮神经和浅静脉的解剖　　　图 3.117　肘区，浅层（前面观）。肌筋膜已切除

1 肱二头肌及筋膜	9 前臂外侧皮神经分支	17 桡神经	26 旋前圆肌
2 头静脉	10 臂内侧皮神经的终末支	18 肱桡肌	27 肱二头肌腱膜
3 肘正中静脉	11 前臂内侧皮神经	19 桡侧返动脉	28 尺动脉
4 前臂外侧皮神经	12 贵要静脉	20 桡动脉	29 掌长肌
5 肱二头肌腱和腱膜（由 　前臂筋膜覆盖）	13 肱骨内上髁	21 尺神经	30 桡侧腕屈肌
	14 前臂内侧皮神经的终 　末支	22 尺侧上副动脉	31 指浅屈肌
6 肱桡肌及筋膜		23 臂内侧肌间隔	32 尺侧腕屈肌
7 副头静脉	15 肱二头肌	24 肱动脉	
8 前臂正中静脉	16 肱二头肌腱	25 正中神经	

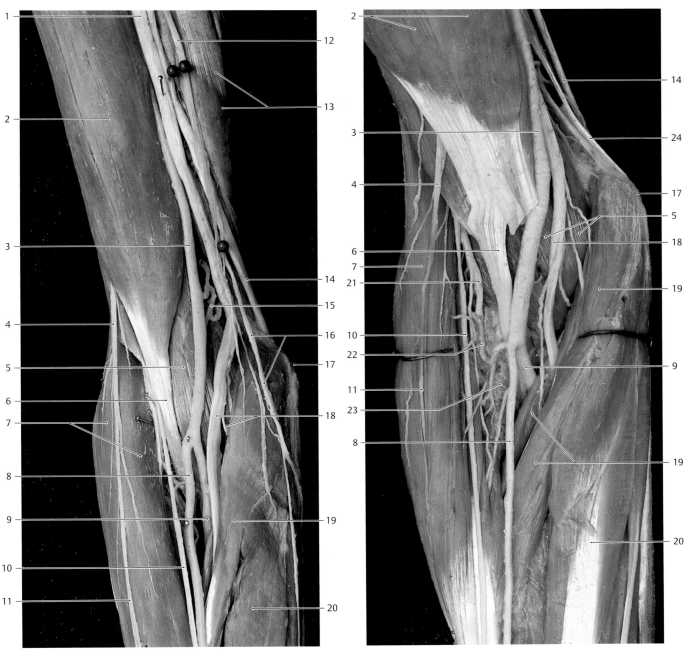

图 3.118　肘区，中层（前面观）。肱二头肌腱膜已切除

图 3.119　肘区，中层（前面观）。轻微翻开旋前圆肌和肱桡肌

1 正中神经	9 尺动脉	17 肱骨内上髁
2 肱二头肌	10 桡神经浅支	18 正中神经和旋前圆肌分支
3 肱动脉	11 前臂外侧皮神经	19 旋前圆肌
4 前臂外侧皮神经（肌皮神经终末支）	12 前臂内侧皮神经	20 桡侧腕屈肌
5 肱肌	13 肱三头肌	21 桡神经深支
6 肱二头肌腱	14 尺神经	22 桡侧返动脉
7 肱桡肌	15 尺侧下副动脉	23 旋后肌
8 桡动脉	16 前臂内侧皮神经前支	24 臂内侧肌间隔

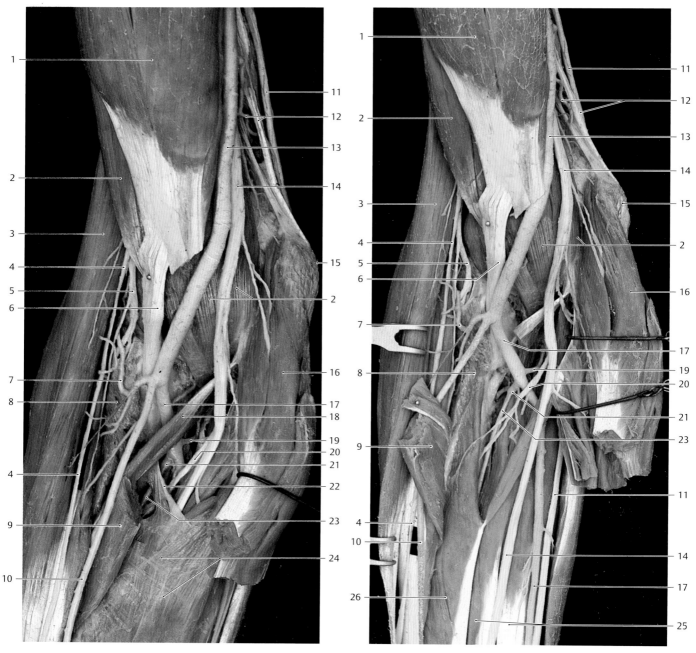

图 3.120　肘区，深层（前面观）。切断并翻开旋前圆肌和尺侧腕屈肌

图 3.121　肘区，最深层（前面观）。切断并翻开指浅屈肌和旋前圆肌尺骨头

1　肱二头肌
2　肱肌
3　肱桡肌
4　桡神经浅支
5　桡神经深支
6　肱二头肌腱
7　桡侧返动脉
8　旋后肌
9　旋前圆肌止点

10　桡动脉
11　尺神经
12　臂内侧肌间隔和尺侧上副动脉
13　肱动脉
14　正中神经
15　肱骨内上髁
16　旋前圆肌肱骨头
17　尺动脉
18　旋前圆肌尺骨头

19　尺侧返动脉
20　骨间前神经
21　骨间总动脉
22　指浅屈肌腱弓（桡骨头）
23　骨间前动脉
24　指浅屈肌
25　指深屈肌
26　拇长屈肌

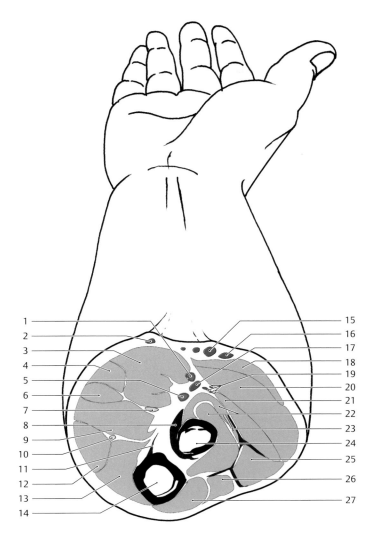

1 桡动脉
2 贵要静脉
3 旋前圆肌
4 桡侧腕屈肌
5 尺动脉
6 掌长肌
7 正中神经
8 肱二头肌腱
9 指浅屈肌
10 尺神经
11 肱肌腱
12 尺侧腕屈肌
13 指深屈肌
14 尺骨
15 肘正中静脉
16 前臂头静脉
17 桡静脉
18 肱桡肌
19 桡神经、桡动脉和桡静脉的浅支
20 桡侧腕长伸肌
21 桡侧腕短伸肌
22 旋后肌
23 桡神经深支
24 桡骨
25 指伸肌
26 尺侧腕伸肌
27 肘肌

图 3.122 前臂肘关节远端的横断面，显示肌、神经和血管的排列（与下面的 MRI 扫描比较）

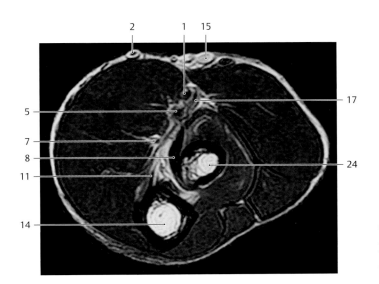

图 3.123 前臂肘关节远端的横断面（MRI 扫描，详细信息参见上面的示意图）（Heuck A, et al. MRT-Atlas des muskuloskelettalen Systems. Stuttgart, Germany: Schattauer, 2009.）

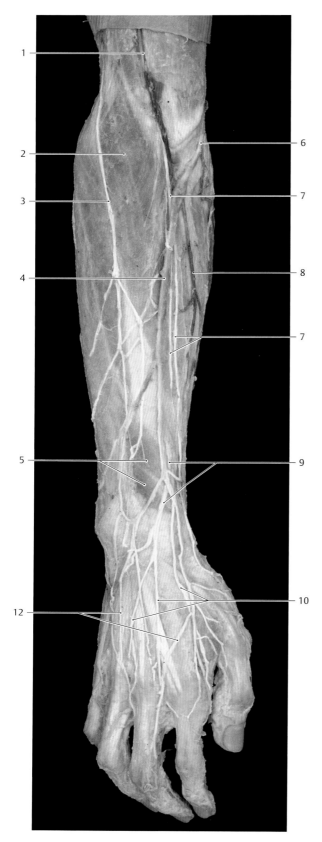

图 3.124 前臂后区和手背区的浅静脉和皮
神经（右侧）

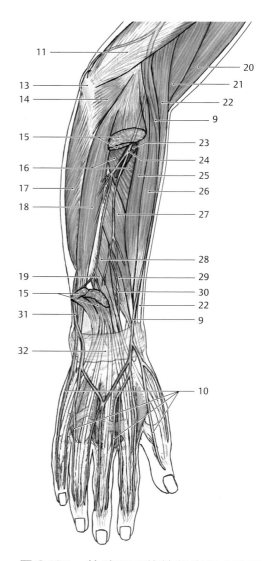

图 3.125 前臂和手的神经走行（后面
观）。黄色 = 桡神经和尺神经

1 头静脉	8 前臂正中静脉	20 肱二头肌
2 肱桡肌及其 筋膜	9 桡神经浅支	21 肱肌
	10 桡神经指背支	22 肱桡肌
3 前臂后皮神经 （桡神经分支）	11 肱三头肌	23 旋后肌管
	12 手背静脉网	24 桡神经深支
4 前臂头静脉	13 鹰嘴	25 桡侧腕短伸肌
5 拇长伸肌和 拇短伸肌及 其筋膜	14 肘肌	26 桡侧腕长伸肌
	15 指伸肌和小指 伸肌	27 拇长展肌
	16 旋后肌	28 拇长伸肌
6 肘正中静脉	17 尺侧腕屈肌	29 拇短伸肌
7 前臂外侧皮神 经（肌皮神经 分支）	18 尺侧腕伸肌	30 骨间后神经
	19 示指伸肌	31 尺神经
		32 伸肌支持带

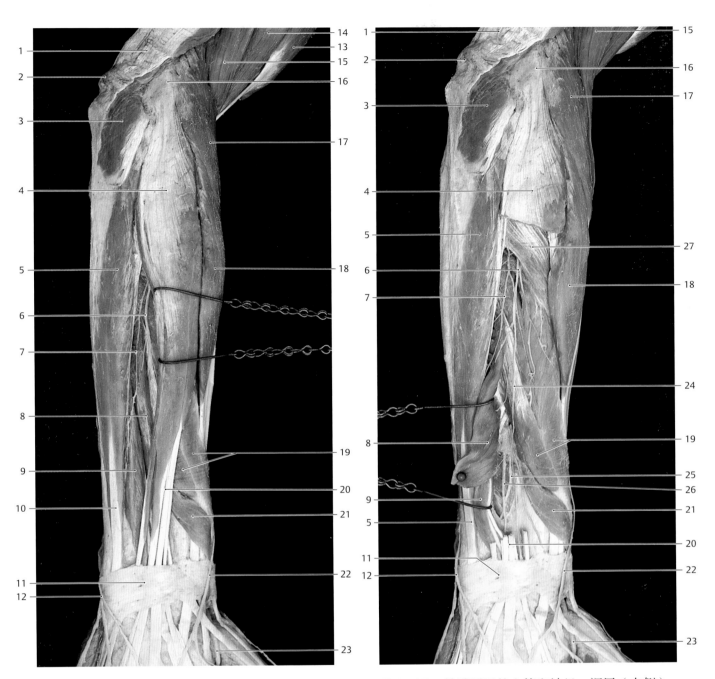

图 3.126 前臂后区的血管和神经，浅层（右侧）　　图 3.127 前臂后区的血管和神经，深层（右侧）

1 肱三头肌腱	10 尺侧腕伸肌腱	19 拇长展肌
2 鹰嘴	11 伸肌支持带	20 指伸肌腱
3 肘肌	12 尺神经手背支	21 拇短伸肌
4 指伸肌	13 肱二头肌	22 桡神经浅支
5 尺侧腕伸肌	14 肱肌	23 桡动脉
6 桡神经深支	15 肱桡肌	24 骨间后神经
7 骨间后动脉	16 肱骨外上髁	25 桡神经骨间后支
8 拇长伸肌	17 桡侧腕长伸肌	26 骨间前动脉后支
9 示指伸肌	18 桡侧腕短伸肌	27 旋后肌

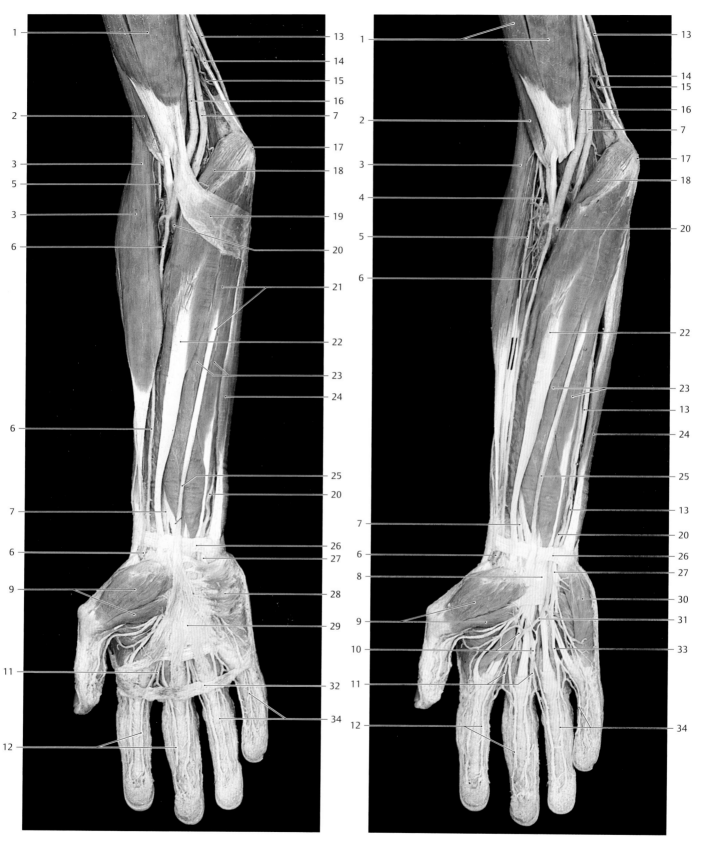

图 3.128　**前臂和手前面**的血管和神经，浅层（右侧）

图 3.129　**前臂和手前面**的血管和神经，浅层（右侧）。切除手的掌腱膜和肱二头肌腱膜

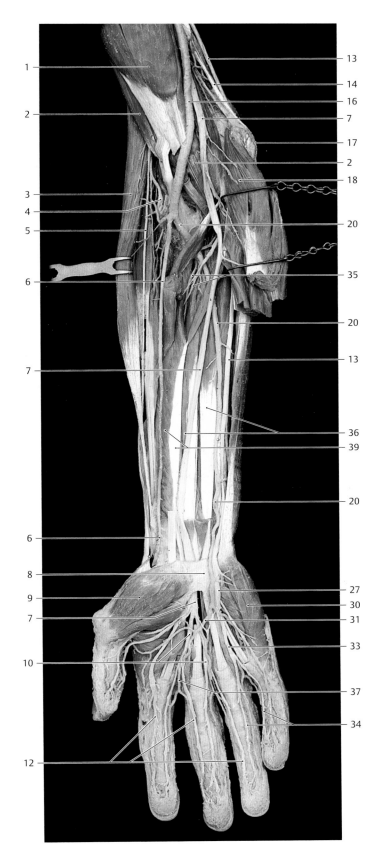

1 肱二头肌
2 肱肌
3 肱桡肌
4 桡神经深支
5 桡神经浅支
6 桡动脉
7 正中神经
8 屈肌支持带
9 大鱼际肌
10 正中神经的指掌侧
　　总神经
11 指掌侧总动脉
12 正中神经的指掌侧
　　固有神经
13 尺神经
14 臂内侧肌间隔
15 尺侧上副动脉
16 肱动脉
17 肱骨内上髁
18 旋前圆肌
19 肱二头肌腱膜
20 尺动脉
21 掌长肌

22 桡侧腕屈肌
23 指浅屈肌
24 尺侧腕屈肌
25 掌长肌腱
26 保留的前臂筋膜
　　（掌侧韧带）
27 尺神经浅支
28 掌短肌
29 掌腱膜
30 小鱼际肌
31 掌浅弓
32 掌浅横韧带
33 尺神经的指掌侧总
　　神经
34 尺神经的指掌侧固
　　有神经
35 骨间前动脉和神经
36 指深屈肌
37 指掌侧总动脉
38 正中神经掌支
39 拇长屈肌
40 尺神经掌皮支

图 3.130　前臂和手前面的血管和神经，深层（右侧）。浅层屈肌已切除

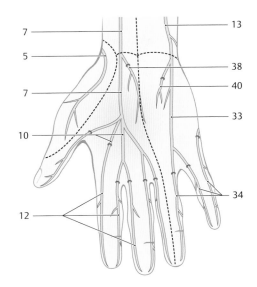

图 3.131　手的神经支配模式（掌面观）。正中神经支配 3 个半手指；尺神经支配 1 个半手指

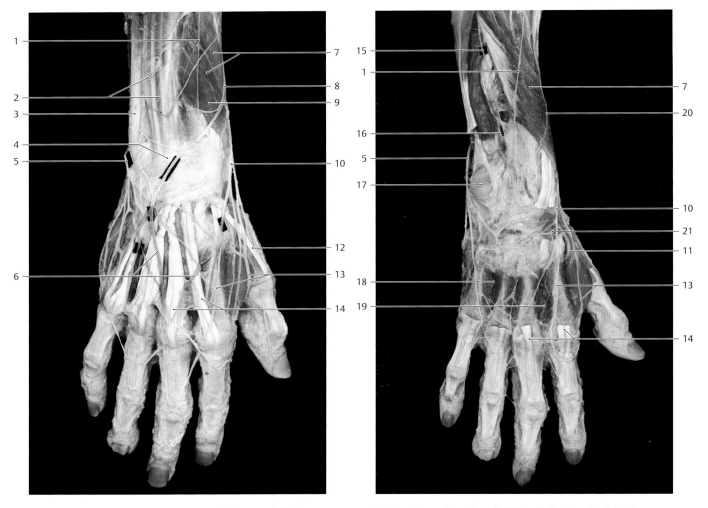

图 3.132 右手背，浅层。显示皮神经和浅静脉

图 3.133 右手背，深层。指伸肌已部分切除

图 3.134 手的神经支配模式（后面观）。桡神经支配 2 个半手指；尺神经支配 2 个半手指。注意，远节指骨背侧的末支来自掌指神经。皮肤的神经支配常有变异；常见变异为桡神经支配 3 个半手指，尺神经支配 1 个半手指

1 前臂后皮神经（桡神经的分支）
2 指伸肌
3 尺侧腕伸肌腱
4 伸肌支持带
5 尺神经
6 手背静脉网
7 拇短展肌
8 头静脉
9 拇短伸肌
10 桡神经浅支
11 桡动脉
12 拇长伸肌腱
13 桡神经指背支
14 指伸肌腱与腱间结合

15 骨间后神经（桡神经深支的分支）
16 骨间后动脉
17 尺骨茎突
18 骨间背侧肌
19 桡动脉腕背支
20 前臂外侧皮神经（肌皮神经的分支）
21 掌背动脉
22 尺神经指背支
23 指掌侧神经（尺神经）支配区
24 指掌侧神经（正中神经）支配区
25 尺神经交通支

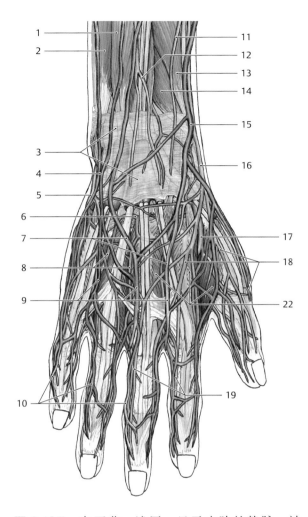

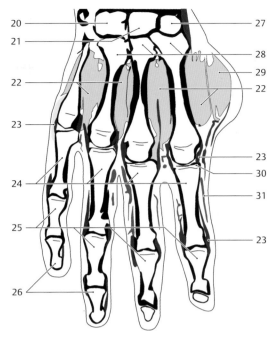

图 3.136

图 3.135　右手背，浅层。显示皮肤的静脉、神经和动脉。手背筋膜已切除

1 小指伸肌	17 桡动脉
2 尺侧腕伸肌	18 桡神经指背支
3 伸肌支持带	19 手指的指背神经
4 贵要静脉	20 钩骨
5 尺神经手背支	21 头状骨
6 尺动脉腕背支	22 骨间背侧肌
7 手背静脉网	23 掌指关节侧副韧带
8 掌背动脉	24 近节指骨 Ⅱ～Ⅴ
9 掌背静脉	25 中节指骨 Ⅱ～Ⅴ
10 指背静脉	26 远节指骨 Ⅳ 和 Ⅴ
11 前臂外侧皮神经	27 小多角骨
12 前臂后皮神经	28 掌骨 Ⅱ～Ⅴ
13 拇长展肌	29 拇对掌肌
14 拇短展肌	30 第 2 掌指关节
15 头静脉	31 指掌侧固有动脉
16 桡神经浅支	

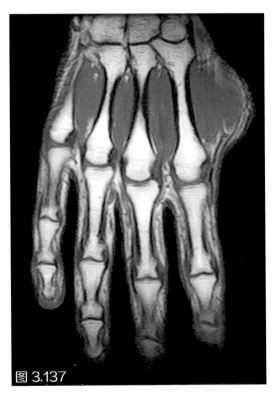

图 3.137

图 3.136 和 3.137　右手的冠状断面（后面观；示意图和 MRI 扫描）（Heuck A, et al. MRT-Atlas des muskuloskelettalen Systems. Stuttgart, Germany: Schattauer, 2009.）

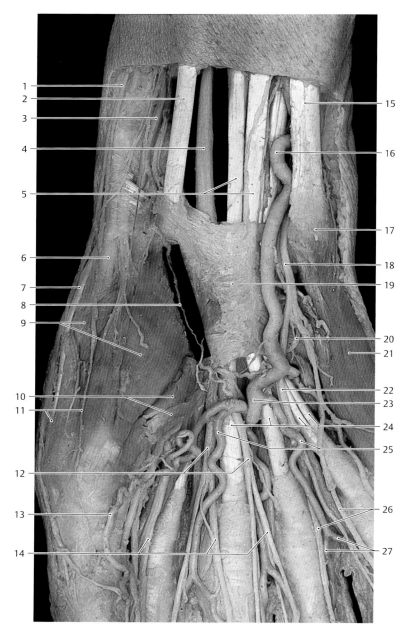

图 3.138　右腕及手掌前区，浅层。掌浅弓的解剖

1 桡神经浅支
2 桡侧腕屈肌腱
3 桡动脉
4 正中神经
5 指浅屈肌腱
6 拇长展肌腱
7 拇短伸肌腱
8 桡动脉掌浅支
9 拇短展肌
10 拇短屈肌浅头
11 桡神经浅支的终末支
12 指掌侧总神经（正中神经）
13 拇指指掌侧固有动脉
14 指掌侧固有神经（正中神经）
15 尺侧腕屈肌腱
16 尺动脉
17 豌豆骨的位置
18 尺神经浅支
19 屈肌支持带
20 尺神经深支
21 小指展肌
22 指掌侧总神经（尺神经）
23 掌浅弓
24 屈指肌腱
25 指掌侧总动脉
26 指掌侧神经（尺神经）
27 指掌侧固有动脉
28 腕管
29 指纤维鞘
30 掌深弓
31 拇主要动脉
32 正中神经掌支
33 指掌侧总动脉
34 尺神经
35 手指的毛细血管网
36 尺神经手背支

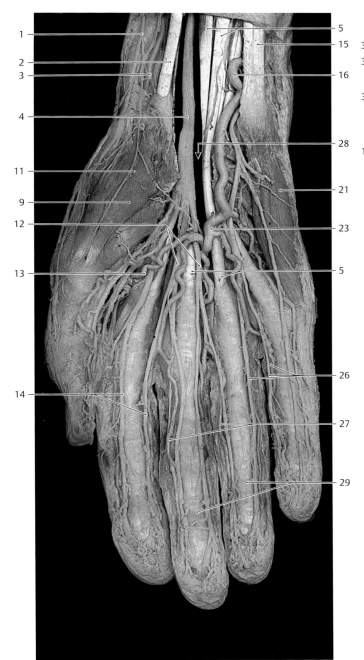

图 3.139 右手掌，深层。屈肌支持带已切除

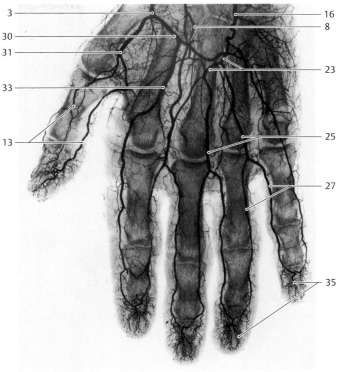

图 3.140 右手动脉造影（掌面观）

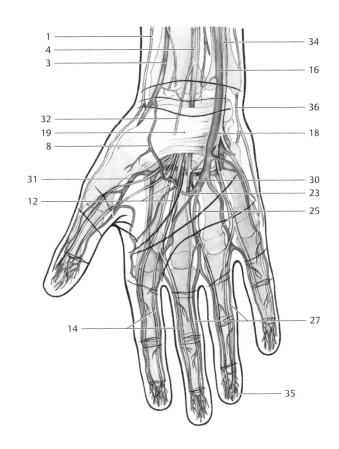

图 3.141 右手掌的动脉和神经

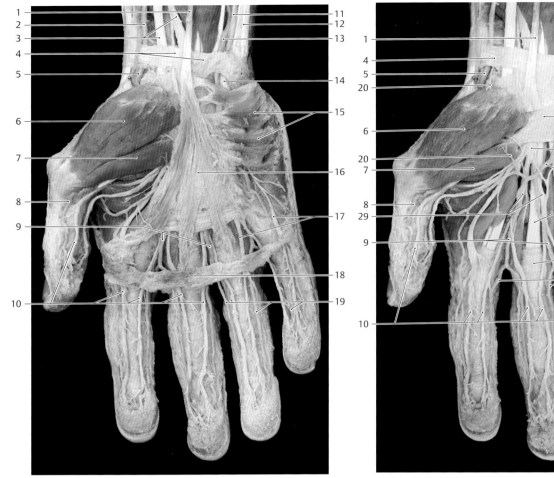

图 3.142　**右手掌**，浅层。血管和神经的解剖

图 3.143　**右手掌**，浅层。血管和神经的解剖。切除掌腱膜以显示掌浅弓

1　掌长肌腱	11　尺神经	21　屈肌支持带
2　桡动脉	12　尺侧腕屈肌腱	22　正中神经
3　桡侧腕屈肌腱和正中神经	13　尺动脉	23　小指展肌
4　前臂筋膜远端	14　尺神经浅支	24　小指短屈肌
5　桡动脉进入解剖鼻烟窝	15　掌短肌	25　小指对掌肌
6　拇短展肌	16　掌腱膜	26　掌浅弓
7　拇短屈肌浅头	17　指掌侧神经（尺神经）	27　指浅屈肌腱
8　拇指掌侧动脉	18　掌浅横韧带	28　尺神经的指掌侧总神经
9　指掌侧总动脉	19　指掌侧固有动脉	29　正中神经的指掌侧总神经
10　指掌侧固有神经（正中神经）	20　桡动脉掌浅支（参与形成掌浅弓）	30　指纤维鞘

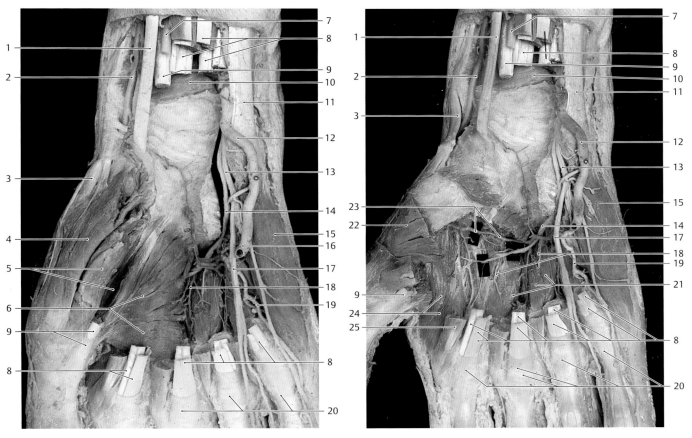

图 3.144　右腕及手掌前区，深层。打开腕管，切除屈肌腱，切断掌浅弓

图 3.145　右腕及手掌前区，深层。掌深弓的解剖

1　桡侧腕屈肌腱	10　旋前方肌	19　第 5 指的指掌侧动脉
2　桡动脉	11　尺侧腕屈肌腱	20　指纤维鞘
3　拇长展肌腱	12　尺动脉	21　骨间掌侧肌
4　拇短展肌	13　尺神经浅支	22　拇对掌肌（切断）
5　拇短屈肌的浅头和深头	14　尺神经深支	23　掌深弓
6　拇收肌的斜头和横头	15　小指展肌	24　第 1 骨间背侧肌
7　正中神经	16　掌浅弓（断端）	25　第 1 蚓状肌
8　指浅屈肌腱和指深屈肌腱	17　指掌侧总神经（尺神经）	
9　拇长屈肌腱	18　掌深弓的掌心动脉	

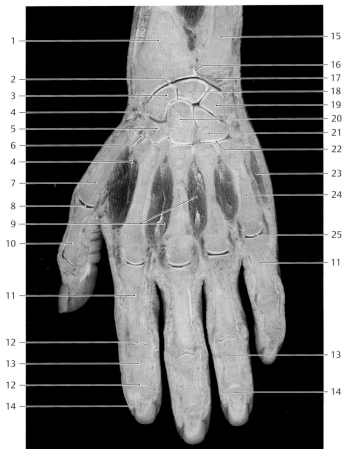

图 3.146 经骨间肌的**左手冠状断面**（后面观）

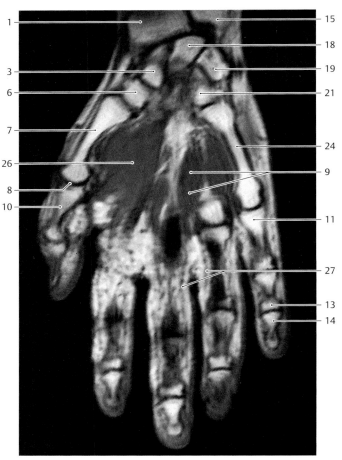

图 3.147 经骨间肌的**左手冠状断面**（后面观，MRI 扫描）（Heuck A, et al. MRT-Atlas des muskuloskelettalen Systems. Stuttgart, Germany: Schattauer, 2009.）

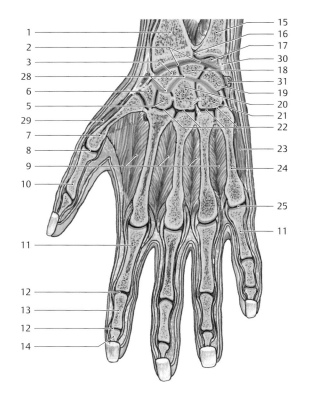

图 3.148 经骨间肌的**左手冠状断面图**（后面观）

1 桡骨	17 关节盘
2 桡腕关节	18 月骨
3 手舟骨	19 三角骨
4 桡动脉	20 头状骨
5 小多角骨	21 钩骨
6 大多角骨	22 腕掌关节
7 第 1 掌骨	23 小指展肌
8 拇指掌指关节	24 第 5 掌骨
9 骨间肌	25 掌指关节
10 拇指近节指骨	26 拇收肌
11 手指近节指骨	27 指掌侧固有动脉
12 指间关节	28 腕骨间关节
13 中节指骨	29 拇对掌肌
14 远节指骨	30 尺侧副韧带
15 尺骨	31 豌豆骨
16 桡尺远侧关节	

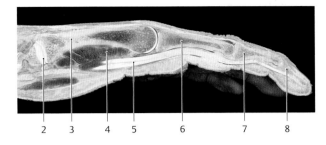

图 3.149 经中指的手的矢状断面

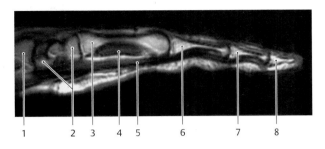

图 3.150 经中指的手的矢状断面（MRI 扫描）
（Heuck A, et al. MRT-Atlas des muskuloskelettalen Systems. Stuttgart, Germany: Schattauer, 2009.）

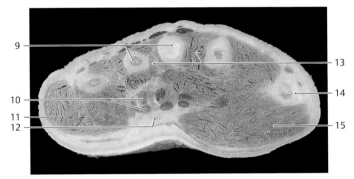

图 3.151 经掌骨的**右手横断面**（下面观）

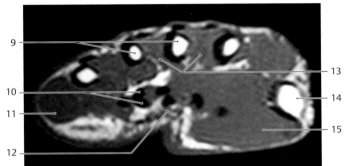

图 3.152 经掌骨的**右手横断面**（下面观，MRI 扫描）（Courtesy of Prof. Uder, Institute of Radiology, University Hospital Erlangen, Germany.）

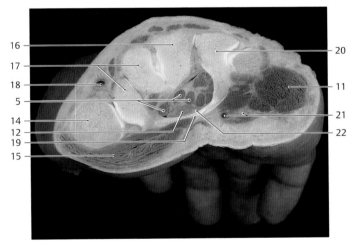

图 3.153 经腕管的**右手横断面**（近端）

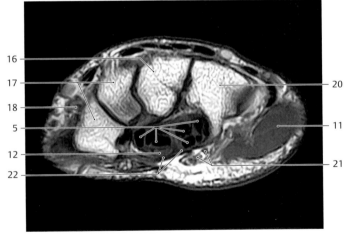

图 3.154 经腕管的**右手横断面**（近端，MRI 扫描）（Heuck A, et al. MRT-Atlas des muskuloskelettalen Systems. Stuttgart, Germany: Schattauer, 2009.）

1 桡骨
2 腕骨
3 掌骨
4 骨间肌
5 指深屈肌腱（上）和指浅屈肌腱（下）

6 近节指骨
7 中节指骨
8 远节指骨
9 第 3 和第 4 掌骨
10 腕管及屈指肌腱
11 小鱼际肌

12 正中神经
13 骨间肌
14 第 1 掌骨
15 大鱼际肌
16 头状骨
17 大多角骨和小多角骨

18 桡动脉
19 屈肌支持带
20 钩骨
21 尺动脉和尺神经
22 腕管

4 下肢

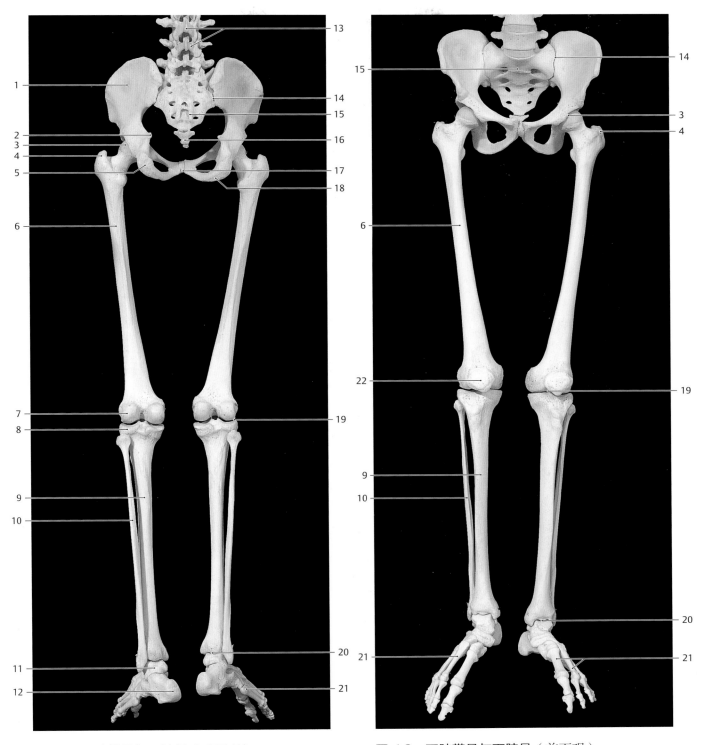

图 4.1 下肢带骨与下肢骨（后面观）   图 4.2 下肢带骨与下肢骨（前面观）

1 髂骨	7 股骨外侧髁	13 腰椎	19 膝关节
2 坐骨棘	8 胫骨外侧髁	14 骶髂关节	20 踝关节
3 髋关节	9 胫骨	15 骶骨	21 距骨
4 大转子	10 腓骨	16 尾骨	22 髌骨
5 坐骨结节	11 距骨	17 耻骨联合	
6 股骨	12 跟骨	18 坐骨结节	

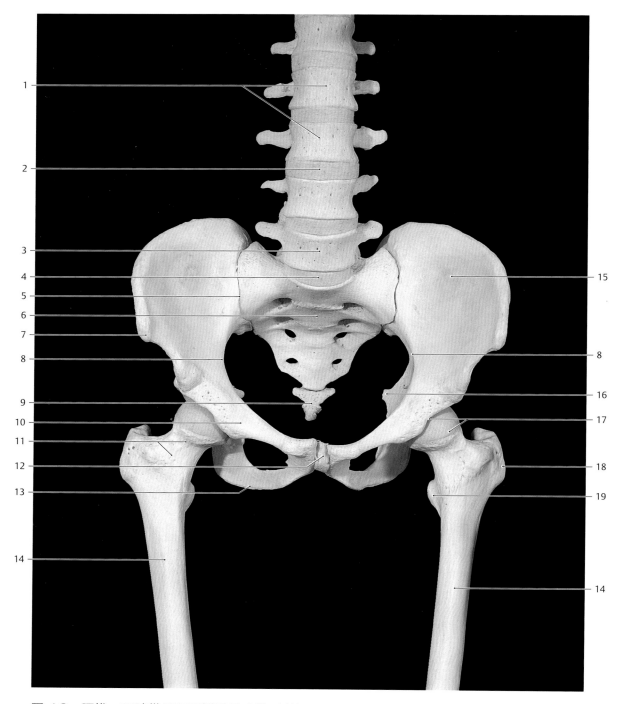

图 4.3　腰椎、下肢带骨和双侧股骨（前面观）

1 第 2 和第 3 腰椎	8 界线	15 髂窝
2 椎间盘	9 尾骨	16 坐骨棘
3 第 5 腰椎	10 耻骨	17 股骨头（和髋关节的位置）
4 第 5 腰椎与骶骨之间的椎间盘	11 股骨颈	18 大转子
5 骶髂关节	12 耻骨联合	19 小转子
6 骶骨	13 坐骨结节	
7 髂前上棘	14 股骨	

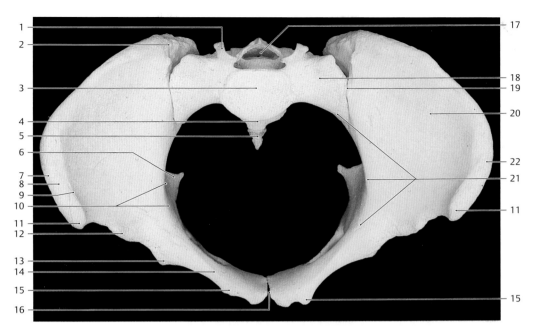

图 4.4　**女性骨盆**（上面观）。注意男性和女性骨盆的差异，主要体现在骶骨、上下口以及髂骨翼的形状和尺寸

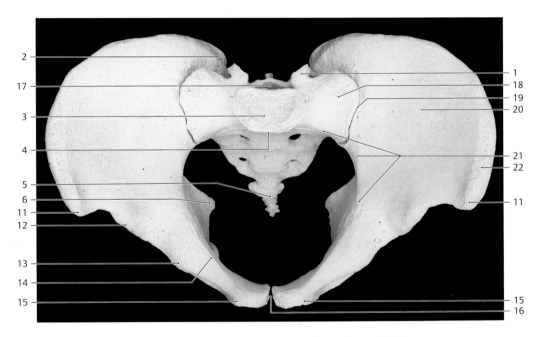

图 4.5　**男性骨盆**（上面观）。对比女性骨盆（如上图 4.4 所示）

1 骶骨上关节突	7 外唇 ⎫	13 髂耻隆起	19 骶髂关节的位置
2 髂后上棘	8 中间线 ⎬ 髂嵴	14 耻骨梳	20 髂窝
3 骶骨底	9 内唇 ⎭	15 耻骨结节	21 界线
4 骶骨岬	10 弓状线	16 耻骨联合	22 髂嵴
5 尾骨	11 髂前上棘	17 骶管	
6 坐骨棘	12 髂前下棘	18 骶骨翼	

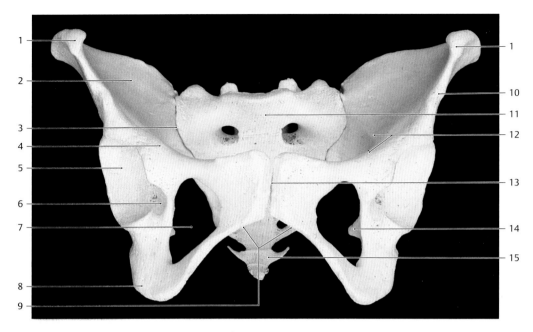

图 4.6 **女性骨盆**（前面观）。注意男性与女性骨盆形状和尺寸的差异。女性的耻骨弓比男性的宽。女性骨盆的闭孔为三角形，而男性骨盆的闭孔为卵圆形

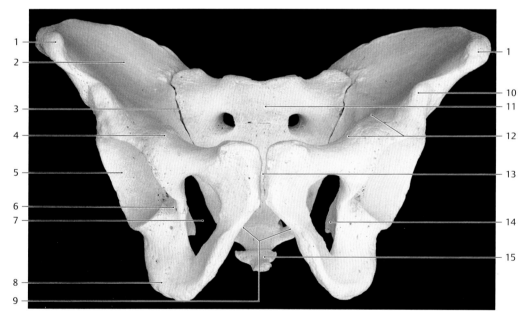

图 4.7 **男性骨盆**（前面观）。对比女性骨盆（如上图 4.6 所示）

1 髂前上棘	6 髋臼切迹	11 骶骨
2 髂窝	7 闭孔	12 界线（为上口的缘）
3 骶髂关节的位置	8 坐骨结节	13 耻骨联合
4 髂耻隆起	9 耻骨弓	14 坐骨棘
5 月状面	10 髂前下棘	15 尾骨

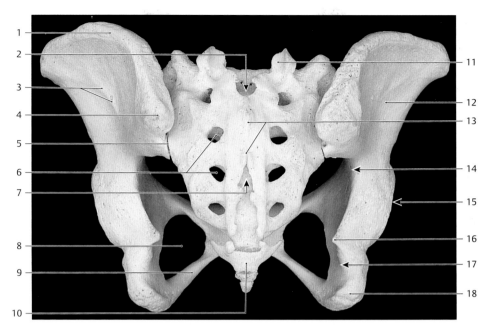

图 4.8　**女性骨盆**（后面观）。注意女性和男性骨盆之间的差异，特别是在下口、骶骨形状、两侧坐骨切迹和耻骨弓方面

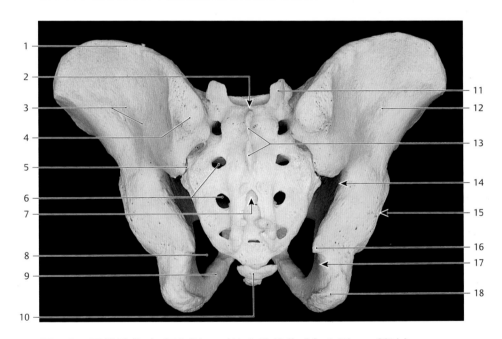

图 4.9　**男性骨盆**（后面观）。对比女性骨盆（如上图 4.8 所示）

1　髂嵴	7　骶管裂孔	13　骶正中嵴
2　骶管	8　闭孔	14　坐骨大切迹
3　臀后线	9　坐骨支	15　髋臼的位置
4　髂后上棘	10　尾骨	16　坐骨棘
5　骶髂关节的位置	11　骶骨上关节突	17　坐骨小切迹
6　骶后孔	12　髂骨臀面	18　坐骨结节

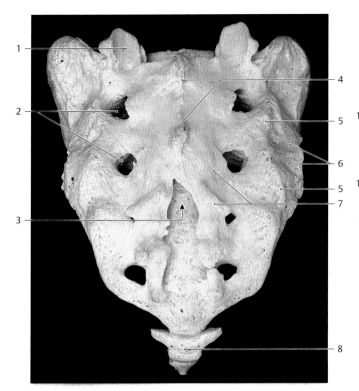

图 4.10 **骶骨（后面观）**

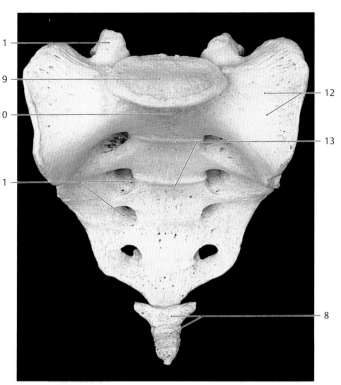

图 4.11 **骶骨（前面观）**

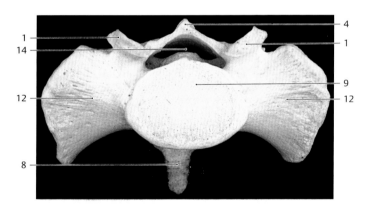

图 4.12 **骶骨（上面观）**

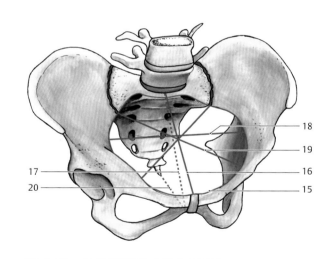

图 4.13 **骨盆的径线（斜上面观）**

1 骶骨上关节突	11 骶前孔
2 骶后孔	12 骶骨外侧部（翼）
3 骶管裂孔	13 骶骨横线
4 骶正中嵴	14 骶管
5 骶外侧嵴	15 界线
6 骶粗隆	16 真结合径
7 骶中间嵴	17 对角径
8 尾骨	18 横径
9 骶骨底	19 斜径
10 骶骨岬	20 骨盆下口或出口

　　下肢带骨通过骶髂关节与脊柱牢固相连。因此，即使只用一侧肢体支撑（如行走中），身体也能很容易地保持直立。与上肢相比，下肢的活动能力受到更多限制。

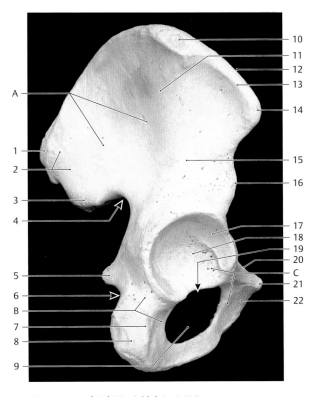

图 4.14　右髋骨（外侧面观）

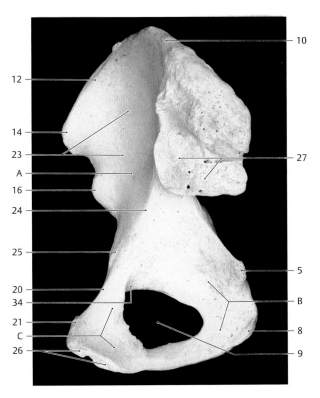

图 4.15　右髋骨（内侧面观）

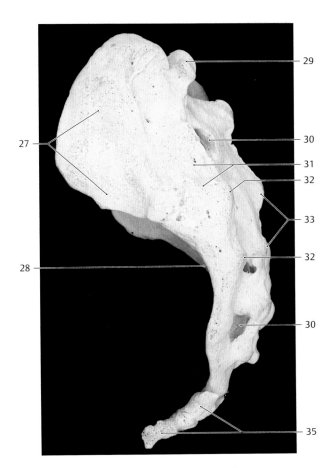

图 4.16　骶骨和尾骨（外侧面观）

A = 髂骨

B = 坐骨

C = 耻骨

1　髂后上棘	19　髋臼切迹
2　臀后线	20　耻骨梳
3　髂后下棘	21　耻骨结节
4　坐骨大切迹	22　耻骨体
5　坐骨棘	23　髂窝
6　坐骨小切迹	24　弓状线
7　坐骨体	25　髂耻隆起
8　坐骨结节	26　耻骨联合面
9　闭孔	27　骶骨耳状面
10　髂嵴	28　骶骨盆面
11　臀前线	29　骶骨上关节突
12　髂嵴内唇	30　骶后孔
13　髂嵴外唇	31　骶粗隆
14　髂前上棘	32　骶外侧嵴
15　臀下线	33　骶正中嵴
16　髂前下棘	34　闭孔沟
17　月状面	35　尾骨
18　髋臼窝	

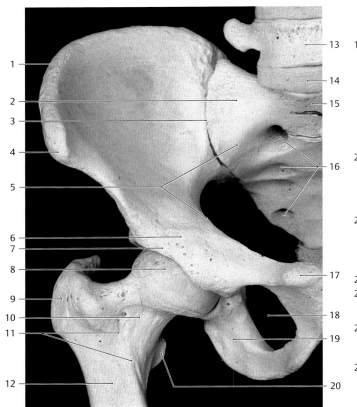

图 4.17 右髋关节的骨骼（前面观）

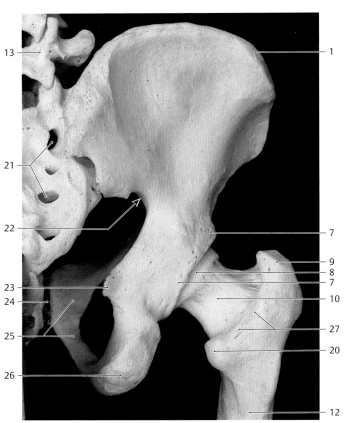

图 4.18 右髋关节的骨骼（后面观）

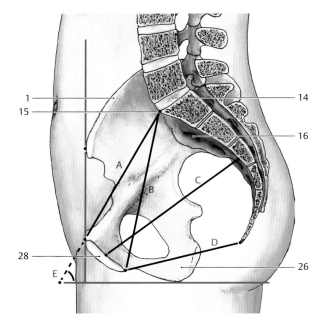

图 4.19 女性骨盆的倾斜角和径线，右侧半（内侧面观）

1 髂嵴	10 股骨颈	18 闭孔
2 骶骨外侧部（翼）	11 转子间线	19 坐骨支
3 骶髂关节的位置	12 股骨干	20 小转子
4 髂前上棘	13 第 5 腰椎	21 骶后孔
5 界线	14 第 5 腰椎与骶骨之间的椎间盘（仿制品）	22 坐骨大切迹
6 髂耻隆起		23 坐骨棘
7 髋臼的骨缘	15 骶骨岬	24 耻骨联合
8 股骨头	16 骶前孔	25 耻骨
9 大转子	17 耻骨结节	26 坐骨结节
		27 转子间嵴
		28 耻骨联合面

骨盆的径线
A = 真结合径（11~11.5 cm）（真直径）
B = 对角径（12.5~13 cm）
C = 最大骨盆直径
D = 骨盆下口
E = 骨盆倾斜度（60°）

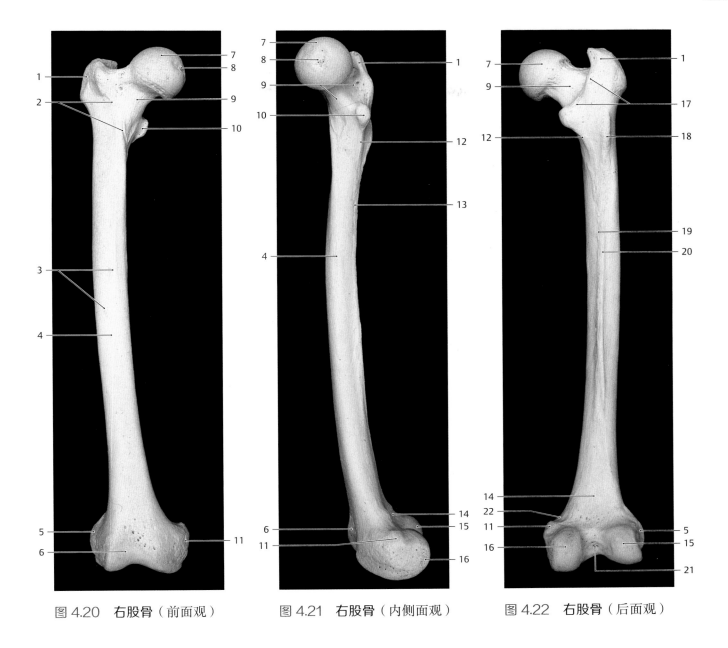

图 4.20　右股骨（前面观）　　　图 4.21　右股骨（内侧面观）　　　图 4.22　右股骨（后面观）

1 大转子	9 股骨颈	17 转子间嵴
2 转子间线	10 小转子	18 第三转子
3 滋养孔	11 内上髁	19 粗线内侧唇
4 股骨干	12 耻骨肌线	20 粗线外侧唇
5 外上髁	13 股骨粗线	21 髁间窝
6 髌面	14 股骨腘面	22 收肌结节
7 股骨头	15 外侧髁	
8 股骨头凹	16 内侧髁	

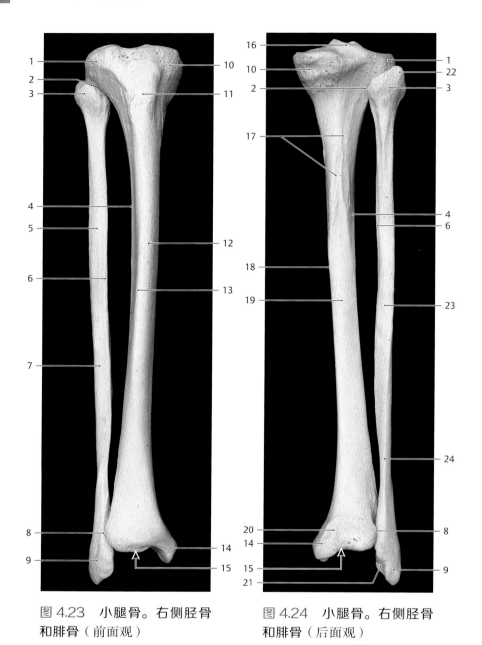

1 胫骨外侧髁
2 胫腓关节的位置
3 腓骨头
4 胫骨骨间缘
5 腓骨体
6 腓骨骨间缘
7 腓骨外侧面
8 胫腓联合的位置
9 外踝
10 胫骨内侧髁
11 胫骨粗隆
12 胫骨体（干）
13 胫骨前缘
14 内踝
15 胫骨下关节面
16 髁间隆起
17 比目鱼肌线
18 胫骨内侧缘
19 胫骨后面
20 胫骨踝沟
21 腓骨踝关节面
22 腓骨头尖
23 腓骨后面
24 腓骨后缘
25 髁间内侧结节
26 髁间后区
27 髁间前区
28 髁间外侧结节

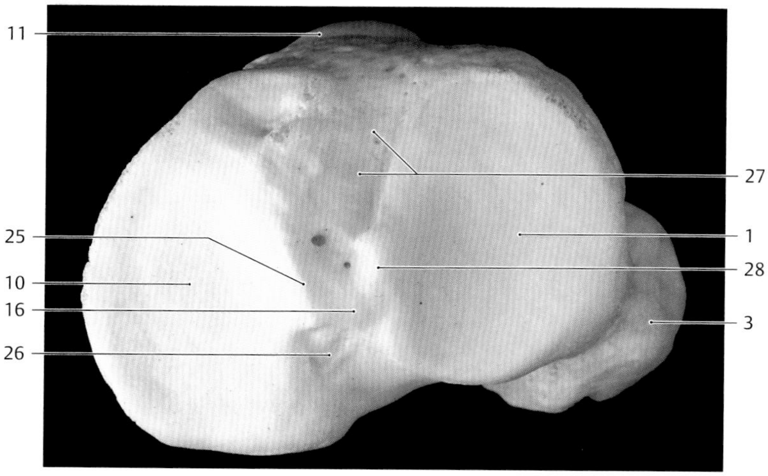

图 4.23　小腿骨。右侧胫骨和腓骨（前面观）

图 4.24　小腿骨。右侧胫骨和腓骨（后面观）

图 4.25　右侧胫骨上端和腓骨（上面观），上方为胫骨前缘。显示胫骨上关节面

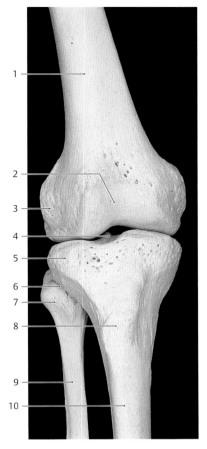

图 4.26　右膝关节的骨（前面观）

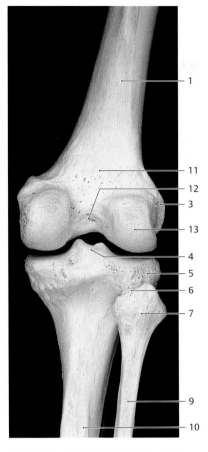

图 4.27　右膝关节的骨（后面观）

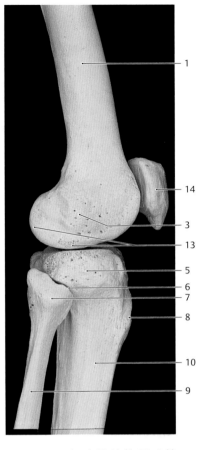

图 4.28　右膝关节的骨（外侧面观）

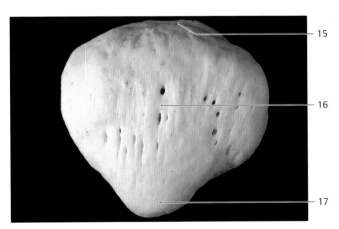

图 4.29　右髌骨（前面观）

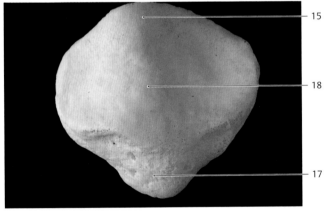

图 4.30　右髌骨（后面观）

1 股骨	7 腓骨头	13 股骨外侧髁
2 股骨髌面	8 胫骨粗隆	14 髌骨
3 股骨外上髁	9 腓骨	15 髌骨底
4 髁间隆起	10 胫骨体	16 髌骨前面
5 胫骨外侧髁	11 股骨腘面	17 髌骨尖
6 胫腓关节的位置	12 股骨髁间窝	18 髌骨关节面

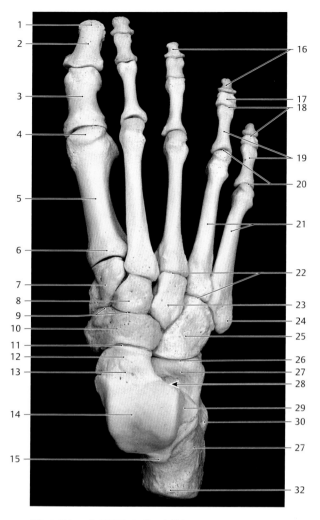

图 4.31 右足骨（背面观）

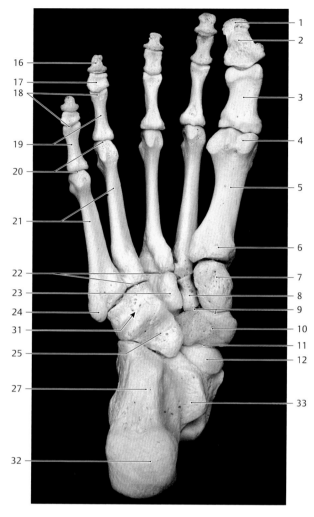

图 4.32 右足骨（跖面观）

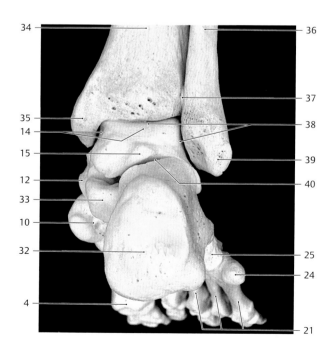

图 4.33 右侧足骨、胫骨和腓骨（后面观）

1 蹈趾远节趾骨粗隆　　12 距骨头

2 蹈趾远节趾骨　　　　13 距骨颈

3 蹈趾近节趾骨　　　　14 距骨滑车

4 第 1 跖骨头　　　　　15 距骨后突

5 第 1 跖骨　　　　　　16 远节趾骨

6 第 1 跖骨底　　　　　17 中节趾骨

7 内侧楔骨　　　　　　18 趾间关节的位置

8 中间楔骨　　　　　　19 近节趾骨

9 楔舟关节的位置　　　20 跖趾关节的位置

10 舟骨　　　　　　　　21 跖骨

11 距跟舟关节

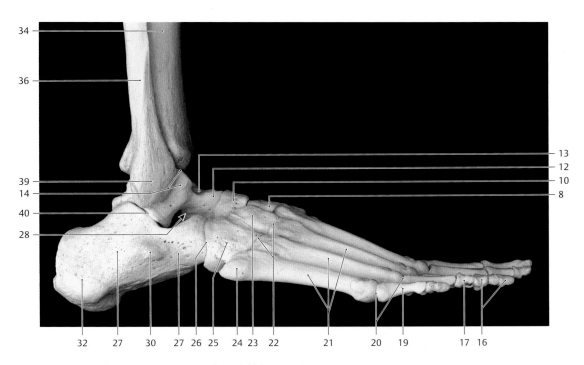

图 4.34　右侧足骨、胫骨和腓骨（外侧面观）

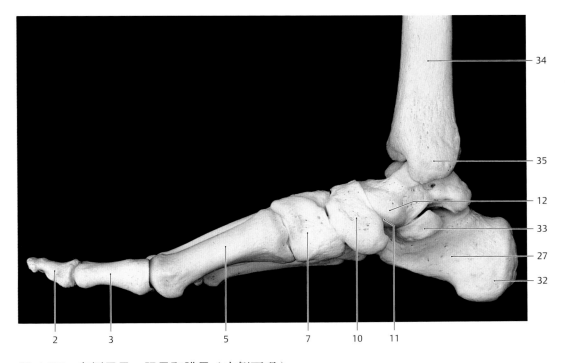

图 4.35　右侧足骨、胫骨和腓骨（内侧面观）

22　跗跖关节的位置　　　　29　距骨外踝面　　　　　36　腓骨

23　外侧楔骨　　　　　　　30　腓骨肌滑车　　　　　37　胫腓联合的位置

24　第 5 跖骨粗隆　　　　　31　腓骨长肌腱沟　　　　38　踝关节的位置

25　骰骨　　　　　　　　　32　跟骨结节　　　　　　39　外踝

26　跟骰关节的位置　　　　33　载距突　　　　　　　40　距下关节的位置

27　跟骨　　　　　　　　　34　胫骨

28　跗骨窦　　　　　　　　35　内踝

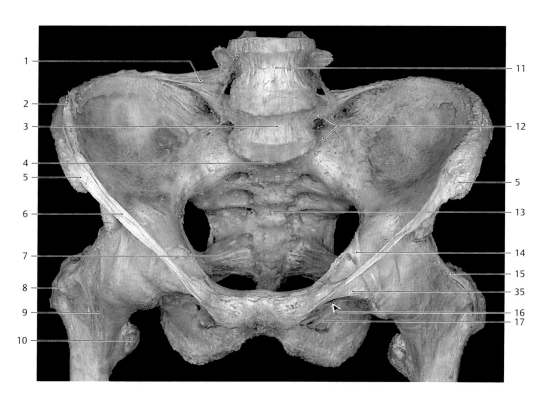

图 4.36　骨盆和髋关节的韧带（前面观）

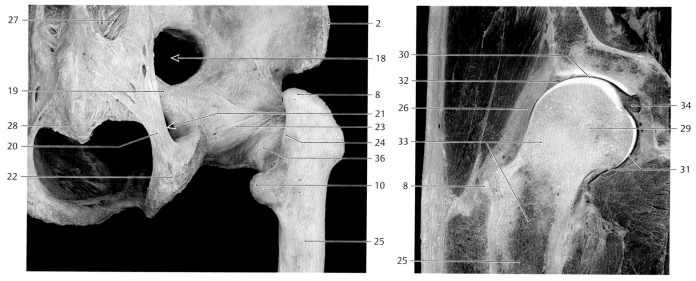

图 4.37　骨盆和髋关节的韧带（右后面观）　　　图 4.38　右髋关节的冠状断面（前面观）

1 髂腰韧带	11 第 4 腰椎	20 骶结节韧带	30 股骨头的关节软骨
2 髂嵴	12 髂腰韧带和骶髂前	21 坐骨小孔	31 髋关节的关节腔
3 第 5 腰椎	韧带	22 坐骨结节	32 髋臼唇
4 骶岬	13 骶骨	23 坐股韧带	33 松质骨
5 髂前上棘	14 髂耻弓	24 转子间嵴	34 股骨头韧带
6 腹股沟韧带	15 髂股韧带（水平束）	25 股骨	35 耻股韧带
7 骶棘韧带	16 闭膜管	26 髋关节的关节囊	36 轮匝带
8 大转子	17 闭孔膜	27 骶髂后韧带	
9 髂股韧带（垂直束）	18 坐骨大孔	28 尾骨及骶尾后浅韧带	
10 小转子	19 骶棘韧带	29 股骨头	

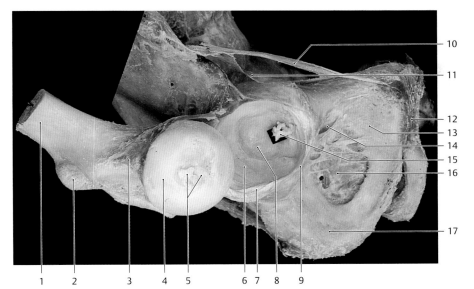

图 4.39 **打开的右髋关节（前外侧面观）**。离断股骨头韧带，股骨头向后翻开

1 股骨	19 骶骨岬
2 小转子	20 髂腰韧带
3 股骨颈	21 髂嵴
4 股骨头	22 髂前上棘
5 股骨头凹及	23 髂股韧带
股骨头韧带	（水平束）
切缘	24 髂股韧带
6 月状面	（垂直束）
7 髋臼唇	25 大转子
8 髋臼窝	26 耻股韧带
9 髋臼横韧带	27 髂前下棘
10 腹股沟韧带	28 骶髂前
11 髂耻弓	韧带
12 耻骨联合	29 骶棘韧带
13 耻骨	30 骶结节韧带
14 闭膜管	31 转子间线
15 股骨头韧带	32 坐股韧带
16 闭孔膜	33 轮匝带
17 坐骨	
18 前纵韧带	
（第5腰椎	
水平）	

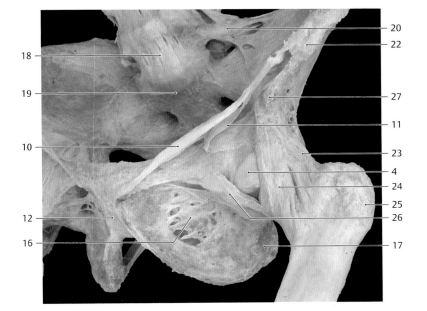

图 4.40 骨盆和髋关节的韧带（前外侧面观）

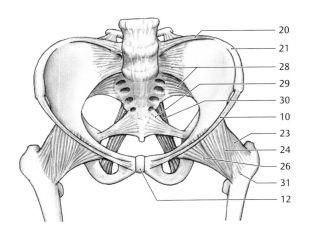

图 4.41 骨盆和髋关节的韧带（前面观）

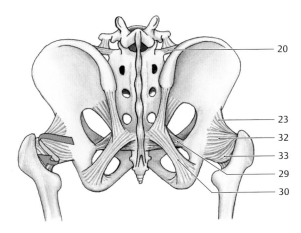

图 4.42 骨盆和髋关节的韧带（后面观）

163

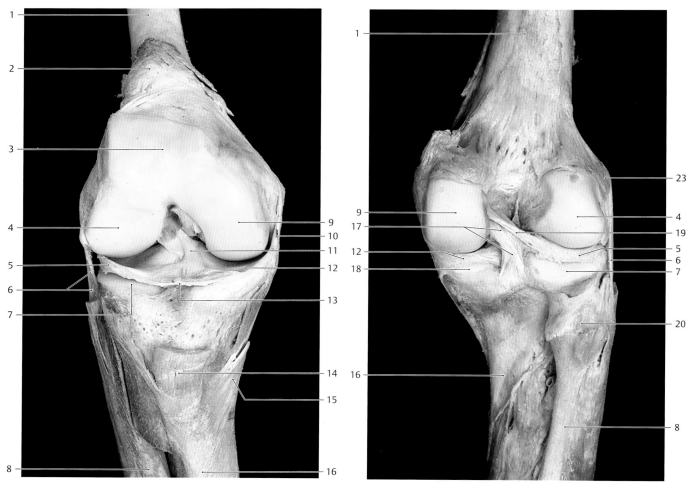

图 4.43　**右膝关节及韧带（前面观）。** 切除髌骨与关节囊，股骨稍微屈曲

图 4.44　**右膝关节及韧带（后面观）。** 膝关节伸展，已切除关节囊

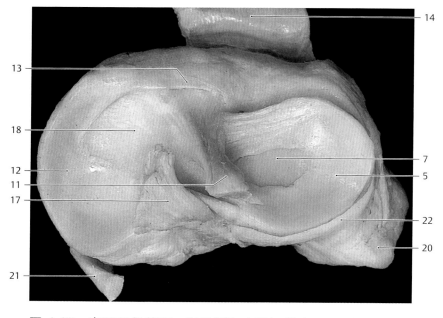

图 4.45　**右胫骨关节面、半月板和交叉韧带（上面观）。** 上方为胫骨前缘

1　股骨	13　膝横韧带
2　关节囊及髌上囊	14　髌韧带
3　髌面	15　缝匠肌、半腱肌与股薄肌的总腱
4　股骨外侧髁	
5　膝关节外侧半月板	16　胫骨
6　腓侧副韧带	17　后交叉韧带
7　胫骨外侧髁（上关节面）	18　胫骨内侧髁（上关节面）
8　腓骨	19　板股后韧带
9　股骨内侧髁	20　腓骨头
10　胫侧副韧带	21　半膜肌肌腱
11　前交叉韧带	22　膝关节囊后方附着点
12　膝关节内侧半月板	23　股骨外上髁

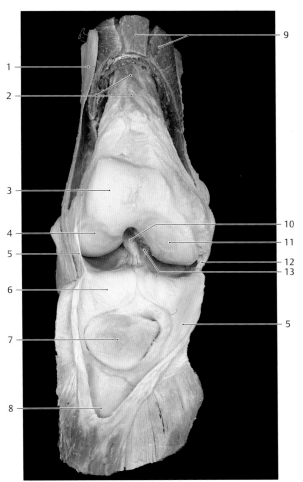

图 4.46　右膝关节，打开（前面观）。翻开
髌韧带及髌骨

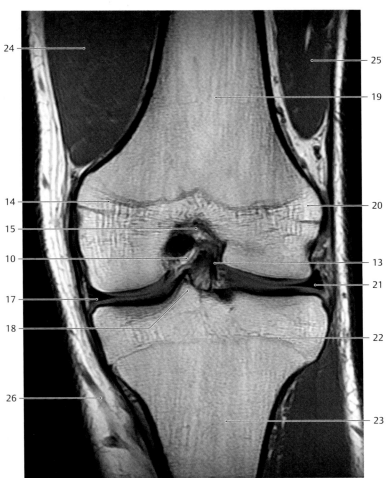

图 4.47　膝关节的冠状断面（MRI 扫描）（Heuck A, et al.
MRT-Atlas des muskuloskelettalen Systems. Stuttgart, Germany:
Schattauer, 2009.）

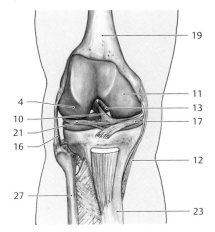

图 4.48　右膝关
节韧带（前面观）

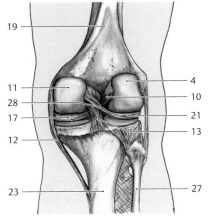

图 4.49　右膝关
节韧带（后面观）

1 髂胫束	8 髌上囊	15 股骨髁间窝	22 胫骨髁线
2 膝关节肌	9 股四头肌	16 腓侧副韧带	23 胫骨
3 髌面	10 前交叉韧带	17 内侧半月板	24 股内侧肌
4 股骨外侧髁	11 股骨内侧髁	18 髁间内侧结节	25 股外侧肌
5 关节囊	12 胫侧副韧带	19 股骨	26 大隐静脉
6 髌下脂肪垫	13 后交叉韧带	20 股骨外上髁	27 腓骨
7 髌骨（关节面）	14 股骨内上髁	21 外侧半月板	28 板股后韧带

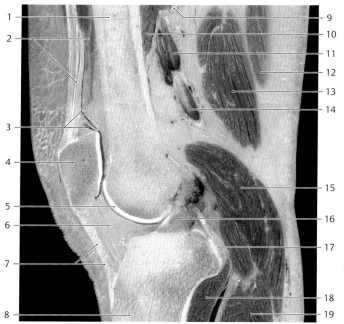

图 4.50 膝关节的矢状断面（外侧面观）。左侧为前面

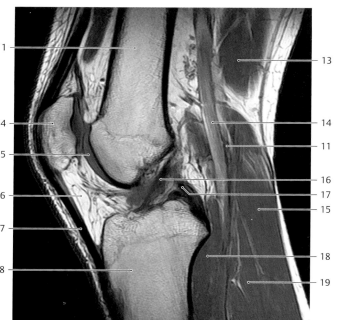

图 4.51 膝关节的矢状断面（MRI 扫描）（Heuck A, et al. MRT-Atlas des muskuloskelettalen Systems. Stuttgart, Germany: Schattauer, 2009. ）

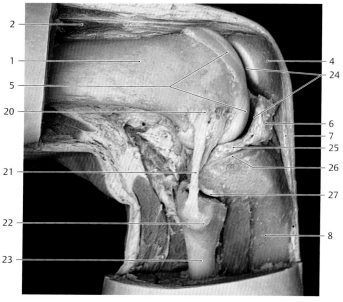

图 4.52 右膝关节与胫腓关节及韧带（外侧面观）。注意外侧半月板的位置

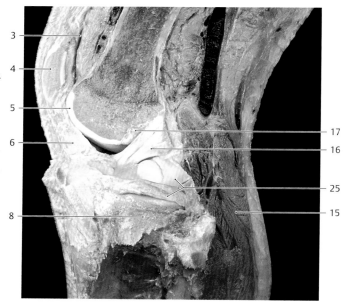

图 4.53 左膝关节及前交叉韧带（外侧面观）

1 股骨	8 胫骨	15 腓肠肌	22 腓骨头
2 股四头肌	9 胫神经	16 前交叉韧带	23 腓骨
3 髌上囊与关节腔	10 大收肌	17 后交叉韧带	24 膝关节腔
4 髌骨	11 腘静脉	18 腘肌	25 膝关节外侧半月板
5 股骨关节软骨	12 半腱肌	19 比目鱼肌	26 胫骨外侧髁
6 髌下脂肪垫	13 半膜肌	20 股骨外上髁	27 胫腓关节
7 髌韧带	14 腘动脉	21 腓侧副韧带	

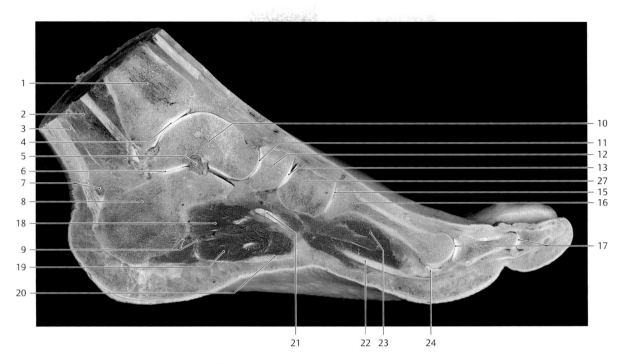

图 4.54 第 1 趾骨水平的足矢状断面

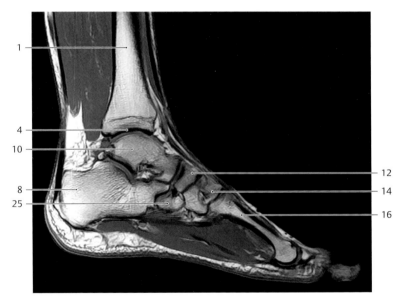

图 4.55 足和小腿的矢状断面（MRI 扫描）（Heuck A, et al. MRT-Atlas des muskuloskelettalen Systems. Stuttgart, Germany: Schattauer, 2009.）

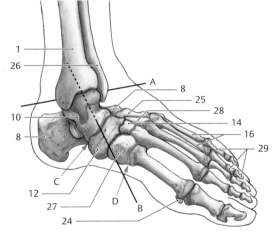

图 4.56 左足骨。蓝色表示关节。红线 = 关节轴

A = 距小腿关节
B = 距跟舟关节
C = 跗横关节（Chopart 关节线）
D = 跗跖关节（Lisfranc 关节线）

1 胫骨	9 足的血管和神经	17 跖趾关节和趾间关节	25 骰骨
2 小腿深层屈肌	10 距骨	18 足底方肌及屈肌腱	26 腓骨
3 小腿浅层屈肌	11 距跟舟关节	19 趾短屈肌	27 内侧楔骨
4 踝关节	12 足舟骨	20 足底腱膜	28 外侧楔骨
5 距跟骨间韧带	13 楔舟关节	21 胫骨后肌腱	29 趾骨
6 距下关节	14 中间楔骨	22 𧿹长屈肌腱	
7 跟腱和跟腱囊	15 第 1 跗趾关节	23 𧿹短屈肌	
8 跟骨	16 跖骨	24 籽骨	

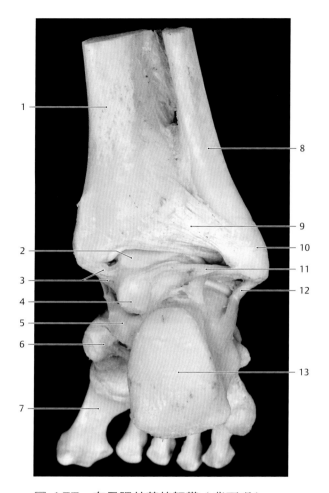

图 4.57 右足踝关节的韧带（背面观）

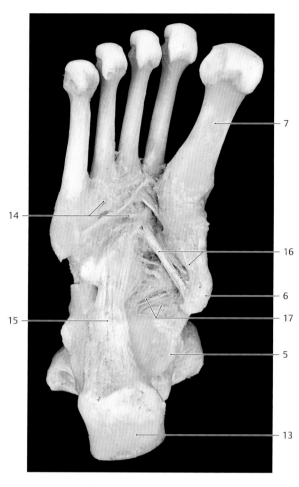

图 4.58 右足深层韧带（跖面观）。趾骨切除

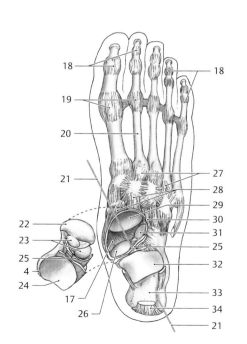

图 4.59 足的韧带。距跟舟关节的俯视图。旋转距骨以显示其关节面

1 胫骨
2 距骨滑车
3 踝关节内侧韧带或三角韧带（胫距后部）
4 距骨
5 载距突
6 足舟骨
7 第 1 跖骨
8 腓骨
9 胫腓后韧带
10 外踝
11 距腓后韧带
12 跟腓韧带
13 跟骨结节
14 跗跖足底韧带
15 足底长韧带
16 楔舟足底韧带
17 跟舟足底韧带

18 趾间关节的关节囊
19 跖趾关节的关节囊
20 第 2 跖骨
21 足的内外翻轴
22 距骨的舟骨关节面
23 距骨的前跟关节面和中跟关节面
24 距骨的后跟关节面
25 距跟骨间韧带
26 跟骨的中距关节面
27 跗跖背侧韧带
28 距舟韧带
29 舟骨关节面
30 分歧韧带
31 跟骨的前距关节面
32 跟骨的后距关节面
33 跟骨
34 跟腱和跟腱囊

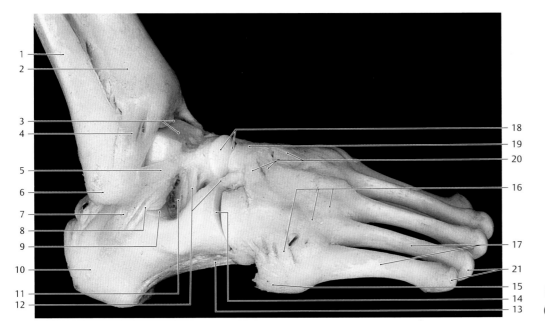

图 4.60　右足的韧带
（外侧面观）

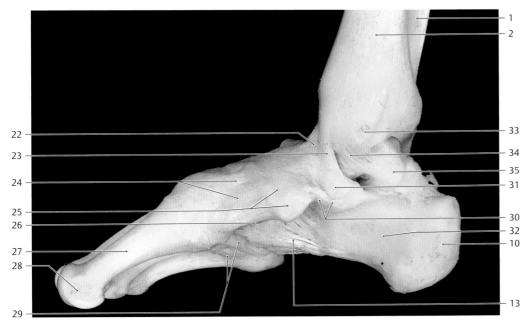

图 4.61　右足的韧带
（内侧面观）

1 腓骨	11 距跟骨间韧带	21 跖骨头	29 跗跖足底韧带
2 胫骨	12 分歧韧带	22 踝关节内侧韧带或三	30 跟舟足底韧带
3 距骨滑车和踝关节	13 足底长韧带	角韧带（胫舟部）	31 载距突
4 胫腓前韧带	14 跟骰关节	23 踝关节内侧韧带或三	32 跟骨
5 距腓前韧带	15 第 5 跖骨粗隆	角韧带（胫跟部）	33 内踝
6 外踝	16 跗跖背侧韧带	24 楔舟背侧韧带	34 踝关节内侧韧带或三
7 跟腓韧带	17 跖骨	25 足舟骨	角韧带（胫距后部）
8 距跟外侧韧带	18 距骨头和距跟舟关节	26 楔舟足底韧带	35 距骨
9 距下关节	19 足舟骨	27 第 1 跖骨	
10 跟骨结节	20 楔舟背侧韧带	28 第 1 跖骨头	

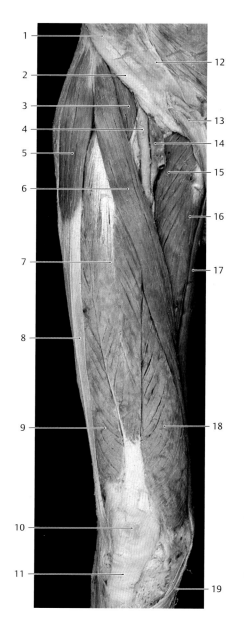

图 4.62　大腿伸肌和内收肌
（右侧，前面观）

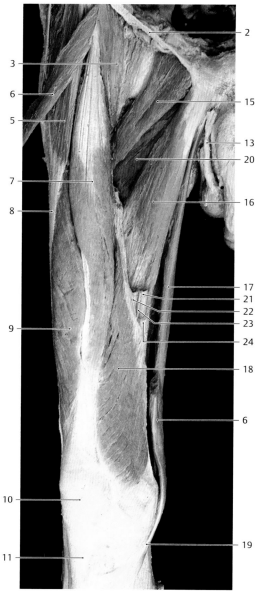

图 4.63　股四头肌和大腿内收肌浅
层（右侧，前面观）。缝匠肌已离断

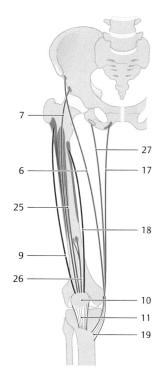

图 4.64　大腿伸肌的走行
以及以总腱止于胫骨的肌
（前面观）

1　髂前上棘	11　髌韧带	20　短收肌
2　腹股沟韧带	12　腹外斜肌腱膜	21　股动脉 ⎫
3　髂腰肌	13　精索	22　股静脉 ⎬ 进入收肌管
4　股动脉	14　股静脉	23　隐神经 ⎭
5　阔筋膜张肌	15　耻骨肌	24　大收肌腱板
6　缝匠肌	16　长收肌	25　股中间肌
7　股直肌	17　股薄肌	26　膝关节肌
8　髂胫束	18　股内侧肌	27　半腱肌
9　股外侧肌	19　缝匠肌、股薄肌和半腱肌的总腱	
10　髌骨	（鹅足）	

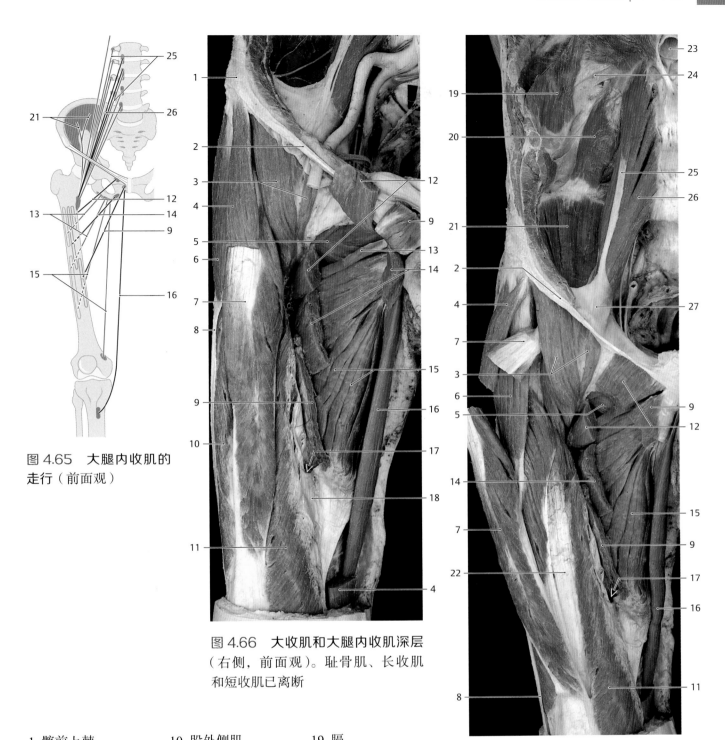

图 4.65 大腿内收肌的走行（前面观）

图 4.66 大收肌和大腿内收肌深层（右侧，前面观）。耻骨肌、长收肌和短收肌已离断

图 4.67 髂腰肌和大腿内收肌最深层（右侧，前面观）。耻骨肌、长收肌和短收肌已离断。注意：髂肌、腰小肌和腰大肌共同构成髂腰肌

1 髂前上棘	10 股外侧肌	19 膈
2 腹股沟韧带	11 股内侧肌	20 腰方肌
3 髂腰肌	12 耻骨肌（离断）	21 髂肌
4 缝匠肌	13 小收肌	22 股中间肌
5 闭孔外肌	14 短收肌（切断）	23 主动脉裂孔
6 阔筋膜张肌	15 大收肌	24 第 12 肋
7 股直肌	16 股薄肌	25 腰小肌
8 髂胫束	17 收肌管	26 腰大肌
9 长收肌（离断）	18 大收肌腱板	27 髂耻弓

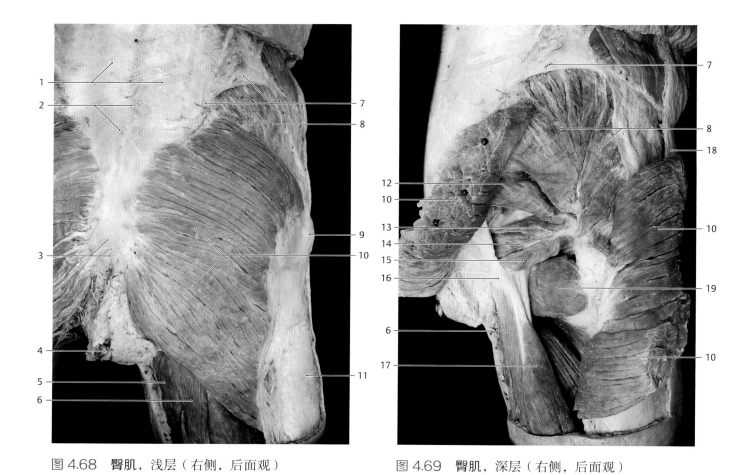

图 4.68　臀肌，浅层（右侧，后面观）

图 4.69　臀肌，深层（右侧，后面观）

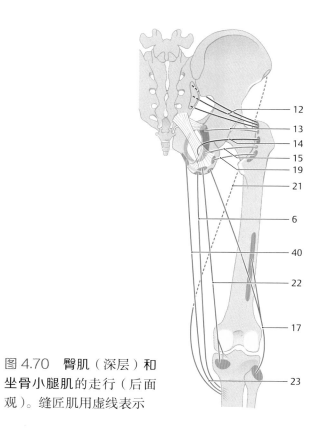

图 4.70　臀肌（深层）和
坐骨小腿肌的走行（后面
观）。缝匠肌用虚线表示

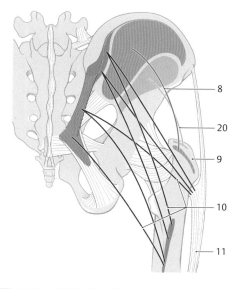

图 4.71　臀肌的走行（后面观）

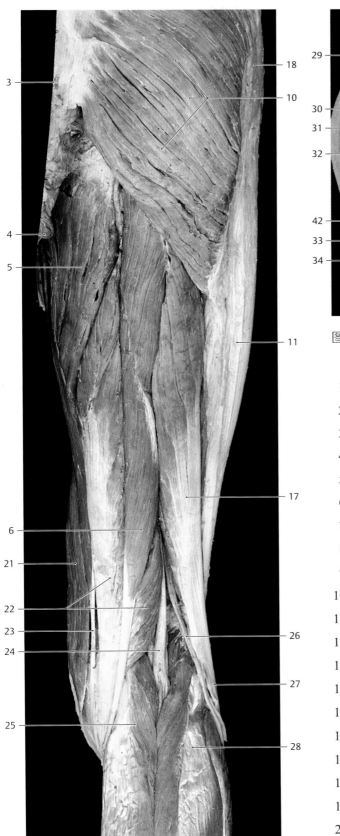

图 4.72　大腿屈肌，浅层（右侧，后面观）

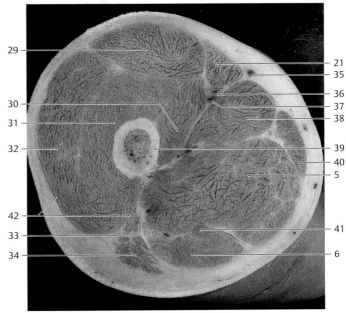

图 4.73　右大腿横断面（下面观）。上方为身体前面

1 胸腰筋膜	23 股薄肌肌腱
2 腰椎棘突	24 胫神经
3 尾骨	25 腓肠肌内侧头
4 肛门	26 腓总神经
5 大收肌	27 股二头肌肌腱
6 半腱肌	28 腓肠肌外侧头
7 髂嵴	29 股直肌
8 臀中肌	30 股内侧肌
9 大转子	31 股中间肌
10 臀大肌	32 股外侧肌
11 髂胫束	33 坐骨神经
12 梨状肌	34 臀大肌（止点）
13 上孖肌	35 大隐静脉
14 闭孔内肌	36 股动脉
15 下孖肌	37 股静脉
16 坐骨结节	38 长收肌
17 股二头肌	39 股骨
18 阔筋膜张肌	40 股薄肌
19 股方肌	41 半腱肌和半膜肌之间
20 臀小肌	的隔膜
21 缝匠肌	42 股外侧肌间隔
22 半膜肌	

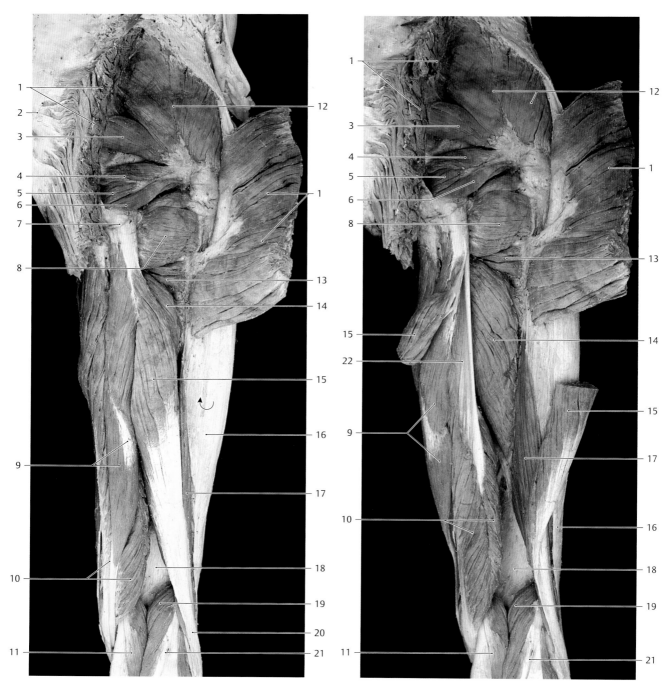

图 4.74 **大腿屈肌**（右侧，后面观）。切断并翻开臀大肌。箭头 = 肌间隔入口

图 4.75 **大腿屈肌**（右侧，后面观）。离断臀大肌和股二头肌长头并移位

1 臀大肌（离断）

2 尾骨的位置

3 梨状肌

4 上孖肌

5 闭孔内肌

6 下孖肌

7 坐骨结节

8 股方肌

9 半腱肌及中间腱

10 半膜肌

11 腓肠肌内侧头

12 臀中肌

13 小收肌

14 大收肌

15 股二头肌长头

16 髂胫束

17 股二头肌短头

18 股骨腘面

19 跖肌

20 股二头肌肌腱

21 腓肠肌外侧头

22 半膜肌肌腱

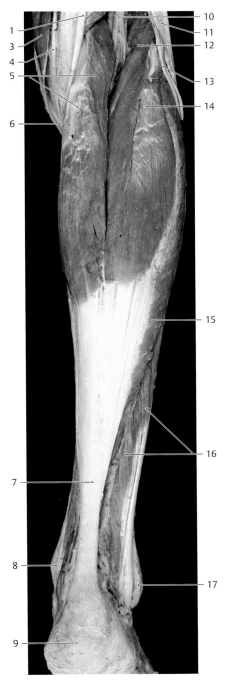

图 4.76　小腿屈肌（右侧，后面观）

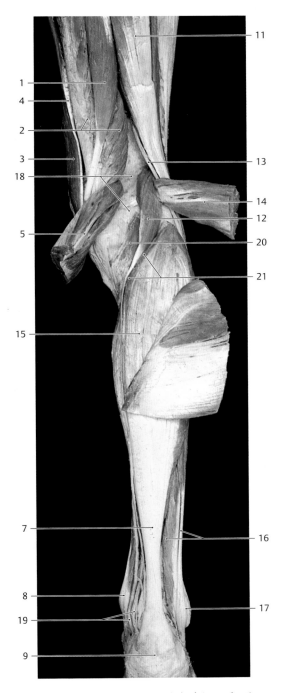

图 4.77　小腿屈肌（右侧，后面观）。切断并翻开腓肠肌的两个头

图 4.78　小腿屈肌的走行（后面观）

1 半腱肌	9 跟骨结节	17 外踝
2 半膜肌	10 胫神经	18 腘窝
3 缝匠肌	11 股二头肌	19 胫神经和胫后动脉
4 股薄肌肌腱	12 跖肌	20 腘肌
5 腓肠肌内侧头	13 腓总神经	21 比目鱼肌腱弓
6 股薄肌、缝匠肌和半腱肌的总腱（鹅足）	14 腓肠肌外侧头	22 股骨
7 跟腱	15 比目鱼肌	23 腓骨
8 内踝	16 腓骨长肌和腓骨短肌	24 胫骨

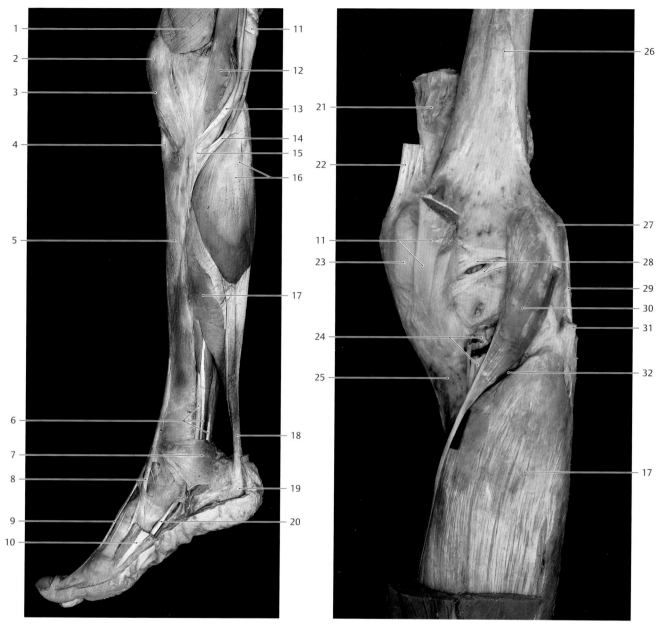

图 4.79　小腿肌和足肌（右侧，内侧面观）

图 4.80　腘区及跖肌和比目鱼肌（右侧，后面观）。注意半膜肌肌腱的止点

1 股内侧肌	8 胫骨前肌腱	16 腓肠肌内侧头	25 胫骨
2 髌骨	9 姆长伸肌腱	17 比目鱼肌	26 股骨
3 髌韧带	10 姆展肌	18 跟腱	27 股骨外上髁
4 胫骨粗隆	11 半膜肌肌腱	19 跟骨肌	28 腘斜韧带
5 胫骨	12 缝匠肌	20 姆长屈肌腱	29 外侧（腓侧）副韧带
6 深层屈肌腱（由前向后：胫骨后肌、趾长屈肌、姆长屈肌）	13 股薄肌肌腱	21 股四头肌（离断）	30 跖肌
	14 半腱肌肌腱	22 大收肌腱（离断）	31 股二头肌肌腱（离断）
	15 股薄肌、半腱肌和缝匠肌的总腱（鹅足）	23 股骨内侧髁	32 比目鱼肌腱弓
7 屈肌支持带		24 腘动脉、腘静脉和胫神经	

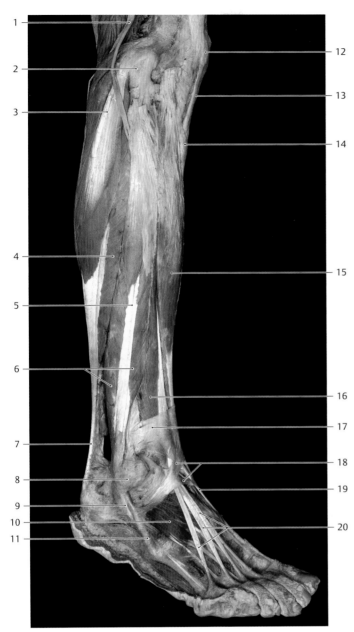

图 4.81 小腿肌和足肌（右侧，外侧面观）

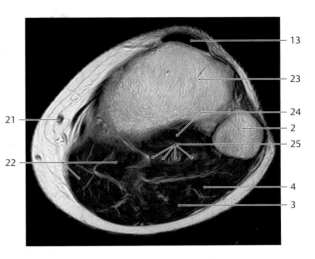

图 4.82 右小腿膝关节远端的横断面（MRI 扫描；对应图 4.83）（Heuck A, et al. MRT-Atlas des muskuloskelettalen Systems. Stuttgart, Germany: Schattauer, 2009.）

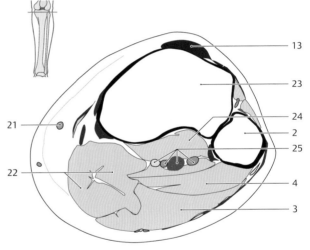

图 4.83 右小腿膝关节远端的横断面（图 4.82 的示意图）（Heuck A, et al. MRT-Atlas des muskuloskelettalen Systems. Stuttgart, Germany: Schattauer, 2009.）

1 腓总神经
2 腓骨头
3 腓肠肌外侧头
4 比目鱼肌
5 腓骨长肌
6 腓骨短肌
7 跟腱
8 外踝肌
9 腓骨长肌腱

10 趾短伸肌
11 腓骨短肌腱
12 髌骨
13 髌韧带
14 胫骨粗隆
15 胫骨前肌
16 趾长伸肌
17 伸肌上支持带
18 伸肌下支持带

19 踇长伸肌腱
20 趾长伸肌腱
21 大隐静脉
22 腓肠肌内侧头
23 胫骨
24 腘肌
25 胫神经、腘动脉和腘静脉

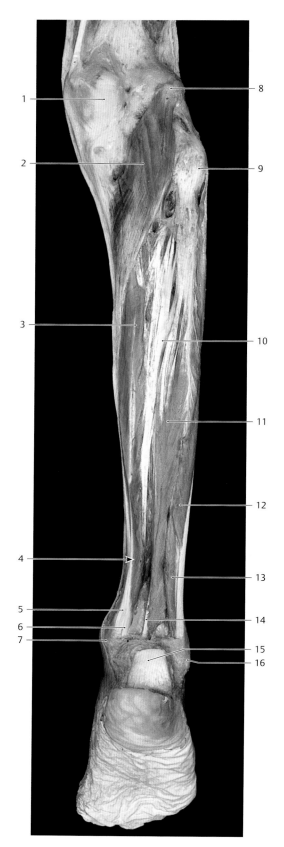

1　股骨内侧髁
2　腘肌
3　趾长屈肌
4　小腿肌腱的交叉处
5　胫骨后肌腱
6　趾长屈肌腱
7　内踝
8　股骨外侧髁
9　腓骨头
10　胫骨后肌
11　跚长屈肌
12　腓骨长肌
13　腓骨短肌
14　跚长屈肌腱
15　跟腱（离断）
16　外踝

图 4.84　小腿深层屈肌和足（右侧，后面观）

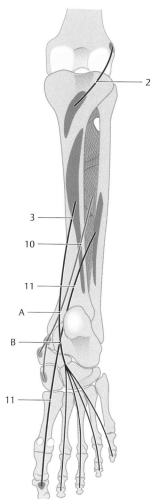

A = 小腿肌腱的交叉处
B = 足底肌腱的交叉处

图 4.85　小腿深层屈肌的走行（后面观）

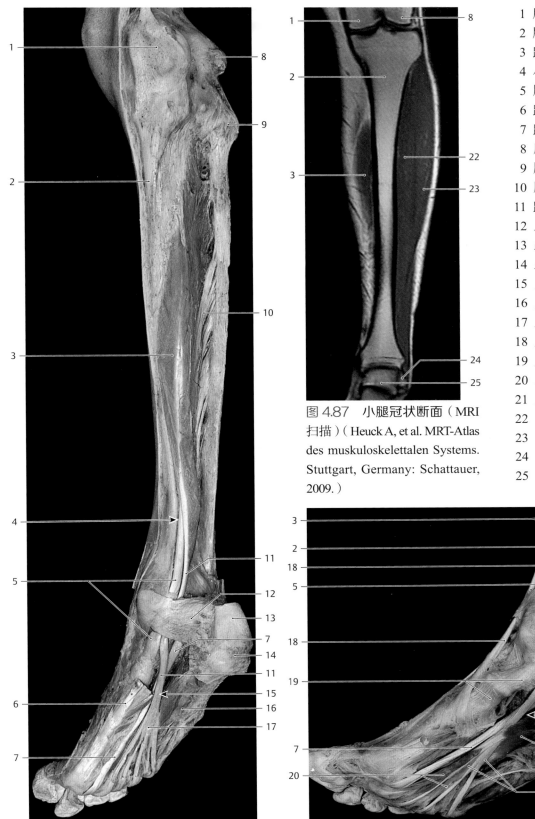

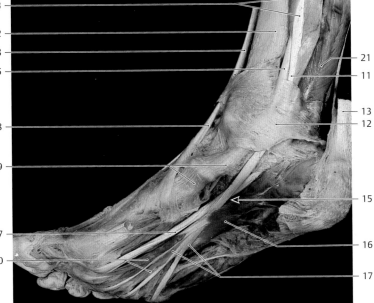

1　股骨内侧髁
2　胫骨
3　趾长屈肌
4　小腿的肌腱交叉处
5　胫骨后肌腱
6　踇展肌
7　踇长屈肌腱
8　股骨外侧髁
9　腓骨头
10　胫骨后肌
11　趾长屈肌腱
12　屈肌支持带
13　跟腱
14　跟骨结节
15　足底的肌腱交叉点
16　足底方肌
17　趾长屈肌腱
18　胫骨前肌腱
19　胫骨后肌的止点区域
20　蚓状肌
21　踇长屈肌
22　胫骨前肌
23　踇长伸肌
24　腓骨外踝
25　距骨滑车

图 4.87　小腿冠状断面（MRI 扫描）（Heuck A, et al. MRT-Atlas des muskuloskelettalen Systems. Stuttgart, Germany: Schattauer, 2009.）

图 4.86　小腿和足的深层屈肌（右侧，斜内侧后面观）。切除趾短屈肌和踇长屈肌

图 4.88　右足足底及长屈肌肌腱（斜内侧下面观）

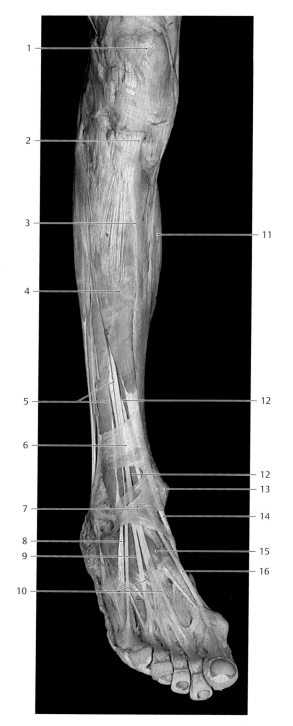

图 4.89 小腿和足的伸肌（右侧，斜外侧前面观）

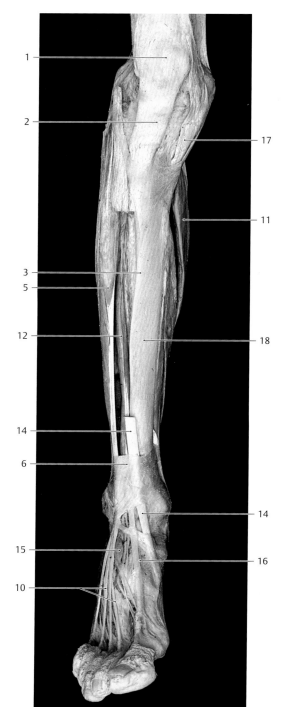

图 4.90 小腿和足的伸肌（右侧，前面观）。切除部分胫骨前肌

1 髌骨	6 伸肌上支持带	11 比目鱼肌	16 踇长伸肌腱
2 髌韧带	7 伸肌下支持带	12 踇长伸肌	17 股薄肌、半腱肌和缝
3 胫骨前缘	8 第 3 腓骨肌腱	13 内踝	匠肌的总腱（鹅足）
4 胫骨前肌	9 趾短伸肌	14 胫骨前肌腱	18 胫骨
5 趾长伸肌	10 趾长伸肌腱	15 踇短伸肌	

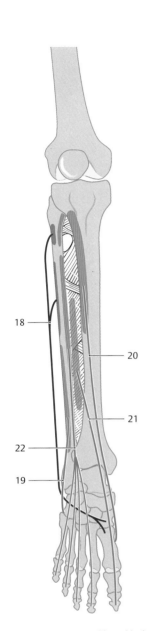

图 4.91　小腿伸肌的走行（前面观）

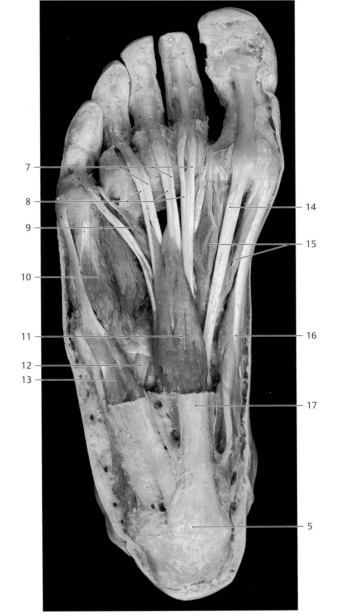

图 4.92　足底肌，浅层。已切除足底腱膜和浅层肌的筋膜

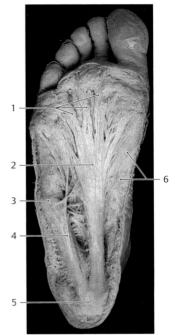

图 4.93　足底及足底腱膜

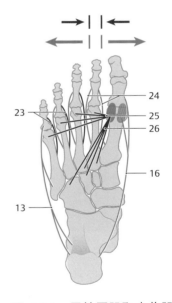

图 4.94　足外展肌和内收肌的走行（跖面观）。红色箭头 = 外展；蓝色箭头 = 内收

1　足底腱膜纵束
2　足底腱膜
3　第 5 跖骨粗隆的位置
4　第 5 足趾肌及筋膜
5　跟骨结节
6　跨趾肌及筋膜
7　趾长屈肌腱
8　趾短屈肌腱
9　蚓状肌
10　小趾短屈肌

11　趾短屈肌
12　腓骨长肌腱
13　小趾展肌
14　跨长屈肌腱
15　跨短屈肌
16　跨展肌
17　足底腱膜（切断）
18　腓骨长肌
19　腓骨短肌
20　胫骨前肌

21　跨长伸肌
22　趾长伸肌
23　骨间足底肌（蓝色）
24　骨间背侧肌（红色）
25　跨收肌横头（蓝色）
26　跨收肌斜头（蓝色）

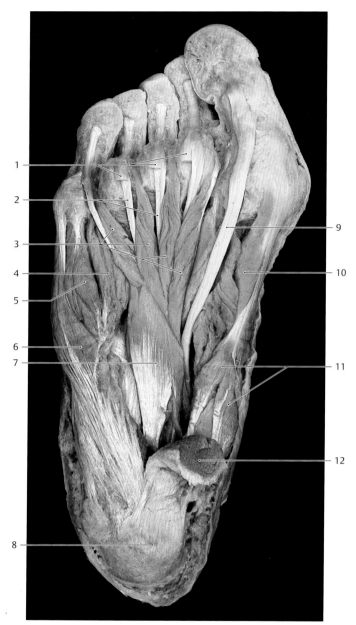

图 4.95　足底肌，中层。趾短屈肌已离断

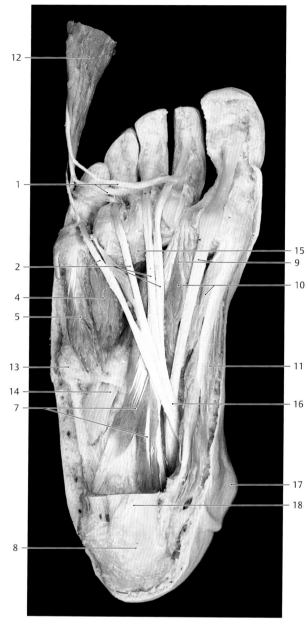

图 4.96　足底肌，中层。显示了屈肌肌腱和肌腱交叉处。趾短屈肌已离断并翻开

1 趾短屈肌腱	7 足底方肌	13 第 5 跖骨粗隆
2 趾长屈肌腱	8 跟骨结节	14 腓骨长肌腱
3 蚓状肌	9 蹬长屈肌腱	15 蹬收肌横头
4 骨间肌	10 蹬短屈肌	16 足底肌腱的交叉处
5 小趾短屈肌	11 蹬展肌	17 内踝
6 小趾展肌	12 趾短屈肌（离断）	18 足底腱膜（离断）

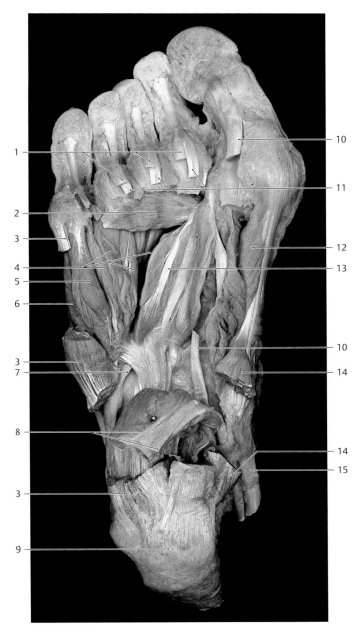

图 4.97　足底肌，深层。切除趾短屈肌，离断足底
方肌、蹈展肌和小趾展肌

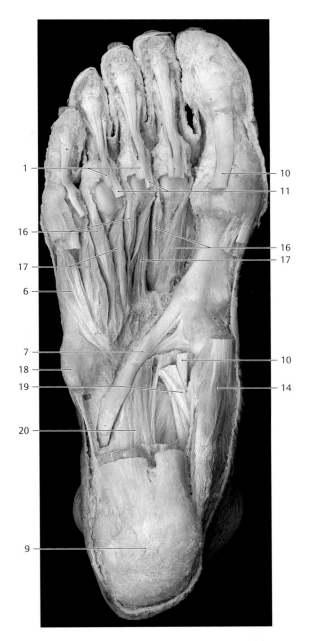

图 4.98　足底肌，最深层。显示了骨间
肌和腓骨长肌腱管

1　趾短屈肌腱

2　蹈收肌横头

3　小趾展肌

4　骨间肌

5　小趾短屈肌

6　小趾对跖肌

7　腓骨长肌腱

8　足底方肌及趾长屈肌腱

9　跟骨结节

10　蹈长屈肌腱（离断）

11　趾长屈肌腱

12　蹈短屈肌

13　蹈收肌斜头

14　蹈展肌（切断）

15　胫骨后肌腱

16　骨间背侧肌

17　骨间足底肌

18　第 5 跖骨粗隆

19　趾长屈肌腱（足底肌腱交叉点）

20　足底长韧带

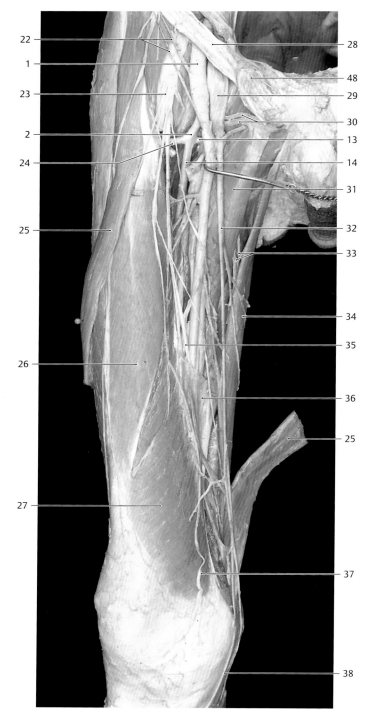

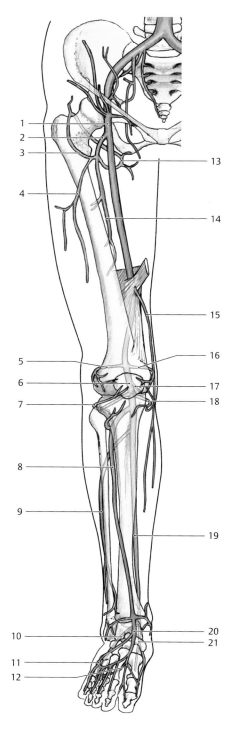

图 4.99　大腿主要动脉和神经（右侧，前面观）。
缝匠肌已离断并翻开。切除部分股静脉以显示股深
动脉。注意：血管进入收肌管抵达腘窝

图 4.100　下肢主要动脉（前面观）

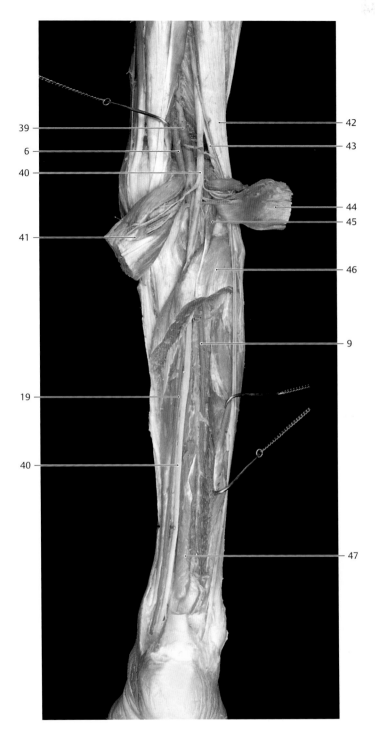

图 4.101　小腿的动脉（右侧，后面观）

1　股动脉	25　缝匠肌（切断并翻开）
2　股深动脉	26　股直肌
3　旋股外侧动脉升支	27　股内侧肌
4　旋股外侧动脉降支	28　腹股沟韧带
5　膝上外侧动脉	29　股静脉
6　腘动脉	30　阴部外动脉和阴部外
7　膝下外侧动脉	静脉
8　胫前动脉	31　长收肌
9　腓动脉	32　大隐静脉
10　足底外侧动脉	33　闭孔动脉与闭孔神经
11　弓状动脉及跖背动脉	34　股薄肌
12　足底弓及跖底动脉	35　隐神经
13　旋股内侧动脉	36　大收肌腱板
14　股深动脉及穿动脉	37　股神经前皮支
15　膝降动脉	38　隐神经髌下支
16　膝上内侧动脉	39　腘静脉
17　膝中动脉	40　胫神经
18　膝下内侧动脉	41　腓肠肌内侧头
19　胫后动脉	42　股二头肌
20　足背动脉	43　腓总神经
21　足底内侧动脉	44　腓肠肌外侧头
22　旋髂浅动脉和旋髂深	45　跖肌
动脉	46　比目鱼肌
23　股神经	47　踇长屈肌
24　旋股外侧动脉	48　精索

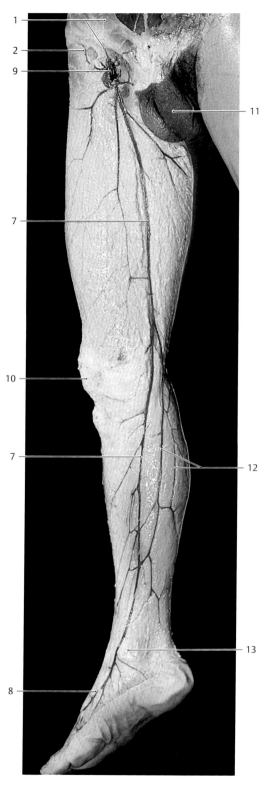

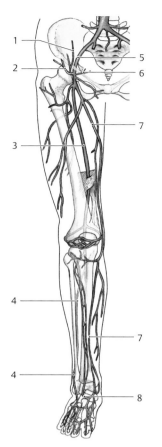

图 4.103　下肢主要静脉
（前面观）

图 4.102　下肢浅静脉（右侧，前内
侧面观）。静脉注射了红色溶液

图 4.104　右足内踝区。胫神经、胫
后血管及大隐静脉的解剖。静脉注射
了蓝色树脂

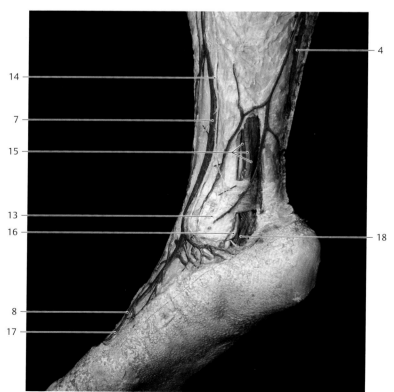

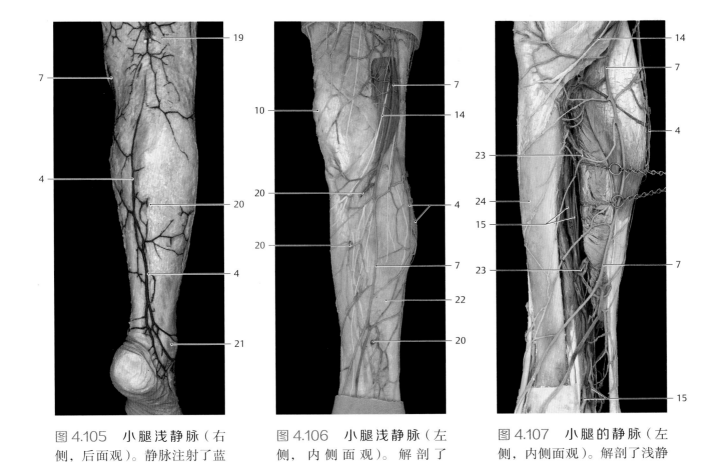

图 4.105　小腿浅静脉（右侧，后面观）。静脉注射了蓝色树脂

图 4.106　小腿浅静脉（左侧，内侧面观）。解剖了 Cockett 静脉

图 4.107　小腿的静脉（左侧，内侧面观）。解剖了浅静脉与深静脉的吻合

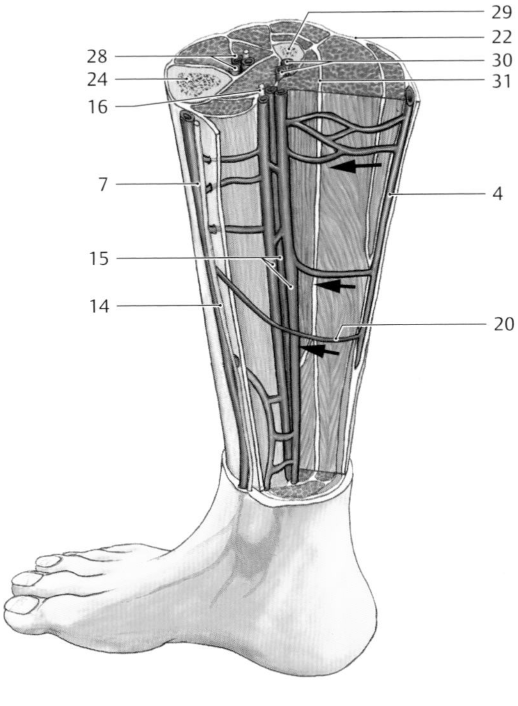

图 4.108　小腿浅静脉与深静脉的吻合。箭头 = 血流方向

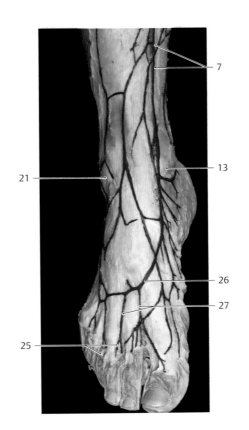

图 4.109　右足背浅静脉。静脉注射了蓝色树脂

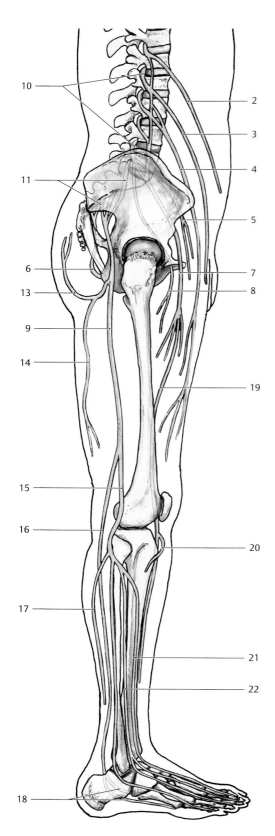

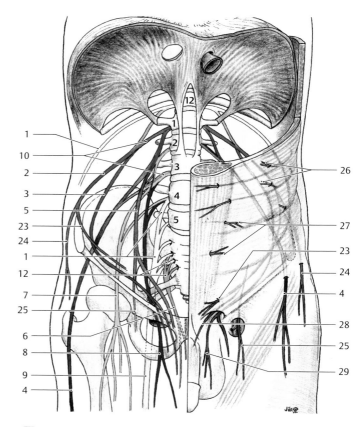

1 肋下神经	16 胫神经
2 髂腹下神经	17 腓肠外侧皮神经
3 髂腹股沟神经	18 足底内侧神经和足底外侧
4 股外侧皮神经	神经
5 生殖股神经	19 隐神经
6 阴部神经	20 隐神经髌下支
7 股神经	21 腓深神经
8 闭孔神经	22 腓浅神经
9 坐骨神经	23 髂腹下神经前皮支
10 腰丛（L1~L4）	24 髂腹下神经外侧皮支
11 骶丛（L4~S4）	25 生殖股神经股支
12 "阴部" 丛（S2~S4）	26 肋间神经外侧皮支
13 臀下神经	27 肋间神经前皮支
14 股后皮神经	28 生殖股神经生殖支
15 腓总神经	29 阴囊前神经

腰骶丛（针对10、11、12）

图 4.110　下肢神经（外侧面观）

图 4.111　腰骶丛的主要分支（前面观）

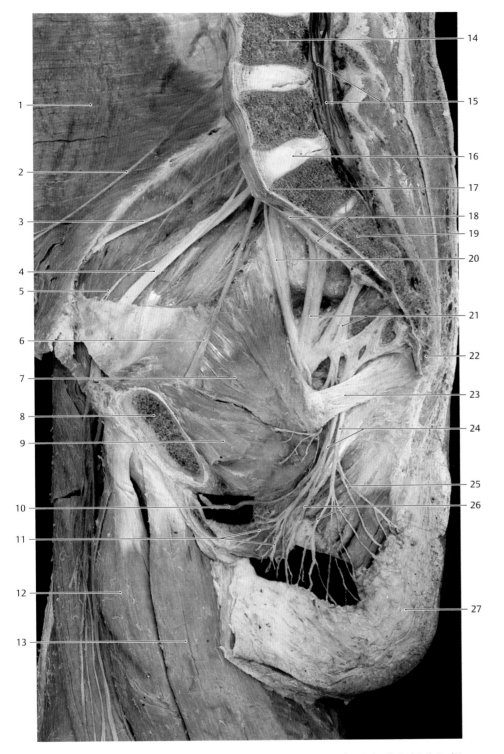

1 腹横肌
2 髂腹下神经
3 髂腹股沟神经
4 股神经
5 股外侧皮神经
6 闭孔神经
7 闭孔内肌
8 耻骨（切缘）
9 肛提肌（残余部分）
10 阴茎背神经
11 阴部神经的阴囊后神经
12 长收肌
13 股薄肌
14 第 4 腰椎椎体
15 马尾
16 椎间盘
17 骶骨岬
18 交感干
19 骶骨
20 腰骶干
21 骶丛
22 尾骨
23 骶棘韧带
24 阴部神经
25 肛神经
26 阴部神经的会阴神经
27 臀区皮下脂肪组织

图 4.112　原位腰骶丛（右侧，内侧面观）。盆腔器官及腹膜和部分肛提肌已切除

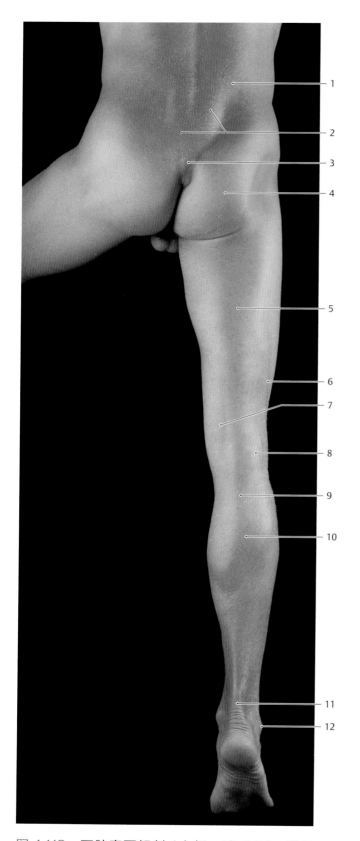

图 4.113 下肢表面解剖（右侧，后面观）。臀肌收缩

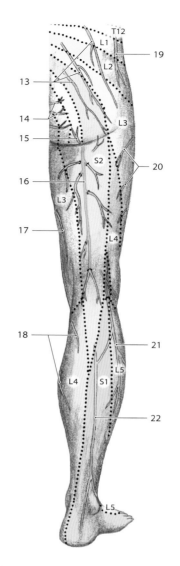

图 4.114 下肢皮神经（后面观）。
虚线 = 皮节的界限

1 髂嵴	12 外踝
2 骶骨	13 臀上皮神经
3 尾骨	14 臀中皮神经
4 臀大肌	15 臀下皮神经
5 坐骨小腿肌	16 股后皮神经
6 髂胫束	17 闭孔神经
7 半膜肌肌腱	18 隐神经
8 股二头肌肌腱	19 髂腹下神经
9 腘窝	20 股外侧皮神经
10 小腿三头肌	21 腓总神经
11 跟腱	22 腓肠神经

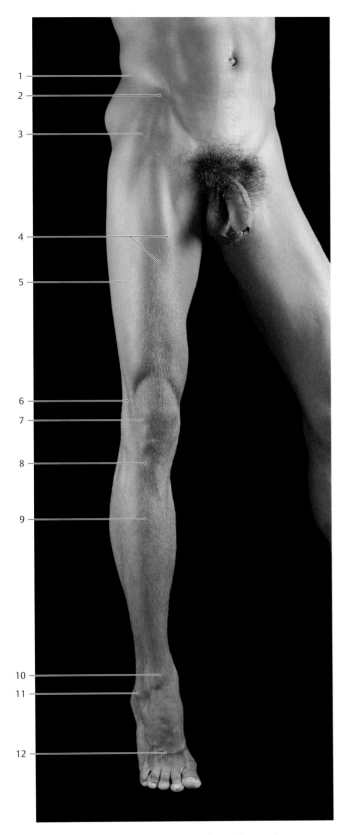

图 4.115 下肢表面解剖（右侧，前面观）

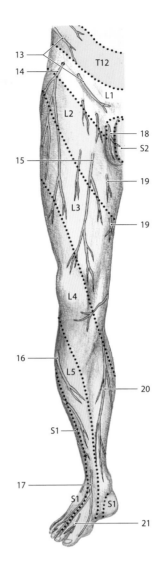

图 4.116 下肢皮神经（前面观）。
虚线 = 皮节的界限

1 髂嵴	12 足背静脉弓
2 髂前上棘	13 髂腹下神经
3 阔筋膜张肌	14 股外侧皮神经
4 股四头肌	15 股神经
5 髂胫束	16 腓总神经
6 股二头肌肌腱	17 腓浅神经
7 髌骨	18 髂腹股沟神经
8 髌韧带	19 闭孔神经
9 胫骨	20 隐神经
10 胫骨前肌腱	21 腓深神经
11 外踝	

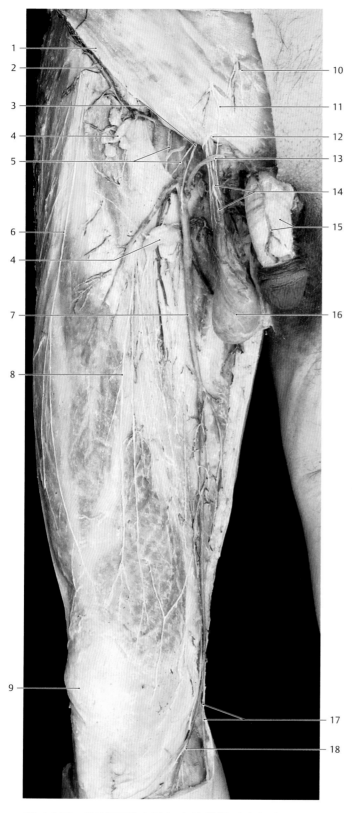

图 4.117 股前区的皮神经和浅静脉（右侧）

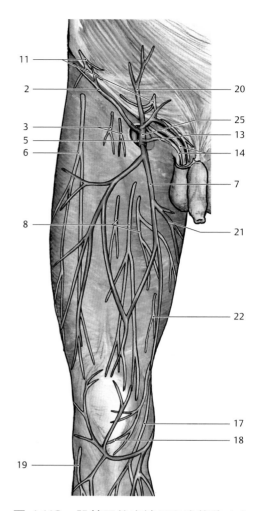

图 4.118 股前区的皮神经和浅静脉（右侧；对应图 4.117 的解剖）

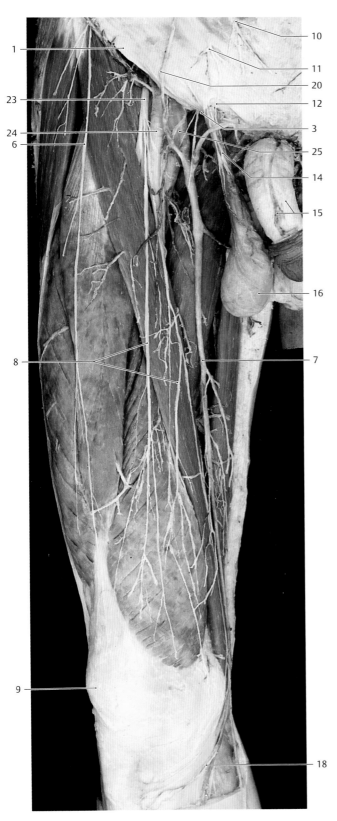

图 4.119 股前区的皮神经和浅静脉（右侧）。
切除阔筋膜与大腿肌的筋膜

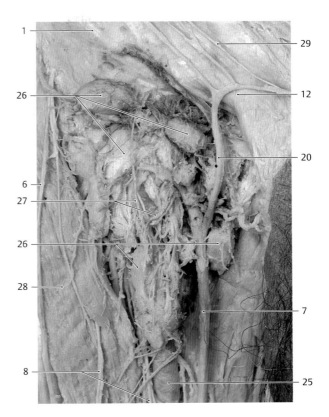

图 4.120 腹股沟淋巴结及淋巴管（前面观）

1 腹股沟韧带	15 阴茎及阴茎背浅静脉
2 旋髂浅静脉	16 睾丸及其被膜
3 生殖股神经股支	17 隐神经
4 腹股沟浅淋巴结	18 隐神经髌下支
5 隐静脉裂孔及股动脉	19 腓肠外侧皮神经
和股静脉	20 腹壁浅静脉
6 股外侧皮神经	21 副隐静脉
7 大隐静脉	22 闭孔神经皮支
8 股神经前皮支	23 股神经
9 髌骨	24 股动脉
10 肋下神经终末支	25 股静脉
11 髂腹下神经终末支	26 腹股沟浅淋巴结和腹
12 腹股沟管浅环	股沟下淋巴结（肿大）
13 阴部外静脉	27 淋巴管
14 精索及生殖股神经生	28 缝匠肌
殖支	29 髂腹下神经

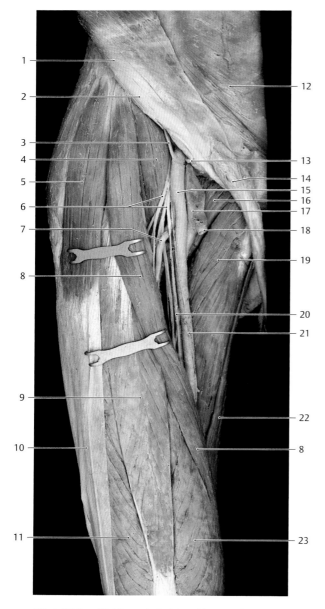

图 4.121 股前区（右侧，前面观）。切除阔筋膜，缝匠肌稍微外翻

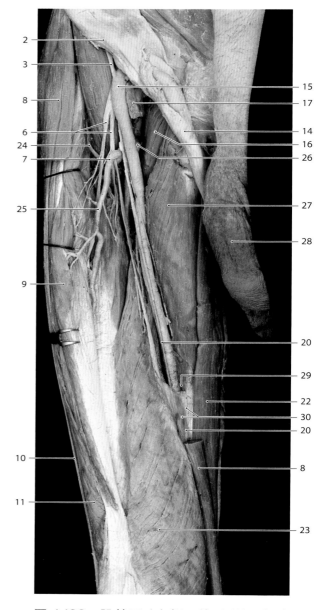

图 4.122 股前区（右侧，前面观）。切除阔筋膜，离断缝匠肌

1 髂前上棘

2 腹股沟韧带

3 旋髂深动脉

4 髂腰肌

5 阔筋膜张肌

6 股神经

7 旋股外侧动脉

8 缝匠肌

9 股直肌

10 髂胫束

11 股外侧肌

12 腹直肌前鞘

13 腹壁下动脉

14 精索

15 股动脉

16 耻骨肌

17 股静脉

18 大隐静脉（离断）

19 长收肌

20 隐神经

21 股神经肌支

22 股薄肌

23 股内侧肌

24 旋股外侧动脉升支

25 旋股外侧动脉降支

26 旋股内侧动脉

27 长收肌

28 阴茎

29 收肌管入口

30 缝匠肌下方的大收肌腱板

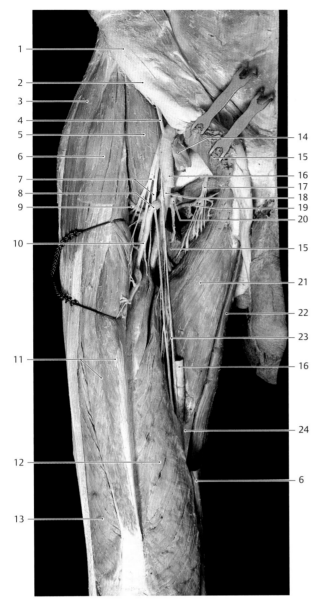

图 4.123 股前区（右侧，前面观）。切除阔筋膜。切断缝匠肌、耻骨肌和股动脉以显示股深动脉及其分支。股直肌轻微外翻

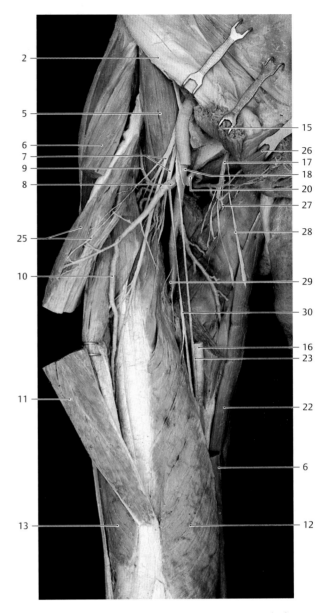

图 4.124 股前区（右侧，前面观）。离断缝匠肌、耻骨肌、长收肌和股直肌并翻开。切除大部分股动脉

1 髂前上棘	11 股直肌
2 腹股沟韧带	12 股内侧肌
3 阔筋膜张肌	13 股外侧肌
4 旋髂深动脉	14 股静脉
5 髂腰肌	15 耻骨肌（切断）
6 缝匠肌（切断）	16 股动脉（切断）
7 股神经	17 闭孔神经
8 旋股外侧动脉	18 股深动脉
9 旋股外侧动脉升支	19 旋股内侧动脉升支
10 旋股外侧动脉降支	20 旋股内侧动脉

21 长收肌

22 股薄肌

23 隐神经

24 大收肌腱板远端

25 股直肌及股神经肌支

26 长收肌（离断）

27 闭孔神经后支

28 闭孔神经前支

29 股深动脉发出穿动脉分支的位置

30 至股内侧肌的股神经肌支

195

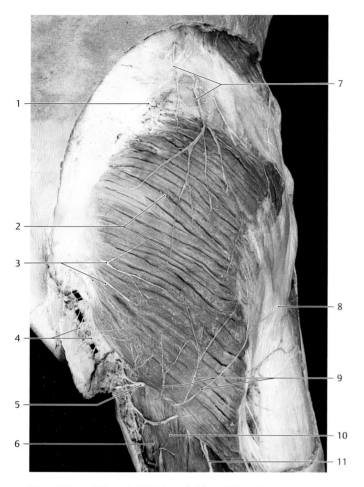

1 髂嵴
2 臀大肌
3 臀中皮神经
4 肛尾神经
5 股后皮神经会阴支
6 大收肌
7 臀上皮神经
8 大转子的位置
9 臀下皮神经
10 半腱肌
11 股后皮神经

图 4.125 臀区（右侧）。皮神经的解剖

红线	其他结构
1 棘 - 结节线（梨状肌下孔位于此线中段）	4 髂后上棘
2 棘 - 转子线（梨状肌上孔位于上 1/3）	5 髂嵴
	6 大转子
3 结节 - 转子线（坐骨神经位于中后 1/3 之间）	7 坐骨结节
	8 骶骨

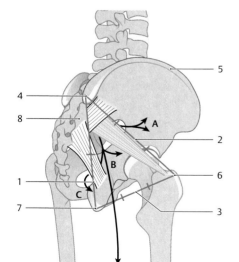

图 4.126 臀区坐骨孔（A，B，C）与骨的位置关系（后外侧面观）

A 梨状肌上孔（坐骨大孔）	B 梨状肌下孔（坐骨大孔）	C 坐骨小孔
臀上动脉、静脉和神经	- 坐骨神经	- 阴部神经
	- 臀下动脉、静脉和神经	- 阴部内动脉和静脉
	- 股后皮神经	- 闭孔内肌神经
	- 阴部内动脉和静脉	
	- 阴部神经	
	- 闭孔内肌神经	
	- 股方肌神经	

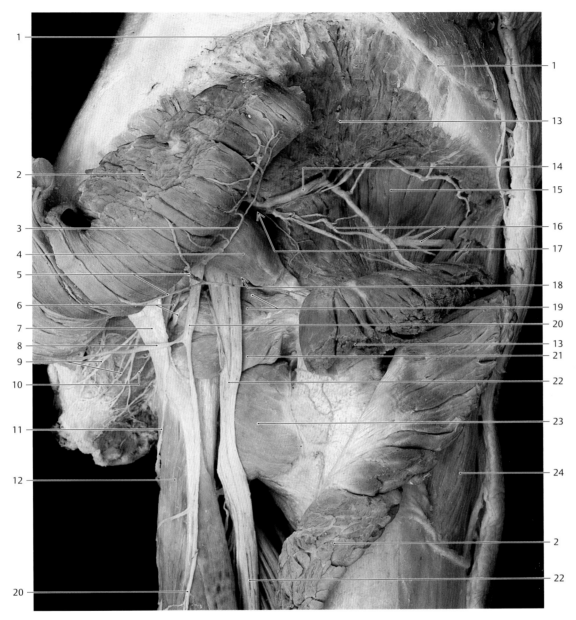

图 4.127　臀区（右侧）。离断臀大肌和臀中肌并翻开。注意梨状肌上下孔和坐骨小孔的位置

1 髂嵴	10 肛动脉	20 股后皮神经
2 臀大肌（切断）	11 股后皮神经的穿皮神经	21 下孖肌
3 臀下神经	12 股二头肌长头	22 坐骨神经
4 梨状肌	13 臀中肌（切断）	23 股方肌
5 臀下动脉肌支	14 臀上动脉深支	24 阔筋膜张肌
6 坐骨小孔内的阴部神经和阴部内动脉（阴部管入口）	15 臀小肌	
7 骶结节韧带	16 臀上神经	
8 臀下皮神经	17 梨状肌上孔 ⎱ 坐骨大孔	
9 肛神经	18 梨状肌下孔 ⎰	
	19 闭孔内肌和上孖肌	

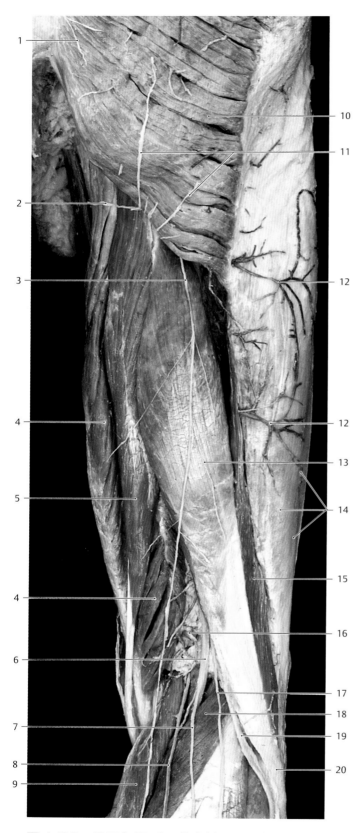

图 4.128　臀区与股后区的皮神经（右侧）。切除阔筋膜与肌筋膜

1　臀中皮神经
2　股后皮神经会阴支
3　股后皮神经
4　半膜肌
5　半腱肌
6　胫神经
7　腓肠内侧皮神经
8　小隐静脉
9　腓肠肌内侧头
10　臀大肌
11　臀下皮神经
12　皮静脉
13　股二头肌长头
14　髂胫束
15　股二头肌短头
16　腘窝
17　腓肠外侧皮神经
18　腓肠肌外侧头
19　腓总神经
20　股二头肌肌腱
21　臀下神经
22　骶结节韧带
23　阴部神经直肠下支
24　肛门
25　臀中肌
26　梨状肌
27　坐骨神经
28　臀下动脉
29　臀大肌（切断）
30　股方肌
31　坐骨神经分为两支（腓总神经与胫神经）
32　至坐骨小腿肌的坐骨神经肌支
33　腘动脉
34　腘静脉
35　小隐静脉（切断）
36　股二头肌长头（切断）
37　腓浅神经

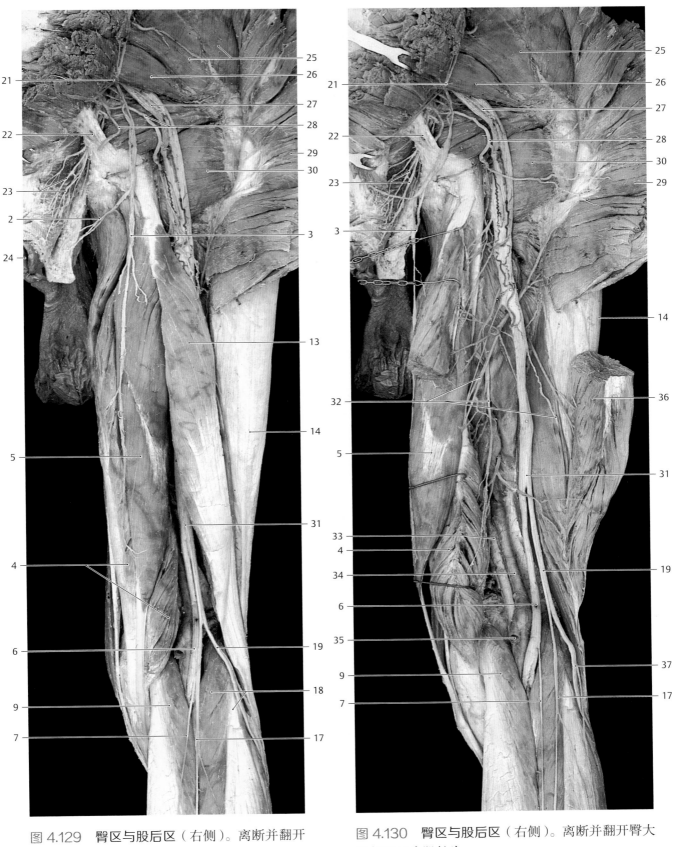

图 4.129　臀区与股后区（右侧）。离断并翻开臀大肌

图 4.130　臀区与股后区（右侧）。离断并翻开臀大肌与股二头肌长头

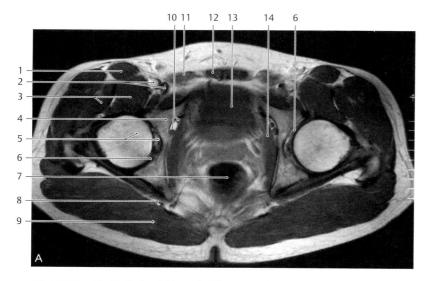

图 4.131　髋关节水平的**骨盆横断面**。断面 A（下面观，MRI 扫描）（Courtesy of Prof. Uder, Institute of Radiology, University Hospital Erlangen, Germany.）

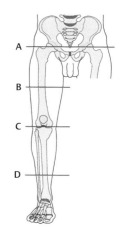

图 4.133　下肢，断面的位置

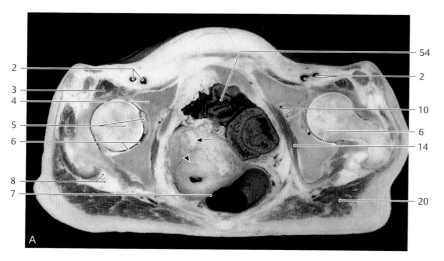

图 4.132　女性髋关节水平的**骨盆横断面**。断面 A（下面观）。箭头 = 子宫（子宫肌瘤）

1 缝匠肌	11 腹直肌	21 股内侧肌
2 股动脉和股静脉	12 锥状肌	22 缝匠肌
3 髂腰肌	13 膀胱	23 股动脉和股静脉
4 耻骨	14 闭孔内肌	24 大隐静脉
5 股骨头及股骨头韧带	15 股直肌	25 股薄肌
6 关节腔	16 股四头肌的股中间	26 内收肌群
7 直肠	肌和股外侧肌	27 股二头肌
8 坐骨神经及伴行动脉	17 股骨	28 髌韧带
9 臀大肌	18 穿动脉	29 股骨外侧髁
10 闭孔动脉、静脉和	19 坐骨神经	30 后交叉韧带
神经	20 臀大肌（止点）	31 胫神经

32 腘动脉和腘静脉

33 腓肠肌外侧头

34 股骨内侧髁

35 腓肠肌内侧头

36 胫骨前肌

37 胫骨

38 腓深神经、胫前动脉和胫前静脉

39 髌面

40 腓骨长肌和腓骨短肌

41 腓骨

42 比目鱼肌

43 趾长屈肌

44 胫骨后肌

45 胫后动脉、胫后静脉和胫神经

46 腓动脉

47 小隐静脉和腓肠神经

48 姆长伸肌

49 趾长伸肌

50 半膜肌

51 半腱肌

52 前交叉韧带

53 跖肌

54 小肠

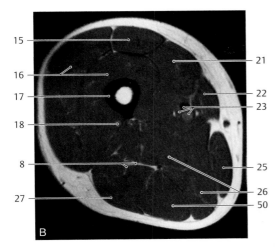

15
16
17
18
8
27
21
22
23
25
26
50
B

图 4.134　右大腿中段横断面。断面 B（下面观，MRI 扫描）（Courtesy of Prof. Uder, Institute of Radiology, University Hospital Erlangen, Germany.）

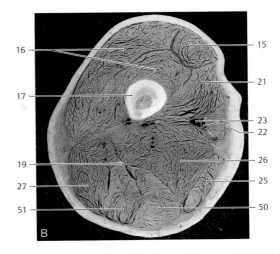

16
17
19
27
51
15
21
23
22
26
25
50
B

图 4.135　右大腿中段横断面。断面 B（下面观）

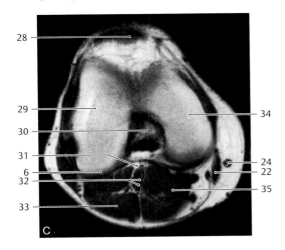

28
29
30
31
6
32
33
34
24
22
35
C

图 4.136　右膝关节横断面。断面 C（下面观，MRI 扫描）（Courtesy of Prof. Uder, Institute of Radiology, University Hospital Erlangen, Germany.）

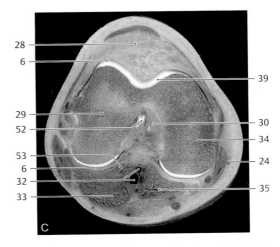

28
6
29
52
53
6
32
33
39
30
34
24
35
C

图 4.137　右膝关节横断面。断面 C（下面观）

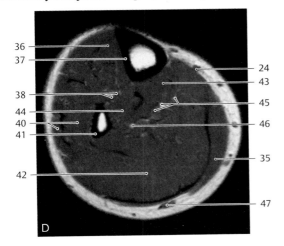

36
37
38
44
40
41
42
24
43
45
46
35
47
D

图 4.138　右小腿中段横断面。断面 D（下面观，MRI 扫描）（Courtesy of Prof. Uder, Institute of Radiology, University Hospital Erlangen, Germany.）

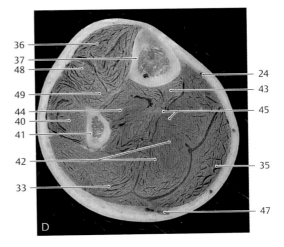

36
37
48
49
44
40
41
42
33
24
43
45
35
47
D

图 4.139　右小腿中段横断面。断面 D（下面观）

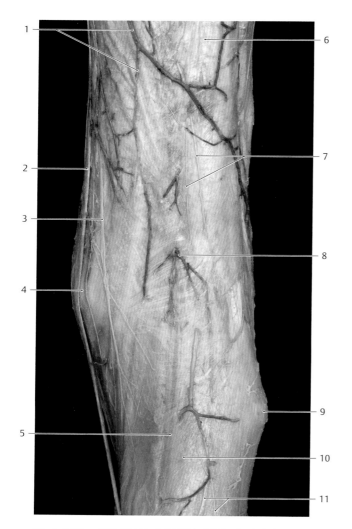

图 4.140　膝后区的皮神经与浅静脉（右侧）

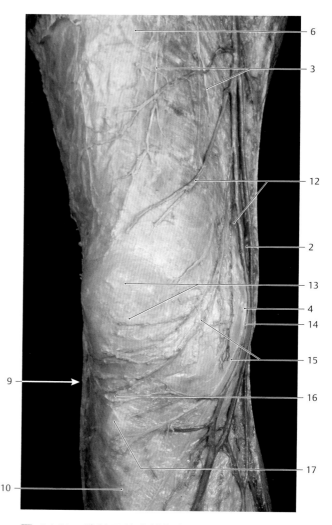

图 4.141　膝前区的皮神经与浅静脉（右侧）

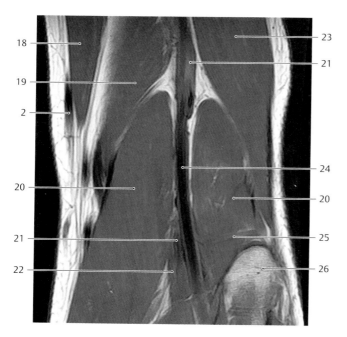

图 4.142　腘窝的冠状断面（MRI 扫描）（Heuck A, et al. MRT-Atlas des muskuloskelettalen Systems. Stuttgart, Germany: Schattauer, 2009.）

1	皮静脉（大隐静脉属支）	14	隐神经
2	大隐静脉	15	隐神经髌下支
3	股神经皮支	16	髌韧带
4	股骨内侧髁的位置	17	胫骨粗隆的位置
5	小隐静脉的位置	18	缝匠肌
6	阔筋膜	19	半膜肌
7	股后皮神经终末支	20	腓肠肌
8	腘窝的皮静脉	21	腘静脉
9	腓骨头的位置	22	胫神经
10	小腿筋膜浅层	23	股二头肌
11	腓肠外侧皮神经	24	腘动脉
12	膝周静脉网	25	膝下外侧动脉
13	髌骨	26	腓骨

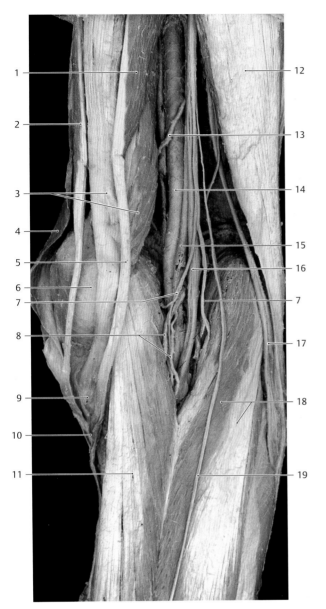

图 4.143　**腘窝，中层（右侧）。离断并翻开腓肠肌**

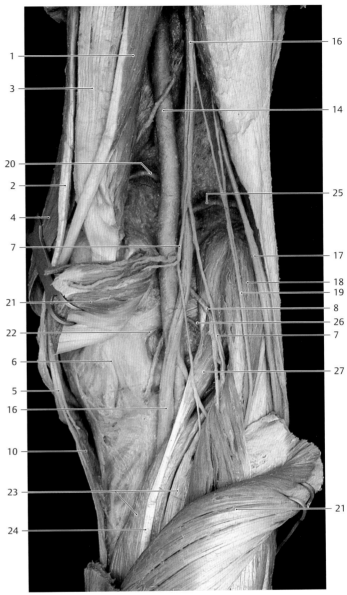

图 4.144　**腘窝，深层（右侧）。离断并翻开腓肠肌与比目鱼肌**

1　半腱肌	11　腓肠肌内侧头	22　膝下内侧动脉
2　股薄肌	12　股二头肌	23　比目鱼肌
3　半膜肌	13　腘动脉肌支	24　跖肌肌腱
4　缝匠肌	14　腘动脉	25　膝上外侧动脉
5　半腱肌肌腱	15　腘静脉	26　膝下外侧动脉
6　股骨内侧髁的位置	16　胫神经	27　跖肌
7　胫神经肌支	17　腓总神经	
8　腓肠动脉与静脉	18　腓肠肌外侧头	
9　半膜肌肌腱	19　腓肠内侧皮神经	
10　股薄肌、半腱肌与缝匠肌的总腱	20　膝上内侧动脉	
（鹅足）	21　腓肠肌内侧头（切断并翻开）	

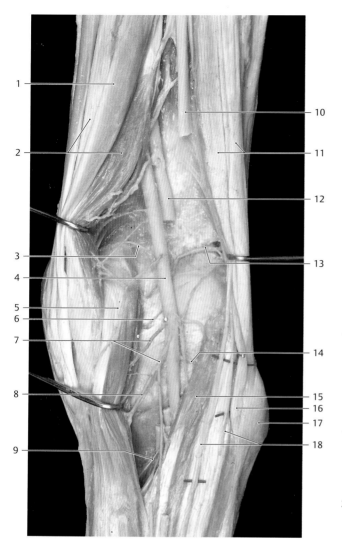

图 4.145　**腘窝，深层（右侧）。翻开肌以显示膝动脉**

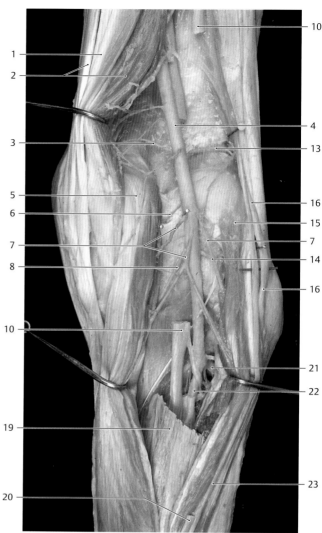

图 4.146　**腘窝，最深层（右侧）。切除部分胫神经与腘静脉，切断部分比目鱼肌以显示胫前动脉**

1　半腱肌	9　跖肌肌腱	17　腓骨头
2　半膜肌	10　胫神经（切断）	18　腓肠外侧皮神经
3　膝上内侧动脉	11　股二头肌	19　比目鱼肌
4　腘动脉	12　腘静脉（切断）	20　腓肠内侧皮神经
5　腓肠肌内侧头	13　膝上外侧动脉	21　胫前动脉
6　膝中动脉	14　膝下外侧动脉	22　胫后动脉
7　腘动脉肌支	15　腓肠肌外侧头	23　腓肠外侧皮神经
8　膝下内侧动脉	16　腓总神经	

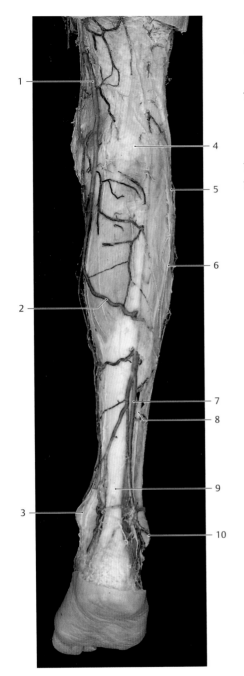

图 4.147　小腿后区和腘窝的
皮肤静脉和神经（右侧）

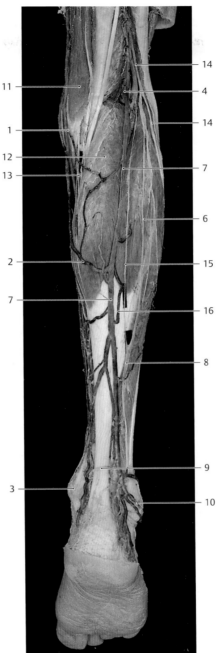

图 4.148　小腿后区和腘窝
的皮肤静脉和神经（右侧）。
切除小腿筋膜浅层

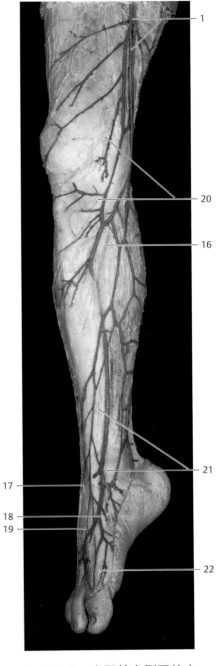

图 4.149　小腿前内侧区的皮
肤静脉和神经（右侧）

1 大隐静脉
2 大隐静脉与小隐静脉的吻合
3 内踝
4 腘窝
5 腓骨头的位置
6 腓肠外侧皮神经
7 小隐静脉
8 腓肠神经

9 跟腱
10 外踝
11 半腱肌
12 腓肠肌内侧头
13 隐神经
14 腓总神经
15 腓肠内侧皮神经
16 穿静脉

17 腓浅神经
18 足背静脉弓
19 足背中间皮神经
20 隐神经髌下支
21 隐神经终末支
22 足背内侧皮神经

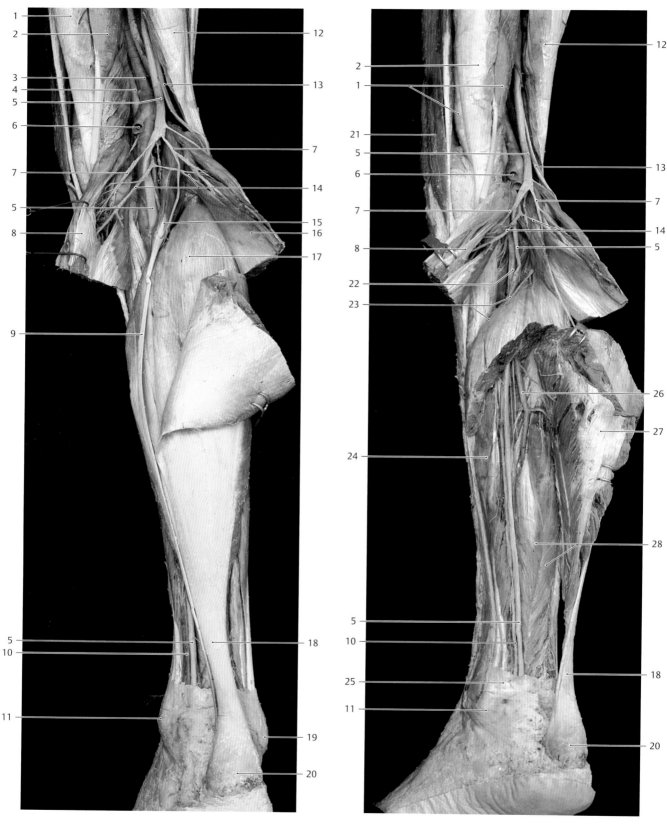

图 4.150　小腿后区和腘窝，浅层（右侧）。切除皮肤静脉和神经

图 4.151　小腿后区和腘窝，中层（右侧）。离断并翻开腓肠肌内侧头

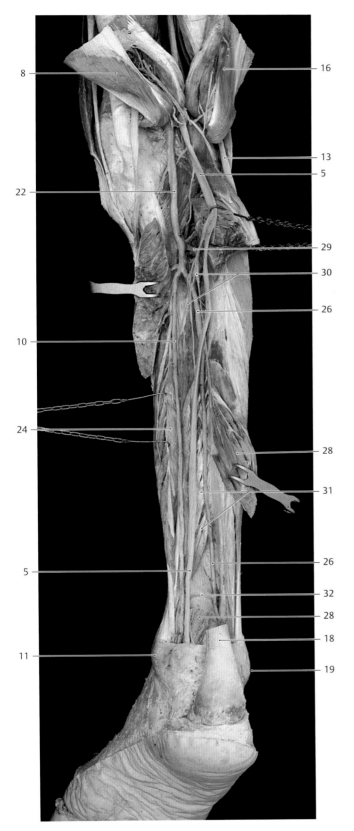

1 半膜肌	21 缝匠肌
2 半腱肌	22 腘动脉
3 腘静脉	23 比目鱼肌腱弓
4 腘动脉	24 趾长屈肌
5 胫神经	25 屈肌支持带
6 小隐静脉（切断）	26 腓动脉
7 胫神经肌支	27 小腿三头肌（切断）
8 腓肠肌内侧头	28 踇长屈肌
9 跖肌肌腱	29 胫前动脉
10 胫后动脉	30 胫神经肌支
11 内踝	31 胫骨后肌
12 股二头肌	32 腓动脉交通支
13 腓总神经	33 胫骨前肌腱
14 腓肠动脉	34 胫骨
15 跖肌	35 踇长伸肌腱
16 腓肠肌外侧头	36 趾长伸肌腱
17 比目鱼肌	37 胫前动脉
18 跟腱	38 腓骨
19 外踝	39 腓骨长肌腱和腓骨短
20 跟骨结节	肌腱

图 4.152 小腿后区和腘窝，深层（右侧）。切断并翻开小腿三头肌（腓肠肌和比目鱼肌）和踇长屈肌

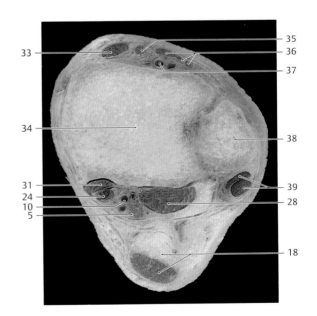

图 4.153 踝关节上方的小腿横断面（下面观）

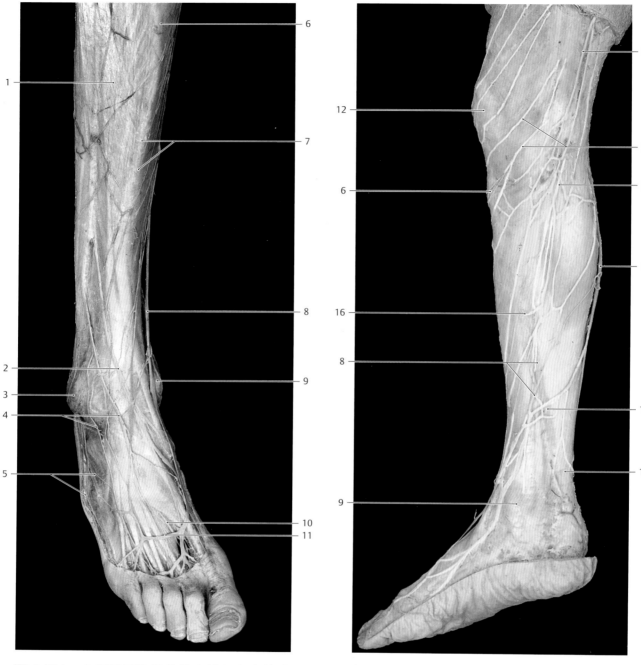

图 4.154 小腿前区和足背的皮神经和浅静脉
（右侧）

图 4.155 小腿内侧区和足的皮神经和浅静脉
（右侧）

1 小腿浅筋膜	7 胫骨前缘	13 隐神经髌下支
2 腓浅神经的足背内侧皮支	8 大隐静脉	14 隐神经
3 外踝	9 内踝	15 小隐静脉
4 腓浅神经的足背中间皮支	10 腓深神经	16 穿静脉
5 腓肠神经的足背外侧皮支	11 足背静脉弓	17 跟腱
6 胫骨粗隆的位置	12 髌骨的位置	

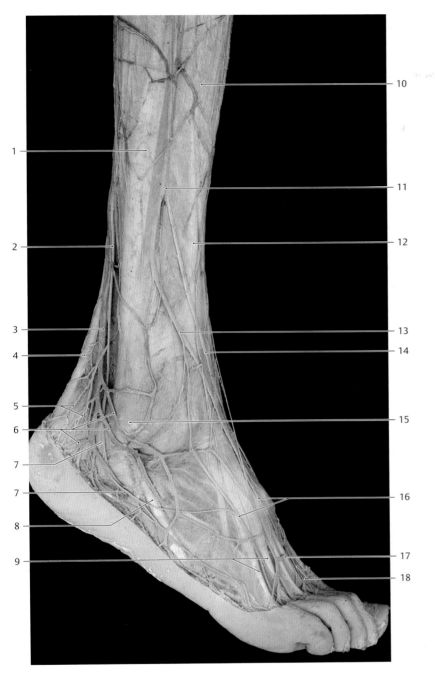

图 4.156 小腿外侧区和足的皮神经和浅静脉（右侧）

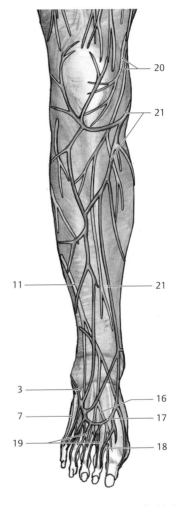

图 4.157 小腿前区和足背的皮神经和浅静脉

1 腓骨的位置

2 腓肠神经

3 小隐静脉

4 跟腱

5 腓肠神经的跟骨外侧支

6 外踝静脉丛

7 腓肠神经的足背外侧皮支

8 腓骨短肌腱

9 趾长伸肌腱

10 小腿筋膜

11 腓浅神经

12 胫骨的位置

13 腓浅神经的足背中间皮支

14 腓浅神经的足背内侧皮支

15 外踝

16 趾背神经

17 足背静脉弓

18 腓深神经

19 跖背静脉

20 隐神经

21 大隐静脉

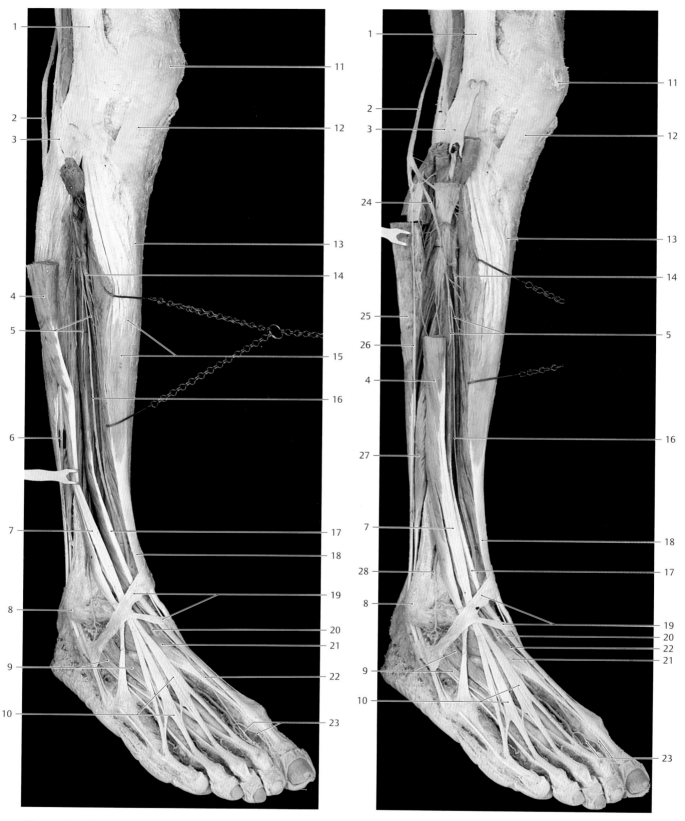

图 4.158　小腿外侧区和足背，中层（右侧，前外侧面观）。离断并外翻趾长伸肌

图 4.159　小腿外侧区和足背，深层（右侧，前外侧面观）。离断或切除趾长伸肌和腓骨长肌。提起腓总神经以显示其围绕腓骨头的走行

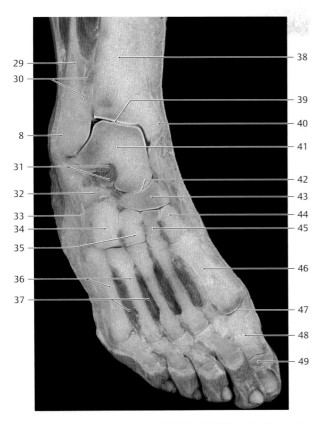

图 4.160　右足与踝关节的冠状断面（背面观）

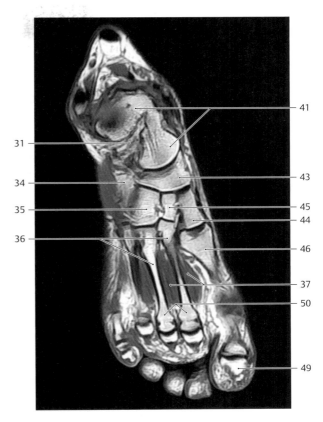

图 4.161　右足与踝关节的冠状断面（MRI 扫描）（ Heuck A, et al. MRT-Atlas des muskulo-skelettalen Systems. Stuttgart, Germany: Schattauer, 2009. ）

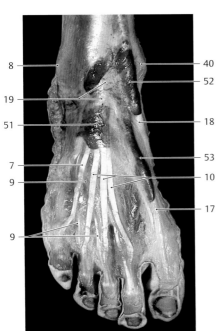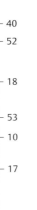

图 4.162　伸肌腱鞘（背面观）。鞘内注入蓝色明胶

1 髂胫束	20 足背动脉	37 骨间背侧肌
2 腓总神经	21 姆短伸肌	38 胫骨
3 腓骨头的位置	22 腓深神经（足背部）	39 踝关节
4 趾长伸肌	23 腓深神经终末支	40 内踝
5 腓深神经肌支	24 腓深神经	41 距骨
6 腓浅神经	25 腓骨长肌（切断）	42 距跟舟关节
7 趾长伸肌腱	26 腓浅神经（与腓骨	43 足舟骨
8 外踝	肌一起翻向外侧）	44 内侧楔骨
9 趾短伸肌及肌腱	27 腓骨短肌	45 中间楔骨
10 趾长伸肌腱	28 外踝前动脉	46 第 1 跖骨
11 髌骨	29 腓骨	47 姆趾跖趾关节
12 髌韧带	30 胫腓远侧关节	48 姆趾近节趾骨
13 胫骨前缘	（联合）	49 姆趾远节趾骨
14 胫前动脉	31 距跟骨间韧带	50 第 2、第 3 跖骨头
15 胫骨前肌	32 跟骨	51 趾长伸肌腱鞘
16 腓深神经	33 腓骨短肌腱	52 胫骨前肌腱鞘
17 姆长伸肌	34 骰骨	53 姆长伸肌腱鞘
18 胫骨前肌腱	35 外侧楔骨	
19 伸肌下支持带	36 跖骨	

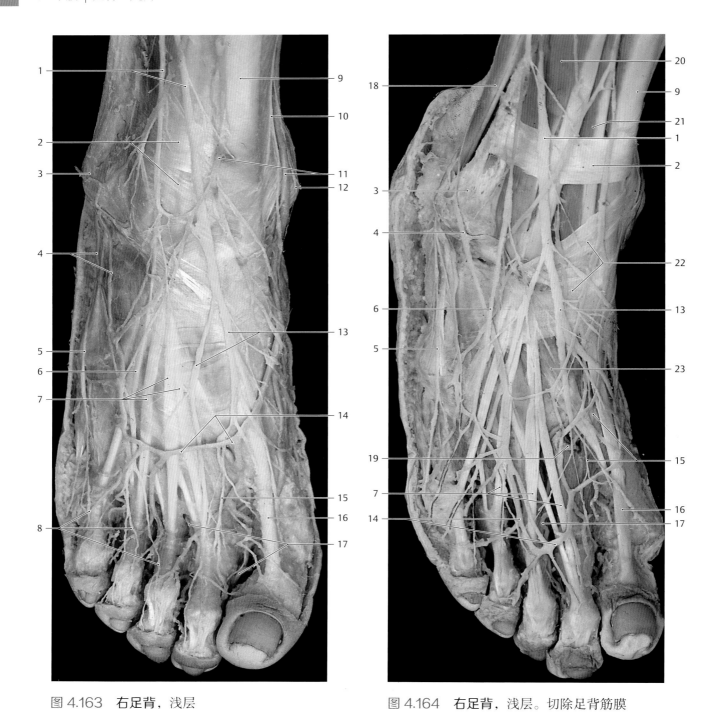

图 4.163　右足背，浅层　　　　　　　图 4.164　右足背，浅层。切除足背筋膜

1 腓浅神经	9 胫骨前肌腱	17 趾背动脉
2 伸肌上支持带	10 隐神经	18 腓骨肌
3 外踝	11 内踝静脉网及大隐静脉属支	19 足背动脉足底深支与足底弓吻合
4 外踝静脉网及小隐静脉属支	12 内踝	20 趾长伸肌
5 腓肠神经的足背外侧皮支	13 足背内侧皮神经	21 踇长伸肌
6 足背中间皮神经	14 足背静脉弓	22 伸肌下支持带
7 趾长伸肌腱	15 趾背神经（腓深神经分支）	23 踇短伸肌
8 趾背神经	16 踇长伸肌腱	

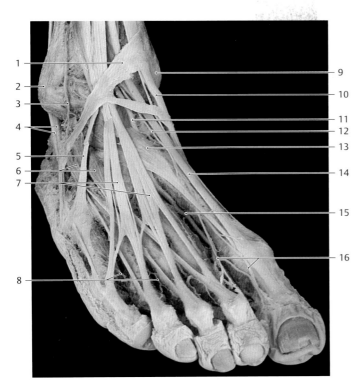

图 4.165　右足背，中层。切除皮神经

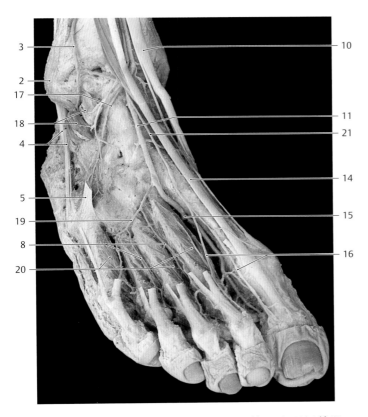

图 4.166　右足背，深层。切除趾短伸肌和姆短伸肌

1　伸肌下支持带

2　外踝

3　外踝前动脉

4　腓骨肌腱

5　第 3 腓骨肌腱

6　趾短伸肌

7　趾长伸肌腱

8　跖背动脉

9　内踝

10　胫骨前肌腱

11　足背动脉

12　腓深神经（足背部）

13　姆短伸肌

14　姆长伸肌腱

15　足背动脉及足底深支汇入足底弓

16　腓深神经终末支

17　跗外侧动脉

18　趾短伸肌（离断）

19　弓状动脉

20　骨间背侧肌

21　腓深神经

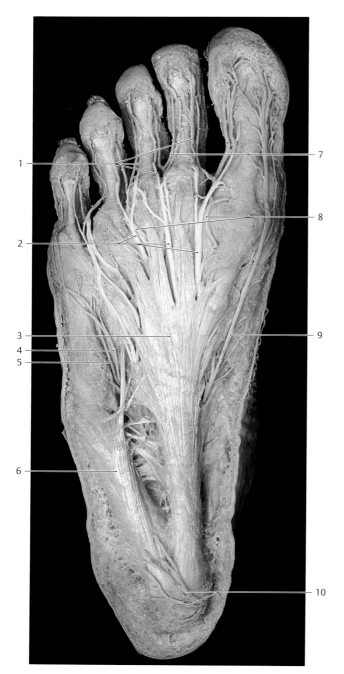

图 4.167　右足底，浅层。皮神经和血管的解剖

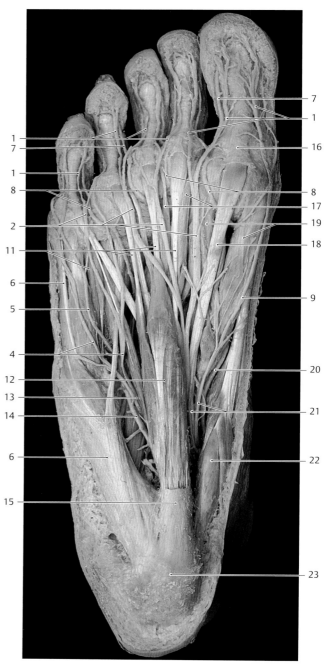

图 4.168　右足底，中层。切除足底腱膜

1　趾足底固有神经

2　趾足底总神经

3　足底腱膜

4　足底外侧神经浅支

5　足底外侧动脉浅支

6　小趾展肌

7　趾足底固有动脉

8　趾足底总动脉

9　足底内侧神经蹬趾支

10　胫神经跟内侧支

11　蹬短屈肌腱

12　蹬短屈肌

13　足底外侧神经浅支

14　足底外侧动脉

15　足底腱膜（残余部分）

16　趾纤维鞘

17　蚓状肌

18　蹬长屈肌腱

19　蹬短屈肌

20　足底内侧动脉

21　足底内侧神经

22　蹬展肌

23　跟骨结节

24　趾长屈肌腱

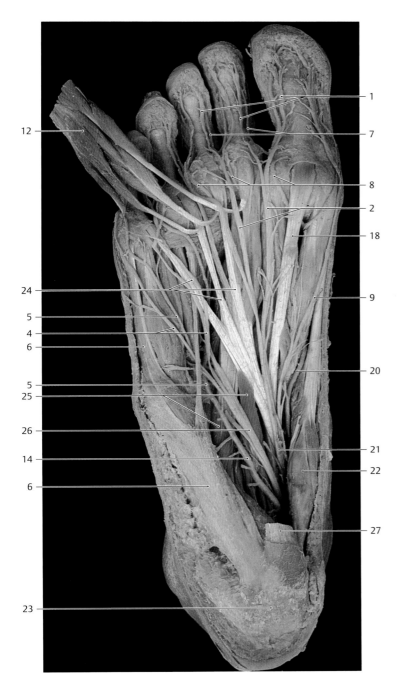

图 4.169 **右足底**，中层。血管和神经的解剖。离断并向前翻开趾短屈肌

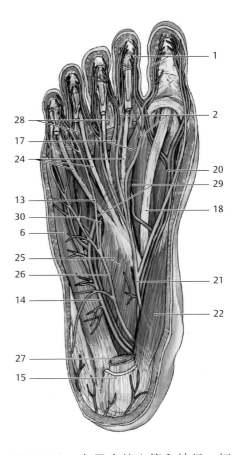

图 4.170 **右足底**的血管和神经。切除趾短屈肌。浅蓝色＝屈肌腱鞘（28）

25 足底方肌

26 足底外侧神经

27 趾短屈肌（切断）

28 趾长屈肌腱鞘和趾短屈肌腱鞘

29 足底弓

30 足底外侧神经深支

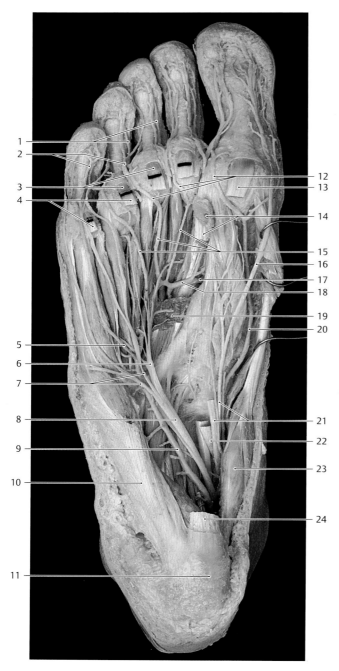

1 趾足底固有动脉	18 足底弓
2 趾足底固有神经	19 姆收肌斜头（切断）
3 趾短屈肌腱	20 足底内侧动脉
4 趾长屈肌腱	21 足底内侧神经
5 足底外侧动脉浅支	22 足底肌腱交叉点（姆长屈肌和趾长屈肌）
6 足底外侧神经深支	
7 足底外侧神经浅支	23 姆展肌
8 足底外侧神经	24 姆短屈肌的起点
9 足底外侧动脉	25 内侧楔骨和第 1 跖骨
10 小趾展肌	26 腓骨长肌腱
11 跟骨结节	27 姆展肌和姆短屈肌
12 趾足底总动脉	28 足底内侧动脉、静脉和神经
13 姆长屈肌腱	
14 姆收肌两个头的止点	29 第 4 跖骨和第 5 跖骨
15 跖底动脉	30 足底外侧动脉、静脉和神经
16 足底内侧趾神经	
17 跖背动脉足底深支（穿支）	31 趾短屈肌
	32 足底腱膜

图 4.171 **右足底**，深层。血管和神经的解剖。切除趾短屈肌、足底方肌及趾长屈肌腱，以及足底内侧神经的一些分支。离断并切除部分姆短屈肌和姆收肌，以显示足底内侧动脉和足底深层肌的不典型走行

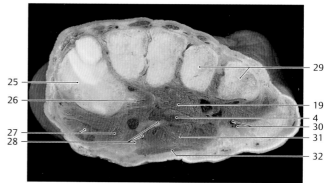

图 4.172 跖骨水平的**右足横断面**（后面观；对应图 4.175 的断面）

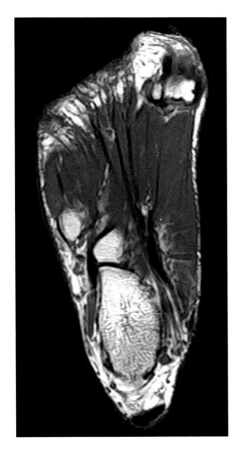

图 4.173 右足底（MRI 扫描；对应图 4.174 示意图）（Heuck A, et al. MRT-Atlas des muskulo-skelettalen Systems. Stuttgart, Germany: Schattauer, 2009.）

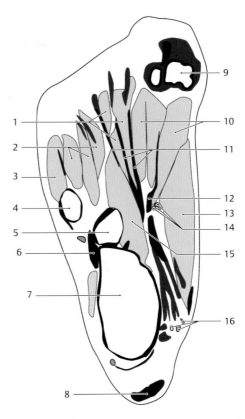

图 4.174 右足底（Heuck A, et al. MRT-Atlas des muskuloskelettalen Systems. Stuttgart, Germany: Schattauer, 2009.）

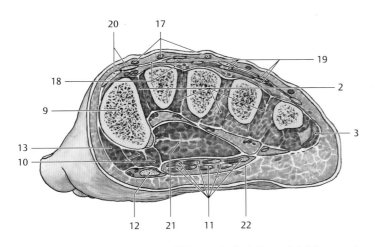

图 4.175 跖骨水平的**右足横断面**（后面观；对应图 4.172）

1 蚓状肌
2 骨间足底肌
3 小趾展肌
4 第 5 跖骨粗隆
5 骰骨
6 腓骨长肌腱
7 跟骨
8 跟腱
9 第 1 跖骨
10 踇短屈肌
11 趾长屈肌腱和趾短屈肌腱
12 踇长屈肌腱
13 踇展肌

14 足底内侧动脉、静脉和神经
15 足底方肌
16 足底外侧动脉、静脉和神经
17 足背静脉网
18 足背深筋膜和浅筋膜
19 趾长伸肌腱和趾短伸肌腱
20 踇长伸肌腱和踇短伸肌腱
21 踇收肌
22 足底腱膜

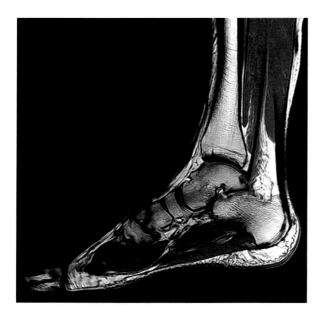

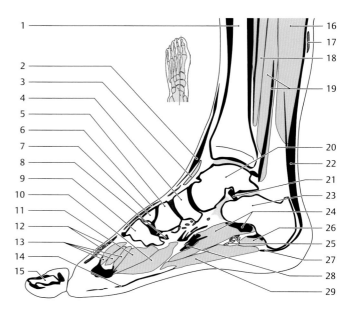

图 4.176　第 1 趾水平踝关节和足矢状断面（MRI 扫描；对应图 4.177 示意图）（Heuck A, et al. MRT-Atlas des muskuloskelettalen Systems. Stuttgart, Germany: Schattauer, 2009.）

图 4.177　第 1 趾水平踝关节和足矢状断面（Heuck A, et al. MRT-Atlas des muskuloskelettalen Systems. Stuttgart, Germany: Schattauer, 2009.）

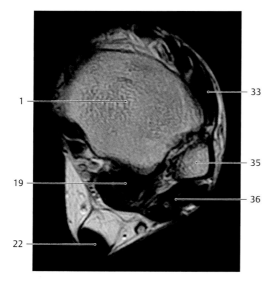

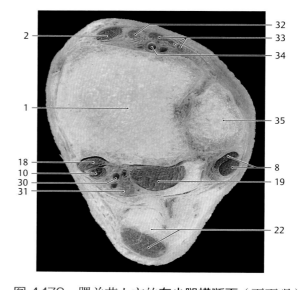

图 4.178　踝关节上方的右小腿横断面（MRI 扫描）（Heuck A, et al. MRT-Atlas des muskuloskelettalen Systems. Stuttgart, Germany: Schattauer, 2009.）

图 4.179　踝关节上方的右小腿横断面（下面观）

1 胫骨	10 趾长屈肌	19 姆长屈肌	28 趾长屈肌腱
2 胫骨前肌腱	11 姆收肌	20 距骨	29 趾短屈肌
3 腓深神经	12 跖背动脉和跖背静脉	21 距跟骨间韧带	30 胫后动脉
4 足舟骨	13 骨间肌	22 跟腱	31 胫神经
5 中间楔骨	14 足底腱膜	23 跟骨	32 姆长伸肌腱
6 足背动脉	15 远节趾骨	24 足底方肌	33 趾长伸肌腱
7 内侧楔骨	16 足底肌	25 足底外侧动脉、静脉和神经	34 胫前动脉
8 腓骨长肌腱	17 小隐静脉	26 小趾展肌	35 腓骨
9 第 1 跖骨底	18 胫骨后肌	27 足底腱膜	36 腓骨短肌

5　胸腔脏器

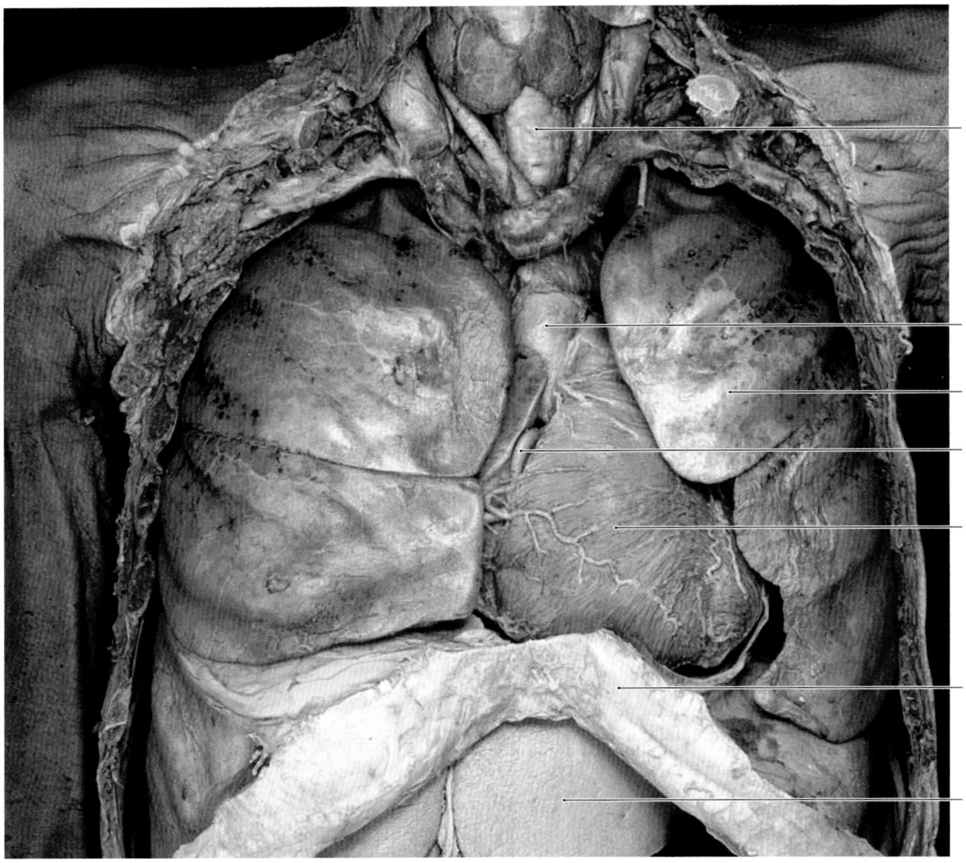

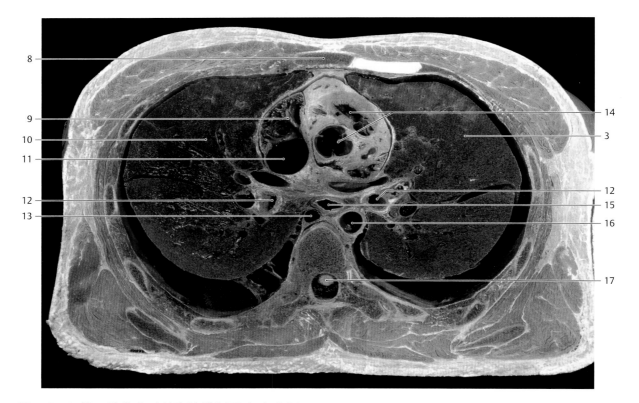

1 气管
2 升主动脉
3 左肺上叶
4 右冠状动脉
5 右心室
6 肋缘
7 肝
8 胸骨
9 右心耳
10 右肺中叶
11 右心房
12 主支气管
13 奇静脉
14 左心室和主动脉球
15 食管
16 降主动脉
17 脊髓

图 5.1　**原位胸腔脏器**（前面观）。切除胸前壁

图 5.2　**经第 7 胸椎水平的胸腔横断面**（下面观）

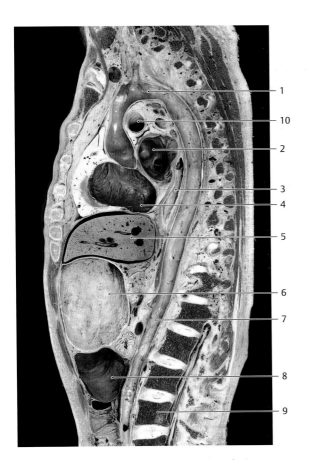

图 5.3　经胸腹腔的矢状断面（胸骨旁）

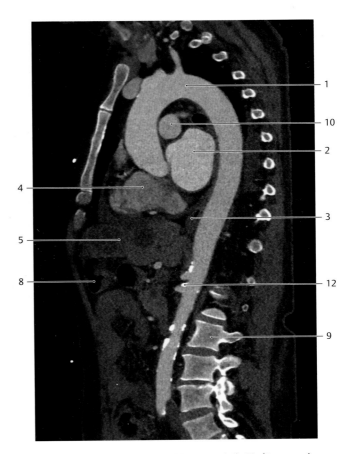

图 5.4　经胸腹腔的矢状断面（胸骨旁，CT 扫描）（Courtesy of Prof. Uder, Institute of Radiology, University Hospital Erlangen, Germany.）

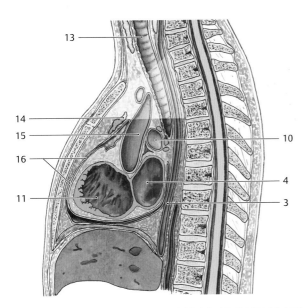

图 5.5　经胸腔矢状断面。纵隔各部分以不同颜色进行标示（见右侧附表）

1	主动脉弓	9	腰椎椎体
2	左心房	10	肺动脉干
3	食管	11	右心室
4	右心房	12	肠系膜上动脉
5	肝	13	气管
6	胃	14	胸腺遗迹
7	腹主动脉	15	升主动脉
8	横结肠（扩张）	16	心包

纵隔分部	内容
上纵隔（黄色）	气管，头臂静脉，胸腺，主动脉弓，食管，胸导管
中纵隔（蓝色）	心，升主动脉，肺动脉干，肺静脉，膈神经
后纵隔（橙色）	食管和迷走神经，降主动脉，胸导管，交感干
前纵隔（粉色）	小的血管和神经，脂肪及结缔组织，胸腺（仅存于幼儿期）

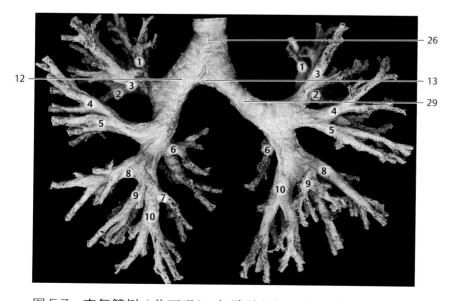

1 蝶窦	17 额窦
2 咽鼓管咽口	18 上鼻甲
3 脊髓	19 中鼻甲
4 枢椎齿突	20 下鼻甲
5 口咽	21 硬腭
6 会厌	22 软腭和腭垂
7 喉口	23 舌
8 食管	24 声襞
9 右肺上叶	25 喉
10 奇静脉	26 气管
11 肺动脉分支	27 左肺上叶
12 右主支气管	28 左肺动脉
13 气管杈	29 左主支气管
14 右肺静脉属支	30 左肺静脉
15 右肺中叶	31 左肺下叶
16 右肺下叶	

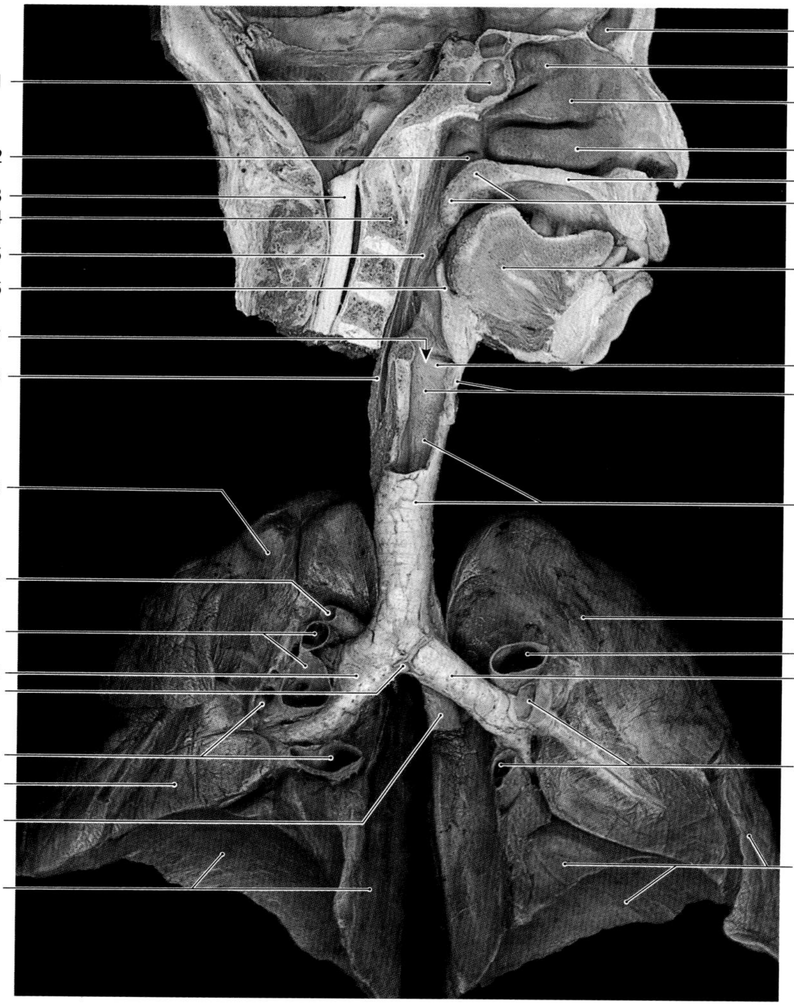

图 5.6 **呼吸系统**。肺固定于呼气相并翻向外侧。头部半切开并转向外侧

223 页图片对应的标示：

1 鼻腔	16 左肺下叶
2 咽	17 肋缘
3 喉（甲状软骨）	18 舌骨
4 气管	19 右肺上叶支气管
5 右肺上叶	20 右肺中叶支气管
6 气管杈	21 右肺下叶支气管
7 右主支气管	
8 右肺水平裂	22 左肺上叶支气管
9 右肺中叶	23 左肺下叶支气管
10 肺斜裂	24 肺段支气管
11 右肺下叶	25 肺动脉分支
12 锁骨	26 肺静脉分支
13 左肺上叶	
14 左主支气管	
15 供应支气管肺段的支气管	

图 5.7 **支气管树**（前面观）。切除肺组织。肺段支气管以数字 1~10 标示

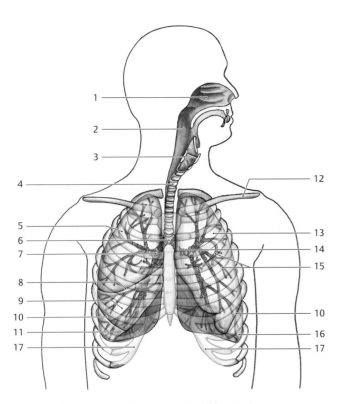

图 5.8 呼吸器官的构成和位置（前面观）

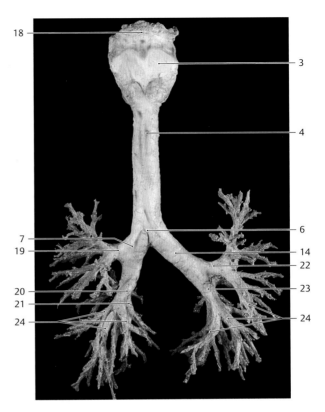

图 5.9 喉、气管和支气管树（前面观）

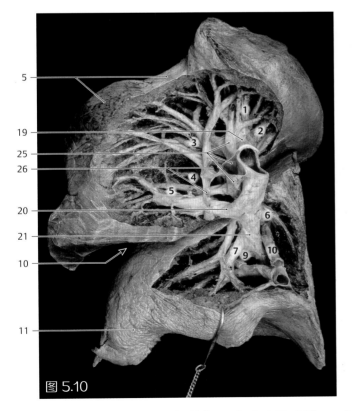

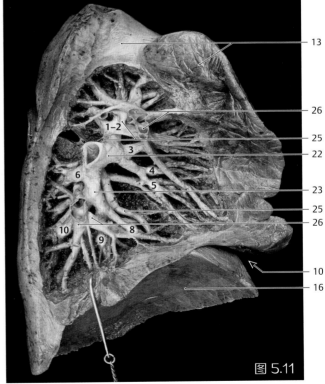

图 5.10 和图 5.11 右肺（图 5.10）和左肺（图 5.11）支气管树、肺静脉和肺动脉的纵隔面解剖（内侧面观）。肺段支气管以数字 1~10 进行标示

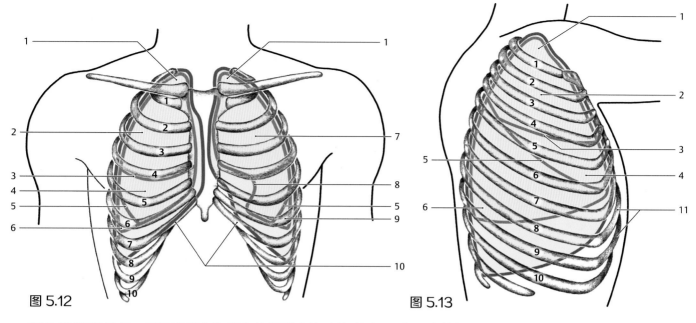

图 5.12

图 5.13

图 5.12 和图 5.13 　肺和胸膜在胸壁上的投影 ［前面观（图 5.12）和右外侧面观（图 5.13）］。红色 = 肺的边界，蓝色 = 胸膜的边界。数字标示肋骨

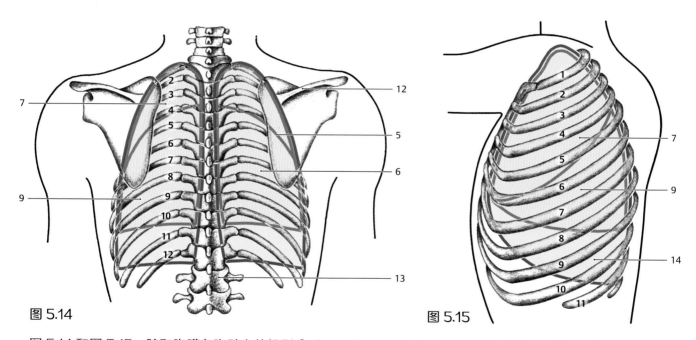

图 5.14

图 5.15

图 5.14 和图 5.15 　肺和胸膜在胸壁上的投影 ［后面观（图 5.14）和左外侧面观（图 5.15）］。红色 = 肺的边界，蓝色 = 胸膜的边界。数字标示肋骨

1　肺尖	6　右肺下叶	11　肋缘
2　右肺上叶	7　左肺上叶	12　肩胛冈
3　右肺水平裂	8　左肺心切迹	13　第 1 腰椎
4　右肺中叶	9　左肺下叶	14　肺下界与胸膜下界之间的间隙
5　肺斜裂	10　胸骨下角	（肋膈隐窝）

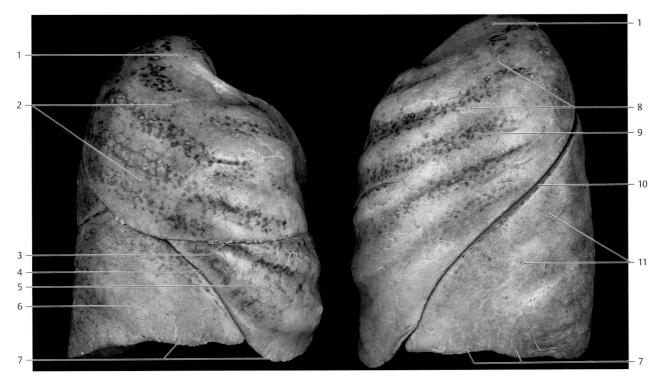

图 5.16　**右肺**（左图，外侧面观）和**左肺**（右图，外侧面观）

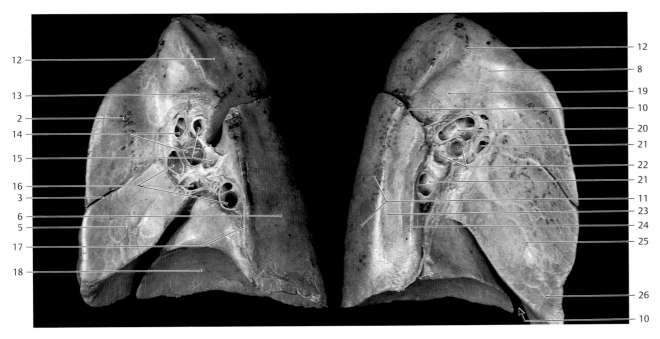

图 5.17　**右肺**（左图，内侧面观）和**左肺**（右图，内侧面观）

1 肺尖	8 左肺上叶	15 支气管	22 左肺第 2 级支气管
2 右肺上叶	9 肋骨压迹	16 右肺静脉	23 胸主动脉沟
3 右肺水平裂	10 左肺斜裂	17 肺韧带	24 食管沟
4 右肺斜裂	11 左肺下叶	18 膈面	25 心压迹
5 右肺中叶	12 锁骨下动脉沟	19 主动脉弓压迹	26 左肺小舌
6 右肺下叶	13 奇静脉弓沟	20 左肺动脉	
7 肺下缘	14 右肺动脉分支	21 左肺静脉分支	

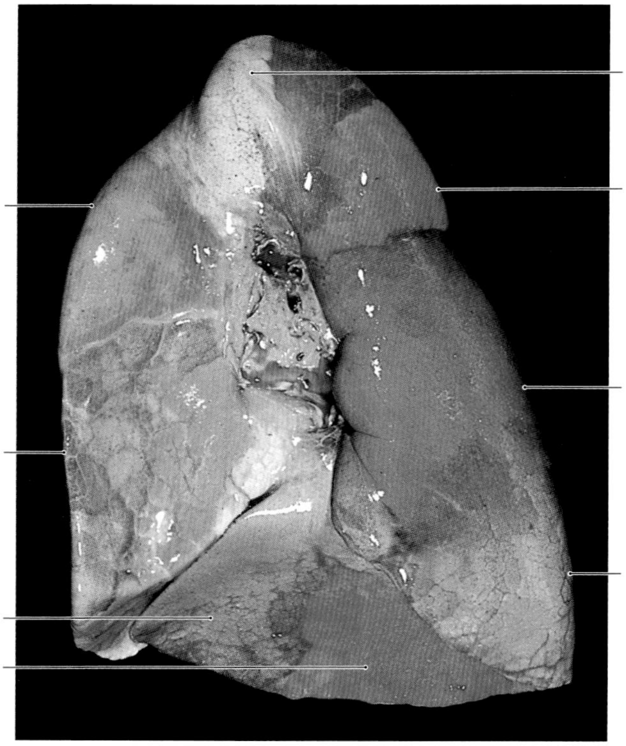

图 5.18　右肺（内侧面观）

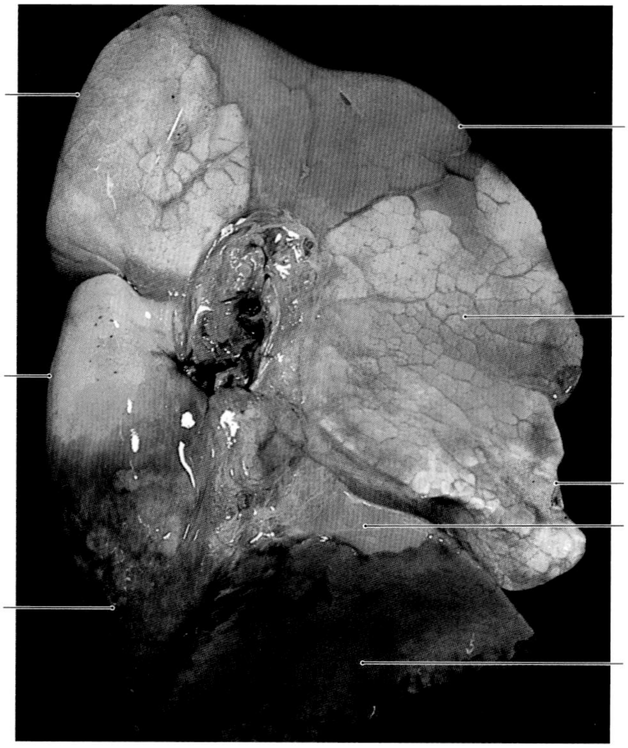

图 5.19　左肺（内侧面观）

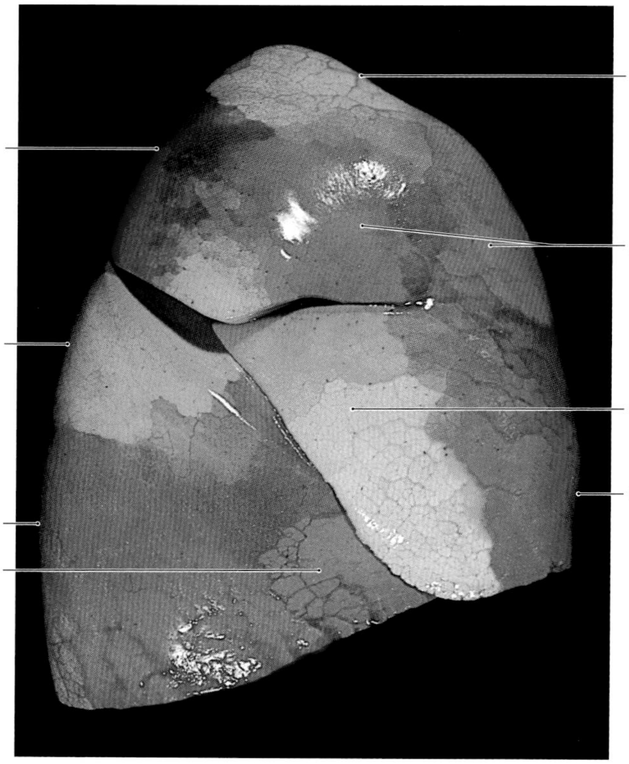

图 5.20　右肺（外侧面观）

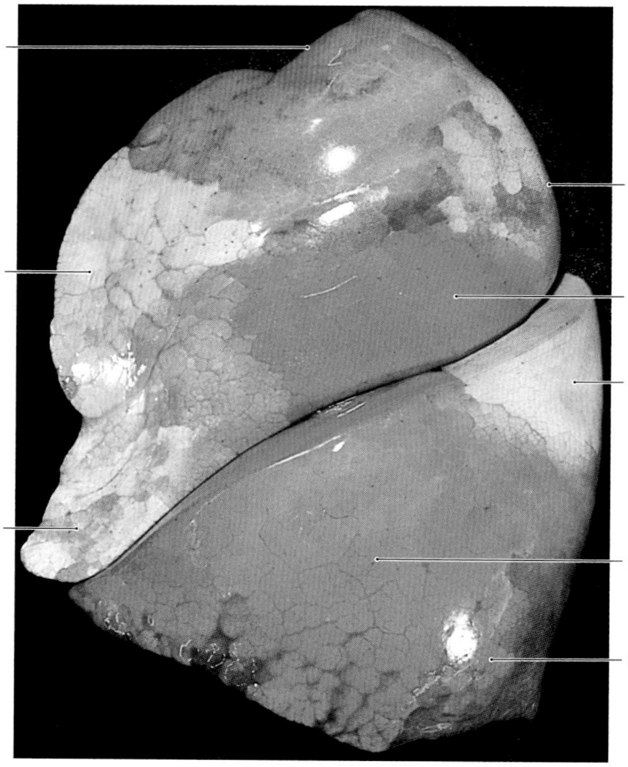

图 5.21　左肺（外侧面观）

　　肺的支气管肺段以不同颜色区分。注意左肺没有与右肺第 7 支气管肺段相对应的肺段（见下页相对应的图 5.22）

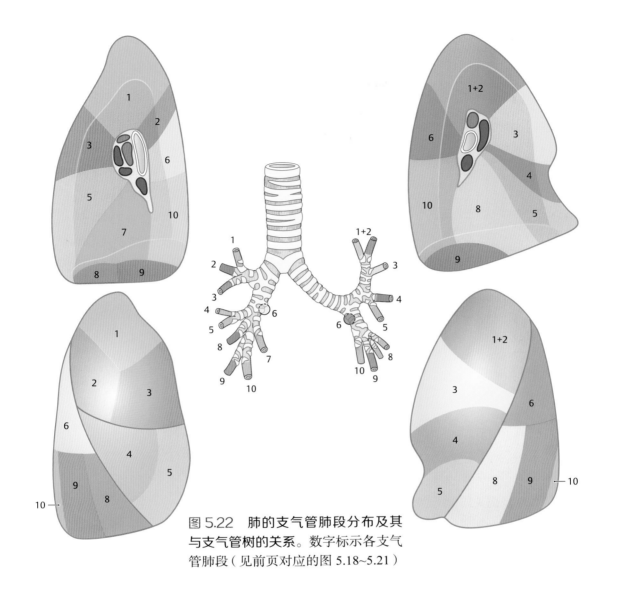

图 5.22　肺的支气管肺段分布及其与支气管树的关系。数字标示各支气管肺段（见前页对应的图 5.18~5.21）

支气管肺段是形态和功能独立的肺组织呼吸单元。每个肺段被与脏层胸膜延续的结缔组织包围。肺段支气管与肺动脉分支相伴行并位于各支气管肺段的中心，肺静脉分支则走行于肺段之间。因此，肺静脉收集相邻两肺段的静脉回流，大部分肺段有1条以上的静脉回流。因此，一个支气管肺段并不是一个完整的血管单位，但肺段是肺血管特殊结构所致。

右肺			左肺			
1	尖段		1+2	尖后段		
2	后段	上叶支气管			上支	上叶支气管
3	前段		3	前段		
4	外侧段	中叶支气管	4	上舌段	下支	
5	内侧段		5	下舌段		
6	上（尖）段		6	上（尖）段		
7	内侧底段		7	缺失		
8	前底段	下叶支气管	8	内前底段	下叶支气管	
9	外侧底段		9	外侧底段		
10	后底段		10	后底段		

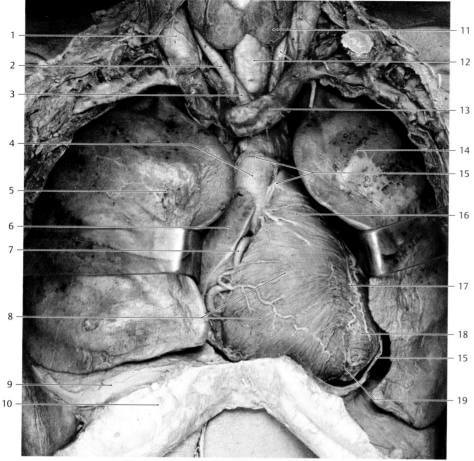

图 5.23　原位心及相关血管（前面观）。显示心肌和冠状动脉

1　颈内静脉
2　颈总动脉
3　头臂干
4　升主动脉
5　右肺
6　右心耳
7　右冠状动脉
8　右心室心肌
9　膈
10　肋缘
11　甲状腺和颈内静脉
12　气管和左颈总动脉
13　左头臂静脉
14　左肺
15　心包（切缘）
16　肺动脉干
17　前室间支动脉
18　左心室心肌
19　心尖

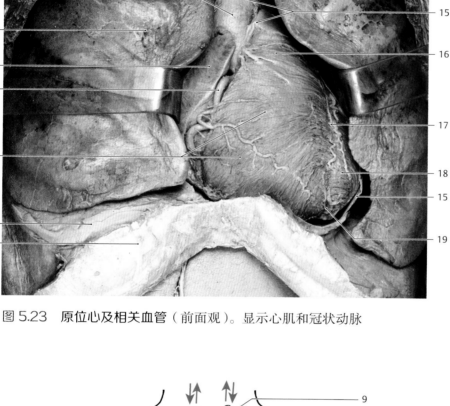
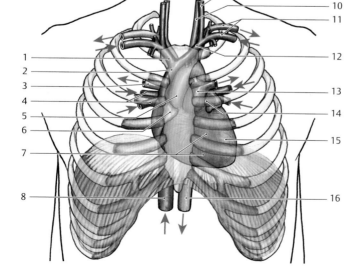

图 5.24　心及相关血管在胸腔内的位置（前面观）。蓝色 = 流静脉血的心腔和血管；红色 = 流动脉血的心腔和血管；蓝色箭头 = 静脉；红色箭头 = 动脉

1　右头臂静脉
2　上腔静脉
3　右肺动脉
4　右肺静脉
5　升主动脉
6　右心房
7　右心室
8　下腔静脉
9　左颈内静脉
10　左颈总动脉
11　左腋动脉和静脉
12　左头臂静脉
13　肺动脉干
14　左心房
15　左心室
16　降主动脉

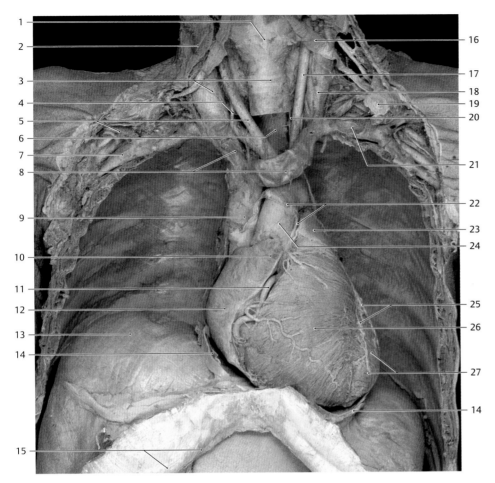

图 5.25 原位心及相关血管（前面观）。切除胸前壁、心包和心外膜并切断气管

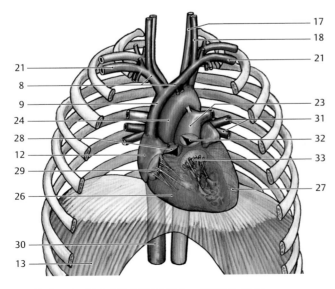

图 5.26 原位心及相关血管（前面观）。瓣膜的位置

1 喉（甲状软骨）
2 胸锁乳突肌（切断）
3 气管（切断）和右颈内静脉
4 迷走神经
5 右颈总动脉和头静脉
6 食管
7 右腋静脉
8 左、右头臂静脉
9 上腔静脉
10 右心耳
11 右冠状动脉
12 右心房
13 膈
14 心包（切缘）
15 肋缘
16 肩胛舌骨肌
17 左颈总动脉
18 左颈内静脉
19 锁骨（切断）
20 左喉返神经
21 锁骨下静脉
22 心包返折处
23 肺动脉干
24 升主动脉
25 前室间沟和左冠状动脉前室间支
26 右心室
27 左心室
28 主动脉瓣
29 三尖瓣或右房室瓣
30 下腔静脉
31 肺静脉
32 肺动脉瓣
33 左房室瓣（二尖瓣）

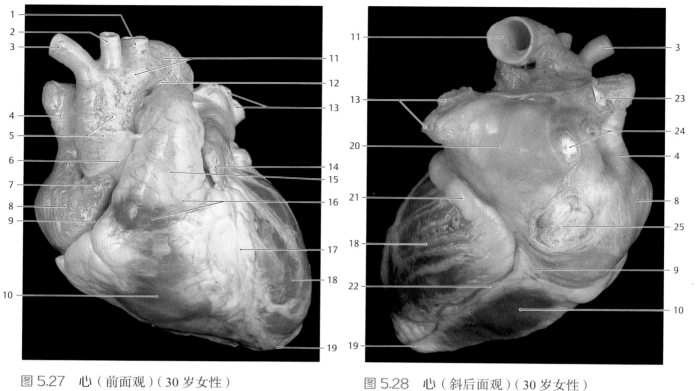

图 5.27　心（前面观）（30 岁女性）

图 5.28　心（斜后面观）（30 岁女性）

图 5.29　心（后面观）。左心室心肌开窗以显示深层环形心肌纤维束

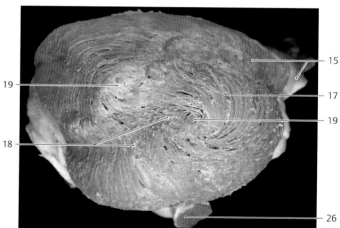

图 5.30　心肌纤维旋涡（下面观）

1　左锁骨下动脉	10　右心室	19　心尖
2　左颈总动脉	11　主动脉弓	20　左心房
3　头臂干	12　动脉韧带	21　覆盖冠状窦的
4　上腔静脉	13　左肺静脉	心外膜脂肪
5　升主动脉	14　左心耳	22　后室间沟
6　主动脉球	15　肺动脉干	23　肺动脉
7　右心耳	16　肺动脉窦	24　右肺静脉
8　右心房	17　前室间沟	25　下腔静脉
9　冠状沟	18　左心室	26　肺静脉

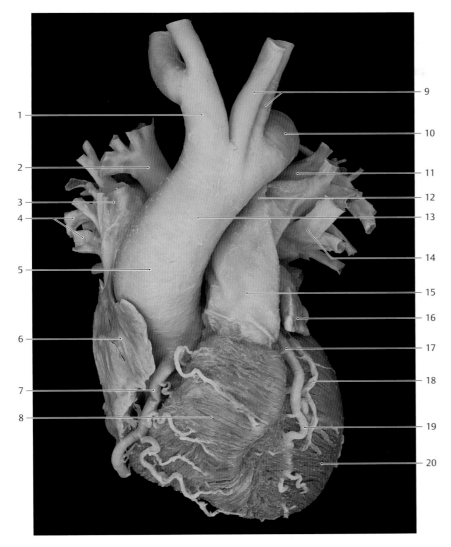

1 头臂干
2 右肺动脉
3 上腔静脉
4 右肺静脉
5 升主动脉
6 右心房
7 右冠状动脉
8 右心室
9 左颈总动脉和左锁骨下动脉
10 降主动脉（胸部）
11 动脉韧带（Botalli 动脉导管遗迹）
12 左肺动脉
13 主动脉弓
14 左肺静脉
15 肺动脉干
16 左心房
17 左冠状动脉
18 前室间支静脉对角支
19 左冠状动脉前室间支
20 左心室
21 左头臂静脉
22 胸壁
23 肝
24 主动脉瓣
25 腱索
26 乳头肌
27 胃

图 5.31　心及冠状动脉（前面观，心收缩期）

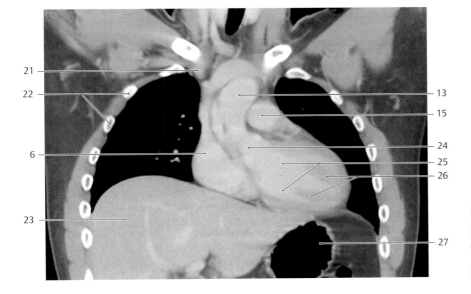

图 5.32　升主动脉水平的胸腔冠状断面（CT 扫描）（Courtesy of Prof. Uder, Institute of Radiology, University Hospital Erlangen, Germany.）

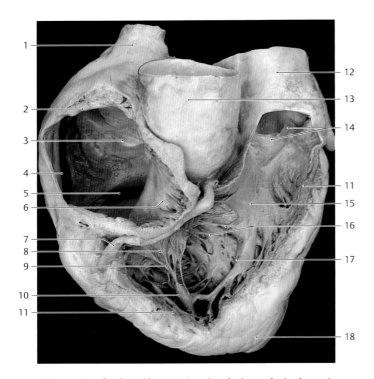

1 上腔静脉	16 隔侧乳头肌
2 界嵴	17 隔缘肉柱或节制索
3 卵圆窝	18 心尖
4 下腔静脉口	19 左心耳
5 冠状窦口	20 主动脉瓣
6 右心耳	21 左心室
7 右冠状动脉和冠状沟	22 肺静脉
8 三尖瓣前尖	23 卵圆窝的位置
9 腱索	24 左心房
10 前乳头肌	25 左房室瓣（二尖瓣）
11 心肌	26 右心房
12 肺动脉干	27 心包
13 升主动脉	28 后乳头肌
14 肺动脉瓣	29 右心室
15 动脉圆锥（室间隔）	30 室间隔

图 5.33　右心（前面观）。切除右心房和右心室前壁

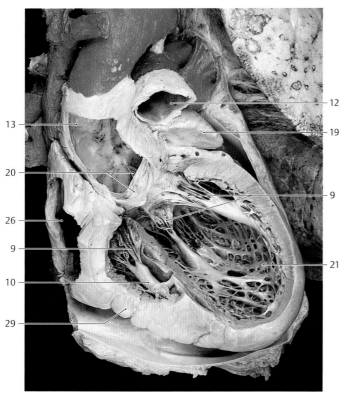

图 5.34　心、左心室及二尖瓣、乳头肌和主动脉瓣。切除心前部

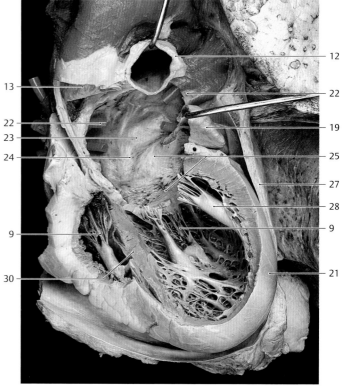

图 5.35　心、左心室及二尖瓣后部、乳头肌。打开心房

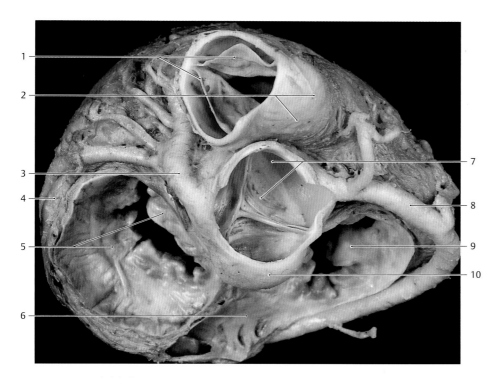

图 5.36　心瓣膜（上面观）。切除左、右心房，解剖冠状动脉。心前壁朝上

1　肺动脉瓣
2　肺动脉窦
3　左冠状动脉
4　心大静脉
5　左房室瓣（二尖瓣）
6　冠状窦
7　主动脉瓣
8　右冠状动脉
9　右房室瓣（三尖瓣）
10　主动脉球
11　肺动脉瓣前半月尖
12　肺动脉瓣左半月尖
13　肺动脉瓣右半月尖
14　主动脉瓣左半月尖
15　主动脉瓣右半月尖
16　主动脉瓣后半月尖
17　肺动脉
18　右心房
19　左心房和肺静脉
20　升主动脉和主动脉瓣

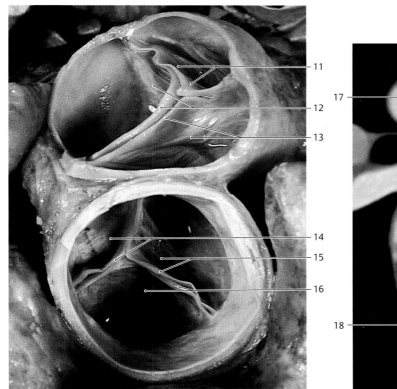

图 5.37　肺动脉瓣和主动脉瓣（上面观）。两组瓣膜均闭合。心前壁朝上

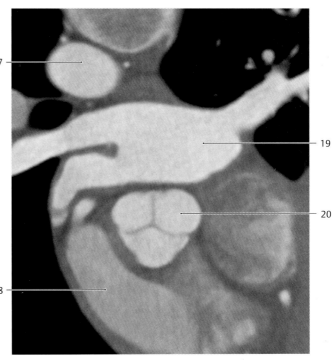

图 5.38　主动脉瓣水平的心的水平断面（CT 扫描）（Courtesy of Prof. Uder, Institute of Radiology, University Hospital Erlangen, Germany.）

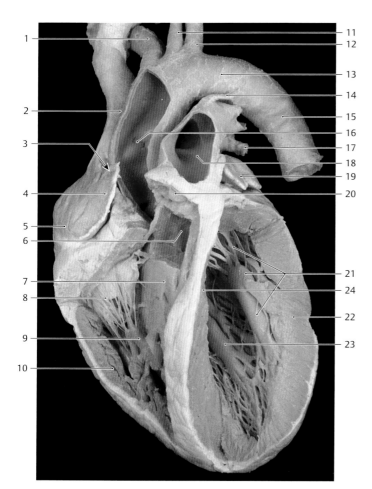

1 头臂干	17 左肺静脉
2 上腔静脉	18 肺动脉干
3 界沟	19 左心耳
4 右心耳	20 肺动脉瓣
5 右心房	21 前乳头肌及腱索
6 主动脉瓣	22 左心室心肌
7 动脉圆锥（室间隔）	23 后乳头肌
8 右房室瓣（三尖瓣）	24 室间隔
9 前乳头肌	25 头臂静脉
10 右心室肌	26 腱索
11 左颈总动脉	27 右心室乳头肌
12 左锁骨下动脉	28 左心房
13 主动脉弓	29 左房室瓣（二尖瓣）
14 动脉韧带（动脉导管	及腱索
遗迹）	30 心尖
15 胸主动脉（降主动脉）	31 左冠状动脉
16 升主动脉	32 左心室

图 5.39　心（前面观）。解剖 4 个瓣膜

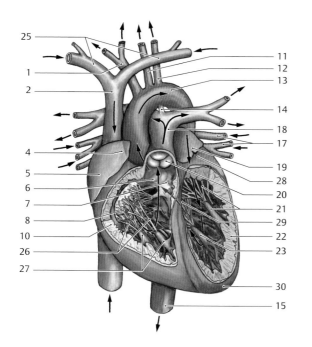

图 5.40　心内循环（前面观）。箭头 = 血流方向

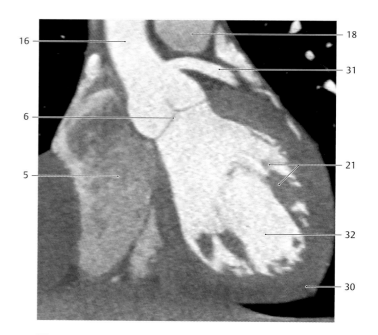

图 5.41　左心室和升主动脉水平的心的冠状断面（CT 扫描）（Courtesy of Prof. Uder, Institute of Radiology, University Hospital Erlangen, Germany.）

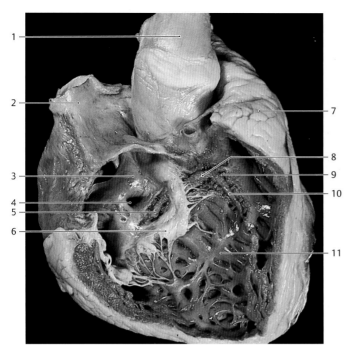

图 5.42　**右心室**。解剖心传导系的房室结、房室束（His束）和右束支（探针标示）

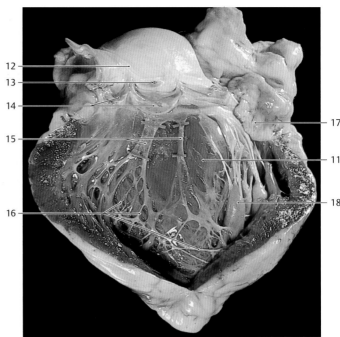

图 5.43　**左心室**。解剖心传导系左束支（探针标示）

1 升主动脉	8 房室束（His束）	15 左束支的分支	22 右心房肌纤维束
2 上腔静脉	9 房室束的分叉	16 浦肯野纤维	23 冠状沟（及右冠状动脉）
3 右心房	10 右束支	17 左心耳	24 心传导系的结间束
4 冠状窦口	11 室间隔	18 前乳头肌	25 下腔静脉
5 房室结	12 主动脉窦	19 界沟	26 乳头肌及浦肯野纤维
6 右房室瓣	13 左冠状动脉入口	20 主动脉球	27 左心房
7 肺动脉干	14 主动脉瓣	21 窦房结（箭头）	28 左束支

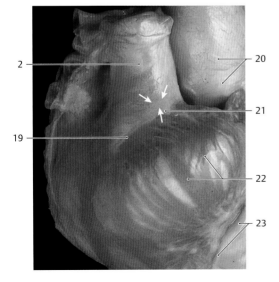

图 5.44　**右心房**。前壁上箭头指示窦房结的位置

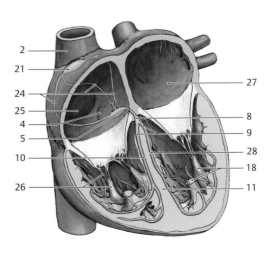

图 5.45　**心传导系**（黄色）

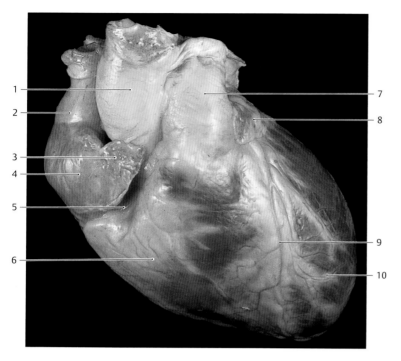

图 5.46　**舒张期的心**（前面观）。心室舒张，心房收缩

1	升主动脉	11	右肺动脉
2	上腔静脉	12	界沟及窦房结
3	右心耳	13	线标示瓣膜位
4	右心房		置的平面
5	冠状沟	14	右心房肌
6	右心室	15	下腔静脉
7	肺动脉干	16	肺动脉瓣
8	左心耳	17	右三尖瓣
9	前室间沟	18	右心室肌
10	左心室		

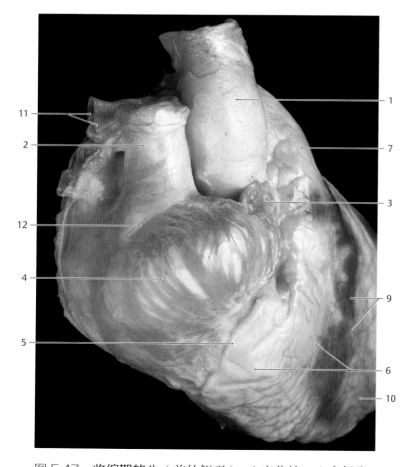

图 5.47　**收缩期的心**（前外侧观）。心室收缩，心房舒张

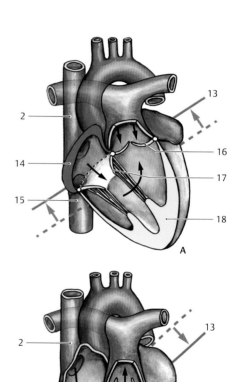

图 5.48　**心动周期中的形态学改变**。注意瓣膜位置的变化（红色箭头）。心收缩的部分以暗灰色标示。A= **舒张期**：心室肌舒张，房室瓣开放，半月瓣关闭。B= **收缩期**：心室肌收缩，房室瓣关闭，半月瓣开放

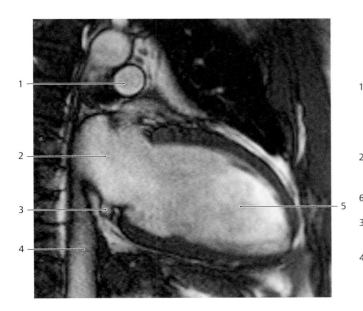

图 5.49 舒张期左心室水平的胸腔冠状断面（MRI 扫描）（Courtesy of Prof. Uder, Institute of Radiology, University Hospital Erlangen, Germany. ）

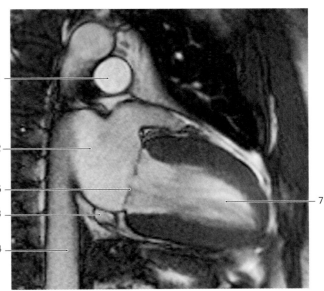

图 5.50 收缩期左心室水平的胸腔冠状断面（MRI 扫描）（Courtesy of Prof. Uder, Institute of Radiology, University Hospital Erlangen, Germany. ）

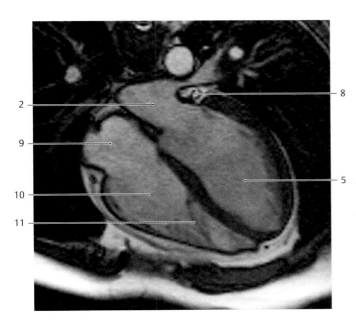

图 5.51 心舒张过程中的冠状断面（MRI 扫描）（Courtesy of Prof. Uder, Institute of Radiology, University Hospital Erlangen, Germany. ）

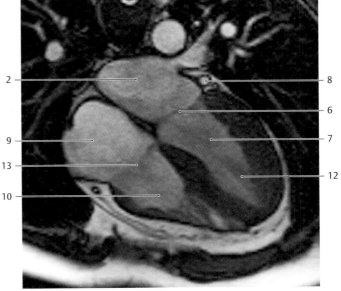

图 5.52 心收缩过程中的冠状断面（MRI 扫描）（Courtesy of Prof. Uder, Institute of Radiology, University Hospital Erlangen, Germany. ）

1 肺动脉
2 左心房
3 冠状窦
4 下腔静脉
5 左心室（舒张期）
6 左房室瓣（二尖瓣）
7 左心室（收缩期）
8 心大静脉（左冠状静脉）
9 右心房
10 右心室
11 隔缘肉柱
12 乳头肌
13 右房室瓣（三尖瓣）

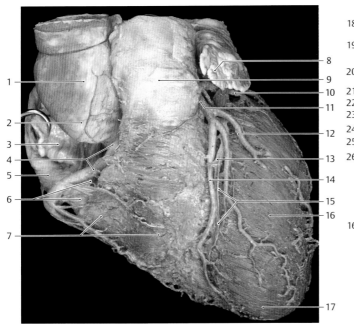

图 5.53 冠状动脉（前面观）。移除心外膜及外膜下脂肪。经主动脉灌注了红色树脂

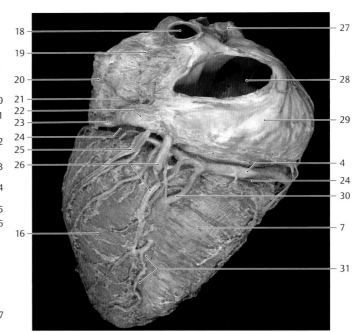

图 5.54 右冠状动脉及心的静脉（后面观）。移除心外膜及外膜下脂肪。动脉内灌注了红色树脂

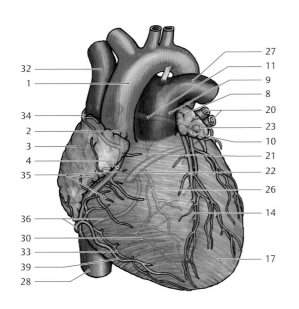

图 5.55 冠状动脉及心的静脉（前面观）

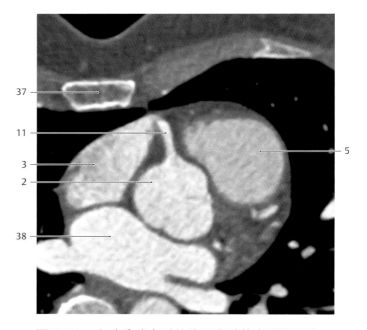

图 5.56 主动脉球水平的心和胸壁的水平断面（CT 扫 描）（Courtesy of Prof. Uder, Institute of Radiology, University Hospital Erlangen, Germany.）

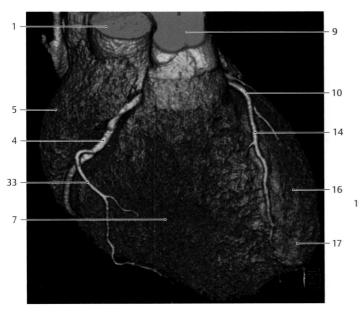

图 5.57 冠状动脉（前面观；CT 三维重建）
（Courtesy of Prof. Uder, Institute of Radiology, University Hospital Erlangen, Germany.）

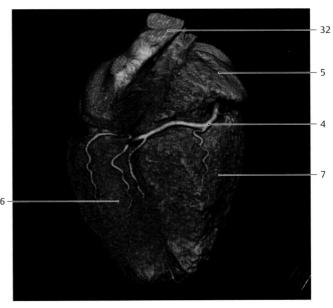

图 5.58 冠状动脉（后面观；CT 三维重建）
（Courtesy of Prof. Uder, Institute of Radiology, University Hospital Erlangen, Germany.）

1 升主动脉
2 主动脉球和右冠状动脉窦房结支
3 右心耳
4 右冠状动脉
5 右心房
6 冠状沟
7 右心室
8 左心耳
9 肺动脉干
10 左冠状动脉旋支
11 左冠状动脉
12 左冠状动脉对角支
13 前室间静脉
14 前室间动脉
15 前室间沟
16 左心室
17 心尖
18 右肺静脉
19 左心房

20 左肺静脉
21 左房斜静脉（Marshall 静脉）
22 冠状窦
23 心大静脉
24 冠状沟（后部）
25 左心室后静脉
26 心中静脉
27 左肺动脉
28 下腔静脉
29 右心房
30 右冠状动脉后室间支
31 后室间沟
32 上腔静脉
33 右冠状动脉右缘支
34 窦房结支
35 心最小静脉
36 心小静脉
37 胸骨
38 左心房和肺静脉
39 右缘静脉

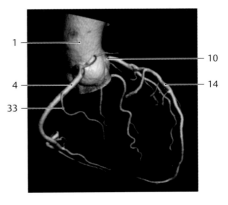

图 5.59 冠状动脉（CT 三维重建）（Courtesy of Prof. Uder, Institute of Radiology, University Hospital Erlangen, Germany.）

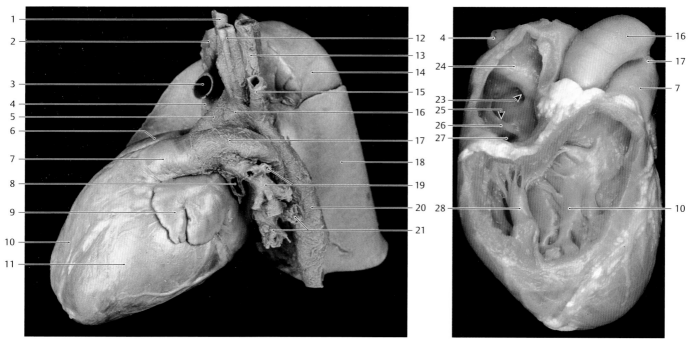

图 5.60　胎儿的心和右肺（左外侧面观）。切除左肺。注意动脉导管

图 5.61　胎儿的心（前面观）。打开右心房和右心室

胎儿循环系统的分流情况			
1	静脉导管	脐静脉和下腔静脉之间	肝循环旁路
2	卵圆孔	左、右心房之间	肺循环旁路
3	动脉导管	肺动脉干和主动脉之间	

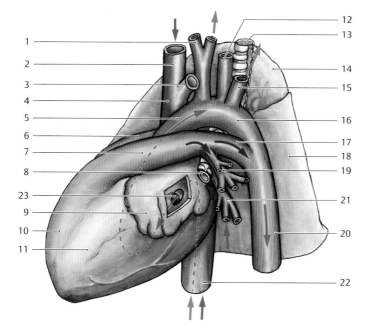

1　右颈总动脉
2　右头臂静脉
3　左头臂静脉
4　上腔静脉
5　升主动脉
6　右心耳
7　肺动脉干
8　左主支气管
9　左心耳
10　右心室
11　左心室
12　左颈总动脉
13　气管
14　右肺上叶
15　左锁骨下动脉

16　主动脉弓
17　动脉导管
18　右肺下叶
19　左肺动脉及其在左肺内的分支
20　降主动脉
21　左肺静脉
22　下腔静脉
23　卵圆孔
24　右心房
25　下腔静脉口
26　下腔静脉瓣
　　（Eustachian 瓣）
27　冠状窦口
28　右心室前乳头肌

图 5.62　胎儿的心和右肺（对应的解剖见上方的图 5.60）。箭头标示了血流方向。注意血液经动脉导管进入主动脉后的氧合变化

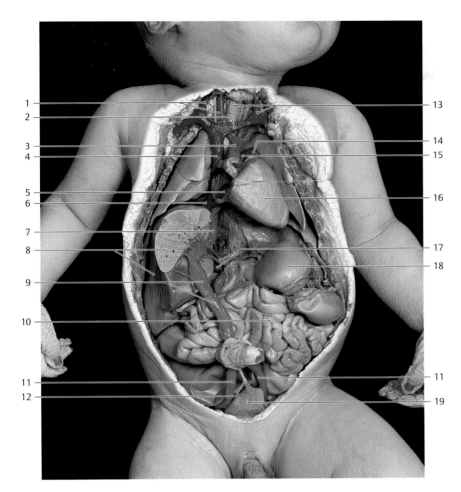

图 5.63　新生儿的胸腹腔器官（前面观）。打开右心房以显露卵圆孔。切除肝左叶

1　右颈内静脉和右颈总动脉

2　左、右头臂静脉

3　主动脉弓

4　上腔静脉

5　卵圆孔

6　下腔静脉

7　静脉导管

8　肝

9　脐静脉

10　小肠

11　脐动脉

12　脐尿管

13　气管和左颈内静脉

14　左肺动脉

15　动脉导管

16　右心室

17　肝动脉（红）和门静脉（蓝）

18　胃

19　膀胱

20　肝门静脉

21　肺静脉

22　降主动脉

23　胎盘

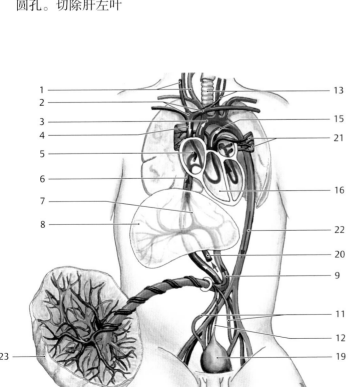

图 5.64　胎儿循环系统。用不同颜色标示了氧梯度

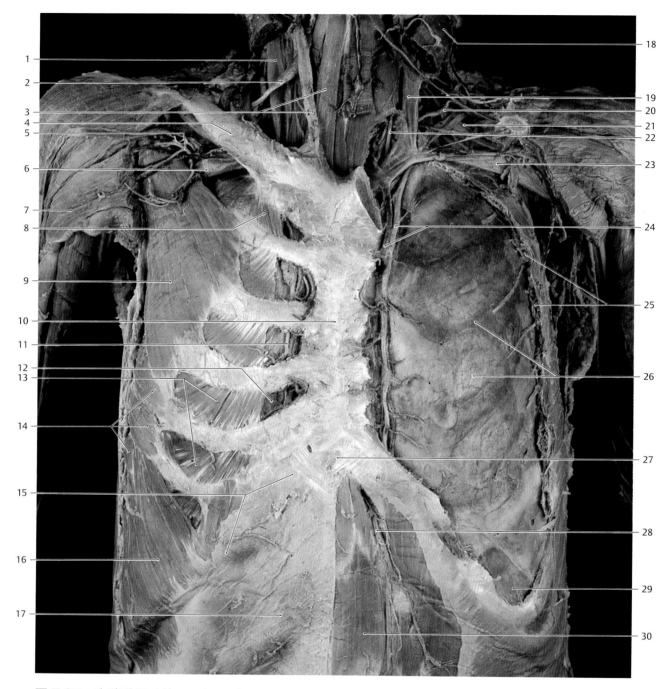

图 5.65 胸腔脏器（前面观）。左侧锁骨和肋部分切除，打开右侧肋间隙以显露胸廓内动脉和静脉

1 右颈内静脉

2 肩胛舌骨肌

3 胸骨舌骨肌和颈外静脉

4 锁骨

5 胸肩峰动脉

6 右锁骨下静脉

7 胸大肌

8 肋间外肌

9 胸小肌

10 胸骨体

11 右胸廓内动脉和静脉

12 胸横肌的肌束

13 肋间内肌

14 前锯肌

15 肋缘

16 腹外斜肌

17 腹直肌前鞘

18 胸锁乳突肌

19 左颈内静脉

20 颈横动脉

21 臂丛

22 迷走神经

23 左腋静脉

24 左胸廓内动脉和静脉

25 肋和胸壁（切开）

26 肋胸膜

27 剑突

28 腹壁上动脉

29 膈

30 腹直肌

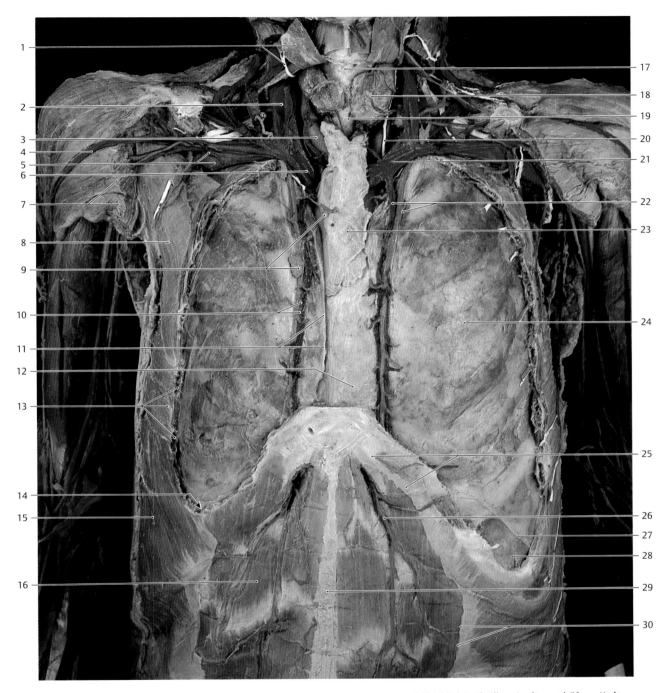

图 5.66 胸腔脏器（前面观）。肋、锁骨和胸骨部分切除以显露前纵隔和胸膜。红色＝动脉；蓝色＝静脉；绿色＝淋巴管和淋巴结

1 胸骨甲状肌及其支配神经（颈袢分支）	8 胸小肌（离断）	15 腹外斜肌	23 胸腺
2 右颈内静脉	9 胸骨旁淋巴结	16 腹直肌	24 肋胸膜
3 右颈总动脉	10 胸廓内动脉和静脉	17 喉（甲状软骨）	25 肋缘
4 头静脉	11 肋胸膜前缘	18 甲状腺	26 腹壁上动脉
5 右锁骨下静脉	12 心包	19 气管	27 肋胸膜缘
6 右头臂静脉	13 第 5 和第 6 肋（离断）及前锯肌	20 左迷走神经	28 膈
7 胸大肌（离断）	14 肋膈隐窝	21 左头臂静脉	29 腹白线
		22 左胸廓内动脉和静脉	30 腹直肌鞘前层的切缘

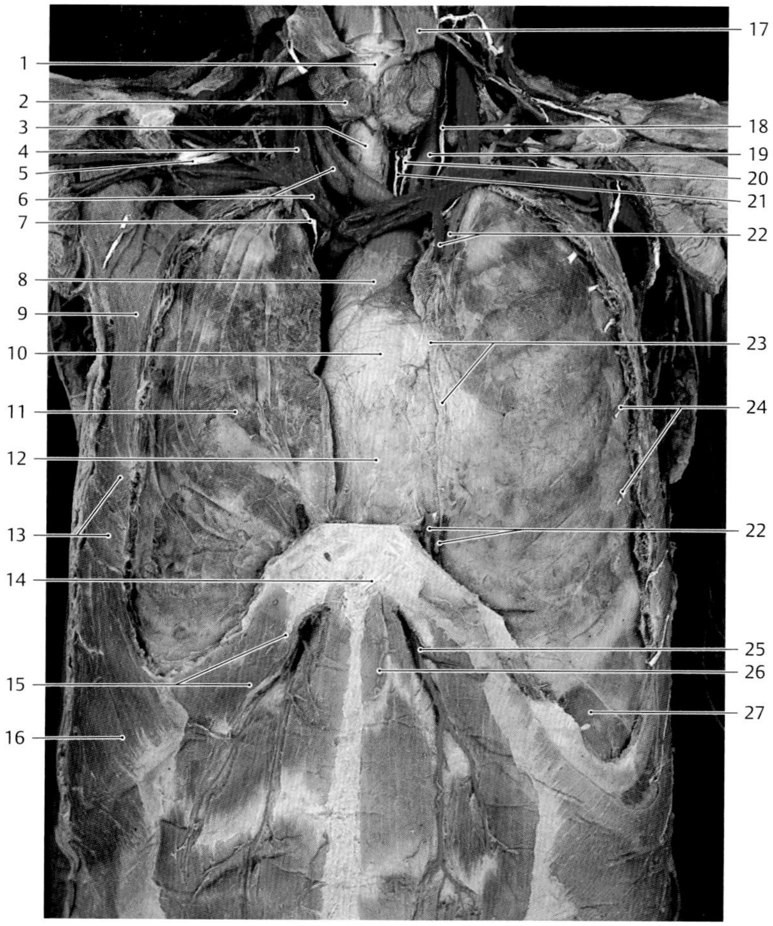

图 5.67 胸腔脏器（前面观）。切除胸廓内血管，稍微外翻胸膜和肺的前缘以显露前纵隔和中纵隔，包括心和大血管。红色＝动脉；蓝色＝静脉；绿色＝淋巴管和淋巴结

1 喉（甲状软骨）	21 左喉返神经
2 甲状腺	22 左胸廓内动脉和
3 气管	静脉（离断）
4 颈内静脉	23 肋胸膜缘
5 臂丛	24 肋间神经和血管
6 右头臂静脉和颈	25 腹壁上动脉
总动脉	26 腹直肌
7 右膈神经	27 膈
8 升主动脉	28 颈袢
9 胸小肌（离断）	29 膈神经和前斜
10 肺动脉干（被心	角肌
包覆盖）	30 颈外静脉（离断）
11 肋胸膜	31 右锁骨下静脉
12 心包和心	32 右头臂静脉
13 前锯肌	33 胸廓内动脉
14 剑突	（离断）
15 肋缘	34 胸廓内静脉
16 腹外斜肌	（离断）
17 胸骨甲状肌（离	35 右肺
断并翻起）	36 环甲肌
18 迷走神经	37 肩胛舌骨肌
19 左颈总动脉	38 胸腺
20 左交感干	39 左肺

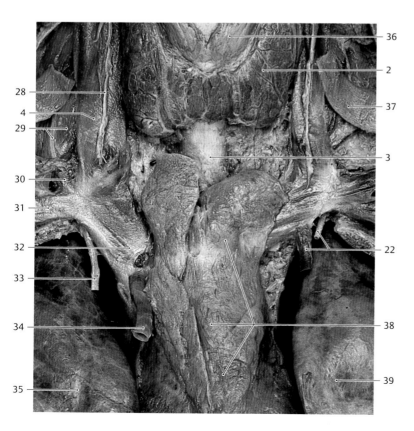

图 5.68 胸腔脏器（前面观，细节放大）。显示胸腺的位置（心的上方）和大小

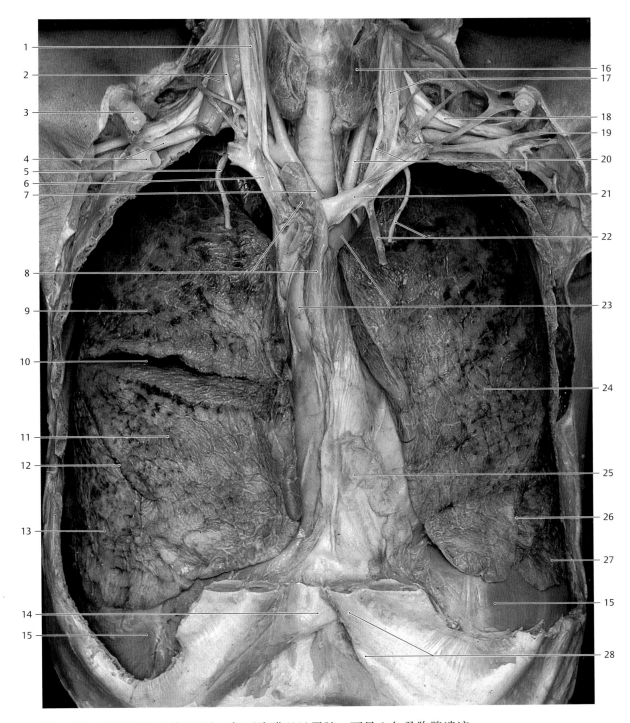

图 5.69 胸腔脏器（前面观）。打开胸膜以显露肺。可见心包及胸腺遗迹

1 右颈内静脉	9 右肺上叶	17 左颈内静脉	24 左肺上叶
2 膈神经和前斜角肌	10 右肺水平裂	18 臂丛	25 心包
3 锁骨（离断）	11 右肺中叶	19 左侧头静脉	26 左肺斜裂
4 右锁骨下动脉和静脉	12 右肺斜裂	20 左颈总动脉和迷走神经	27 左肺下叶
5 胸廓内动脉	13 右肺下叶	21 左头臂静脉	28 肋缘
6 右头臂静脉	14 剑突	22 胸廓内动脉和静脉	
7 头臂干	15 膈	（离断）	
8 胸腺（已萎缩）	16 甲状腺	23 升主动脉和主动脉弓	

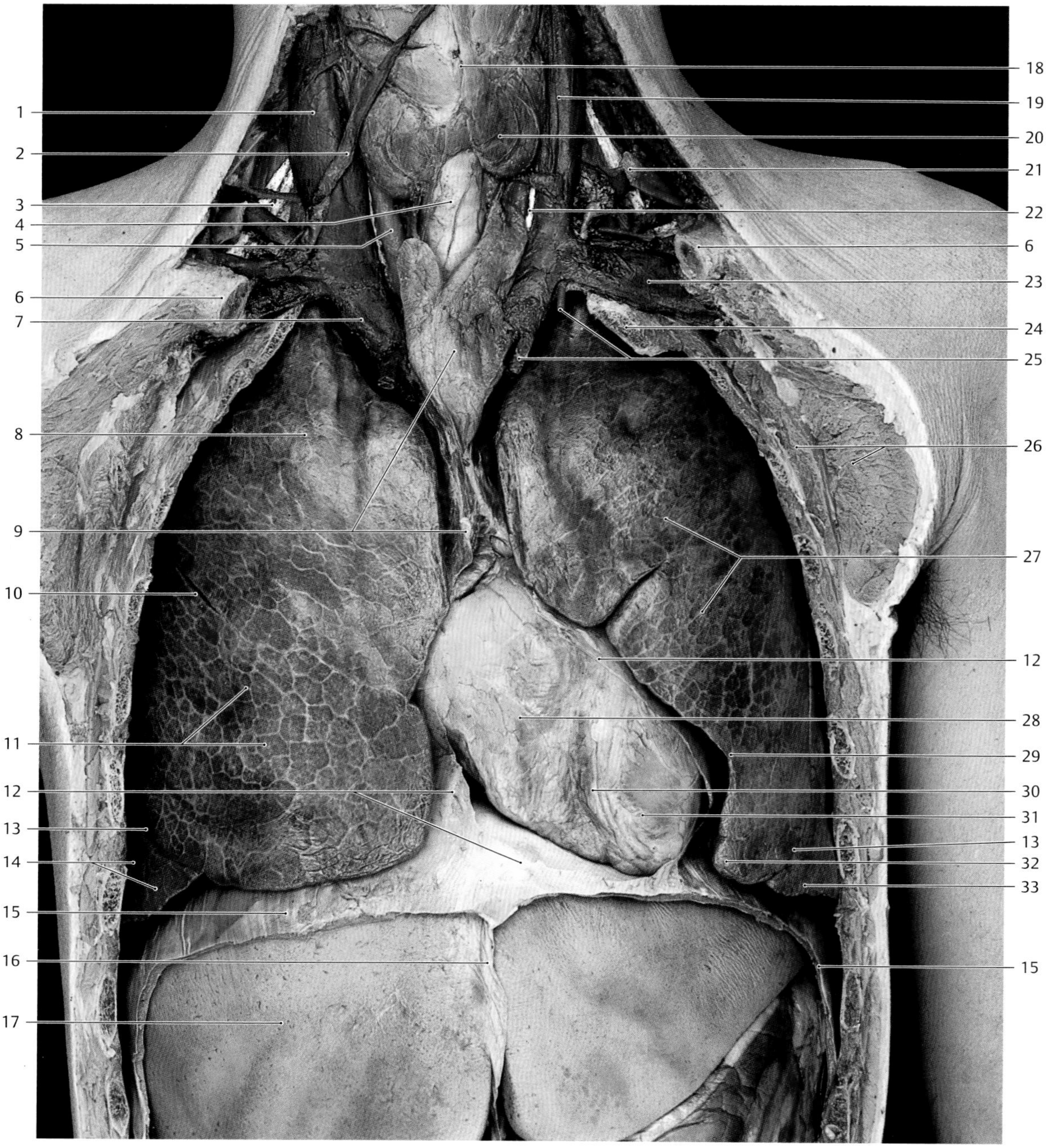

图 5.70　胸腔脏器（前面观）。切除部分胸壁、肋胸膜、心包和膈。红色＝动脉；蓝色＝静脉

1 颈内静脉	10 右肺水平裂	19 左颈内静脉	28 右心室
2 颈外静脉（向内侧移位）	11 右肺中叶	20 甲状腺	29 左肺心切迹
3 臂丛	12 心包（切缘）	21 肩胛舌骨肌（离断）	30 心的室间沟
4 气管	13 肺斜裂	22 左迷走神经	31 左心室
5 右颈总动脉	14 右肺下叶	23 左锁骨下静脉	32 左肺小舌
6 锁骨（离断）	15 膈	24 第 1 肋（离断）	33 左肺下叶
7 右头臂静脉	16 镰状韧带	25 胸廓内动脉和静脉	
8 右肺上叶	17 肝	26 胸大肌和胸小肌（切缘）	
9 胸腺（已萎缩）	18 喉的位置	27 左肺上叶	

246

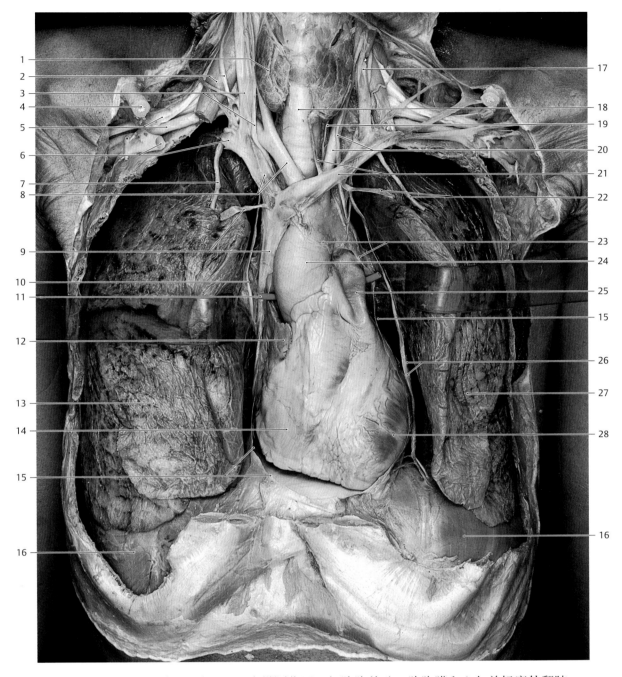

图 5.71　胸腔脏器（前面观）。心和中纵隔位置。切除胸前壁、肋胸膜和心包并轻度外翻肺

1　甲状腺	10　右膈神经	19　左喉返神经	25　肺动脉干
2　膈神经和前斜角肌	11　心包横窦（探针处）	20　左颈总动脉和左迷走	26　左膈神经及左心包膈
3　迷走神经和颈内静脉	12　右心耳	神经	动脉和静脉
4　锁骨（离断）	13　右肺中叶	21　左头臂静脉和左甲状	27　左肺上叶
5　臂丛和锁骨下动脉	14　右心室	腺下静脉	28　左心室
6　锁骨下静脉	15　心包切缘	22　左胸廓内动脉和静脉	
7　胸廓内动脉	16　膈	（离断）	
8　头臂干和右头臂静脉	17　颈内静脉	23　心包囊上缘	
9　上腔静脉和胸腺静脉	18　气管	24　升主动脉	

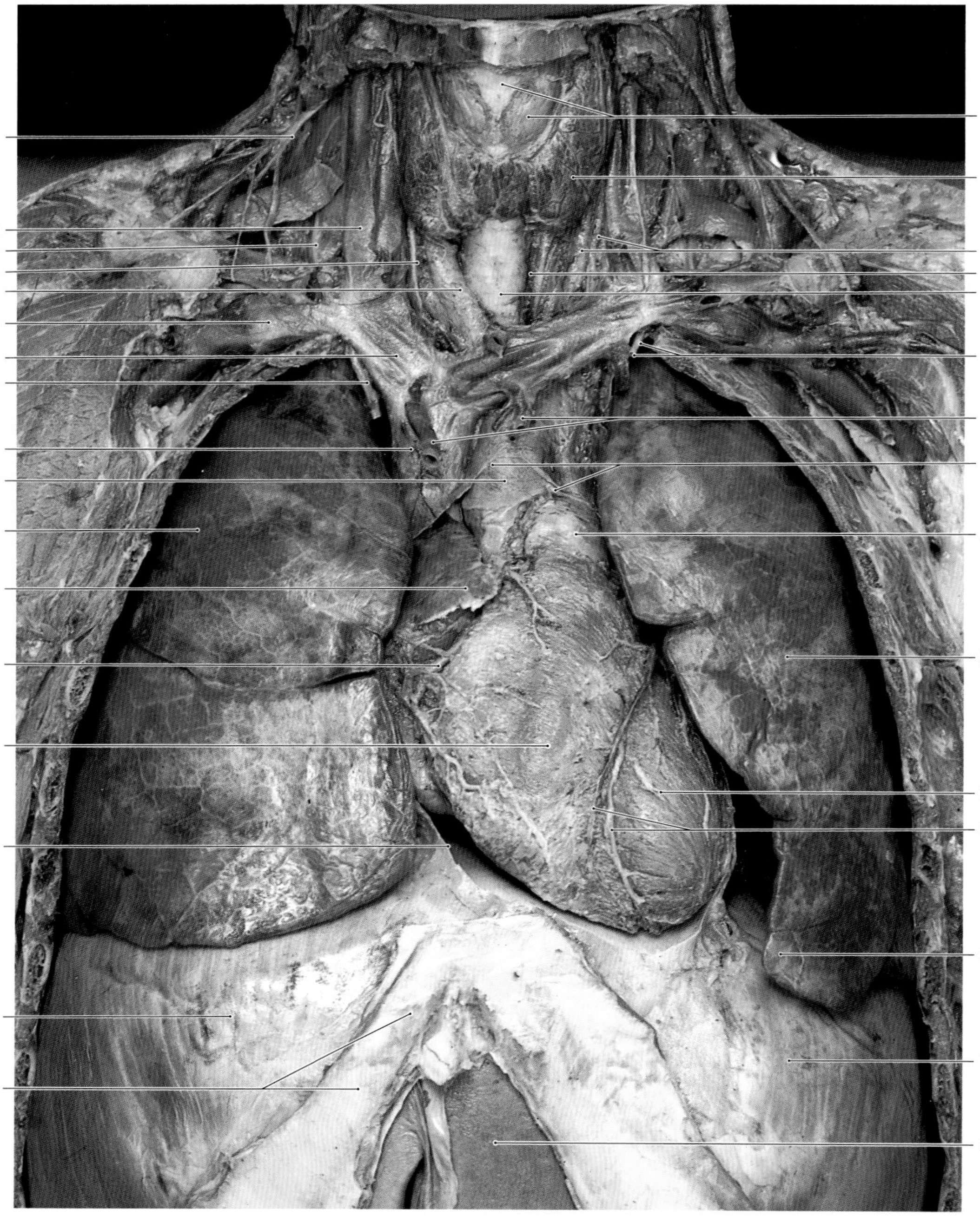

图 5.72 胸腔脏器（前面观）。心的位置和冠状血管的解剖。切除胸前壁、肋胸膜和心包

1 锁骨上神经中间支	9 上腔静脉	17 肋缘	24 胸腺静脉
2 颈内静脉	10 升主动脉	18 喉（环甲肌和甲状软骨）	25 心包囊切缘
3 右膈神经	11 右肺	19 甲状腺	26 肺动脉干
4 右迷走神经	12 右心房	20 左颈总动脉和左迷走	27 左肺
5 右颈总动脉	13 右冠状动脉和心小静脉	神经	28 左心室
6 右锁骨下静脉	14 右心室	21 左喉返神经	29 前室间支动脉和静脉
7 右头臂静脉	15 心包切缘	22 气管	30 左肺小舌
8 右胸廓内动脉	16 膈	23 左胸廓内动脉和静脉	31 肝

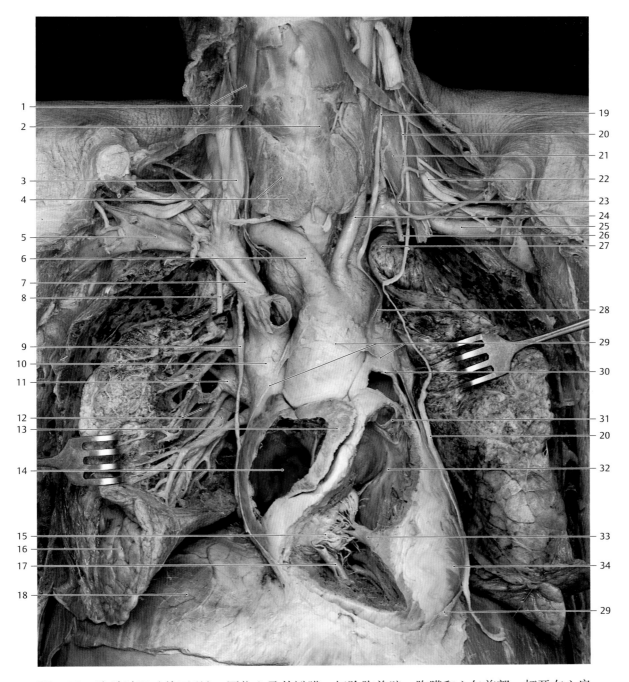

图 5.73 胸腔脏器（前面观）。原位心及其瓣膜。切除胸前壁、胸膜和心包前部。打开右心房和右心室以显露右房室瓣和肺动脉瓣

1 肩胛舌骨肌	10 上腔静脉	19 左迷走神经	28 左喉返神经
2 甲状腺锥状叶	11 肺静脉	20 左膈神经	29 心包切缘
3 颈内静脉	12 肺动脉分支	21 前斜角肌	30 肺动脉干（开窗）
4 甲状腺	13 右心耳	22 臂丛	31 肺动脉瓣
5 右锁骨下静脉	14 右心房	23 甲状颈干	32 室上嵴
6 头臂干	15 右房室瓣（三尖瓣）	24 左颈总动脉	33 前乳头肌
7 右头臂静脉	16 右肺	25 左锁骨下动脉	34 左心室
8 右胸廓内动脉	17 后乳头肌	26 左胸廓内动脉	
9 右膈神经	18 膈	27 左肺尖	

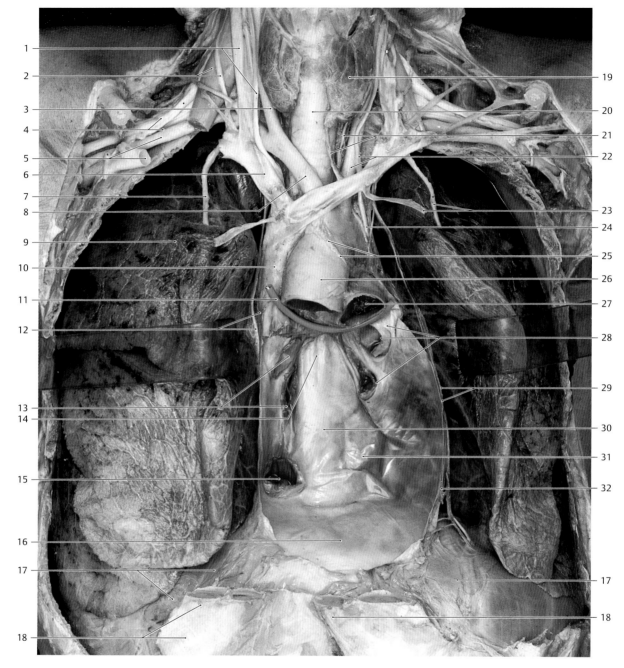

图 5.74　胸腔脏器（前面观）。心包和纵隔。切除胸前壁和心并稍微外翻肺。注意心包横窦内的探针

1 右颈内静脉和右迷走神经	10 上腔静脉	19 甲状腺	25 心包切缘
2 右膈神经和前斜角肌	11 心包横窦（探针处）	20 气管	26 升主动脉
3 右颈总动脉	12 右膈神经及右心包膈动脉和静脉	21 左喉返神经和左甲状腺下静脉	27 肺动脉干（离断）
4 臂丛	13 右肺静脉	22 左颈总动脉和左迷走神经	28 左肺静脉
5 右锁骨下动脉和静脉	14 心包斜窦	23 左胸廓内动脉和静脉（离断）	29 左膈神经及左心包膈动脉和静脉
6 右头臂静脉	15 下腔静脉	24 左迷走神经和主动脉弓	30 心包下食管轮廓
7 右胸廓内动脉（离断）	16 心包膈部		31 心包下主动脉轮廓
8 头臂干	17 膈		32 心包（切缘）
9 右肺上叶	18 肋缘		

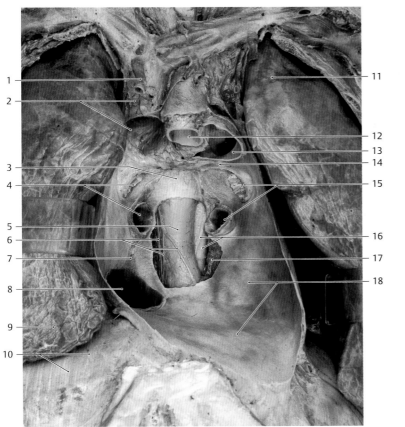

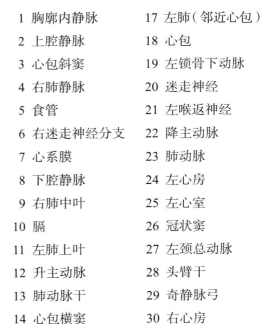

1 胸廓内静脉	17 左肺（邻近心包）
2 上腔静脉	18 心包
3 心包斜窦	19 左锁骨下动脉
4 右肺静脉	20 迷走神经
5 食管	21 左喉返神经
6 右迷走神经分支	22 降主动脉
7 心系膜	23 肺动脉
8 下腔静脉	24 左心房
9 右肺中叶	25 左心室
10 膈	26 冠状窦
11 左肺上叶	27 左颈总动脉
12 升主动脉	28 头臂干
13 肺动脉干	29 奇静脉弓
14 心包横窦	30 右心房
15 左肺静脉	31 右心室
16 降主动脉和左迷	32 主动脉弓
走神经	

图 5.75　心包囊（前面观）。切除心，打开心包后壁以显露食管和主动脉

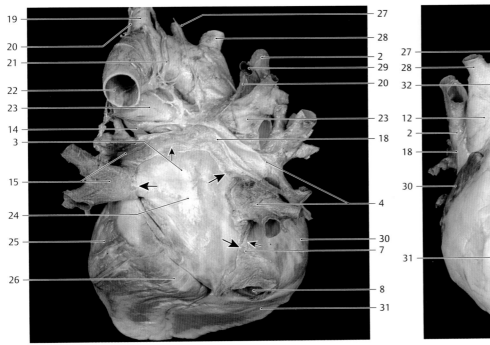

图 5.76　心和心包（后面观）。箭头 = 心包斜窦

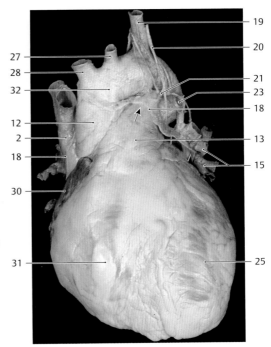

图 5.77　心和心包（前面观）。箭头 = 心包返折

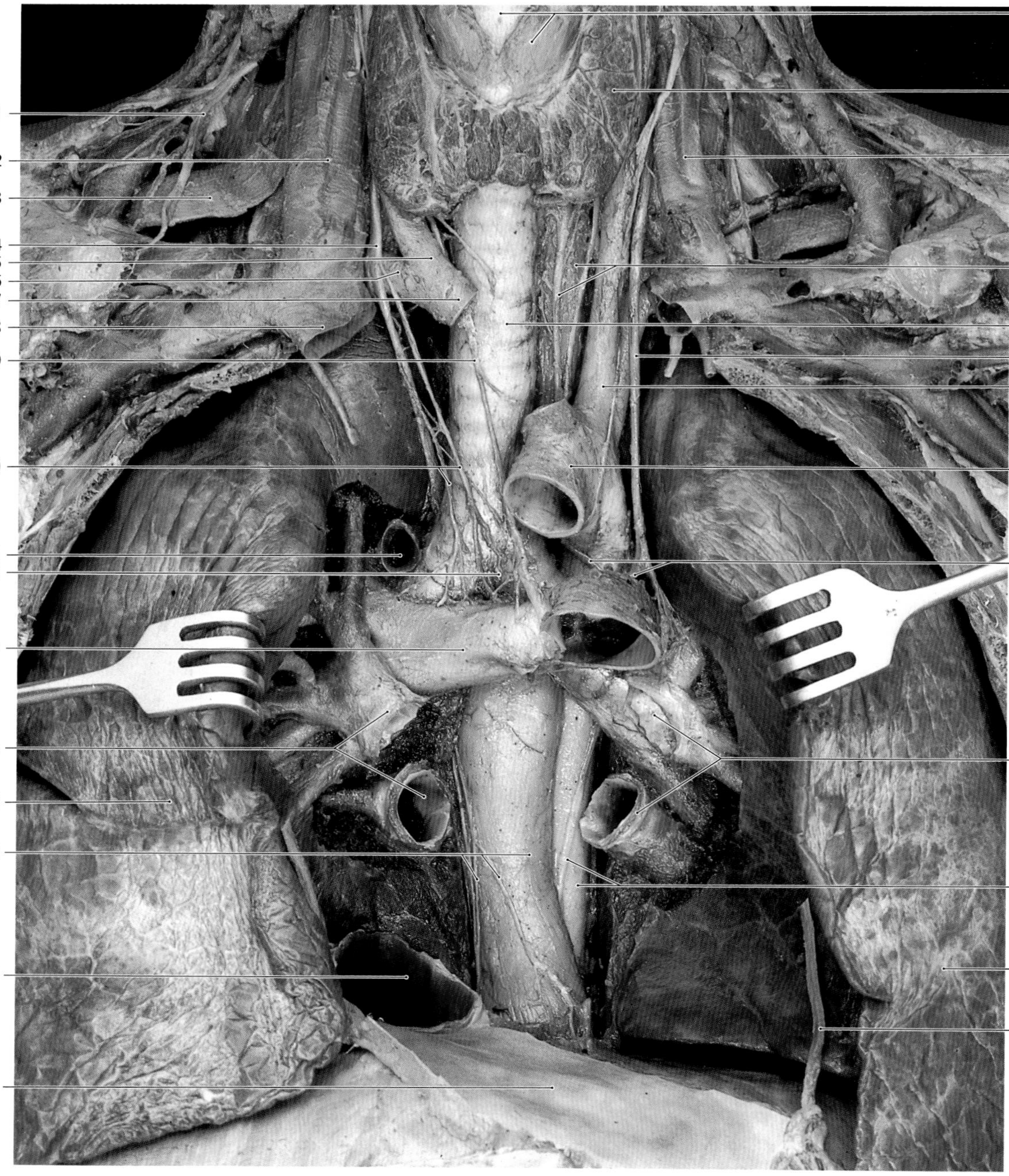

图 5.78　后纵隔（前面观）。切除心和心包。双肺轻度外翻

1　锁骨上神经	9　迷走神经颈上心支	17　下腔静脉	25　左颈总动脉
2　颈内静脉	10　迷走神经颈下心支	18　心包	26　主动脉弓
3　肩胛舌骨肌	11　奇静脉弓（离断）	19　喉（甲状软骨、环甲肌）	27　发自左迷走神经的左喉返神经
4　右迷走神经	12　气管杈	20　甲状腺	
5　右颈总动脉	13　右肺动脉	21　颈内静脉	28　左肺静脉
6　右锁骨下动脉	14　右肺静脉	22　食管和左喉返神经	29　胸主动脉和左迷走神经
7　头臂干	15　右肺	23　气管	30　左肺
8　右头臂静脉	16　食管及右迷走神经分支	24　左迷走神经	31　左膈神经（离断）

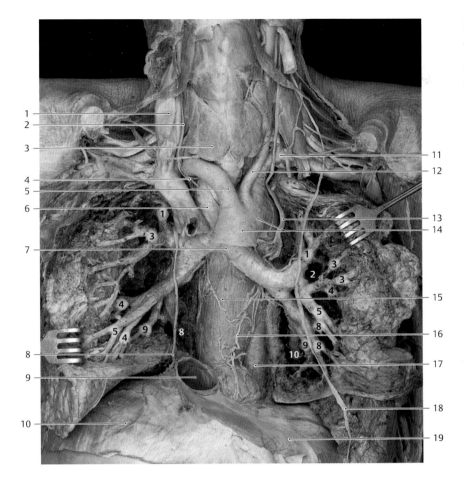

图 5.79 原位支气管树（前面观）。切除心和心包。解剖出支气管肺段的支气管。1~10= 肺段序号（与第222、223 和 227 页的图对比）

1 颈内静脉
2 右迷走神经
3 甲状腺
4 右喉返神经
5 头臂干
6 气管
7 气管杈
8 右膈神经
9 下腔静脉
10 膈
11 左锁骨下动脉
12 左颈总动脉
13 左迷走神经
14 主动脉弓
15 食管
16 食管丛
17 胸主动脉
18 左膈神经
19 心包和膈肌中心腱
20 上腔静脉
21 肺静脉和左心房

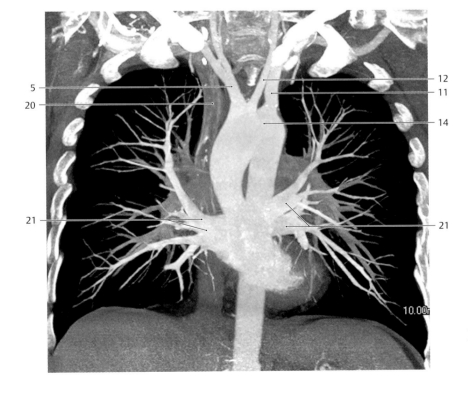

图 5.80 经胸腔冠状断面显示纵隔血管（CT 扫描）（Courtesy of Prof. Uder, Institute of Radiology, University Hospital Erlangen, Germany.）

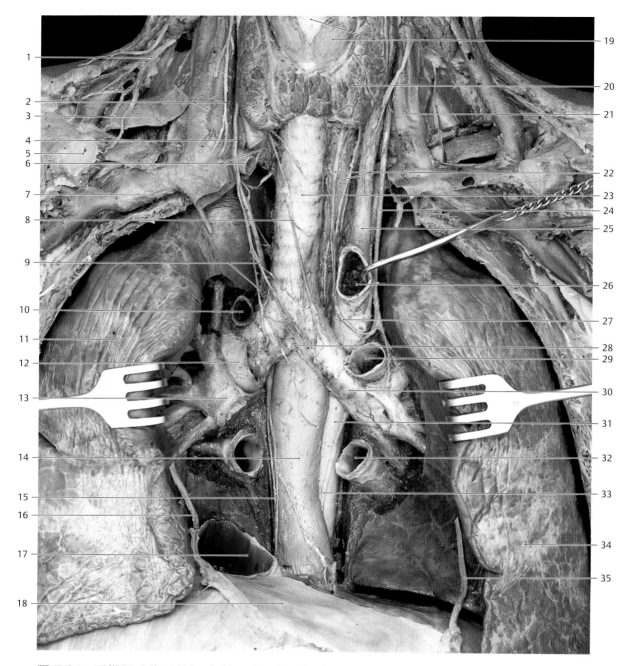

图 5.81 **后纵隔**（前面观）。切除心和心包，轻度外翻肺和主动脉弓以显露迷走神经及其分支

1 锁骨上神经	9 迷走神经颈下心支	18 覆盖膈的心包	27 左喉返神经
2 右颈内静脉和颈袢	10 奇静脉弓（离断）	19 喉（甲状软骨和环甲肌）	28 气管杈
3 肩胛舌骨肌	11 右肺	20 甲状腺	29 左肺动脉
4 右迷走神经	12 右肺动脉	21 左颈内静脉	30 左主支气管
5 锁骨	13 右肺静脉	22 食管和左喉返神经	31 降主动脉
6 右锁骨下动脉和右喉 　返神经	14 食管	23 气管	32 左肺静脉
7 右锁骨下静脉	15 食管丛	24 左迷走神经	33 左迷走神经分支
8 迷走神经颈上心支	16 右膈神经（离断）	25 左颈总动脉	34 左肺
	17 下腔静脉	26 主动脉弓	35 左膈神经（离断）

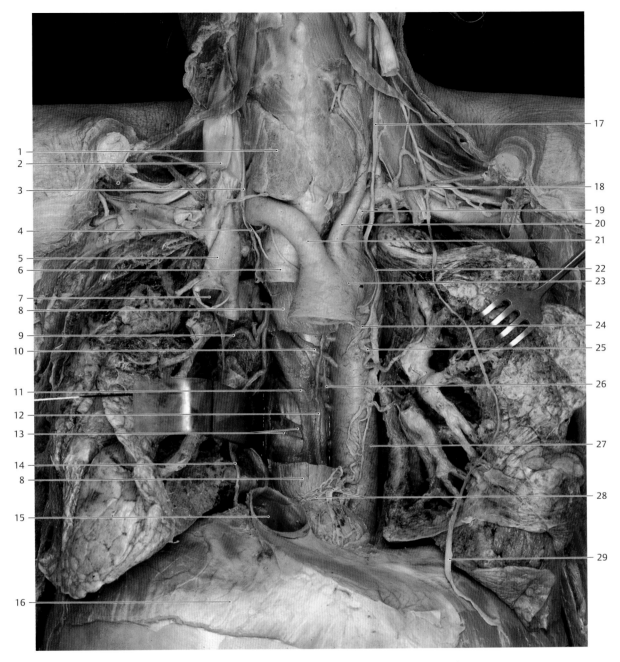

图 5.82　后纵隔（前面观）。切除心和食管远端以显露后纵隔的血管和神经

1 甲状腺	8 食管	15 下腔静脉	23 主动脉弓
2 右颈内静脉	9 右支气管动脉	16 膈	24 左喉返神经
3 右迷走神经	10 肋间后动脉	17 左迷走神经	25 左支气管动脉
4 右迷走神经发出右喉 返神经处	11 奇静脉	18 甲状颈干	26 淋巴结
5 右头臂静脉	12 胸导管	19 左锁骨下动脉	27 胸主动脉
6 气管	13 肋间后动脉和静脉（脊 柱前方）	20 左颈总动脉	28 食管丛
7 左头臂静脉（翻开）	14 右膈神经	21 头臂干	29 左膈神经
		22 左迷走神经	

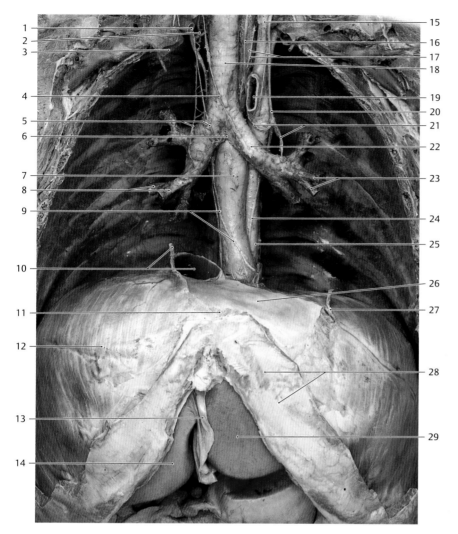

图 5.83 后纵隔和膈（前面观）。切除心和肺，肋缘维持原位。注意左、右迷走神经的不同走行

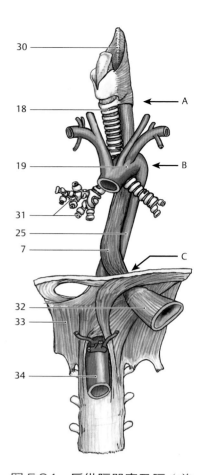

图 5.84 后纵隔器官及膈（前面观）。显示食管的 3 个狭窄区域。A= 食管上段括约肌（位于环状软骨水平）。B= 食管中段括约肌（位于主动脉弓水平）。C= 食管下段括约肌（位于膈水平）

1 右锁骨下动脉

2 右喉返神经

3 右头臂静脉

4 颈上心神经

5 颈下心神经和肺支

6 气管杈

7 食管（胸部）

8 右肺中叶外侧段和内侧段的支气管

9 食管丛和右迷走神经分支

10 下腔静脉和右膈神经（切断）

11 膈肌胸骨部

12 膈肌肋部

13 肝镰状韧带

14 肝（方叶）

15 左颈总动脉

16 左喉返神经

17 左迷走神经食管支和食管

18 气管

19 主动脉弓

20 左迷走神经

21 左喉返神经及心下神经

22 左主支气管

23 上、下舌段支气管

24 左迷走神经食管丛

25 降主动脉

26 被心包覆盖的膈肌中心腱

27 左膈神经（离断）

28 肋缘

29 肝（左叶）

30 咽

31 次级支气管

32 食管（腹部）

33 膈

34 腹主动脉

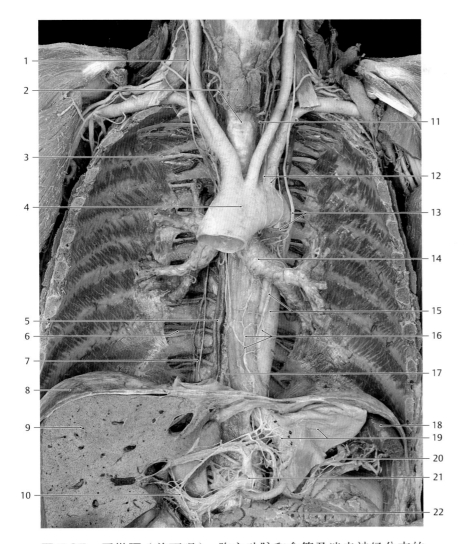

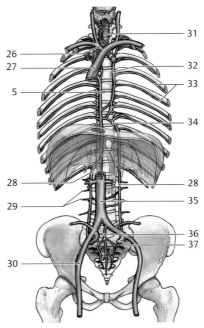

图 5.87 胸腹腔后壁的静脉（前面观）

图 5.85 后纵隔（前面观）。胸主动脉和食管及迷走神经分支的解剖

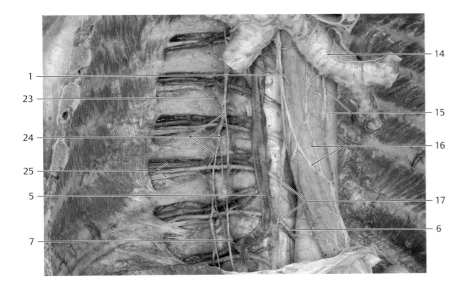

图 5.86 后纵隔下段（前面观）

1 右迷走神经	20 脾动脉及脾丛
2 甲状腺和气管	21 腹腔干和腹腔丛
3 肋间神经	22 胰
4 主动脉弓	23 交感干的交通支
5 奇静脉	24 交感干和交感神经节
6 肋间后动脉	25 肋间后静脉、肋间后动脉和肋间神经
7 内脏大神经	
8 膈	
9 肝	26 右头臂静脉
10 肝固有动脉及肝丛	27 上腔静脉
11 左喉返神经	28 腰升静脉
12 颈下心神经	29 腰静脉
13 左迷走神经和左喉返神经	30 右髂外静脉
14 左主支气管	31 气管
15 胸主动脉和左迷走神经	32 副半奇静脉
16 食管和食管丛	33 肋间后静脉
17 胸导管	34 半奇静脉
18 脾	35 下腔静脉
19 胃前丛和胃（切断）	36 骶正中静脉
	37 髂内静脉

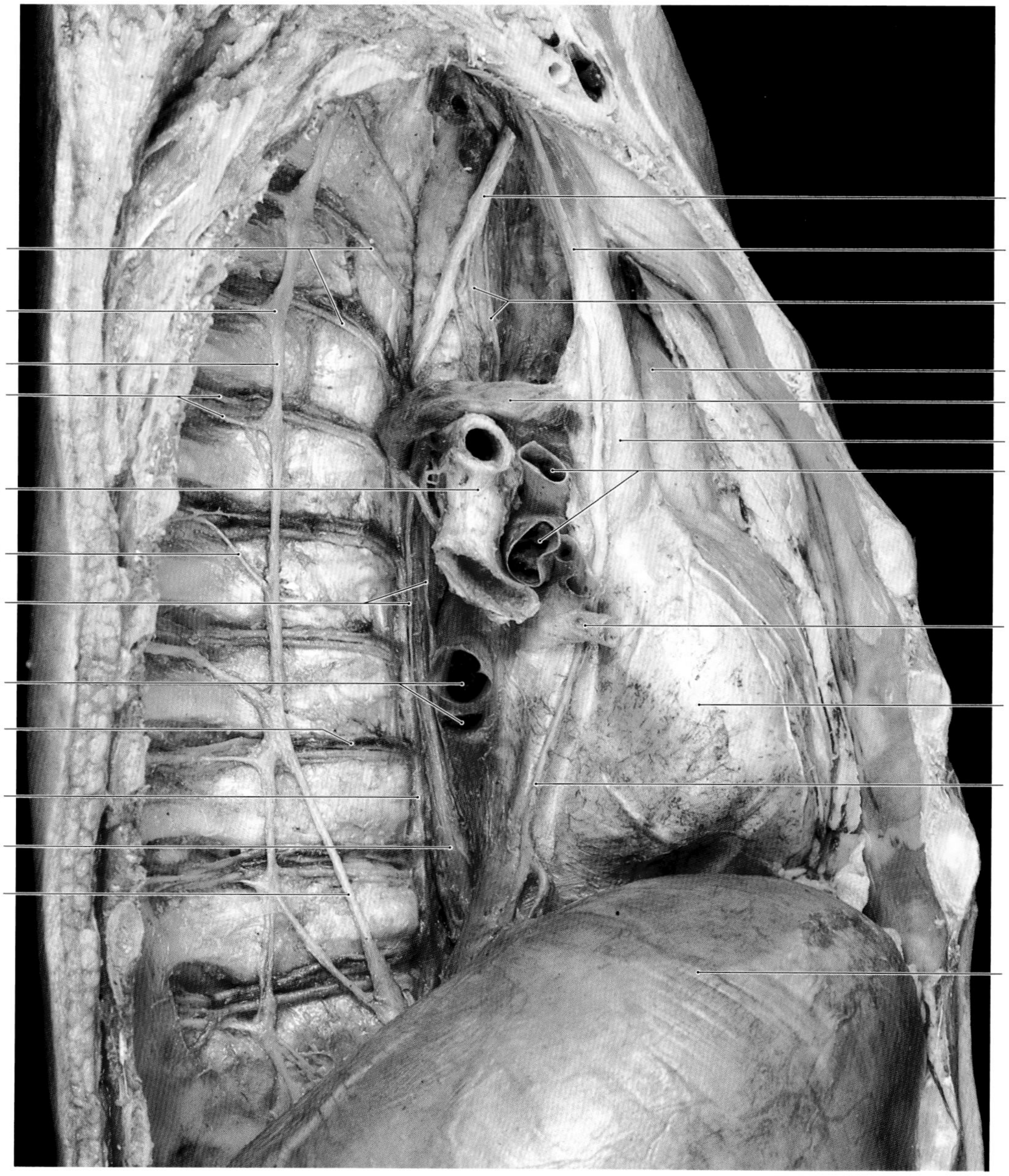

图 5.88 **后纵隔**（右外侧面观）。切除右肺和右半胸的胸膜

1 肋间后动脉	7 食管丛（右迷走神经分支）	15 迷走神经的颈下心支
2 交感干神经节	8 肺静脉	16 主动脉弓
3 交感干	9 肋间后静脉	17 上腔静脉
4 肋间血管和神经（自上而下：肋间后静脉、肋间后动脉和肋间神经）	10 奇静脉	18 右肺动脉
	11 食管	19 心和心包
5 右主支气管	12 内脏大神经	20 膈
6 交感干的交通支	13 右迷走神经	
	14 右膈神经	

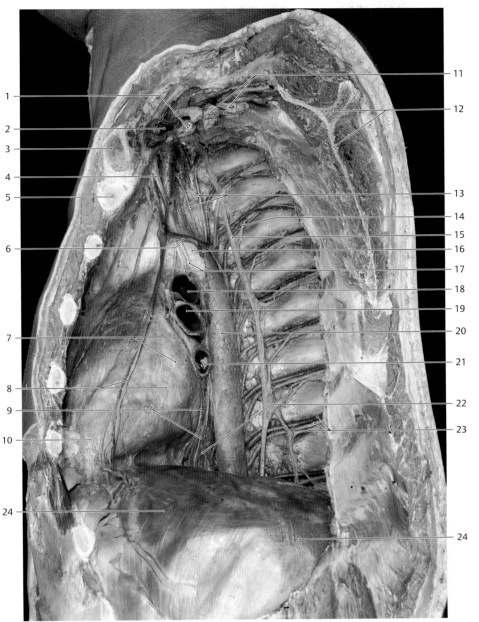

图 5.89 后纵隔和上纵隔（左外侧面观）。原位心和心包。显露后纵隔内下行的胸主动脉和交感干

图 5.90 降主动脉主要分支（前面观）

1 锁骨下动脉	9 食管丛（左迷走神经分支）	18 左肺动脉	26 锁骨下动脉
2 锁骨下静脉	10 心尖和心包	19 左主支气管	27 肋间最上动脉
3 锁骨（离断）	11 臂丛	20 胸主动脉	28 气管杈
4 左迷走神经	12 肩胛骨（离断）	21 肺静脉	29 腹腔干
5 第 1 肋（离断）	13 肋间后动脉	22 食管（胸部）	30 肾动脉
6 左肋间上静脉	14 交感干的白交通支	23 肋间后动脉、肋间后静脉和肋间神经	31 肠系膜上动脉
7 左心房及心包	15 交感干	24 膈	32 肠系膜下动脉
8 左膈神经、心包膈动脉和心包膈静脉	16 主动脉弓	25 颈总动脉	33 髂总动脉
	17 左迷走神经和左喉返神经		

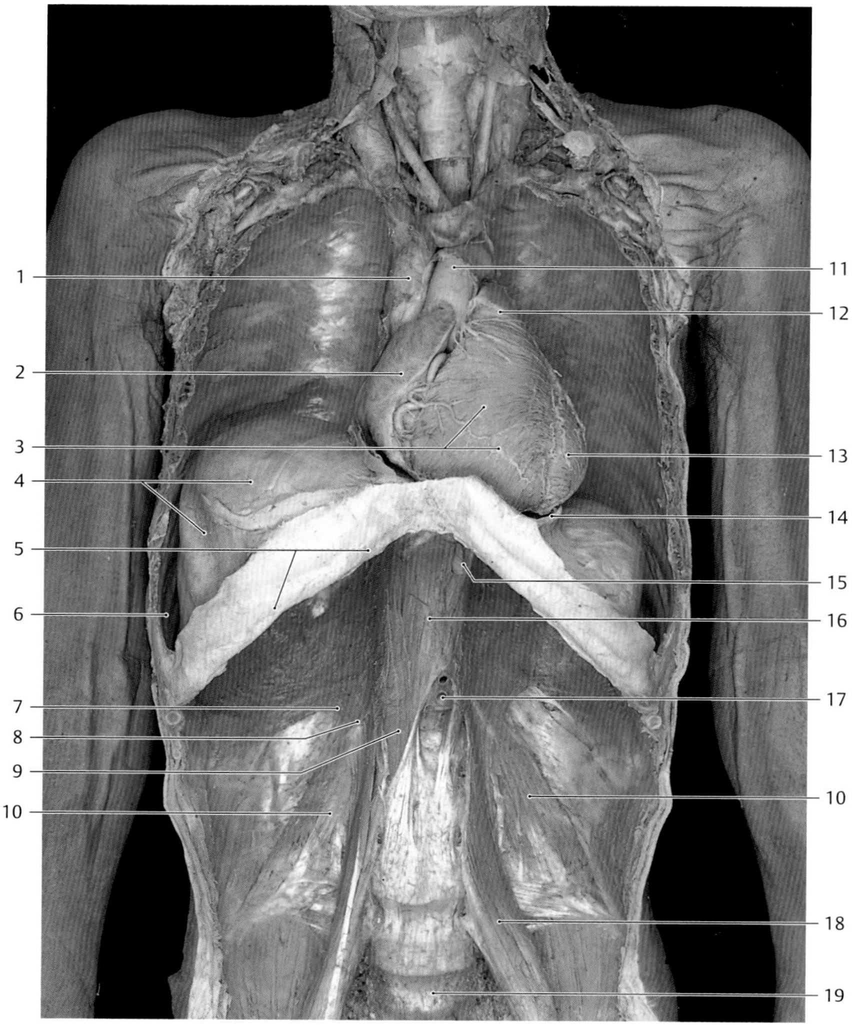

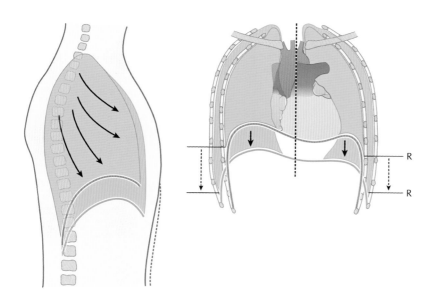

1 上腔静脉
2 右心房
3 右心室
4 膈肌肋部
5 肋缘
6 肋膈隐窝的位置
7 外侧弓状韧带
8 内侧弓状韧带
9 膈肌腰部的右膈脚
10 腰方肌
11 升主动脉
12 肺动脉干
13 左心室
14 心包和膈
15 食管裂孔和食管腹部（切断）
16 膈肌腰部
17 主动脉裂孔
18 腰大肌
19 腰椎

图 5.91 原位膈（前面观）。切除胸腹腔前壁。显示心的自然位置位于膈肌中心腱上

图 5.92 胸廓和膈随呼吸运动的位置变化［左（外侧面观）；右（前面观）］。吸气时膈向下移动，胸廓下部向前外侧扩张，导致肋膈隐窝（R）扩大（参见虚线箭头）

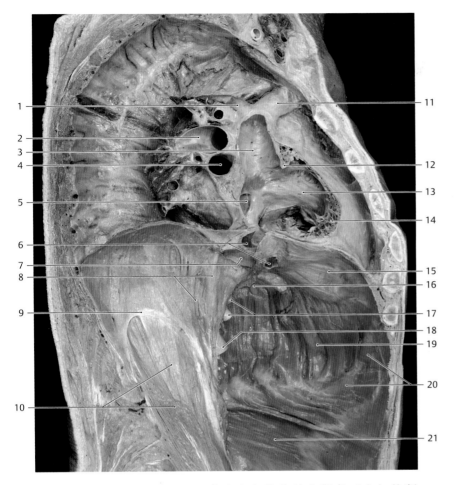

1	奇静脉弓
2	右肺动脉
3	上腔静脉
4	右肺静脉
5	卵圆窝
6	肝静脉
7	下腔静脉
8	膈肌腰部的右膈脚
9	内侧弓状韧带
10	腰大肌
11	左头臂静脉
12	界嵴
13	右心房
14	右心耳
15	膈肌中心腱
16	食管
17	腹腔干和肠系膜上动脉
18	主动脉
19	膈肌肋部
20	肋缘
21	腹横肌

图 5.93 **膈和胸腔脏器**。经胸腔和上腹腔的右侧旁正中矢状断面。此断面经过紧邻椎体右侧的上下腔静脉，大部分的心在此平面左侧居于原位

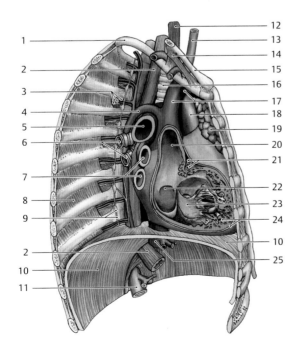

1	第 1 肋	15	锁骨
2	食管	16	气管
3	肋间动脉、静脉和神经	17	上腔静脉与左头臂静脉交汇处
4	奇静脉弓	18	主动脉
5	肺动脉	19	胸腺遗迹
6	右支气管	20	上腔静脉进入右心房的入口
7	肺静脉	21	右冠状动脉和静脉
8	肋间内肌	22	卵圆窝
9	交感干	23	右房室瓣和前乳头肌
10	膈	24	右心室和心包
11	腹主动脉	25	下腔静脉
12	前斜角肌		
13	颈内静脉		
14	锁骨下肌		

图 5.94 **膈和胸腔脏器**（旁正中矢状断面）。切开部分心

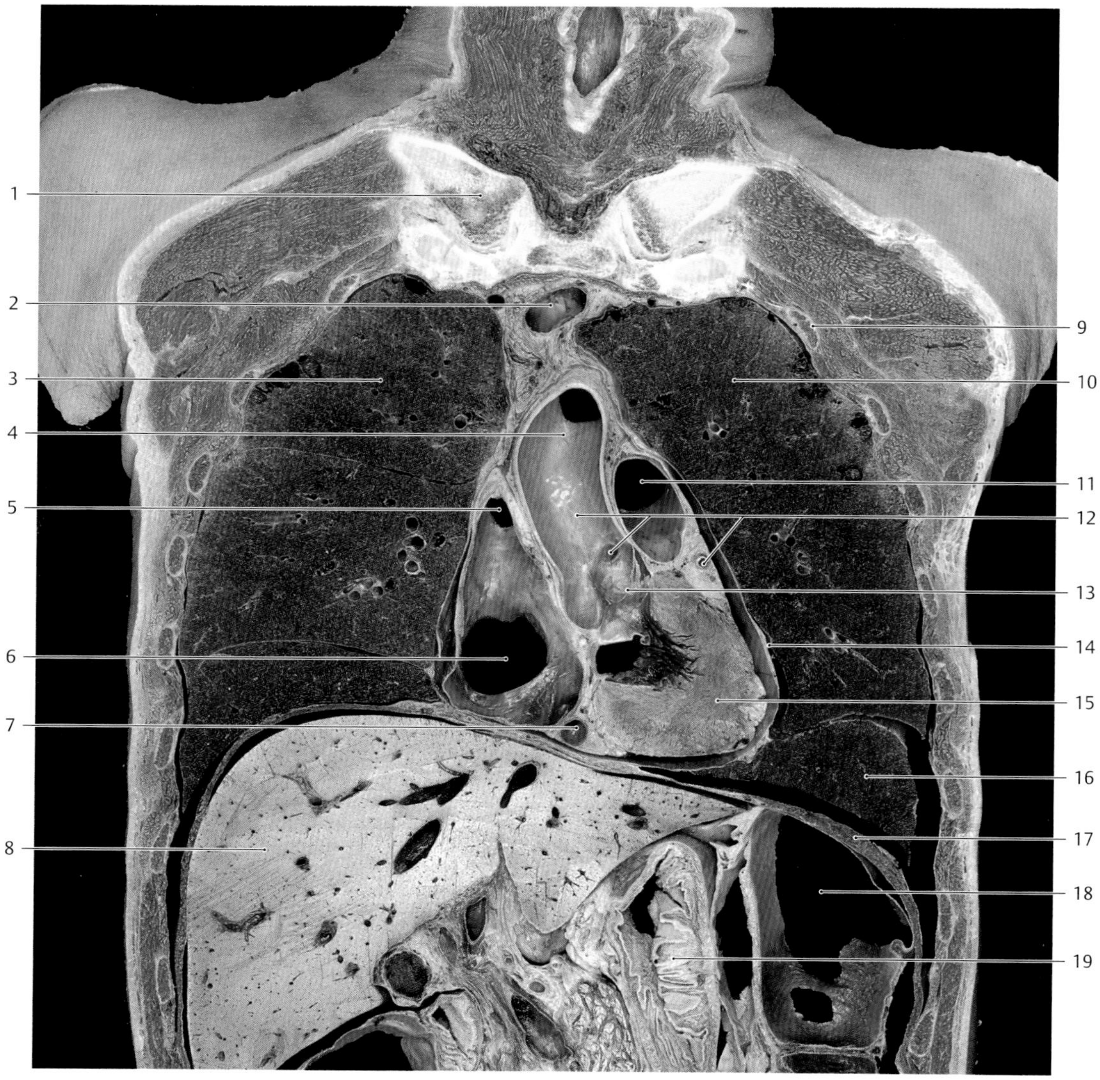

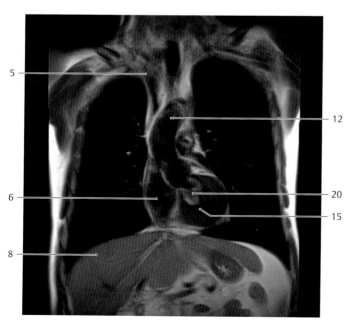

图 5.95 升主动脉水平的胸腔冠状断面（前面观）

1 锁骨	12 升主动脉和左冠状动脉
2 左头臂静脉	
3 右肺上叶	13 主动脉瓣
4 主动脉弓	14 心包
5 上腔静脉	15 左心室的心肌
6 右心房（下腔静脉口）	16 左肺下叶
7 冠状窦	17 膈
8 肝	18 结肠左曲
9 第 2 肋	19 胃
10 左肺上叶	20 头臂干
11 肺动脉干	

图 5.96 升主动脉水平的胸腔冠状断面（MRI 扫描）
（Courtesy of Prof. Uder, Institute of Radiology, University Hospital Erlangen, Germany.）

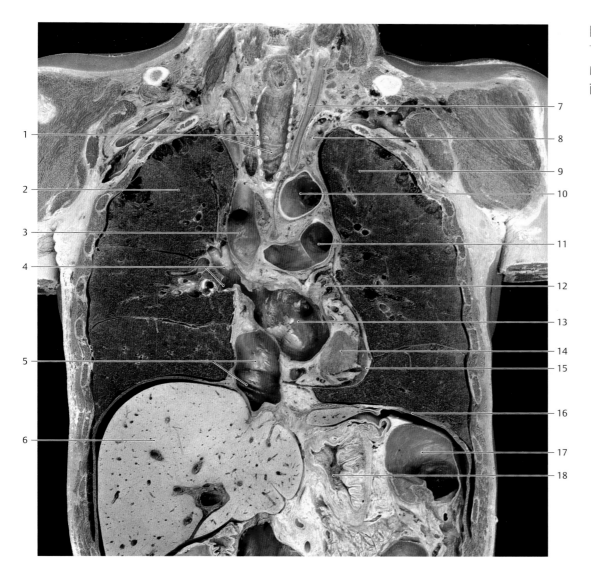

图 5.97 上、下腔静脉水平的胸腔冠状断面（前面观）

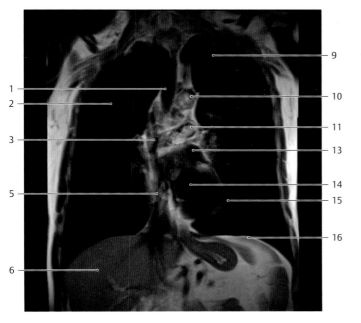

1 气管	10 主动脉弓
2 右肺上叶	11 左肺动脉
3 上腔静脉	12 左心耳
4 右肺静脉	13 左心房和肺静脉口
5 下腔静脉和右心房	14 左心室（心肌）
6 肝	15 心包
7 左颈总动脉	16 膈
8 左锁骨下静脉	17 结肠左曲
9 左肺上叶	18 胃

图 5.98 上、下腔静脉水平的胸腔冠状断面（MRI 扫描）（Courtesy of Prof. Uder, Institute of Radiology, University Hospital Erlangen, Germany.）

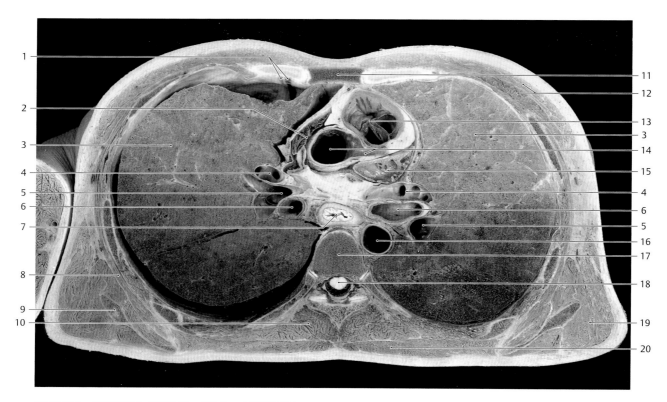

图 5.99 胸腔的水平断面。断面 1（下面观）

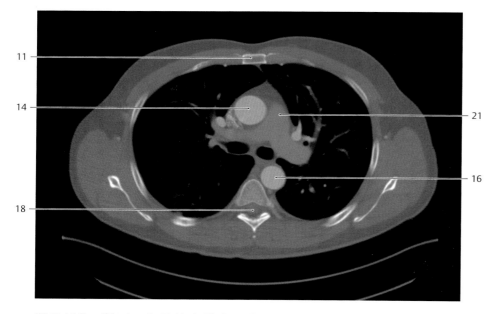

图 5.100 断面 1 水平的胸腔水平断面（MRI 扫描）（Courtesy of Prof. Uder, Institute of Radiology, University Hospital Erlangen, Germany.）

1 胸廓内动脉和静脉	7 食管	13 动脉圆锥（右心室）和	17 胸椎
2 右心房	8 前锯肌	肺动脉瓣	18 脊髓
3 肺	9 肩胛骨	14 升主动脉和左冠状动脉	19 背阔肌
4 肺动脉	10 竖脊肌	（仅见于图 5.99）	20 斜方肌
5 肺静脉	11 胸骨	15 左心房	21 肺动脉干
6 主支气管	12 胸大肌和胸小肌	16 降主动脉	

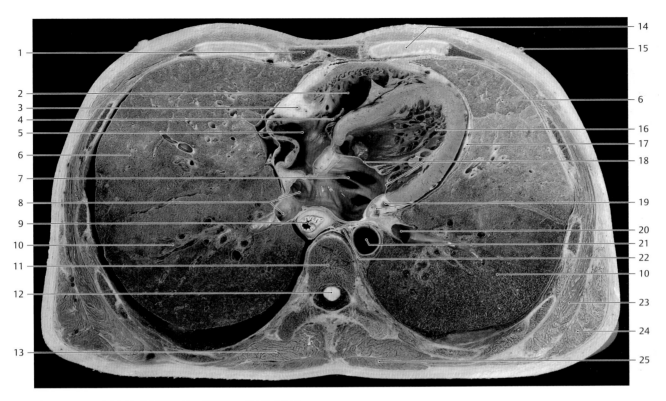

图 5.101　胸腔的水平断面。断面 2（下面观）

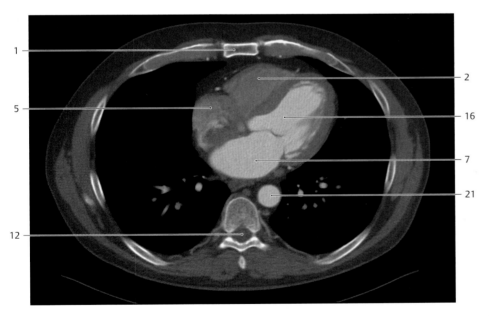

图 5.102　断面 2 水平的胸腔水平断面（MRI 扫描）（Courtesy of Prof. Uder, Institute of Radiology, University Hospital Erlangen, Germany.）

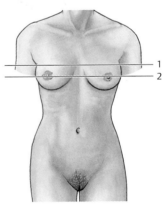

图 5.103　胸腔的水平断面。显示断面 1 和断面 2 的位置

1 胸骨	8 肺静脉	15 乳头	22 副半奇静脉
2 右心室	9 食管	16 左心室	23 前锯肌
3 右冠状动脉	10 肺下叶	17 心包	24 背阔肌
4 右房室瓣	11 胸椎	18 左房室瓣	25 斜方肌
5 右心房	12 脊髓	19 左冠状动脉和冠状窦	
6 肺上叶	13 竖脊肌	20 肺静脉	
7 左心房	14 肋软骨	21 降主动脉	

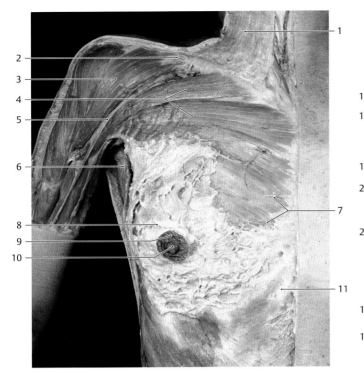

图 5.104 乳腺的解剖（前面观）

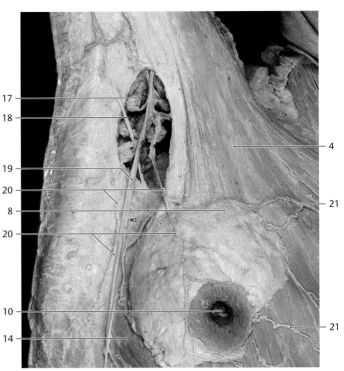

图 5.105 乳腺和腋淋巴结的解剖

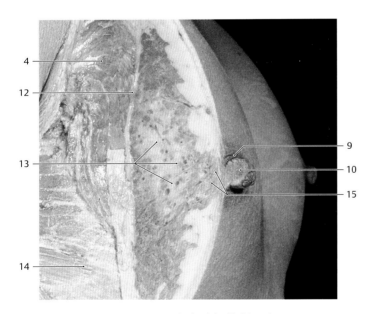

图 5.106 怀孕女性的乳腺（矢状断面）

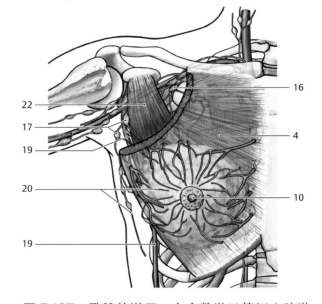

图 5.107 乳腺的淋巴。大多数淋巴管汇入腋淋巴结

1 颈阔肌	6 背阔肌	12 胸筋膜	18 肋间臂神经
2 锁骨	7 肋间神经乳房内侧支	13 乳腺	19 胸外侧静脉
3 三角肌	8 乳腺组织	14 前锯肌（止点）	20 淋巴管
4 胸大肌	9 乳晕	15 输乳管窦	21 肋间动脉内侧支
5 三角肌胸大肌间沟和	10 乳头	16 尖淋巴结	22 胸小肌
头静脉	11 肋缘	17 腋淋巴结	

6 腹腔脏器

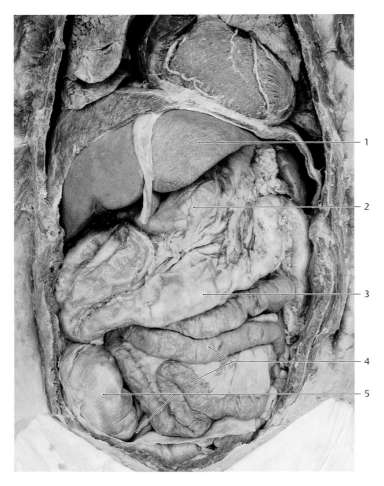

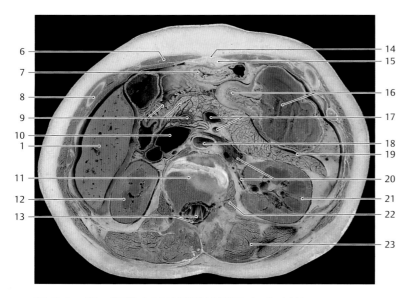

1 肝（左叶）

2 胃

3 横结肠

4 小肠

5 盲肠及阑尾

6 腹直肌

7 小肠和腹膜

8 肋骨（切断）

9 胆管、十二指肠和胰

10 下腔静脉

11 第 2 腰椎椎体（L2）

12 右肾

13 马尾和硬脊膜

14 白线

15 镰状韧带

16 胃和幽门

17 肠系膜上动脉和静脉

18 腹主动脉

19 网膜囊附近的胰

20 左肾动脉和静脉

21 左肾

22 腰大肌

23 背部深层肌

图 6.1　原位腹腔脏器（前面观）。部分切除或翻开大网膜

图 6.2　第 2 腰椎水平的腹腔横断面（下面观）

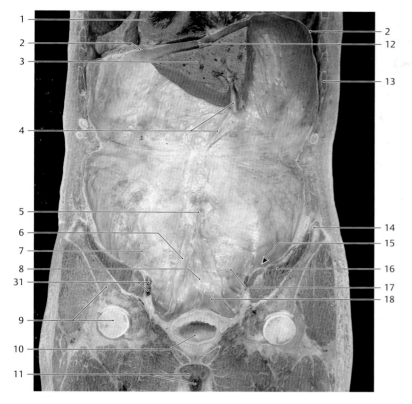

图 6.3　**男性腹前壁**（内面观）。盆腔和髋关节的冠状断面

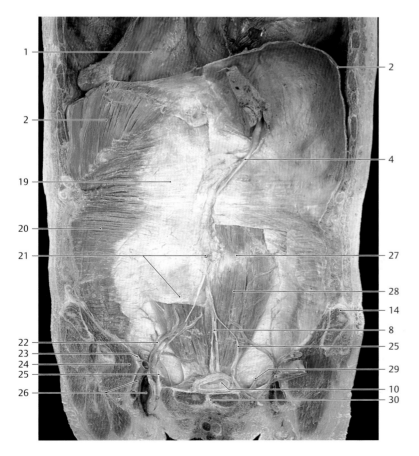

1　左心室及心包

2　膈

3　残留的部分肝

4　肝圆韧带（镰状韧带的游离缘）

5　脐的位置

6　脐内侧襞（内含闭锁的脐动脉）

7　脐外侧襞（内含腹壁下动脉和静脉）

8　脐正中襞（内含脐尿管遗迹）

9　股骨头和髋骨

10　膀胱

11　阴茎根部

12　肝镰状韧带

13　肋骨（离断）

14　髂嵴（离断）

15　腹股沟管深环和腹股沟外侧窝的部位

16　髂腰肌（离断）

17　腹股沟内侧窝

18　膀胱上窝

19　腹直肌鞘后层

20　腹横肌

21　脐和弓状线

22　腹壁下动脉

23　股神经

24　髂腰肌

25　脐动脉遗迹

26　股动脉和股静脉

27　腹直肌腱性止点

28　腹直肌

29　凹间韧带

30　耻骨联合（离断）

31　髂外动脉和髂外静脉

图 6.4　**男性腹前壁**（内面观）。切除腹膜和部分腹直肌鞘后层。腹壁下动脉和静脉的解剖

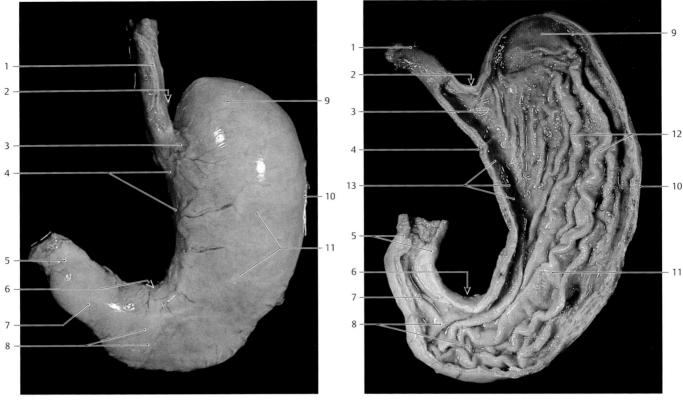

图 6.5　胃（前面观）

图 6.6　胃后壁黏膜（前面观）

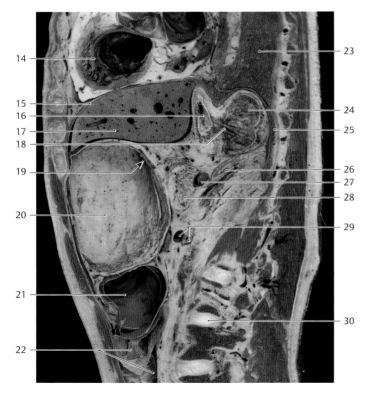

1 食管	16 食管腹部
2 贲门切迹	17 肝
3 胃贲门部	18 胃贲门部（切缘）
4 胃小弯	19 幽门管的位置
5 幽门括约肌	20 胃体
6 角切迹	21 横结肠
7 幽门管	22 小肠
8 幽门窦	23 肺（切缘）
9 胃底	24 胃底（断面）
10 胃大弯	25 膈肌腰部（切缘）
11 胃体	26 肾上腺
12 黏膜皱褶（胃皱襞）	27 脾静脉
13 胃管	28 胰
14 右心室	29 肠系膜上动脉和静脉
15 膈（切缘）	30 椎间盘

图 6.7　胃的位置（左侧腹腔上部的旁矢状断面，
距正中矢状断面外侧 3.5 cm）

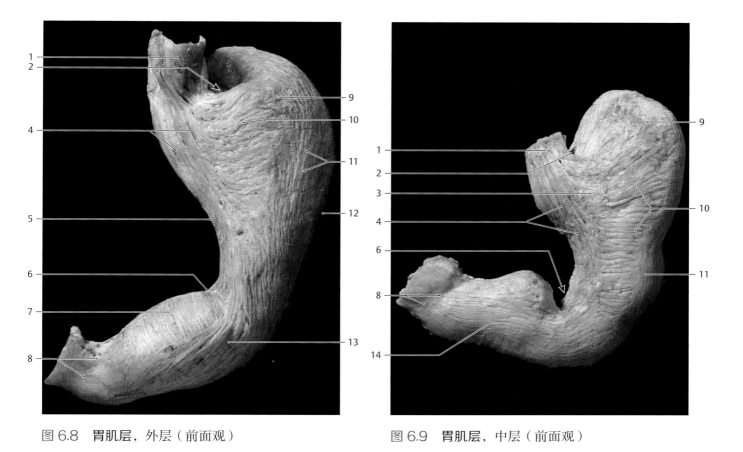

图 6.8 **胃肌层，外层（前面观）**

图 6.9 **胃肌层，中层（前面观）**

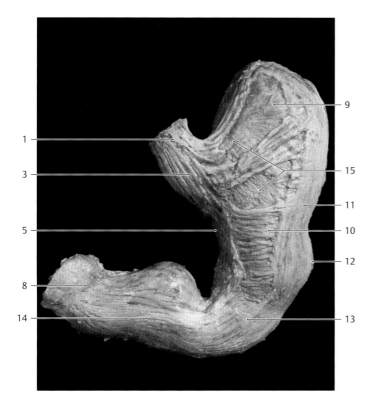

图 6.10 **胃肌层，内层（前面观）**

1 食管（腹部）

2 贲门切迹

3 胃贲门部

4 胃小弯处的纵向肌层

5 胃小弯

6 角切迹

7 胃幽门部的环形肌层

8 幽门括约肌

9 胃底

10 胃底的环形肌层

11 胃大弯处的纵向肌层

12 胃大弯

13 纵向肌层（从胃体过渡到胃幽门部）

14 胃幽门部

15 斜行肌纤维

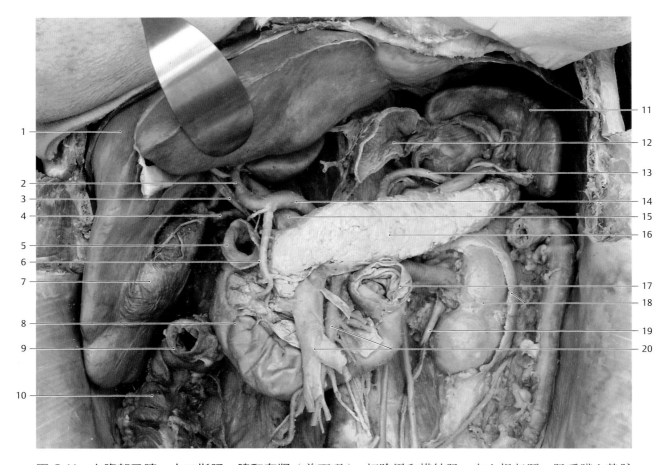

图 6.11　上腹部及胰、十二指肠、脾和左肾（前面观）。切除胃和横结肠，向上提起肝；肠系膜上静脉轻度扩张

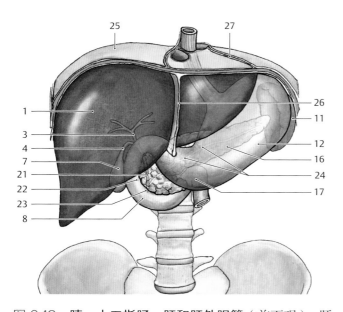

图 6.12　胰、十二指肠、肝和肝外胆管（前面观）。肝在这里显示为略微透明。从形态学上，肝可分为 4 叶：左叶和右叶以及方形叶和尾状叶（参见第 276 页的附图）。镰状韧带将较小的左叶与较大的右叶分开

1 肝	15 门静脉
2 肝固有动脉	16 胰
3 肝管	17 十二指肠空肠曲
4 胆囊管	18 肾（及脂肪囊）
5 幽门	19 输尿管
6 胃十二指肠动脉	20 肠系膜上动脉和静脉
7 胆囊	21 胆总管
8 十二指肠	22 十二指肠小乳头
9 结肠右曲	23 十二指肠大乳头
10 升结肠	24 胰管
11 脾	25 腹膜
12 胃	26 肝镰状韧带
13 脾动脉	27 肝冠状韧带
14 肝总动脉	

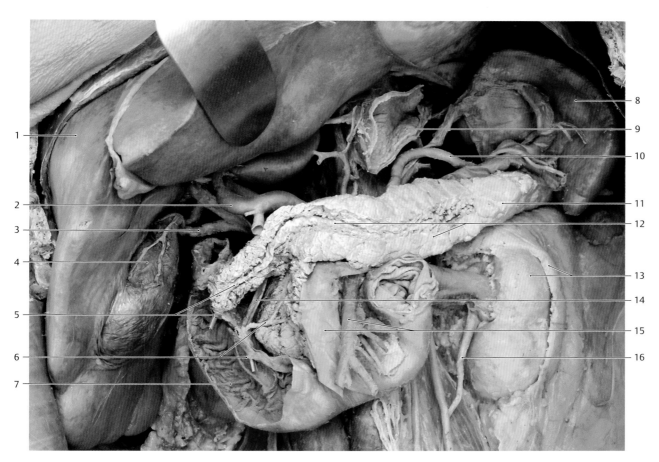

图 6.13 **上腹部及胰、十二指肠、脾和左肾**（前面观）。切除胃和横结肠，十二指肠开窗。上提肝以显示肝外胆道。在该标本上副胰管成为胰的主要排泄管

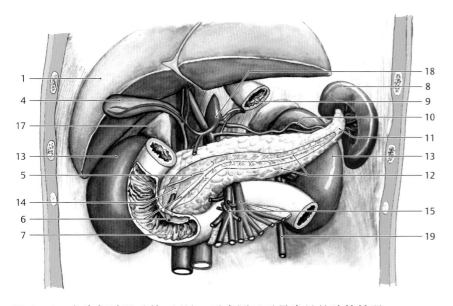

1 肝	11 胰尾
2 肝固有动脉	12 胰（胰管和
3 胆囊管	胰体）
4 胆囊	13 肾（图 6.13
5 十二指肠小乳	中有脂肪囊）
头和副胰管	14 胆总管
6 十二指肠大乳	15 肠系膜上动脉
头和胰管	和静脉
7 十二指肠	16 输尿管
（开窗）	17 肾上腺
8 脾	18 主动脉及腹
9 胃	腔干
10 脾动脉	19 肠系膜下静脉

图 6.14 **上腹部脏器**（前面观）。示意图显示最常见的胰管情况

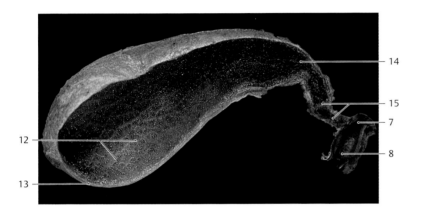

图 6.15　胆管、胆囊和胰管（前后位，X 线）（Courtesy of Prof. Uder, Institute of Radiology, University Hospital Erlangen, Germany.）

1	左肝管	14	胆囊颈（打开）
2	右肝管	15	胆囊管及螺旋襞
3	胆囊管	16	十二指肠小乳头
4	胆囊颈	17	副胰管
5	胆囊体	18	胰钩突
6	胆囊底	19	十二指肠环状皱襞（Kerckring 皱襞）
7	肝总管		
8	胆总管	20	胰头
9	胰管	21	胰体
10	十二指肠大乳头	22	胰尾
11	第 2 腰椎	23	十二指肠降部
12	胆囊的黏膜皱褶	24	胰切迹
13	胆囊肌层		

图 6.16　分离的胆囊和胆囊管（前面观）。打开胆囊以显示黏膜

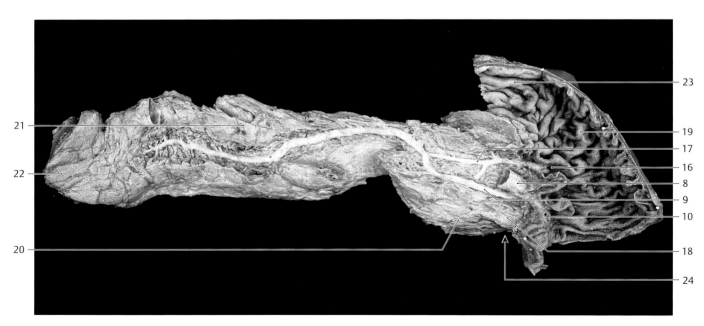

图 6.17　胰及十二指肠降部（后面观）。打开十二指肠以显示十二指肠乳头。切开胰管并离断胆总管。显示了肝胰壶腹括约肌

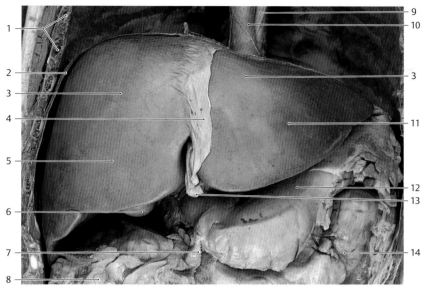

图 6.18 原位肝（前面观）。切除部分膈

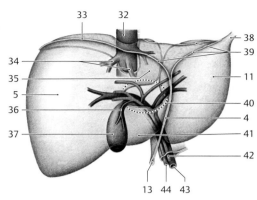

图 6.19 肝和腹膜襞边缘（前面观）。肝透明显示

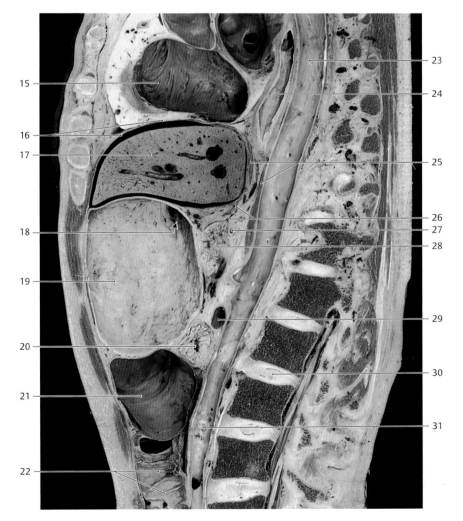

图 6.20 原位肝（左侧腹腔的旁矢状断面，距正中矢状断面外侧 2 cm）

1 肋骨（切缘）	向离断）
2 膈	24 食管（纵向
3 肝膈面	离断）
4 肝镰状韧带	25 膈肌食管
5 肝右叶	裂孔
6 胆囊底	26 网膜囊
7 胃结肠韧带	27 脾动脉
8 大网膜	28 胰
9 主动脉	29 左肾静脉
10 食管	30 椎间盘
11 肝左叶	31 腹主动脉（纵
12 胃	向离断）
13 肝圆韧带	32 下腔静脉
14 横结肠	33 腹膜（切缘）
15 右心房	34 肝静脉
16 膈肌中心	35 肝尾状叶
腱和膈肌	36 胆囊动脉
胸骨部	37 胆囊底
17 肝（切缘）	38 肝纤维附件
18 十二指肠入	（左三角韧带）
口（幽门）	39 肝冠状韧带
19 胃	40 肝门
20 十二指肠	41 肝方叶
21 横结肠（离	42 肝固有动脉
断，扩张）	43 门静脉
22 小肠	44 胆总管
23 胸主动脉（纵	

门脉三联管

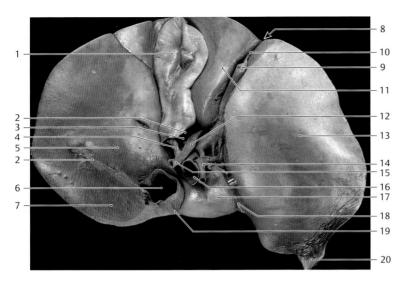

1 胆囊底	13 肝左叶
2 腹膜（切缘）	14 肝固有动脉 ⎫ 门脉三
3 胆囊动脉	15 胆总管 ⎬ 联管
4 胆囊管	16 门静脉 ⎭
5 肝右叶	17 肝尾状叶
6 下腔静脉	18 静脉韧带
7 肝裸区	19 下腔静脉韧带
8 肝圆韧带和肝	20 肝纤维附件
镰状韧带切迹	（左三角韧带）
9 肝圆韧带	21 肝冠状韧带
10 肝镰状韧带	22 肝静脉
11 肝方叶	23 肝门
12 肝总管	24 肝动脉

图 6.21 肝（下面观）。肝门的解剖。胆囊部分塌陷。上方为肝腹侧缘

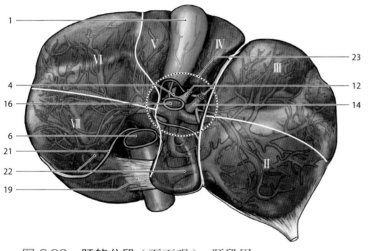

图 6.22 肝的分段（下面观）。肝段用罗马数字标示

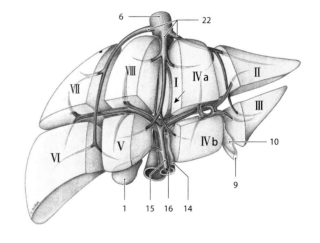

图 6.23 肝的分段（前面观）。肝段用罗马数字标示

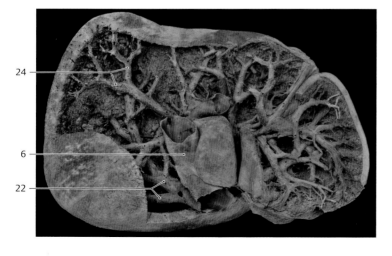

在内脏手术中，肝的 8 个功能段可以单独切除，因此具有重要临床意义。肝段在表面看不出，8 个功能段的每一段均由一套门脉三联管（肝固有动脉、胆总管和门静脉）供应。

图 6.24 肝的分段（下面观）。肝动脉和肝静脉的解剖

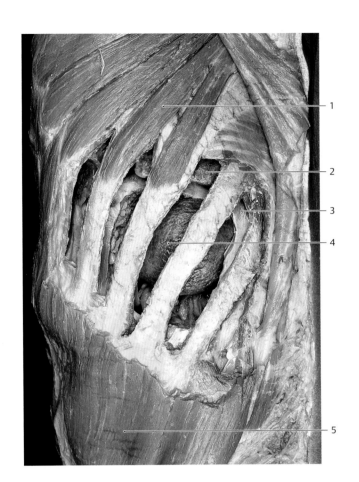

图 6.25 原位脾（左侧面观）。肋间隙和膈已开窗

1 前锯肌
2 左肺
3 膈
4 脾
5 腹外斜肌
6 胃脾韧带
7 脾动脉
8 胰尾
9 脾上缘
10 脾前缘
11 肺缘
12 肝区
13 胃区
14 第 10 肋
15 第 11 肋
16 第 12 肋

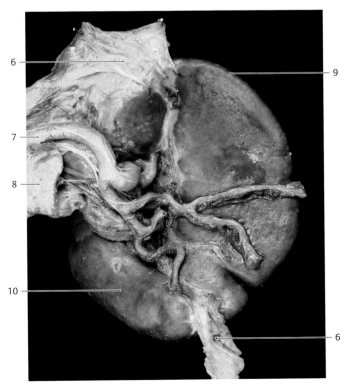

图 6.26 脾（脏面）。脾门及血管、神经和韧带

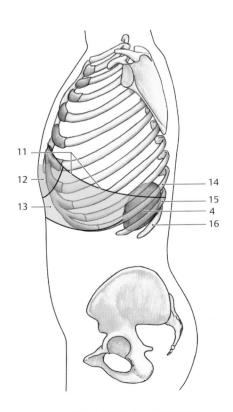

图 6.27 脾的位置（左侧面观）

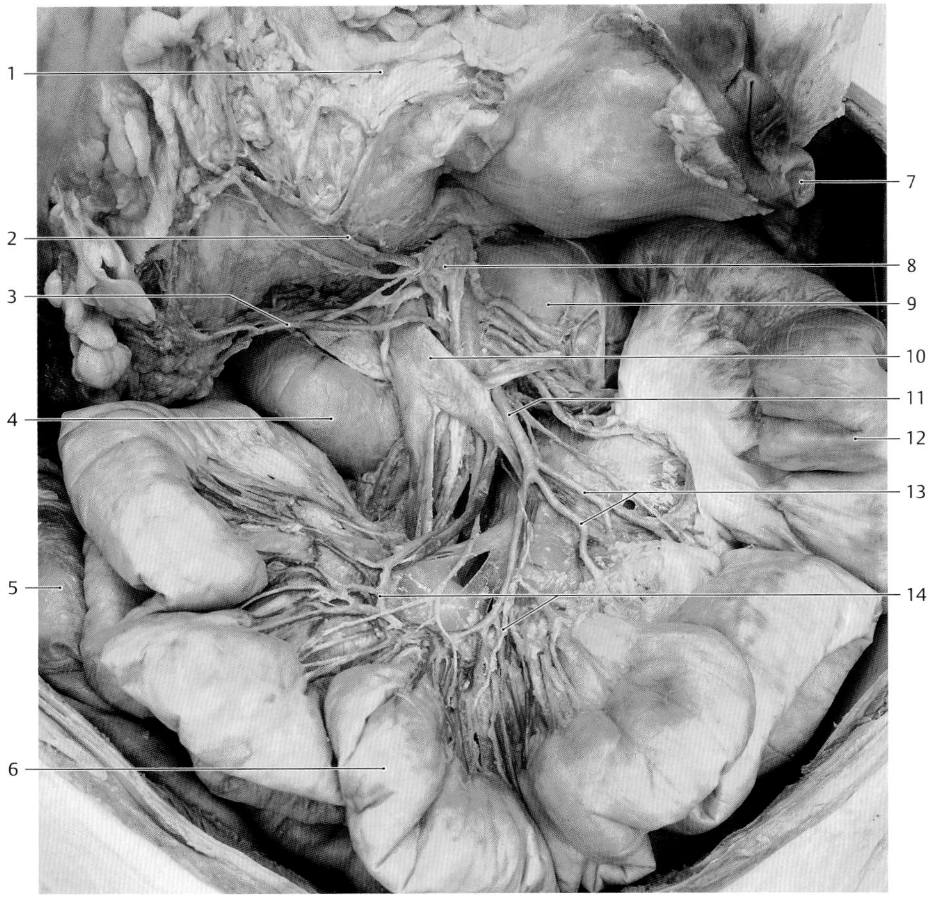

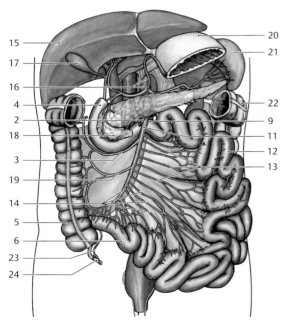

图 6.28 上腹部脏器和小肠的血管（前面观）。肠系膜上动脉和静脉的解剖。翻开大网膜和横结肠

图 6.29 上腹部脏器和小肠的动脉（前面观）。肠系膜上动脉的主要分支

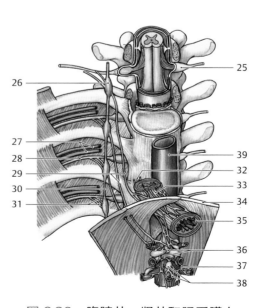

图 6.30 腹腔丛、肾丛和肠系膜上丛的分支及其支配器官的血管

1 大网膜
2 中结肠动脉
3 右结肠动脉
4 十二指肠
5 升结肠
6 回肠
7 横结肠
8 腹腔丛
9 十二指肠空肠曲
10 肠系膜上静脉
11 肠系膜上动脉
12 空肠
13 空肠动脉
14 回肠动脉
15 肝
16 腹腔干和腹主动脉
17 胆囊
18 胰
19 回结肠动脉
20 胃
21 脾
22 结肠左曲
23 阑尾动脉
24 阑尾
25 脊神经节
26 交感神经节
27 肋间动脉和肋间静脉
28 肋间神经
29 内脏神经
30 交感干
31 交通支
32 右迷走神经干
33 左迷走神经干
34 膈
35 食管
36 腹腔干及腹腔丛
37 肾丛
38 肠系膜上丛
39 胸主动脉

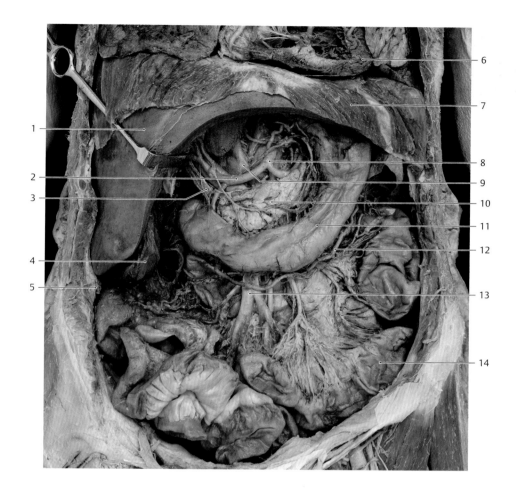

图 6.31　上腹部脏器和小肠的血管（前面观）。肠系膜上静脉的解剖。切除部分肝并向上提起

1　肝
2　肝总动脉
3　肝管
4　胆囊
5　十二指肠大乳头
6　心尖
7　膈
8　腹腔干
9　下腔静脉
10　胰
11　胃
12　胃网膜动脉
13　肠系膜上静脉
14　小肠
15　空肠静脉
16　肠系膜上动脉
17　肠淋巴管
18　肠系膜上丛
19　肠系膜上动脉的分支

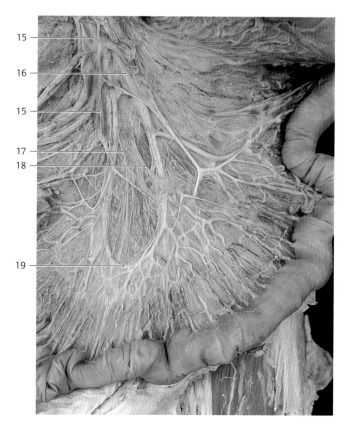

图 6.32　小肠的血管和淋巴管（前面观）。注意靠近小肠的肠系膜动脉的动脉弓

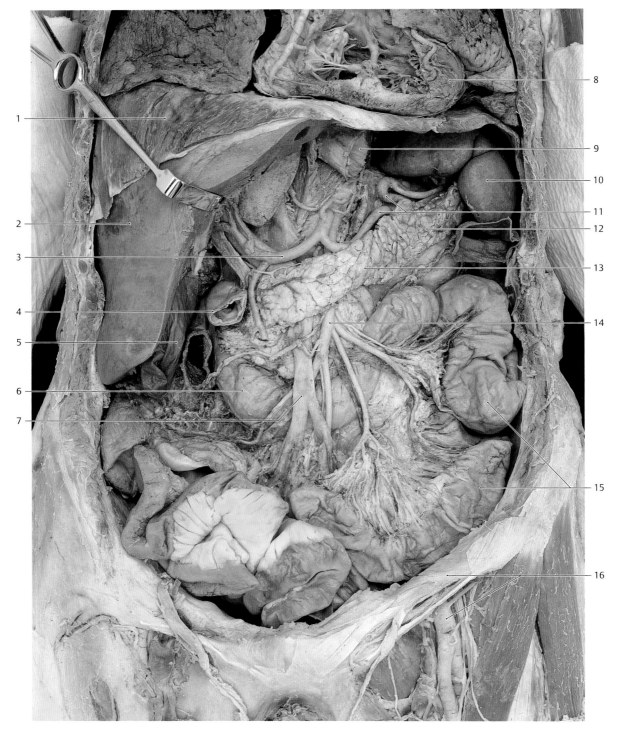

图 6.33　上腹部脏器和小肠的血管（前面观）。切除胃和大网膜。上提肝

1 膈	7 肠系膜上静脉	13 胰
2 肝	8 心尖	14 肠系膜上动脉
3 肝总动脉	9 食管（腹部）	15 小肠
4 十二指肠	10 脾	16 腹股沟韧带和股动脉
5 胆囊	11 脾动脉	
6 十二指肠下曲	12 胰尾	

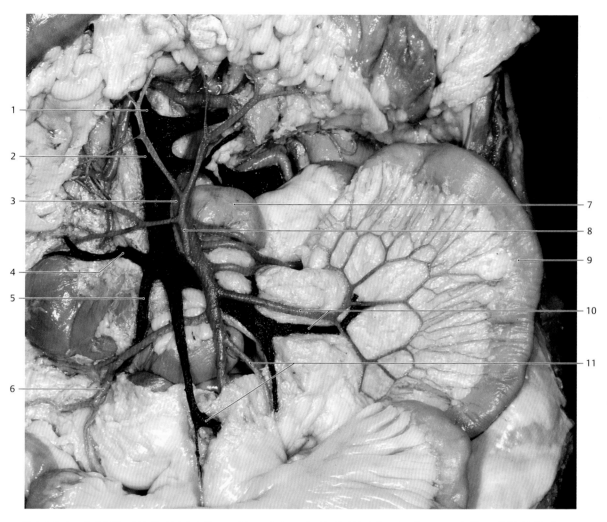

图 6.34　门静脉系统的解剖（前面观）。蓝色＝门静脉的属支；红色＝肠系膜上动脉的分支

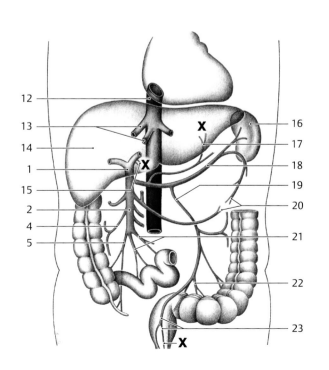

1 门静脉	13 肝静脉
2 肠系膜上静脉	14 肝
3 肠系膜上动脉	15 脐旁静脉（位于肝圆
4 右结肠静脉	韧带内）
5 回结肠静脉	16 脾
6 回结肠动脉	17 胃左静脉及食管支
7 十二指肠空肠曲	18 脾静脉
8 中结肠动脉	19 肠系膜下静脉
9 空肠	20 胃网膜静脉
10 空肠动脉和空肠静脉	21 回肠静脉
11 回肠动脉和回肠静脉	22 乙状结肠静脉
12 下腔静脉	23 直肠上静脉

图 6.35　门静脉的主要属支（前面观）。蓝色＝门静脉的属支；紫色＝下腔静脉；X＝门腔静脉吻合部位

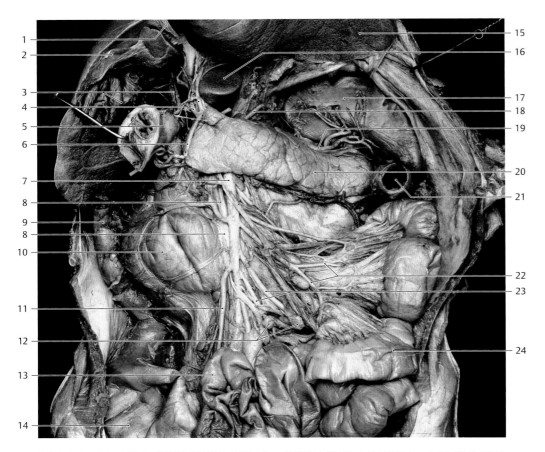

图 6.36 肠系膜上动脉和静脉与胰和十二指肠的关系（前面观）。切除胃和横结肠，上提肝。注意脾的位置。黄色探针插入网膜孔

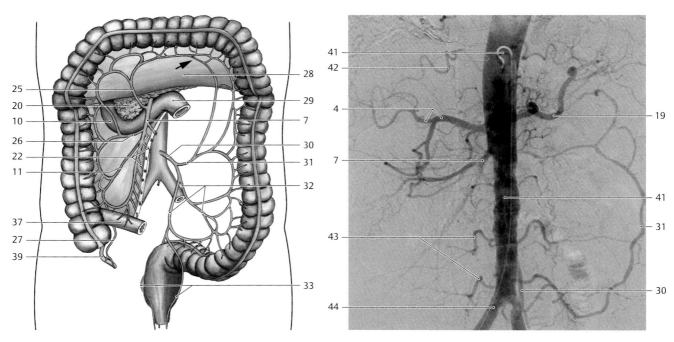

图 6.37 肠系膜上动脉和下动脉的主要分支（前面观）。箭头 = Riolan 吻合

图 6.38 腹主动脉造影。主动脉远端显示硬化改变（Courtesy of Dr. Wieners, Department of Radiology, Charité Universitätsmedizin Berlin, Germany.）

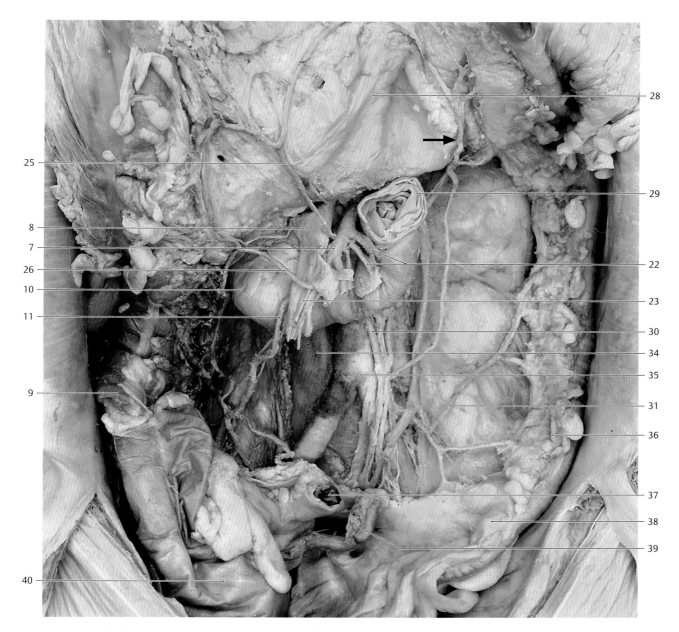

图 6.39　腹膜后器官的血管（前面观）。肠系膜下动脉的解剖及其与中结肠动脉的吻合（箭头 = Riolan 吻合）。翻开大网膜和横结肠，切除部分小肠。通常位于盲肠后的阑尾被置于前面。右髂总动脉部分被血栓阻塞

1 肝圆韧带	12 淋巴结	23 回肠动脉	34 下腔静脉
2 肝	13 回肠	24 空肠	35 腹主动脉
3 胆囊和胆总管	14 盲肠	25 中结肠动脉	36 降结肠
4 肝固有动脉和门静脉	15 肝左叶	26 右结肠动脉	37 回肠
5 胃右动脉和幽门	16 肝尾状叶	27 阑尾动脉	38 乙状结肠
6 胃十二指肠动脉	17 脾	28 横结肠系膜	39 阑尾
7 肠系膜上动脉	18 胃左动脉	29 十二指肠空肠曲	40 盲肠
8 肠系膜上静脉	19 脾动脉	30 肠系膜下动脉	41 腹主动脉
9 升结肠	20 胰	31 左结肠动脉	42 肾上腺上动脉
10 十二指肠	21 结肠左曲（切断）	32 乙状结肠动脉	43 腰动脉
11 回结肠动脉	22 空肠动脉	33 直肠上动脉	44 髂总动脉

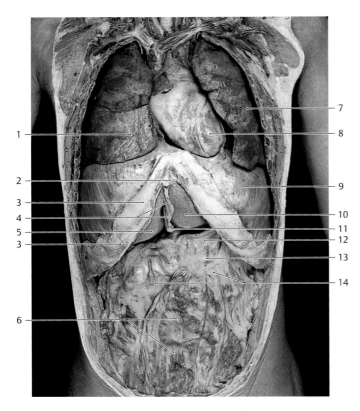

1 右肺中叶	14 横结肠
2 剑突	15 结肠带
3 肋缘	16 肠脂垂
4 肝镰状韧带	17 盲肠
5 肝方叶	18 结肠袋
6 大网膜	19 回肠
7 左肺上叶	20 横结肠系膜
8 心	21 空肠
9 膈	22 乙状结肠
10 肝左叶	23 肠系膜根的位置
11 肝圆韧带	24 阑尾
12 胃	25 十二指肠空肠曲
13 胃结肠韧带	26 肠系膜

图 6.40 **腹腔脏器**（前面观）。胸前壁和腹前壁已切除

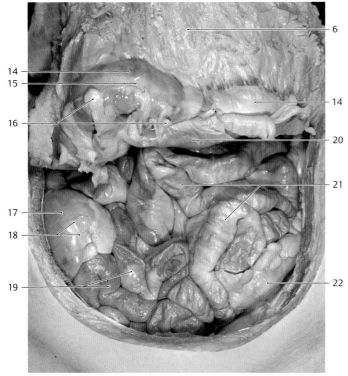

图 6.41 **腹腔脏器**（前面观）。提起固定在横结肠上的大网膜

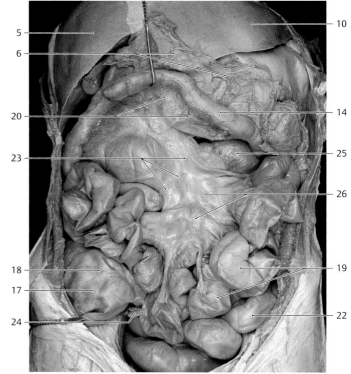

图 6.42 **腹腔脏器**（前面观）。翻开横结肠

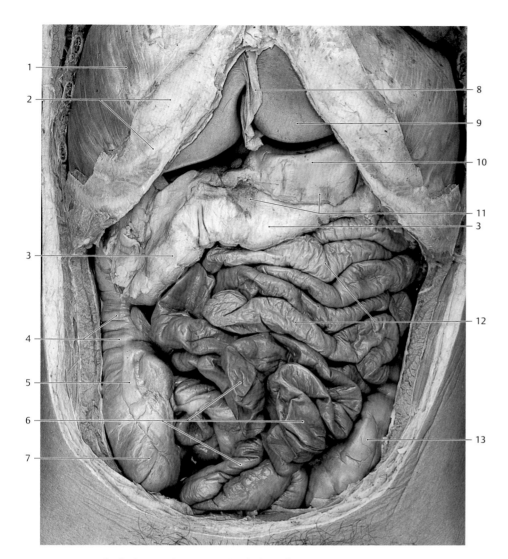

1　膈
2　肋缘
3　横结肠
4　升结肠及结肠袋
5　盲肠独立带
6　回肠
7　盲肠
8　肝镰状韧带
9　肝
10　胃
11　胃结肠韧带
12　空肠
13　乙状结肠
14　回盲瓣
15　回肠口
16　回肠口系带
17　阑尾口（图 6.44 中的探针）
18　回结肠动脉
19　回肠末端
20　阑尾动脉
21　阑尾
22　阑尾系膜
23　肠系膜

图 6.43　腹腔脏器（前面观）。切除大网膜

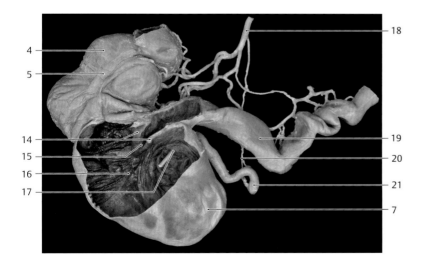

图 6.44　升结肠、盲肠和阑尾。打开盲肠。注意位于阑尾口处的探针

a = 盲肠后位
b = 结肠旁位
c = 回肠后位
d = 回肠前位
e = 盲肠下位

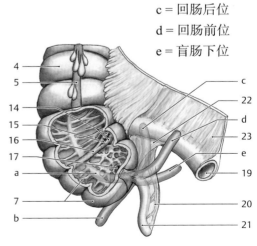

图 6.45　阑尾位置的变异。打开盲肠以显示回肠的开口

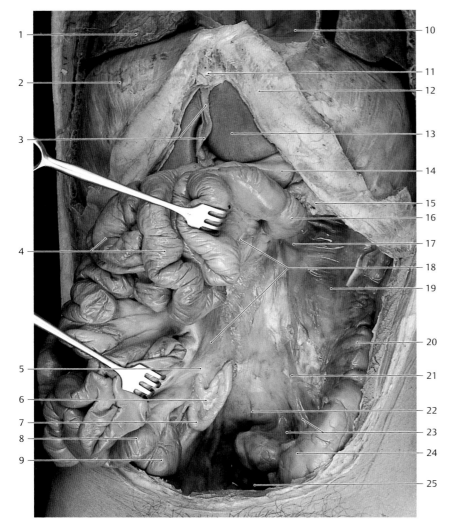

1 肺	22 骶骨岬
2 膈	23 乙状结肠系膜
3 肝镰状韧带	24 乙状结肠
4 空肠	25 直肠
5 回盲襞	26 空肠起点
6 阑尾系膜	27 腹后壁的腹膜
7 阑尾	28 横结肠系膜
8 回肠末端	29 十二指肠上襞
9 盲肠	30 十二指肠上
10 心包腔	隐窝
11 剑突	31 十二指肠后
12 肋缘	隐窝
13 肝	32 升结肠独立带
14 胃	33 回盲瓣
15 横结肠	34 回盲瓣系带
16 十二指肠空	35 阑尾口（探针）
肠曲	36 回盲动脉
17 十二指肠下襞	37 阑尾及阑尾
18 肠系膜	动脉
19 左肾的位置	38 升结肠
20 降结肠	
21 左髂总动脉的	
位置	

图 6.46　腹腔脏器及肠系膜（前面观）。小肠翻向外侧以显示肠系膜

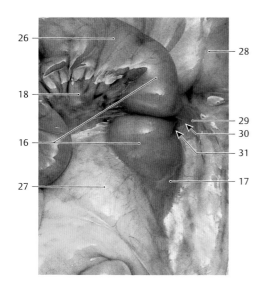

图 6.47　十二指肠空肠曲（细节）

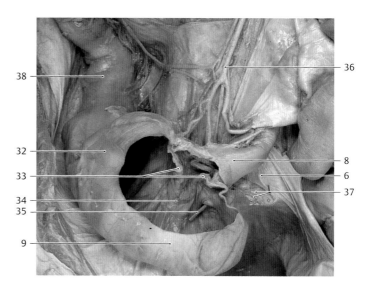

图 6.48　回盲瓣（前面观）。打开盲肠和回肠末端

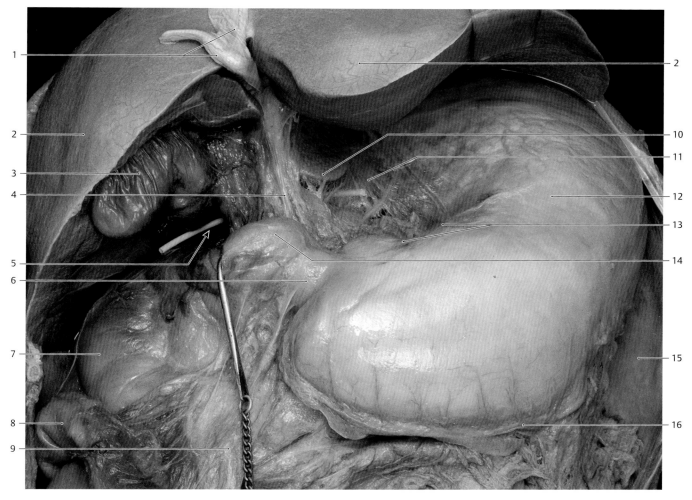

图 6.49　**上腹部脏器**（前面观）。切除胸壁和膈的前部，提起肝以显示小网膜。探针插入网膜孔和网膜囊

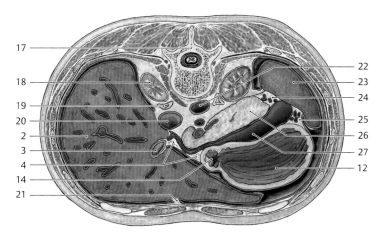

图 6.50　网膜孔水平上方的**网膜囊**水平断面（上面观）

1　肝镰状韧带和肝圆韧带	14　十二指肠上部
	15　膈
2　肝	16　胃大弯及胃网膜血管
3　胆囊（底）	
4　肝十二指肠韧带	17　第 12 胸椎
5　网膜孔（探针）	18　右肾
6　幽门	19　右肾上腺
7　十二指肠降部	20　下腔静脉
8　结肠右曲	21　肝镰状韧带
9　胃结肠韧带	22　腹主动脉
10　肝尾状叶（小网膜后）	23　脾
	24　脾肾韧带
11　小网膜	25　胃脾韧带
12　胃	26　胰
13　胃小弯	27　网膜囊

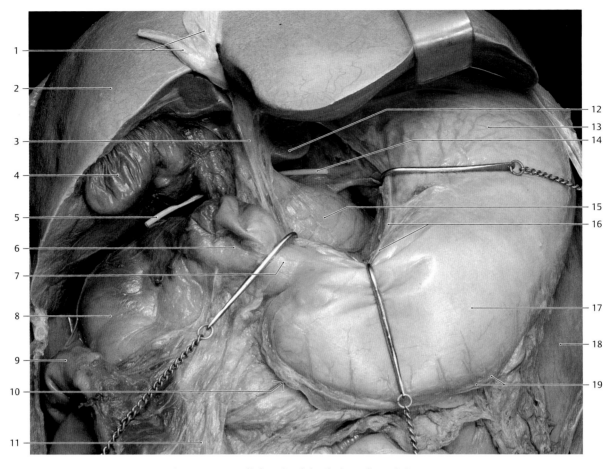

图 6.51　**上腹部脏器**（前面观）。**网膜囊**。切除部分小网膜，稍微翻开肝和胃

1 肝镰状韧带和肝圆韧带	13 胃底	25 横结肠系膜
2 肝	14 网膜囊内的探针（经网膜孔插入）	26 胃结肠韧带（切缘）
3 肝十二指肠韧带	15 胰头	27 横结肠
4 胆囊	16 胃小弯	28 脐
5 网膜孔内的探针	17 胃体	29 小肠
6 十二指肠上部	18 膈	30 小网膜
7 幽门	19 胃大弯及胃网膜血管	31 网膜囊
8 十二指肠降部	20 胰头和胃胰襞	32 十二指肠
9 结肠右曲	21 脾	33 肠系膜
10 胃结肠韧带	22 胰尾	34 乙状结肠
11 大网膜	23 结肠左曲	
12 肝尾状叶	24 横结肠系膜根	

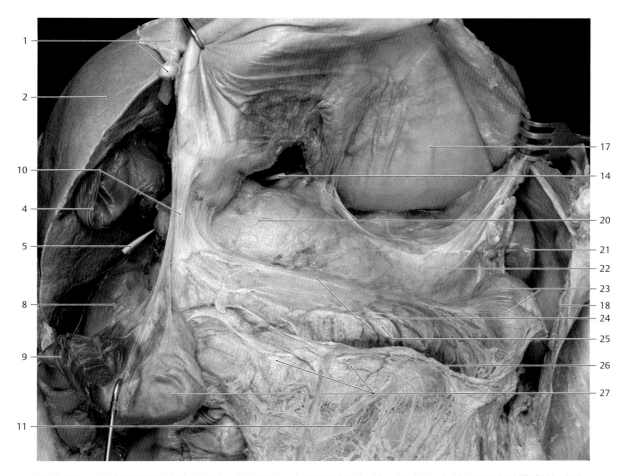

图 6.52　上腹部脏器（前面观）。网膜囊。离断胃结肠韧带，提起整个胃以显示网膜囊的后壁

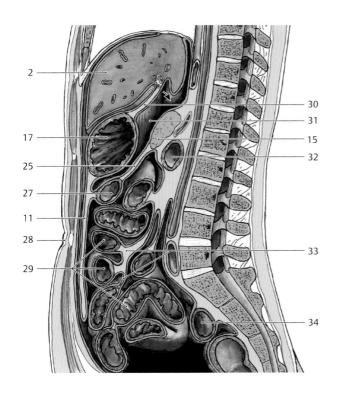

图 6.53　穿过腹腔的正中矢状断面，显示网膜囊的位置。蓝色 = 网膜囊；绿色 = 腹膜；箭头 = 网膜囊入口（网膜孔）

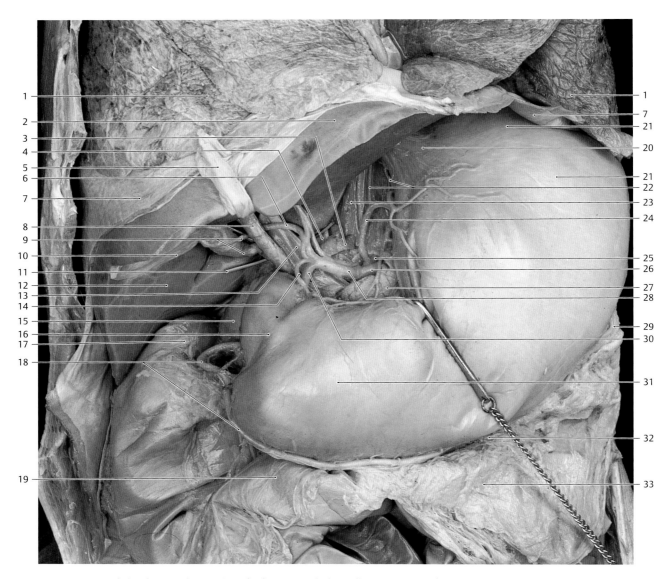

图 6.54　上腹部脏器（前面观）。腹腔干。切除小网膜，翻开胃小弯，以显示腹腔干的分支。探针位于网膜孔内

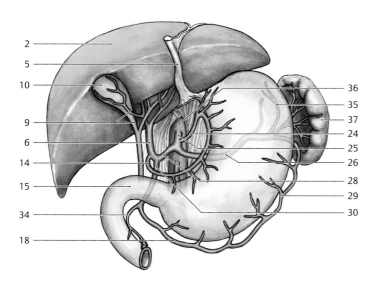

图 6.55　上腹部脏器的动脉和腹腔干分支

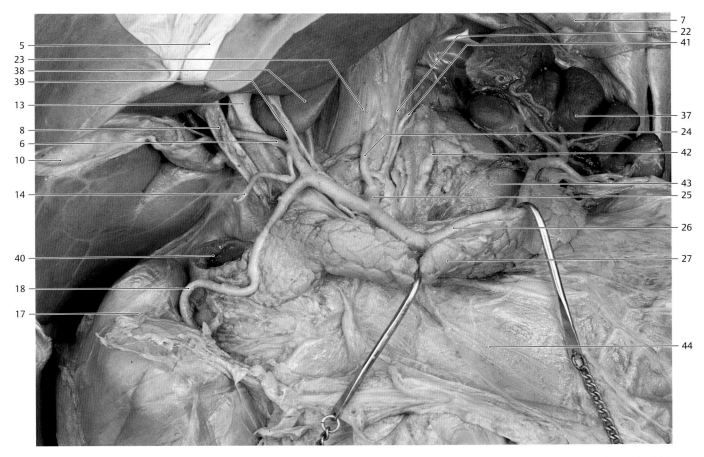

图 6.56 上腹部脏器（前面观）。腹腔干的分支；肝、胰和脾的血液供应。切除胃、十二指肠上部和腹腔神经节，以显示网膜囊后壁的前面，以及肝十二指肠韧带的血管和导管。向前轻微翻开胰

1 肺	16 幽门	31 胃幽门部
2 肝（脏面）	17 结肠右曲	32 胃大弯
3 淋巴结	18 胃网膜右动脉	33 胃结肠韧带
4 下腔静脉	19 横结肠	34 十二指肠上动脉
5 肝圆韧带（翻开）	20 食管腹部（胃贲门部）	35 胃短动脉
6 肝固有动脉右支	21 胃底	36 主动脉
7 膈	22 胃左动脉食管支	37 脾
8 肝总管（扩张）	23 膈肌腰部	38 肝尾状叶
9 胆囊管和胆囊动脉	24 胃左动脉	39 肝固有动脉左支
10 胆囊	25 腹腔干	40 十二指肠降部（切断）
11 网膜孔内的探针	26 脾动脉	41 左膈下动脉
12 肝右叶	27 胰腺	42 肾上腺
13 门静脉	28 肝总动脉	43 肾
14 胃右动脉	29 胃网膜左动脉	44 横结肠系膜
15 十二指肠	30 胃十二指肠动脉	

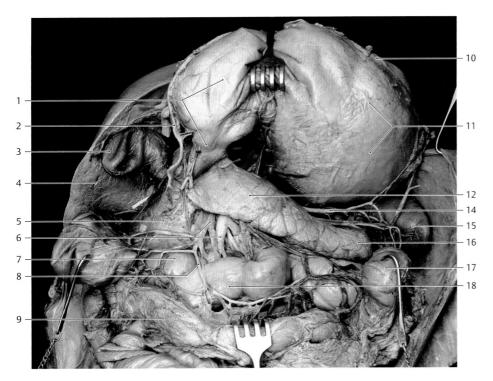

1 胃（幽门部）和幽门
2 胃网膜右动脉
3 胆囊底
4 肝（右叶）
5 胰头
6 肠系膜上动脉和静脉
7 十二指肠
8 中结肠动脉
9 横结肠
10 胃大弯（残存的胃结肠韧带）
11 胃体
12 胰体
13 胃网膜左动脉
14 脾动脉
15 脾
16 胰尾
17 结肠左曲
18 空肠
19 胆囊动脉
20 肝固有动脉
21 腹腔干
22 胃右动脉
23 肝总动脉
24 胃十二指肠动脉
25 肠系膜上动脉
26 胰十二指肠后上动脉
27 胰十二指肠前上动脉
28 胃短动脉
29 胃左动脉
30 脾动脉的胰后支
31 胰十二指肠下动脉
32 空肠动脉

图 6.57　腹后壁及原位的胰和肝外胆管（前面观）。离断胃结肠韧带，翻开横结肠和胃以显示胰和肠系膜上血管

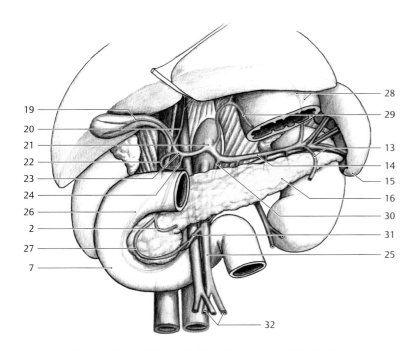

图 6.58　上腹部脏器的血供（见下页相对应的图 6.59）。注意腹腔干的分支

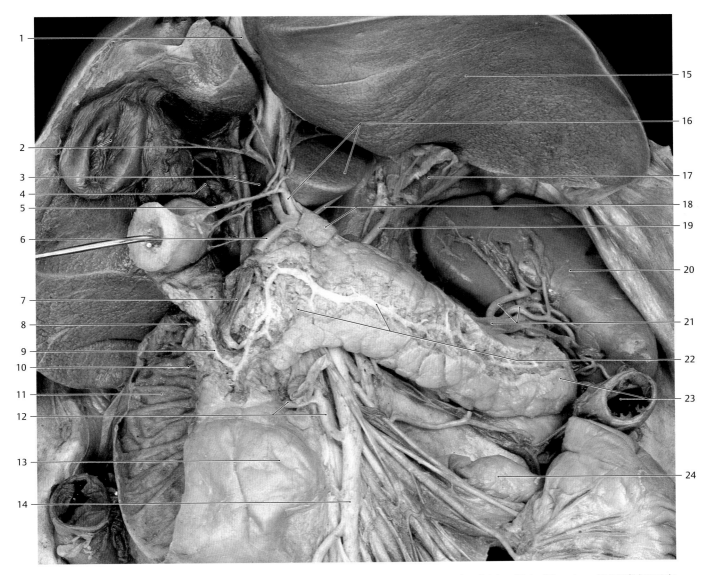

图 6.59　腹后壁及原位的胰、肝外胆管、脾和肝及其血管（前面观）。切除胃，提起肝，十二指肠降部开窗以显示胰管开口。胰管已被切开。注意十二指肠和胰腺之间肠系膜上动脉和静脉的位置

1　肝圆韧带	9　副胰管	18　网膜孔内的探针和淋巴结
2　胆囊和胆囊动脉	10　十二指肠大乳头内的探针	19　胃左动脉
3　肝总管和门静脉	11　十二指肠降部（打开）	20　脾
4　胆囊管	12　中结肠动脉和胰十二指肠下动脉	21　脾静脉和脾动脉分支
5　胃右动脉（幽门和十二指肠上部，切断并翻开）	13　十二指肠水平部（扩张）	22　主胰管和胰头
6　胃十二指肠动脉	14　肠系膜上动脉	23　结肠左曲和胰尾
7　胆总管	15　肝（左叶）	24　十二指肠空肠曲
8　十二指肠小乳头内的探针	16　肝尾状叶和肝固有动脉	
	17　食管腹部（切断）	

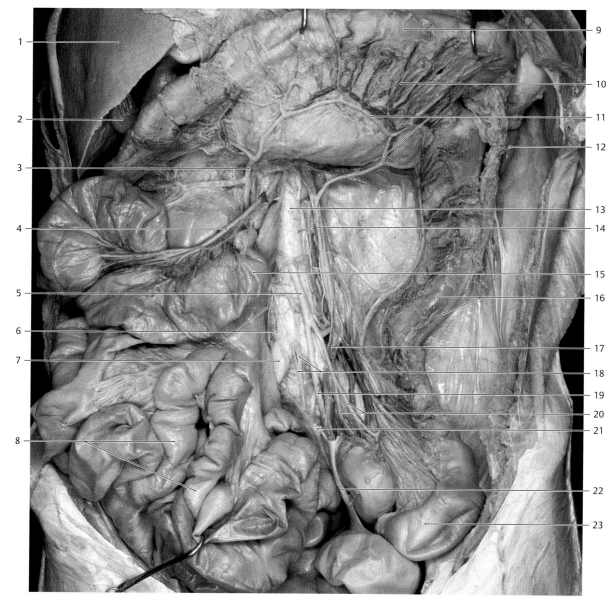

图 6.60 下腹部脏器（前面观）。**肠系膜下动脉和自主神经丛**。提起横结肠及其系膜，翻开小肠

1 肝	9 横结肠（翻开）	17 肠系膜下静脉
2 胆囊	10 横结肠系膜	18 上腹下丛
3 中结肠动脉	11 中结肠动脉与左结肠动脉的吻合	19 直肠上动脉
4 空肠动脉	12 脾	20 乙状结肠动脉
5 肠系膜下动脉	13 腹主动脉	21 腹膜（切缘）
6 交感神经和神经节	14 左结肠动脉	22 乙状结肠系膜
7 右髂总动脉	15 十二指肠空肠曲	23 乙状结肠
8 小肠（回肠）	16 降结肠（结肠独立带）	

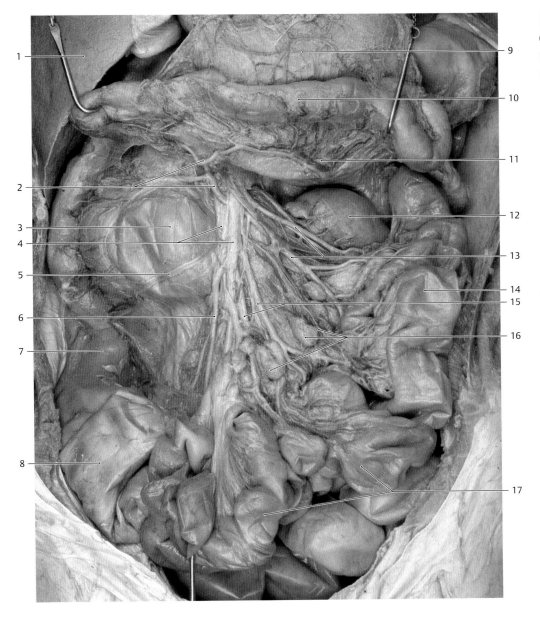

图 6.61 下腹部脏器
（前面观）。肠系膜上
动脉和肠系膜淋巴结。
翻开横结肠

1 肝

2 中结肠动脉

3 十二指肠水平部
（扩张）

4 肠系膜上动脉和静脉

5 右结肠动脉

6 回结肠动脉

7 升结肠

8 盲肠

9 大网膜（翻开）

10 横结肠

11 横结肠系膜

12 十二指肠空肠曲

13 空肠动脉

14 空肠

15 回肠动脉

16 肠系膜淋巴结和淋
巴管

17 回肠

18 胃

19 胰头

20 门静脉

21 降结肠

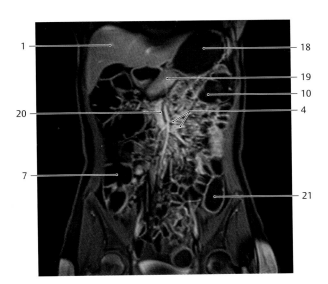

图 6.62 肠系膜根水平的腹腔冠状
断面（MRI，Sellink 技术）（Courtesy
of Prof. Uder, Institute of Radiology,
University Hospital Erlangen, Germany.）

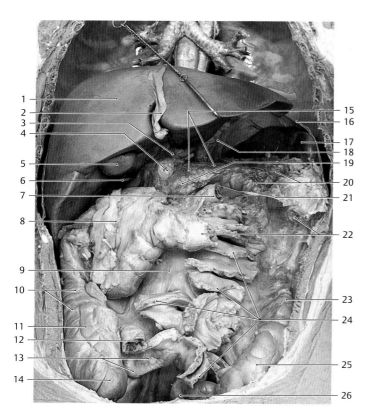

图 6.63　切除胃、空肠、回肠和部分横结肠后的腹腔。肝轻微提起

1 肝	26 直肠
2 肝镰状韧带	27 肝裸区附着处
3 肝十二指肠韧带	28 下腔静脉
4 幽门（离断）	29 肾
5 胆囊	30 结肠右曲附着处
6 网膜孔内的探针	31 横结肠系膜根
7 十二指肠空肠曲（离断）	32 十二指肠降部与水平部交界处
8 大网膜	33 升结肠裸面附着处
9 肠系膜根	34 回盲隐窝
10 升结肠	35 盲肠后隐窝
11 结肠独立带	36 阑尾系膜根
12 回肠末端（离断）	37 上隐窝
13 阑尾及阑尾系膜	38 峡部（开口）网膜囊
14 盲肠	39 脾隐窝
15 胰和网膜囊的部位	40 十二指肠上隐窝
16 膈	41 十二指肠下隐窝
17 脾	42 降结肠裸面附着处
18 贲门（胃的一部分，离断）	43 结肠旁隐窝
19 胰头	44 肠系膜根
20 胰体和胰尾	45 乙状结肠系膜根
21 横结肠系膜	46 乙状结肠间隐窝
22 横结肠（离断）	47 肝静脉
23 降结肠	48 十二指肠空肠曲
24 肠系膜切缘	49 结肠左曲附着处
25 乙状结肠	50 食管

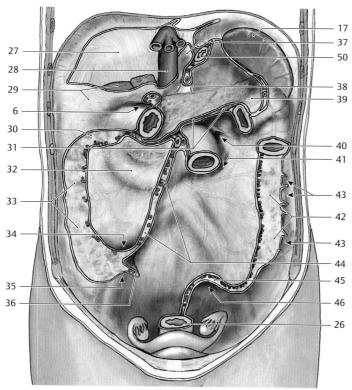

图 6.64　腹膜在器官处反折以及肠系膜根和腹膜隐窝在腹后壁的位置。箭头 = 腹膜隐窝的位置

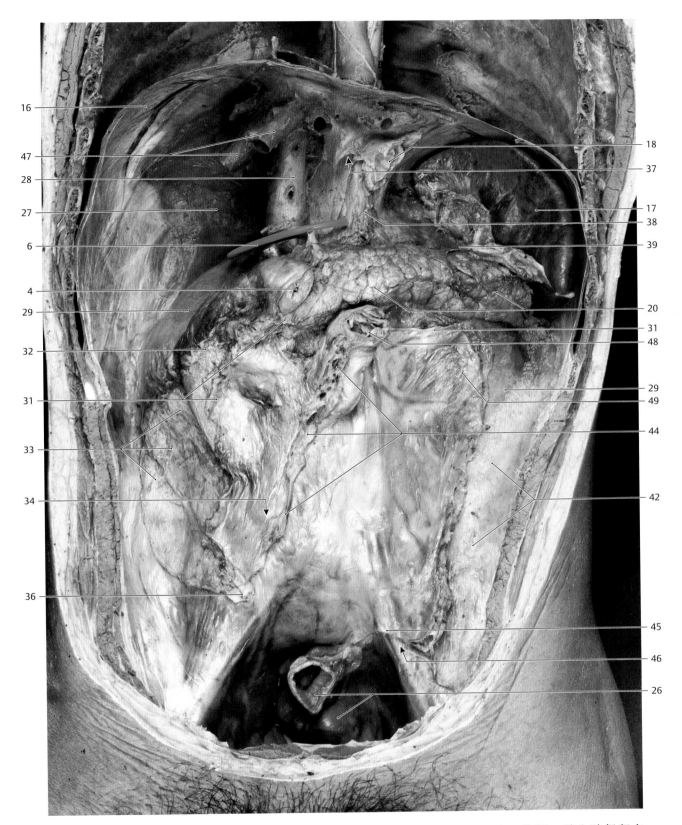

图 6.65　**腹后壁的腹膜隐窝**（前面观）。切除肝、胃、空肠、回肠和结肠。十二指肠、胰和脾保留在原位。箭头 = 腹膜隐窝的位置

1　腹直肌
2　肝镰状韧带
3　肝（右叶）
4　下腔静脉
5　膈
6　椎间盘
7　肝（左叶）
8　肋
9　肝（尾状叶）
10　腹（降）主动脉
11　胃
12　脾
13　脊髓
14　竖脊肌
15　腹直肌
16　腹外斜肌
17　横结肠
18　胰头
19　十二指肠大乳头
20　十二指肠
21　肾上腺和输尿管
22　肾
23　椎体
24　肝圆韧带
25　小肠
26　肠系膜上动脉和静脉
27　腰大肌
28　降结肠
29　腰方肌
30　马尾
31　回盲瓣
32　盲肠
33　髂总动脉和静脉
34　臀中肌
35　椎管和硬脊膜
36　髂肌
37　髂骨
38　右肾静脉
39　髂总动脉
40　棘突
41　腹内斜肌
42　腹横肌

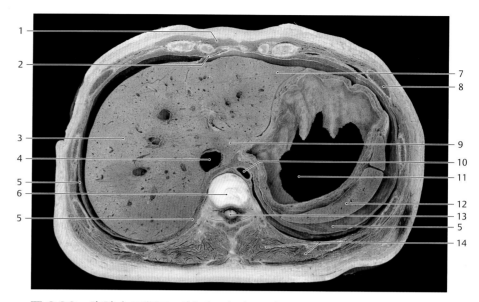

图 6.66　腹腔水平断面。断面 1（下面观）

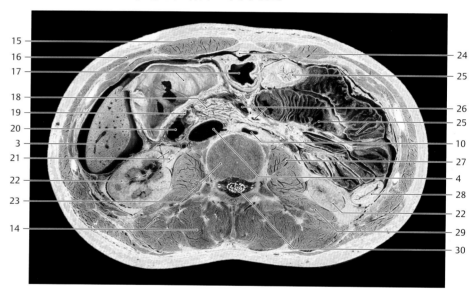

图 6.67　十二指肠大乳头水平的腹腔水平断面。断面 2（下面观）

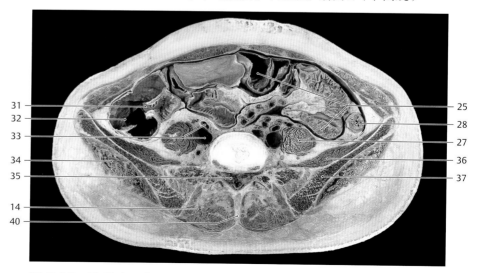

图 6.68　腹腔水平断面。断面 3（下面观）

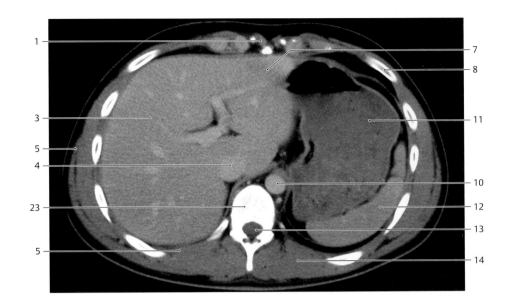

图 6.69 断面 1 水平处的腹腔水平断面（CT 扫描）（Courtesy of Prof. Uder, Institute of Radiology, University Hospital Erlangen, Germany.）

图 6.72 腹腔水平断面。显示各断面的水平

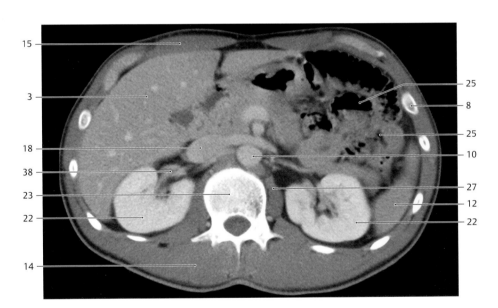

图 6.70 断面 2 水平处的腹腔水平断面（CT 扫描）（Courtesy of Prof. Uder, Institute of Radiology, University Hospital Erlangen, Germany.）

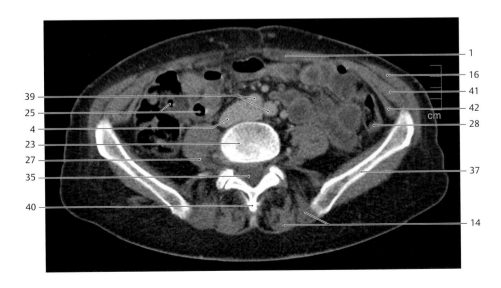

图 6.71 断面 3 水平处的腹腔水平断面（CT 扫描）（Courtesy of Prof. Uder, Institute of Radiology, University Hospital Erlangen, Germany.）

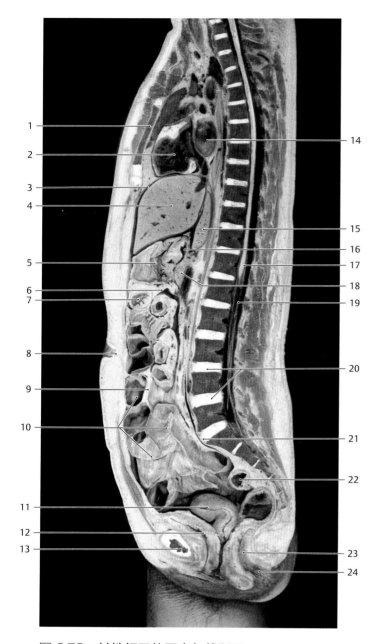

图 6.73 女性躯干的正中矢状断面

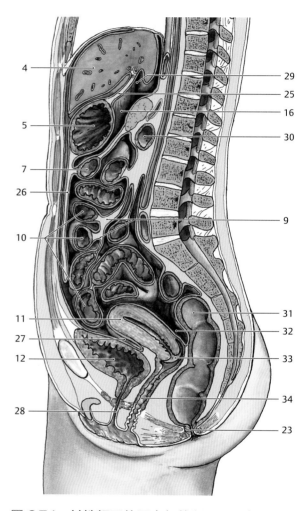

图 6.74 女性躯干的正中矢状断面。蓝色 = 网膜囊；绿色 = 腹膜

1 胸骨	10 小肠	19 马尾	28 尿道
2 右心室	11 子宫	20 椎间盘（腰椎）	29 网膜孔
3 膈	12 膀胱	21 骶骨岬	30 十二指肠
4 肝	13 耻骨联合	22 乙状结肠	31 直肠
5 胃	14 左心房	23 肛管	32 直肠子宫陷凹
6 横结肠系膜	15 肝尾状叶	24 肛门	33 子宫颈阴道部
7 横结肠	16 网膜囊	25 小网膜	34 阴道
8 脐	17 脊髓圆锥	26 大网膜	
9 肠系膜	18 胰	27 膀胱子宫陷凹	

7   腹膜后器官

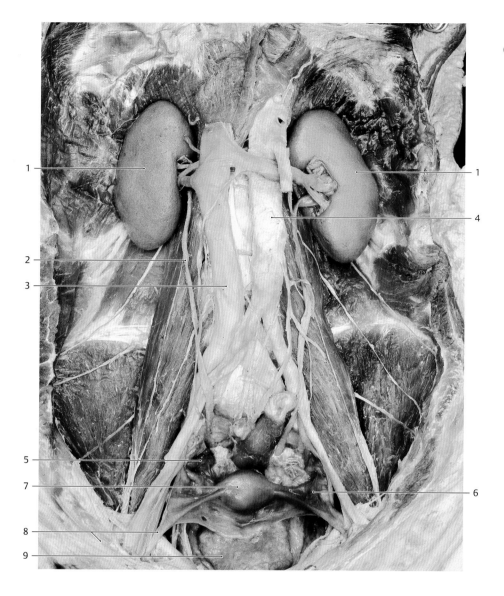

图 7.1　原位女性腹膜后器官（前面观）。女性盆腔视图显示子宫、子宫韧带、卵巢和膀胱

1　肾
2　输尿管
3　下腔静脉
4　腹主动脉
5　卵巢
6　输卵管
7　子宫
8　子宫圆韧带和腹股沟管
9　膀胱

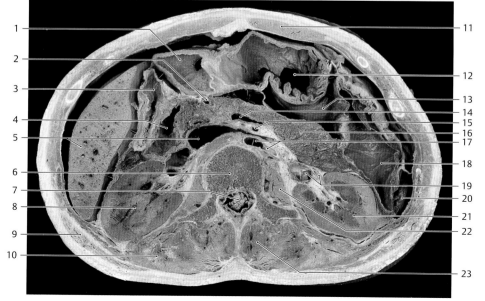

1　幽门窦
2　胃十二指肠动脉
3　十二指肠降部
4　网膜囊前庭
5　下腔静脉和肝
6　第 1 腰椎椎体
7　马尾
8　右肾
9　背阔肌
10　髂肋肌
11　腹直肌
12　胃
13　网膜囊
14　脾静脉
15　肠系膜上动脉
16　胰
17　主动脉和左肾动脉
18　横结肠
19　肾动脉和肾静脉
20　脾
21　左肾
22　腰大肌
23　多裂肌

图 7.2　第 1 腰椎水平的腹腔水平断面（下面观）

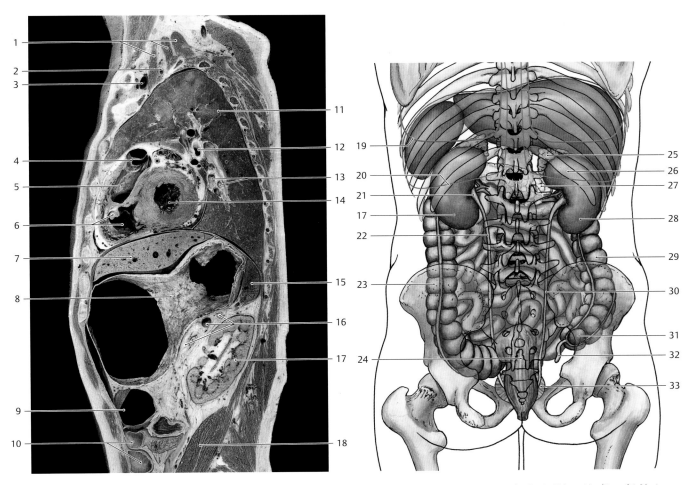

图 7.3　左肾距正中平面 5.5 cm 处的胸腹腔旁矢状断面

图 7.4　泌尿器官的位置（后面观）。注意，肾的上部到达胸膜和肺的下缘水平

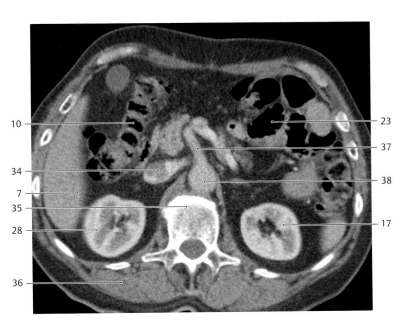

图 7.5　腹腔横断面（CT 扫描）（Courtesy of Prof. Uder, Institute of Radiology, University Hospital Erlangen, Germany.）

1　前、中、后斜角肌	20　胸膜下缘
2　左锁骨下动脉	21　肾盂
3　左锁骨下静脉	22　左输尿管
4　肺动脉瓣	23　降结肠
5　动脉圆锥	24　直肠
6　右心室	25　肾上腺
7　肝	26　第 12 肋
8　胃	27　胰
9　横结肠	28　右肾
10　小肠	29　升结肠
11　左肺	30　右输尿管
12　左主支气管	31　盲肠
13　肺静脉属支	32　阑尾
14　左心室	33　膀胱
15　脾	34　下腔静脉
16　脾动脉、脾静脉 和胰	35　腰椎椎体（L1）
17　左肾	36　髂肋肌
18　腰大肌	37　肠系膜上动脉
19　肺下缘	38　腹主动脉

303

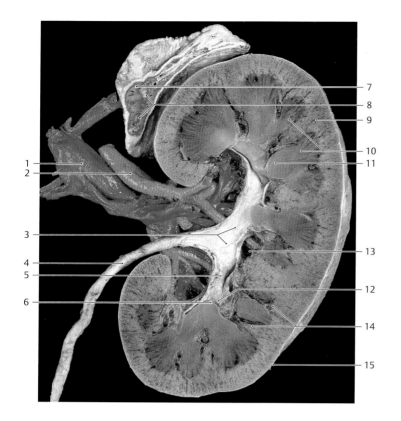

图 7.6　**右肾和肾上腺的冠状断面**（后面观）。打开肾盂并移除脂肪组织以显示肾血管

　1　肾静脉
　2　肾动脉
　3　肾盂
　4　输尿管腹部
　5　肾大盏
　6　肾乳头筛状区
　7　肾上腺皮质
　8　肾上腺髓质
　9　肾皮质
　10　肾髓质
　11　肾乳头
　12　肾小盏
　13　肾窦
　14　肾柱
　15　肾纤维囊

　　每个肾可分为 5 个段，每段由单独的叶间动脉供应。因此，梗阻导致的梗死，可清楚显示肾段的边界。肾前面可见 4 个节段，后面只能见到 3 个肾段（1、4 和 5）。

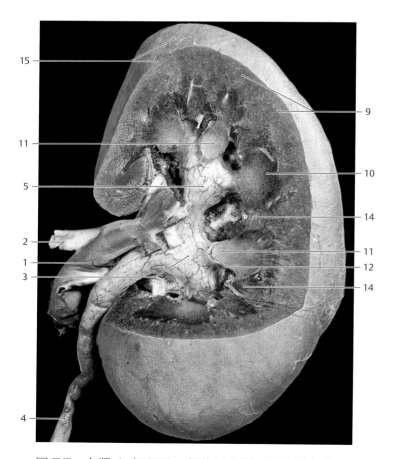

图 7.7　**右肾**（后面观）。部分冠状断面显示肾内部

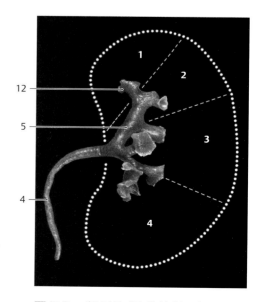

图 7.8　**肾盂和肾盏的铸型**。1~4 = 前面的肾段

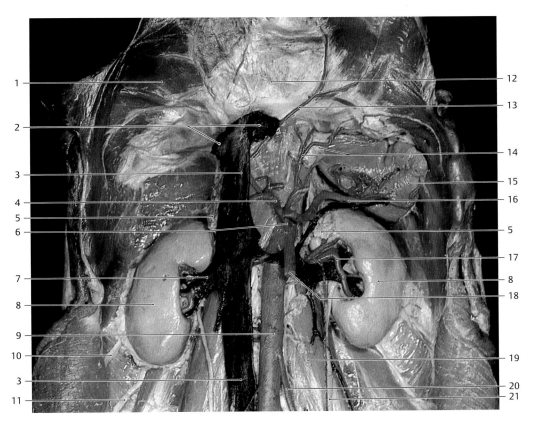

1 膈
2 肝静脉
3 下腔静脉
4 肝总动脉
5 肾上腺
6 腹腔干
7 右肾静脉
8 肾
9 腹主动脉
10 肋下神经
11 髂腹下神经
12 膈肌中心腱
13 膈下动脉
14 胃贲门部
15 脾
16 脾动脉
17 肾上动脉
18 肠系膜上动脉
19 腰大肌
20 肠系膜下动脉
21 输尿管
22 肾小球
23 肾小球入球小动脉
24 肾小球
25 放射状皮质动脉
26 皮质下动脉或弓状动脉
27 皮质下静脉或弓状静脉
28 小叶间静脉
29 小叶间动脉
30 肾囊血管
31 肾小球出球小动脉
32 肾髓质直小血管
33 肾盂螺旋动脉

图 7.9　腹膜后器官、原位肾和原位肾上腺（前面观）。红色＝动脉；蓝色＝静脉

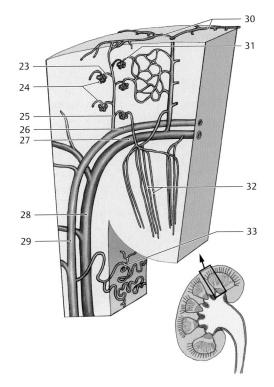

图 7.10　肾血管系统的结构

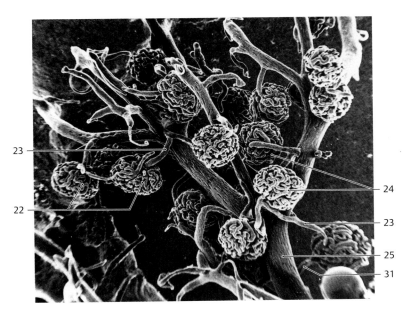

图 7.11　电子显微镜显示肾小球和相关动脉（×210）

305

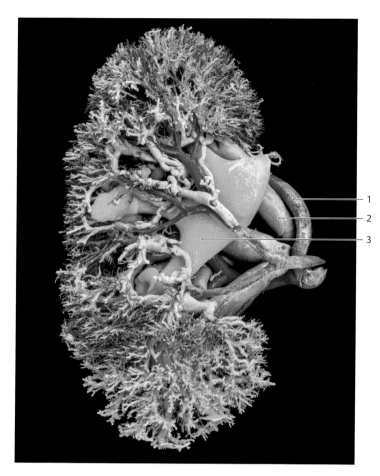

图 7.12　肾盂铸型标本显示动脉和静脉

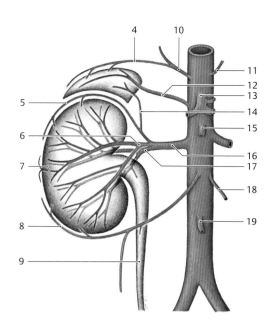

图 7.13　肾和肾上腺的动脉

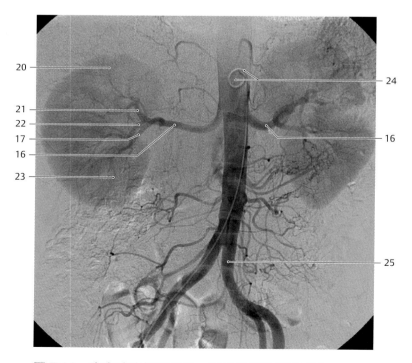

图 7.14　腹主动脉与肾动脉、肾静脉的动脉造影（Courtesy of Dr. Wieners, Department of Radiology, Charité Universitätsmedizin Berlin, Germany.）

1　肾动脉分支
2　肾静脉分支
3　肾盂
4　肾上腺上动脉
5　肾囊上动脉
6　肾动脉前支
7　穿动脉
8　肾囊下动脉
9　输尿管
10　右膈下动脉
11　左膈下动脉
12　肾上腺中动脉
13　腹腔干
14　肾上腺下动脉
15　肠系膜上动脉
16　肾动脉
17　肾动脉后支
18　左睾丸（或卵巢）动脉
19　肠系膜下动脉
20　肾上极
21　肾动脉的上前段动脉
22　肾动脉的前段动脉
23　肾下极
24　腹主动脉（及导管）
25　髂总动脉

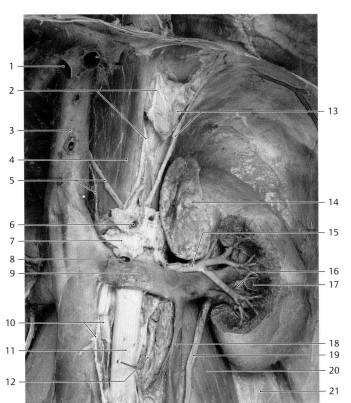

图 7.15　原位左肾及肾上腺。切除肾皮质前层以显示肾盂和肾乳头

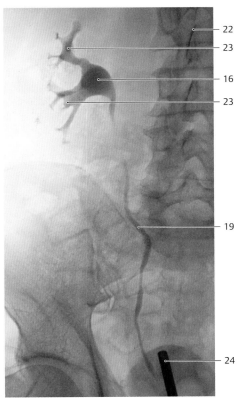

图 7.16　肾盂、肾盏和输尿管（逆行造影，X 线片）（Courtesy of Prof. Herrlinger, Fürth, Germany.）

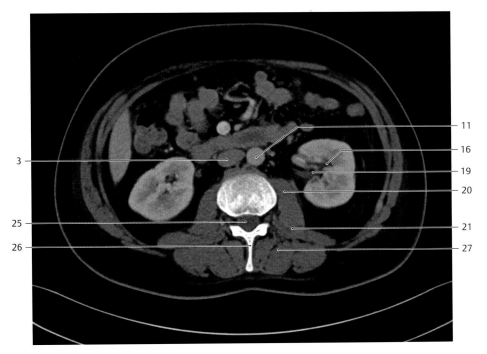

图 7.17　第 1 腰椎水平处的腹腔横断面（CT 扫描）。肾盂及输尿管断面（Courtesy of Prof. Uder, Institute of Radiology, University Hospital Erlangen, Germany.）

1　肝静脉
2　迷走神经前、后干
3　下腔静脉
4　膈肌腰部
5　右内脏大、小神经
6　腹腔干
7　腹腔神经节和神经丛
8　肠系膜上动脉
9　左肾静脉
10　右交感干和神经节
11　腹主动脉
12　左交感干
13　食管（切断）和左内脏大神经

14　左肾上腺
15　左肾动脉
16　肾盂
17　肾乳头和肾小盏
18　左睾丸静脉
19　输尿管
20　腰大肌
21　腰方肌
22　腰椎（L2）
23　肾盏
24　导管
25　脊髓
26　腰椎棘突
27　竖脊肌

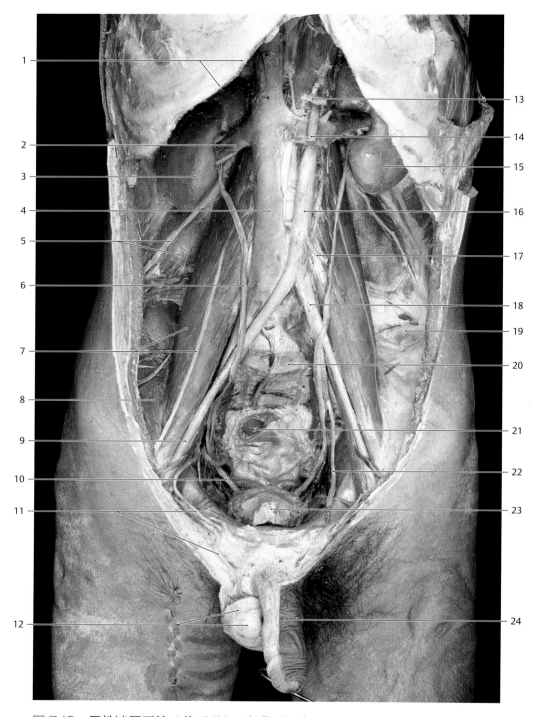

图 7.18 **男性泌尿系统（前面观）。腹膜已切除**

1 肋弓
2 右肾静脉
3 右肾
4 下腔静脉
5 髂腹下神经和腰方肌
6 输尿管（腹部）
7 腰大肌和生殖股神经
8 髂肌

9 髂外动脉
10 输尿管（盆部）
11 输精管
12 睾丸和附睾
13 腹腔干
14 肠系膜上动脉
15 左肾
16 腹主动脉

17 肠系膜下动脉
18 髂总动脉
19 髂嵴
20 骶骨岬
21 直肠（切断）
22 脐内侧韧带
23 膀胱
24 阴茎

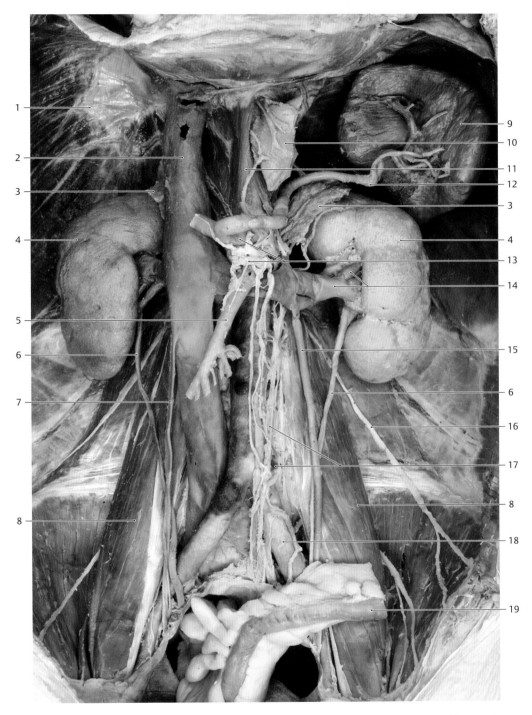

图 7.19　**男性泌尿系统**（前面观）。腹膜已切除。注意腹主动脉的自主神经丛和神经节

1 膈	8 腰大肌	15 左精索静脉
2 下腔静脉	9 脾	16 髂腹股沟神经
3 肾上腺	10 胃贲门部	17 上腹下丛和神经节
4 肾	11 腹主动脉	18 左髂总动脉
5 肠系膜上动脉	12 脾动脉	19 乙状结肠
6 输尿管	13 腹腔干和腹腔神经节	
7 右精索静脉	14 肾动脉和肾静脉	

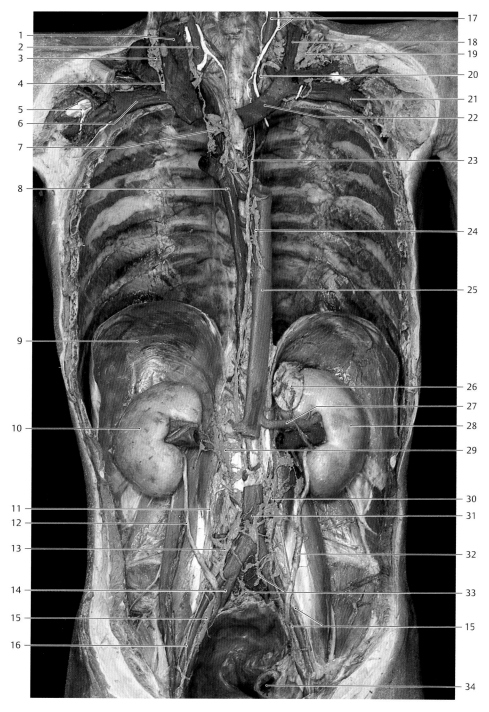

图 7.20 胸腔和腹腔后壁的淋巴管和淋巴结（前面观）。绿色 = 淋巴管和淋巴结；蓝色 = 静脉；红色 = 动脉；白色 = 神经

1 颈内静脉
2 右颈总动脉和右迷走神经
3 颈内静脉肩胛舌骨肌淋巴结
4 右淋巴管
5 锁骨下干
6 右锁骨下静脉
7 支气管纵隔干
8 奇静脉
9 膈
10 右肾
11 右腰干
12 右输尿管
13 髂总淋巴结
14 右髂内动脉
15 髂外淋巴结
16 右髂外动脉
17 左颈总动脉和左迷走神经
18 颈内静脉
19 颈深淋巴结
20 胸导管进入左颈静脉角
21 左锁骨下静脉
22 左头臂静脉
23 胸导管
24 纵隔淋巴结
25 胸主动脉
26 左肾上腺
27 左肾动脉
28 左肾
29 乳糜池
30 腰淋巴结
31 腹主动脉
32 左输尿管
33 骶淋巴结
34 直肠（切缘）
35 主动脉弓
36 上腔静脉
37 肋间静脉
38 左颈干
39 左锁骨下动脉
40 腰方肌
41 腰大肌
42 腮腺淋巴结
43 腋淋巴结

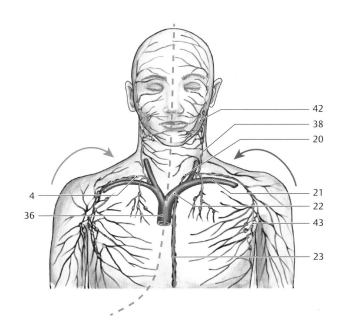

图 7.21　上半身的淋巴管和淋巴结。右臂、右侧头颈部、右乳房的淋巴汇入右静脉角（颈内静脉与锁骨下静脉之间）。其余部位的淋巴通过胸导管汇入左静脉角。红色虚线 = 身体左右引流区域之间的界限

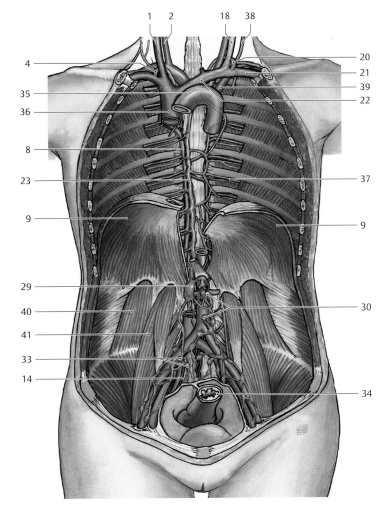

图 7.22　胸腔和腹腔后壁的淋巴管和淋巴结（前面观）。注意胸导管从乳糜池到左静脉角的走行。肋间隙的淋巴管主要汇入胸导管

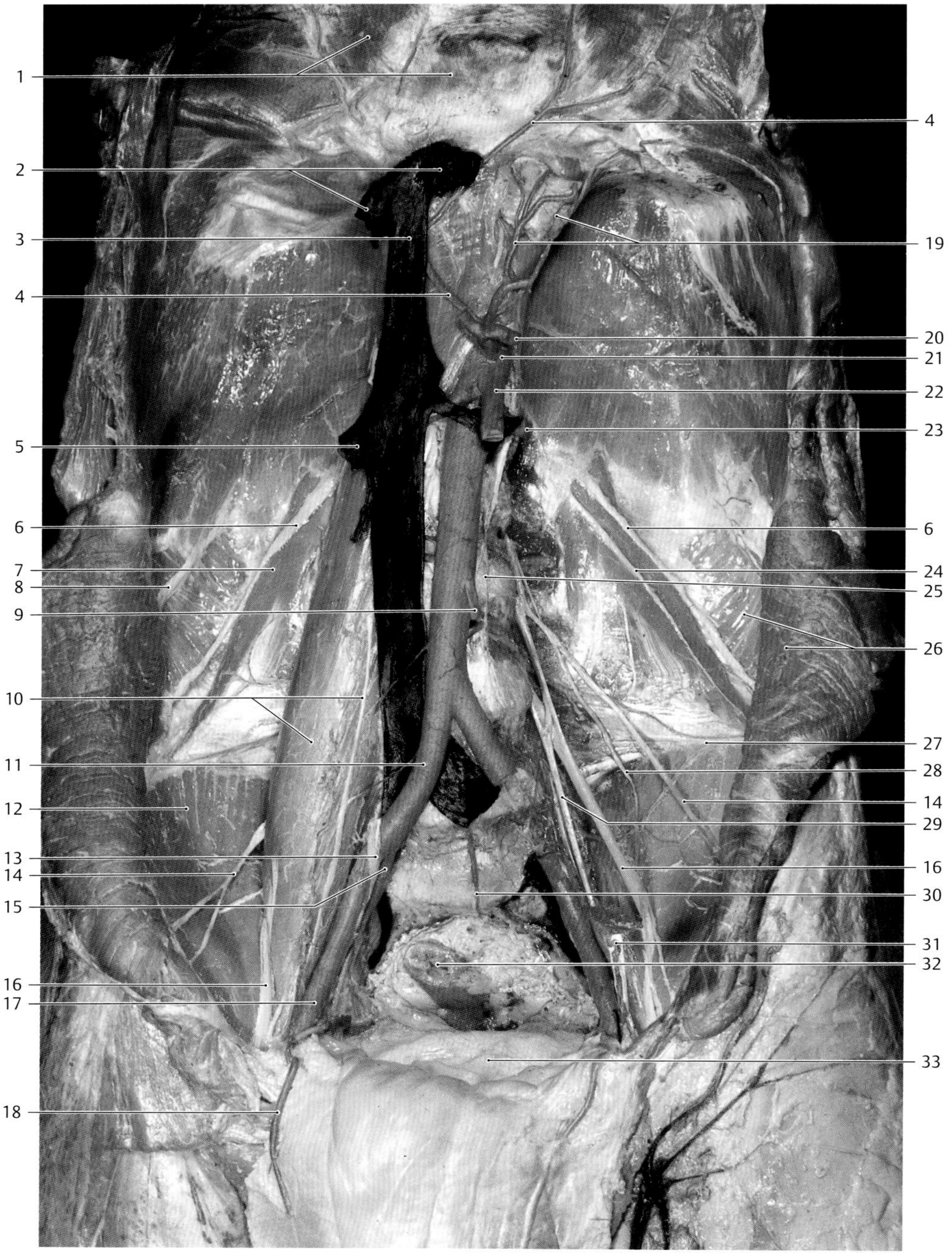

图 7.23 腹膜后间隙内的血管和神经（前面观）。切除部分左腰大肌以显示腰丛。红色 = 动脉；蓝色 = 静脉

1 膈	10 右生殖股神经和右腰大肌	18 腹壁下动脉	26 腹横肌
2 肝静脉		19 胃贲门部及胃左动脉食管支	27 髂嵴
3 下腔静脉	11 髂总动脉		28 左生殖股神经
4 膈下动脉	12 髂肌	20 脾动脉	29 左闭孔神经
5 右肾静脉	13 右输尿管（离断）	21 腹腔干	30 骶正中动脉
6 髂腹下神经	14 股外侧皮神经	22 肠系膜上动脉	31 腰大肌（离断）及供应动脉
7 腰方肌	15 髂内动脉	23 左肾动脉	
8 肋下神经	16 股神经	24 髂腹股沟神经	32 直肠（切断）
9 肠系膜下动脉	17 髂外动脉	25 交感干	33 膀胱

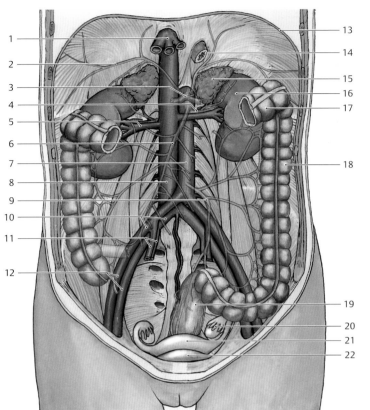

图 7.24 腹膜后区的血管以及供应结肠升部和降部的肠系膜上、下动脉的走行

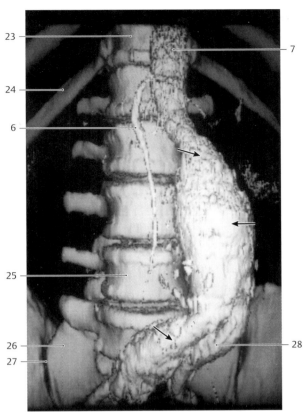

图 7.25 腹主动脉显示肾下动脉瘤（三维重建）。箭头 = 双侧髂动脉受累（Courtesy of Prof. Rupprecht, Neumarkt, Germany.）

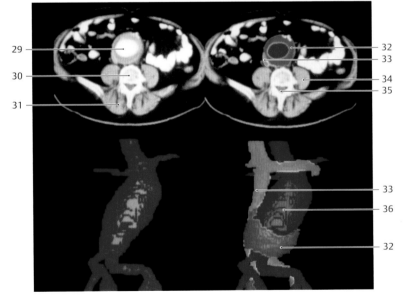

图 7.26 注射造影剂后的**腹主动脉瘤**。上图 = 腹腔水平断面，显示主动脉和动脉瘤内不同浓度的造影剂；下图 = 三维重建的动脉瘤；红色 = 主动脉；绿色 = 血栓区；蓝色 = 下腔静脉（部分受压）（Courtesy of Prof. Rupprecht, Neumarkt, Germany.）

1 肝静脉	21 子宫
2 膈下动脉	22 膀胱
3 腹腔干	23 第 12 胸椎（T12）
4 左肾动脉	24 第 12 肋
5 右肾静脉	25 第 4 腰椎（L4）
6 肠系膜上动脉	26 骶骨
7 主动脉（腹部）	27 骶髂关节
8 下腔静脉	28 左髂总动脉（包含在动脉瘤中）
9 肠系膜下动脉	29 主动脉及主动脉瘤
10 髂总动脉和静脉	30 腰椎椎体
11 髂内动脉和静脉	31 竖脊肌
12 髂外动脉和静脉	32 动脉瘤的血栓部分（绿色）
13 膈	33 下腔静脉（受压，蓝色）
14 食管	
15 肾上腺	34 髂腰肌
16 肾	35 椎管
17 横结肠	36 主动脉瘤（红色）
18 降结肠	
19 直肠	
20 卵巢及输卵管漏斗部	

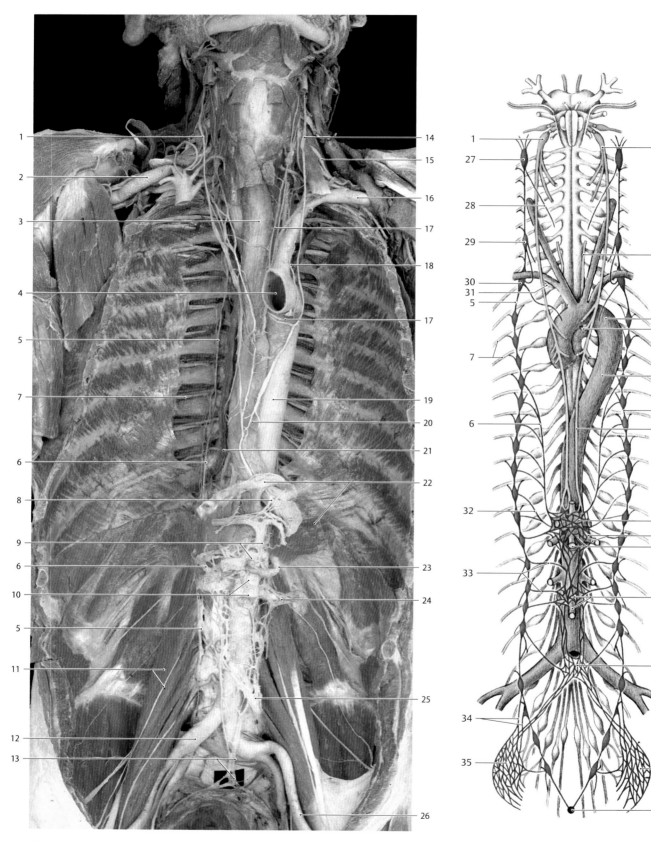

图 7.27 胸腹腔后壁的交感干、迷走神经和自主神经节（前面观）。除食管和主动脉外，已切除其他胸腹器官

图 7.28 自主神经系统的构成。黄色 = 副交感神经；绿色 = 交感神经

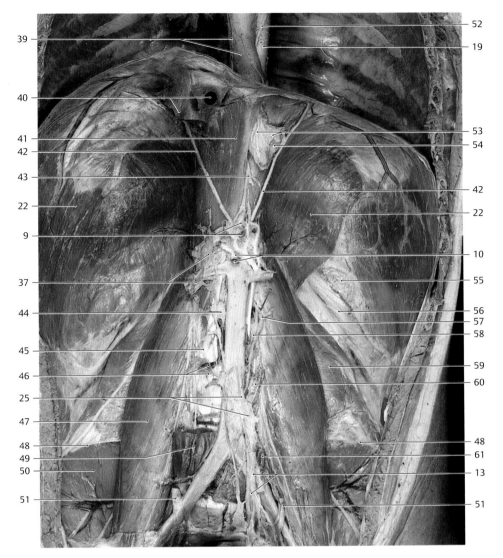

图 7.29 腹膜后间隙内的自主神经系统神经节和神经丛（前面观）。切除肾和下腔静脉及其属支

1 右迷走神经	17 左喉返神经	33 腰内脏神经	49 下腔静脉
2 右锁骨下动脉	18 颈下心神经	34 骶内脏神经	50 髂肌
3 食管	19 胸主动脉	35 下腹下丛和神经节	51 输尿管
4 主动脉弓	20 食管丛	36 左喉返神经	52 左迷走神经形成食管丛
5 交感干	21 奇静脉	37 主动脉肾丛和肾动脉	53 左迷走神经形成胃丛
6 内脏大神经	22 膈	38 奇神经节	54 食管延伸至胃贲门部
7 肋间神经	23 脾动脉	39 食管和迷走神经分支	55 腰肋三角
8 食管腹部和迷走神经干	24 左肾动脉和神经丛	40 肝静脉	56 第 12 肋的位置
9 腹腔干和腹腔神经节	25 肠系膜下神经节和动脉	41 右膈脚	57 左腰淋巴干
10 肠系膜上动脉和神经节	26 左髂外动脉	42 膈下动脉	58 交感干神经节
11 腰大肌和生殖股神经	27 交感干颈上神经节	43 右迷走神经进入腹腔神经节	59 腰方肌
12 髂总动脉	28 交感干心上支	44 右腰淋巴干	60 左交感干腰部
13 上腹下丛和神经节	29 交感干颈中神经节	45 右交感干腰部	61 髂淋巴管
14 左迷走神经	30 交感干颈下神经节	46 腰动脉和腰静脉	
15 臂丛	31 右喉返神经	47 腰大肌	
16 左锁骨下动脉	32 内脏小神经	48 髂嵴	

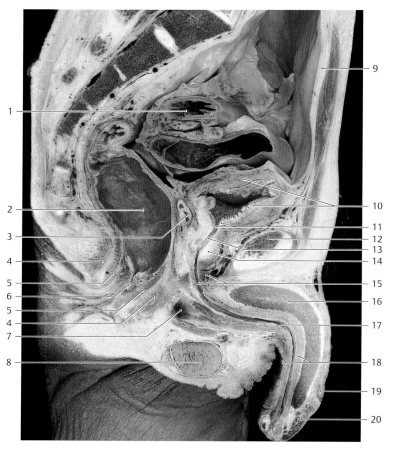

图 7.30 男性泌尿生殖系统（盆腔正中矢状断面）

图 7.31 男性泌尿生殖系统（外侧面观）

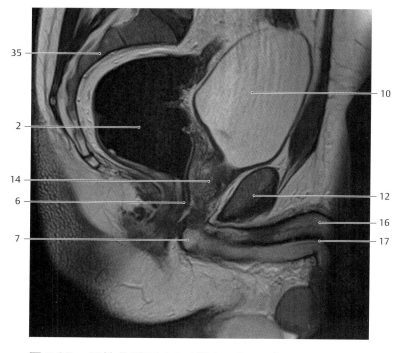

图 7.32 男性盆腔正中矢状断面（MRI 扫描）（Courtesy of Prof. Uder, Institute of Radiology, University Hospital Erlangen, Germany.）

1 乙状结肠	19 包皮
2 直肠壶腹	20 阴茎头
3 输精管壶腹	21 肾
4 肛门外括约肌	22 肾盂
5 肛门内括约肌	23 输尿管腹部
6 肛管	24 输尿管盆部
7 尿道球	25 精囊
8 睾丸（切面）	26 射精管
9 脐正中韧带	27 尿道球腺
10 膀胱	（Cowper 腺）
11 尿道内口和括约肌	28 输精管
12 耻骨联合	29 附睾
13 尿道前列腺部	30 脐
14 前列腺	31 膀胱三角和输尿管口
15 尿道膜部及尿道外括约肌	32 尿道舟状窝
16 阴茎海绵体	33 尿道外口
17 尿道海绵体部	34 睾丸
18 尿道海绵体	35 骶骨

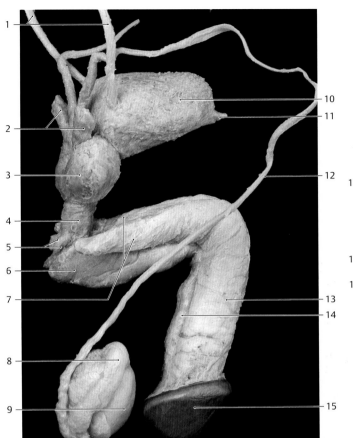

图 7.33　分离的男性生殖器（右外侧面观）

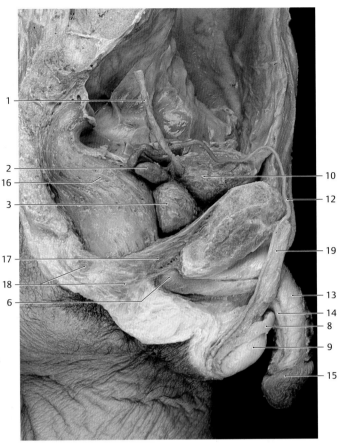

图 7.34　原位男性生殖器（右外侧面观）

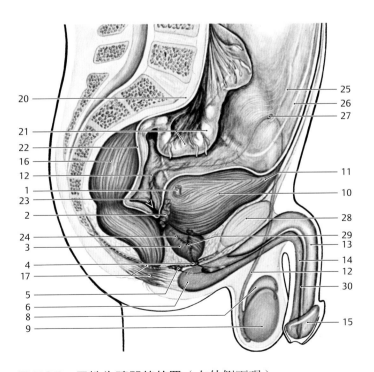

图 7.35　男性生殖器的位置（右外侧面观）

1 输尿管	16 直肠壶腹
2 精囊	17 肛提肌
3 前列腺	18 肛管和肛门外括约肌
4 尿生殖膈及尿道膜部	19 精索（切断）
5 尿道球腺	20 骶骨岬
（Cowper 腺）	21 乙状结肠
6 尿道球	22 腹膜（切缘）
7 左右阴茎脚	23 直肠膀胱陷凹
8 附睾	24 射精管
9 睾丸	25 脐外侧襞
10 膀胱	26 脐内侧襞
11 膀胱尖	27 腹股沟管深环和输
12 输精管	精管
13 阴茎海绵体	28 耻骨联合
14 尿道海绵体	29 尿道前列腺部
15 阴茎头	30 尿道海绵体部

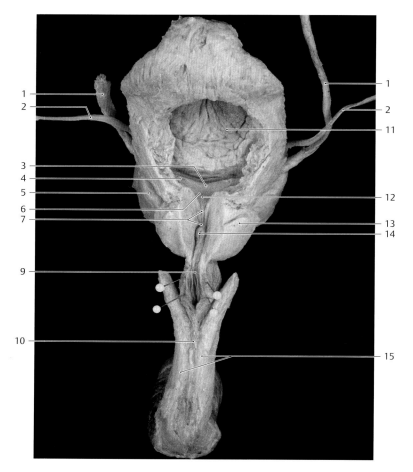

图 7.36 **分离的男性生殖器和膀胱（前面观）。**打开膀胱、前列腺和尿道，膀胱为收缩状态

1 输尿管
2 输精管
3 输尿管间襞
4 输尿管口
5 精囊
6 膀胱三角
7 尿道前列腺部及精阜和尿道嵴
8 会阴深横肌
9 尿道膜部
10 尿道海绵体部
11 膀胱黏膜
12 尿道内口和膀胱垂
13 前列腺
14 前列腺囊
15 左、右阴茎海绵体
16 射精管
17 尿道括约肌
18 膀胱括约肌
19 尿道球腺（Cowper 腺）
20 阴茎脚
21 尿道球腺开口
22 阴茎头
23 尿道

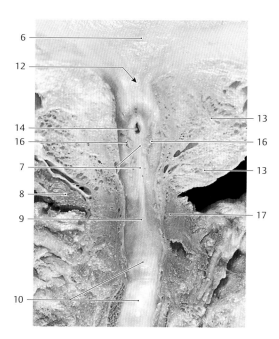

图 7.37 **男性尿道的后半部分和前列腺与膀胱颈部相连（前面观）**

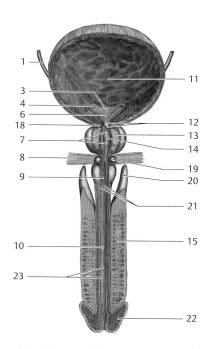

图 7.38 **男性生殖器和膀胱（前面观）。**膀胱、尿道和阴茎切开

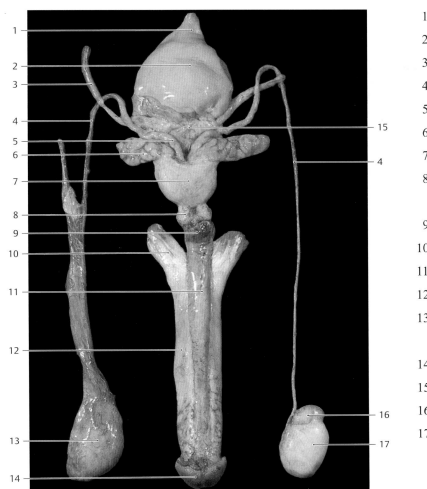

1 膀胱尖及脐尿管	18 膀胱黏膜
2 膀胱	19 膀胱三角
3 输尿管	20 输尿管口
4 输精管	21 尿道内口
5 输精管壶腹	22 精阜
6 精囊	23 前列腺
7 前列腺	24 尿道前列腺部
8 尿道球腺	25 尿道膜部
（Cowper 腺）	26 尿道海绵体部
9 尿道球	27 阴茎皮肤
10 阴茎脚	28 阴茎背深静脉
11 尿道海绵体	（单条）
12 阴茎海绵体	29 阴茎背动脉
13 睾丸和附睾及其	（一对）
被膜	30 阴茎海绵体白膜
14 阴茎头	31 阴茎中隔
15 膀胱底	32 阴茎深动脉
16 附睾头	33 尿道海绵体白膜
17 睾丸	34 阴茎深筋膜

图 7.39　分离的男性生殖器和膀胱（后面观）

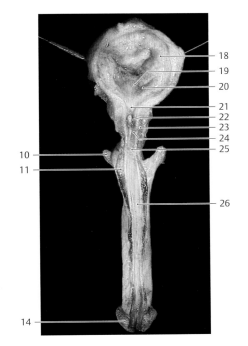

图 7.40　膀胱、尿道和阴茎
（前面观，纵向打开）

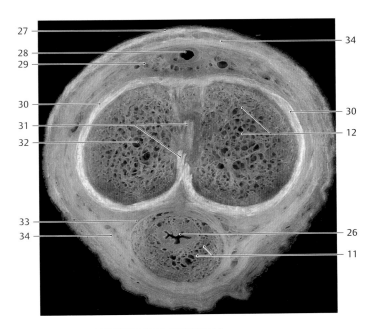

图 7.41　阴茎横断面（下面观）

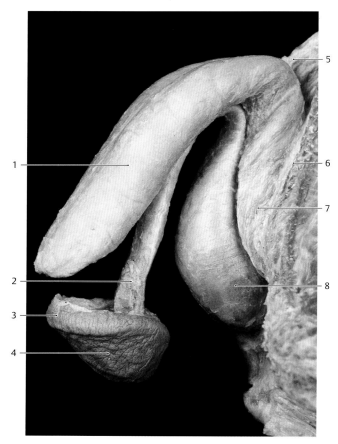

图 7.42 男性外生殖器（斜外侧面观）。分离并翻开阴茎海绵体和阴茎头

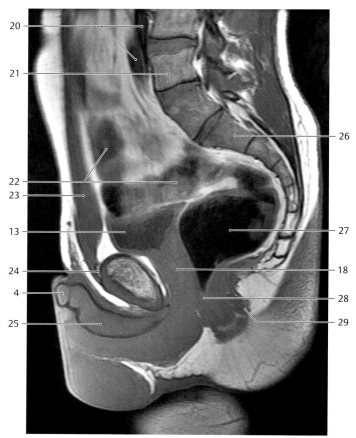

图 7.43 盆腔矢状断面及男性生殖器（MRI 扫描）（Heuck A, et al. MRT-Atlas des muskuloskelettalen Systems. Stuttgart, Germany: Schattauer, 2009. ）

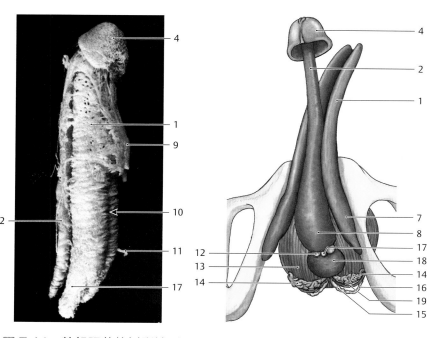

图 7.44 勃起阴茎的树脂铸型 图 7.45 男性外生殖器及附属腺体

1 阴茎海绵体	15 输精管壶腹
2 尿道海绵体	16 输精管
3 阴茎冠状沟	17 尿道膜部
4 阴茎头	18 前列腺
5 阴茎悬韧带	19 输尿管
6 耻骨（耻骨下支，已离断）	20 髂总动脉和静脉
7 阴茎脚	21 第 5 腰椎椎体
8 尿道球	22 小肠袢
9 阴茎背静脉	23 腹直肌
10 梳状隔	24 耻骨联合
11 阴茎背动脉	25 阴茎根
12 尿道球腺（Cowper 腺）	26 骶骨
13 膀胱	27 直肠壶腹
14 精囊	28 肛管
	29 肛门外括约肌

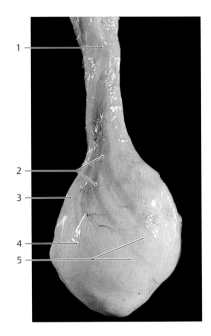

图 7.46 睾丸和附睾的封套层（外侧面观）

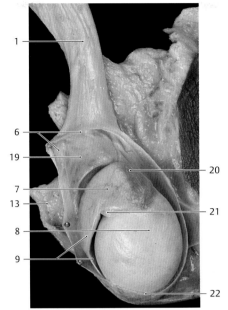

图 7.47 睾丸和附睾（外侧面观）。打开鞘膜

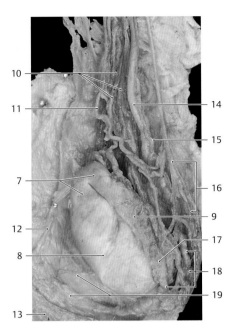

图 7.48 睾丸、附睾和精索（左侧，后外侧面观）。精索和输精管的解剖

1 覆盖提睾筋膜的精索
2 提睾肌
3 附睾的位置
4 精索内筋膜
5 睾丸的位置
6 精索内筋膜及邻近的睾丸封套层（切面）
7 附睾头

8 睾丸及鞘膜（脏层）
9 附睾体
10 蔓状静脉丛（前静脉）
11 睾丸动脉
12 鞘膜（壁层，切缘）
13 皮肤和肉膜肌（翻开）
14 输精管
15 输精管动脉

16 蔓状静脉丛的后静脉
17 附睾尾
18 附睾管向输精管过渡的部位和静脉丛
19 鞘膜壁层
20 附睾附件
21 睾丸附件
22 睾丸引带

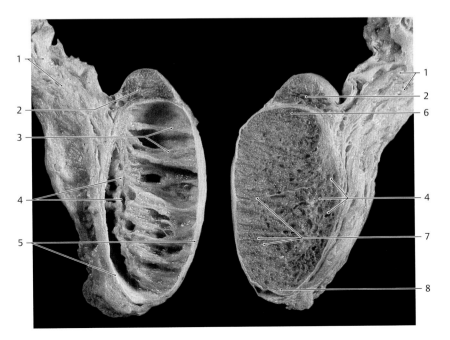
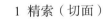

1 精索（切面）
2 附睾头（切面）
3 睾丸隔
4 睾丸纵隔
5 白膜
6 睾丸上极
7 精曲小管
8 睾丸下极

图 7.49 睾丸和附睾纵切面。左图显示去除精曲小管后的睾丸隔

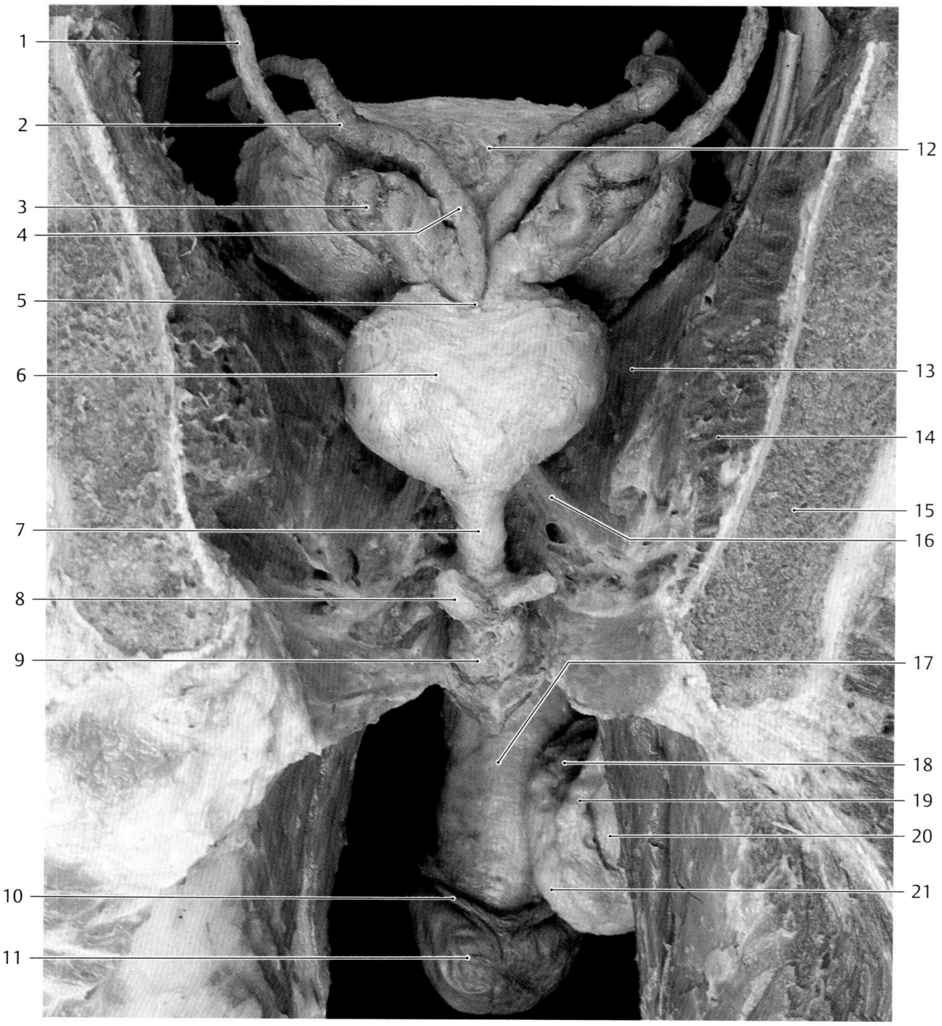

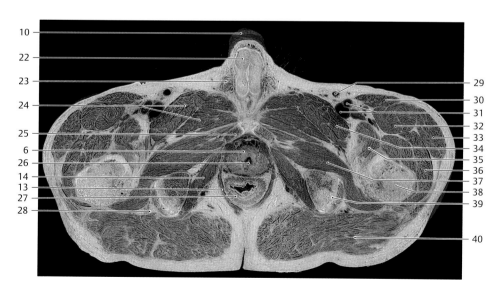

1 输尿管
2 输精管
3 精囊
4 输精管壶腹
5 射精管（近端）
6 前列腺
7 尿道膜部
8 尿道球腺（Cowper 腺）
9 尿道球
10 阴茎
11 阴茎头
12 膀胱
13 肛提肌
14 闭孔内肌
15 髋骨（切缘）
16 耻骨前列腺韧带
17 尿道海绵体
18 附睾头
19 输精管起点
20 睾丸
21 附睾尾
22 阴茎海绵体
23 精索
24 耻骨肌和内收肌
25 耻骨
26 尿道前列腺部（精阜）
27 直肠
28 坐骨神经
29 大隐静脉
30 缝匠肌
31 股动脉和股静脉
32 股直肌
33 阔筋膜张肌
34 耻骨肌
35 髂腰肌
36 股外侧肌
37 闭孔外肌
38 股骨
39 坐骨结节
40 臀大肌

图 7.50 **男性生殖器的附属腺体。盆腔冠状断面。**膀胱、前列腺和精囊的后面观

图 7.51 前列腺水平的**男性盆腔横断面**

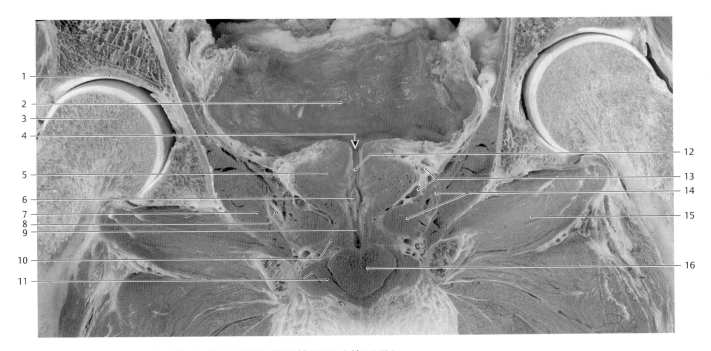

图 7.52　前列腺和髋关节水平的**男性骨盆冠状断面**（前面观）

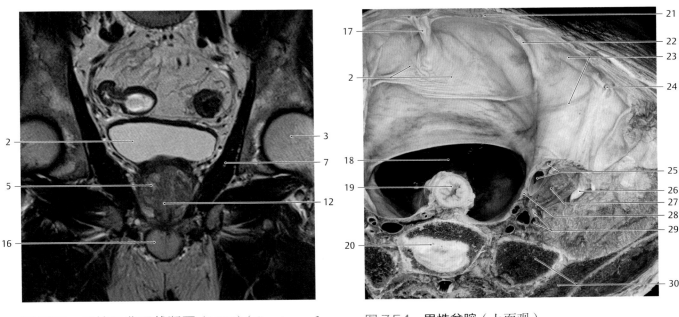

图 7.53　**男性骨盆冠状断面**（MRI）（Courtesy of Prof. Uder, Institute of Radiology, University Hospital Erlangen, Germany. ）

图 7.54　**男性盆腔**（上面观）

1 髋关节的髋臼	9 尿道膜部	17 脐正中襞及脐尿管遗迹	25 髂外动脉和静脉
2 膀胱	10 会阴深横肌	18 直肠膀胱陷凹	26 股神经
3 股骨头	11 阴茎脚和坐骨海绵体肌	19 直肠	27 髂腰肌
4 尿道内口	12 尿道前列腺部	20 骶骨	28 输尿管
5 前列腺	13 前列腺丛	21 腹壁下动脉	29 闭孔神经和髂内动脉
6 精阜	14 肛提肌	22 脐内侧襞及脐动脉遗迹	30 髂骨和骶骨
7 闭孔内肌	15 闭孔外肌	23 腹股沟管深环和输精管	
8 坐骨直肠窝	16 尿道球	24 旋髂深动脉	

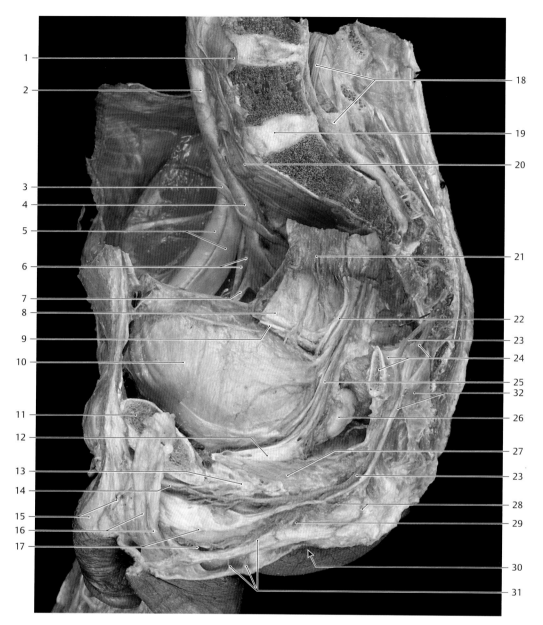

图 7.55　**男性盆腔血管**（右侧半，旁矢状断面）。动脉注射红色树脂。剥离腹膜壁层。膀胱充盈

1 左髂总动脉

2 右髂总动脉

3 右输尿管

4 右髂内动脉

5 右髂外动脉和静脉

6 右闭孔动脉和神经

7 脐动脉

8 乙状结肠和膀胱上动脉

9 左输精管

10 膀胱

11 耻骨（切断）

12 前列腺

13 膀胱前列腺静脉丛

14 阴茎背深静脉和阴茎背动脉

15 阴茎和阴茎背浅静脉

16 精索和睾丸动脉

17 尿道球和阴茎深动脉

18 马尾和硬脊膜（离断）

19 第 5 腰椎与骶骨之间的椎间盘

20 骶骨岬

21 乙状结肠系膜

22 左输尿管

23 左阴部内动脉

24 坐骨棘（切断）、骶棘韧带和臀下动脉

25 左膀胱下动脉

26 精囊

27 肛提肌

28 肛动脉分支

29 会阴动脉

30 肛门

31 阴囊后支

32 阴部神经和骶结节韧带

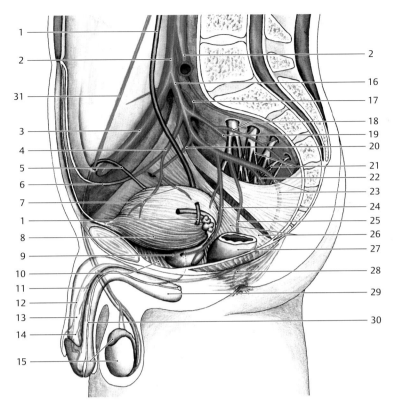

图 7.56　男性髂内动脉的主要分支（外侧面观）

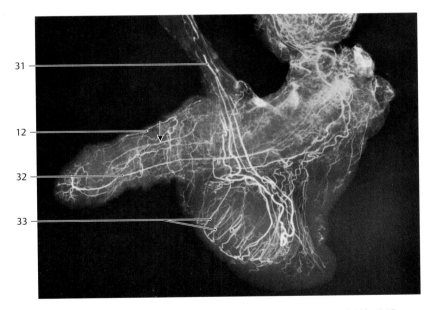

图 7.57　男性生殖器动脉造影（外侧面观）。箭头 = 螺旋动脉

1　输尿管

2　髂总动脉

3　髂外动脉

4　脐动脉

5　输精管

6　脐内侧韧带

7　膀胱上动脉分支

8　膀胱

9　前列腺

10　尿生殖膈

11　阴茎深动脉

12　阴茎背动脉

13　阴茎

14　阴茎海绵体

15　睾丸和附睾

16　髂内动脉

17　髂腰动脉

18　骶外侧动脉

19　臀上动脉

20　闭孔动脉

21　骶丛

22　臀下动脉

23　阴部内动脉

24　膀胱下动脉

25　直肠下动脉

26　肛提肌

27　直肠

28　肛动脉

29　尿道海绵体

30　尿道海绵体部

31　髂外动脉

32　尿道球动脉

33　阴茎中隔

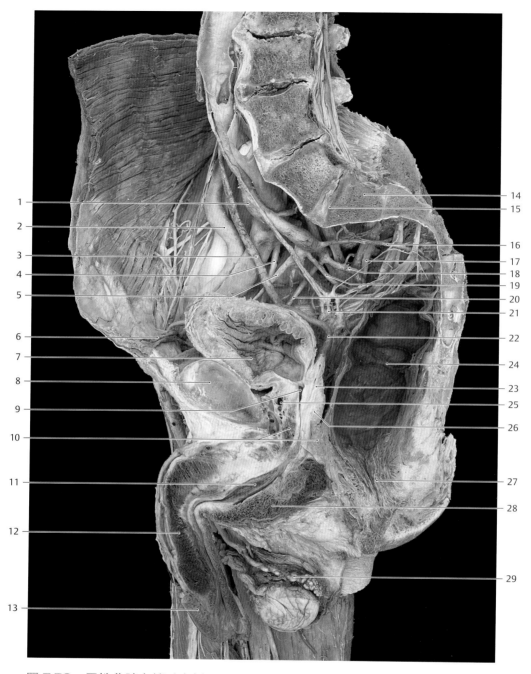

图 7.58　**男性盆腔血管**（内侧面观，正中矢状断面）。切除臀大肌

1 髂内动脉

2 髂外动脉

3 输尿管

4 闭孔神经

5 脐动脉

6 腹股沟管深环

7 膀胱

8 耻骨联合

9 尿道前列腺部

10 尿道括约肌

11 尿道海绵体部

12 阴茎海绵体

13 阴茎头

14 骶骨

15 骶骨岬

16 骶外侧动脉

17 骶丛

18 臀下动脉

19 阴部内动脉

20 闭孔动脉

21 下腹下丛

22 输精管

23 精囊

24 直肠

25 前列腺静脉丛

26 前列腺

27 肛管

28 尿道海绵体

29 蔓状静脉丛

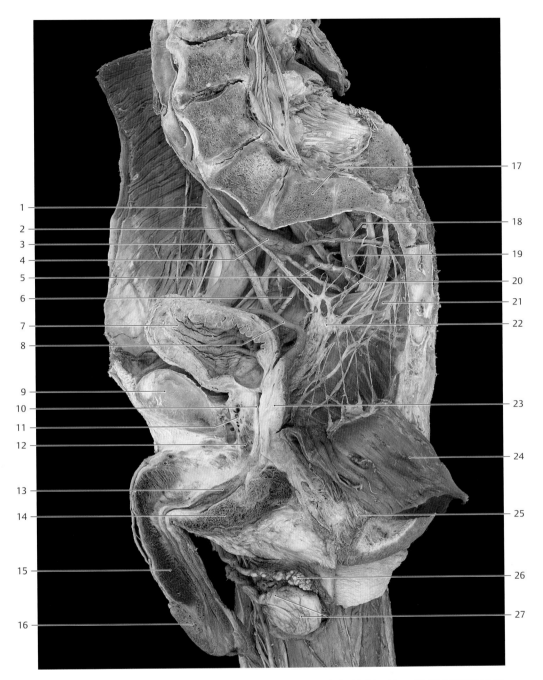

图 7.59　**男性盆腔的血管和神经**（内侧面观，正中矢状断面）。翻开直肠以显示下腹下丛。臀大肌已切除

1 髂外动脉	8 输精管	15 阴茎海绵体	22 下腹下丛（盆丛）
2 右腹下神经	9 耻骨联合	16 阴茎头	23 前列腺
3 输尿管	10 尿道前列腺部	17 骶骨	24 直肠（翻开）
4 髂内动脉	11 前列腺静脉丛	18 骶外侧动脉	25 肛管和肛门外括约肌
5 臀下动脉和阴部内动脉	12 尿道括约肌	19 骶丛	26 蔓状静脉丛汇入睾丸静脉
6 闭孔动脉	13 尿道海绵体部	20 盆内脏神经	27 睾丸和附睾
7 膀胱	14 尿道海绵体	21 肛提肌	

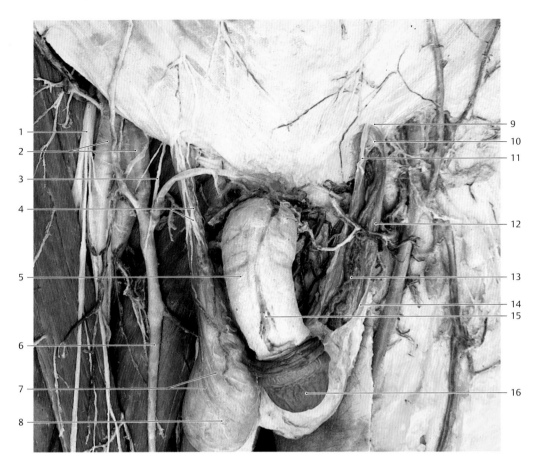

图 7.60 男性外生殖器（阴茎、睾丸和精索），浅层（前面观）

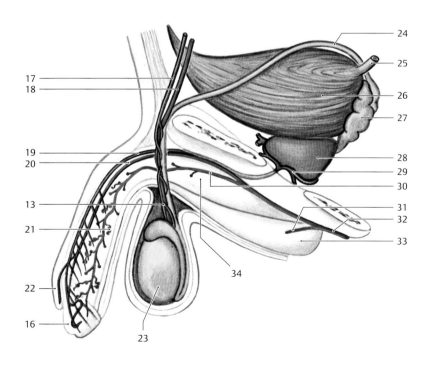

图 7.61 男性生殖器的血管（外侧面观）

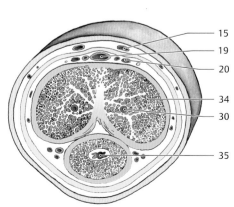

图 7.62 男性生殖器的血管（阴茎横断面）

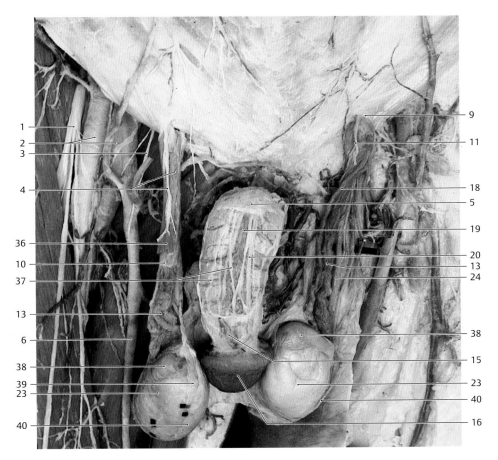

图 7.63　男性外生殖器（阴茎、睾丸和精索），深层（前面观）。打开阴茎深筋膜以显示阴茎背侧神经和血管

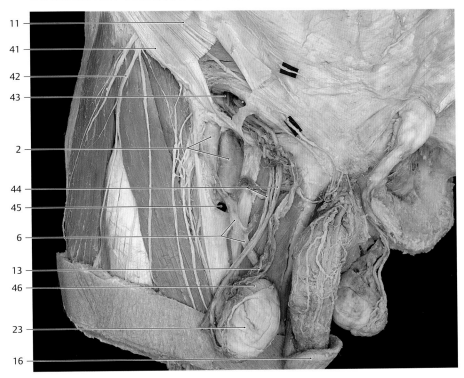

图 7.64　男性外生殖器及腹股沟区（前面观）。腹股沟管、输精管和睾丸动脉的解剖

1　股神经
2　股动脉和股静脉
3　生殖股神经股支
4　精索及生殖股神经生殖支
5　阴茎深筋膜
6　大隐静脉
7　提睾肌
8　睾丸及提睾肌
9　腹股沟管浅环
10　精索内筋膜（切缘）
11　髂腹股沟神经
12　左精索
13　蔓状静脉丛
14　精索外筋膜
15　阴茎背浅静脉
16　阴茎头
17　睾丸静脉
18　睾丸动脉
19　阴茎背深静脉
20　阴茎背动脉
21　螺旋动脉
22　包皮
23　睾丸白膜
24　输精管
25　输尿管
26　膀胱
27　精囊
28　前列腺
29　膀胱前列腺静脉丛
30　阴茎深动脉
31　尿道球动脉
32　阴部内动脉
33　尿道海绵体
34　阴茎海绵体
35　尿道
36　提睾筋膜及提睾肌
37　阴茎背神经
38　附睾
39　睾丸鞘膜（脏层）
40　睾丸鞘膜（壁层）
41　腹股沟韧带
42　股外侧皮神经
43　腹股沟管深环
44　输精管和睾丸动脉
45　隐静脉裂孔
46　附睾

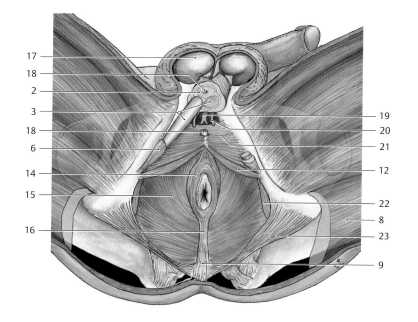

图 7.65 男性尿生殖膈、外生殖器和盆底肌（下面观）

1 阴茎头

2 尿道海绵体

3 阴茎海绵体

4 股薄肌

5 内收肌

6 坐骨海绵体肌覆盖阴茎脚

7 会阴中心腱

8 臀大肌

9 尾骨

10 球海绵体肌

11 尿生殖膈下筋膜覆盖的会阴深横肌

12 会阴浅横肌

13 肛门

14 肛门外括约肌

15 肛提肌

16 肛尾韧带

17 睾丸

18 尿道

19 阴茎背深静脉

20 阴茎背动脉

21 会阴深横肌

22 闭孔内肌

23 骶结节韧带

图 7.66 男性尿生殖区和肛区（下面观）。尿生殖膈和盆膈的肌

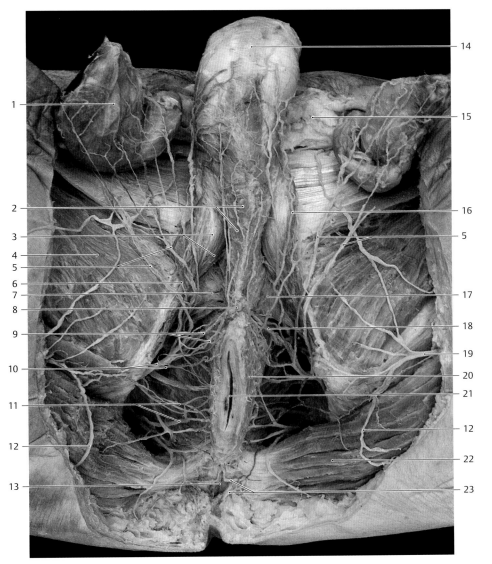

图 7.67 **男性尿生殖膈和外生殖器**的血管和神经（下面观）。睾丸翻向外侧

1 右睾丸（翻向外上方）

2 球海绵体肌

3 坐骨海绵体肌

4 大收肌

5 阴囊后神经和会阴浅动脉

6 阴囊后动脉和静脉

7 右尿道球动脉

8 会阴中心腱

9 阴部神经会阴支

10 阴部神经和阴部内动脉

11 肛动脉和肛神经

12 臀下神经

13 尾骨（位置）

14 阴茎

15 左睾丸（翻向外侧）

16 左阴囊后动脉

17 会阴深横肌

18 左尿道球动脉

19 股后皮神经分支

20 肛门外括约肌

21 肛门

22 臀大肌

23 肛尾神经

24 髋臼（去除股骨）

25 股骨头韧带

26 坐骨体（切断）

27 坐骨神经

28 尾骨肌

29 肛提肌

　（a）髂尾肌

　（b）耻尾肌

　（c）耻骨直肠肌

30 前列腺静脉丛

31 耻骨

32 睾丸

图 7.68 **男性盆膈和外生殖器**（外侧面观）。骨盆的右侧半，切除闭孔内肌和股骨以显示右侧肛提肌

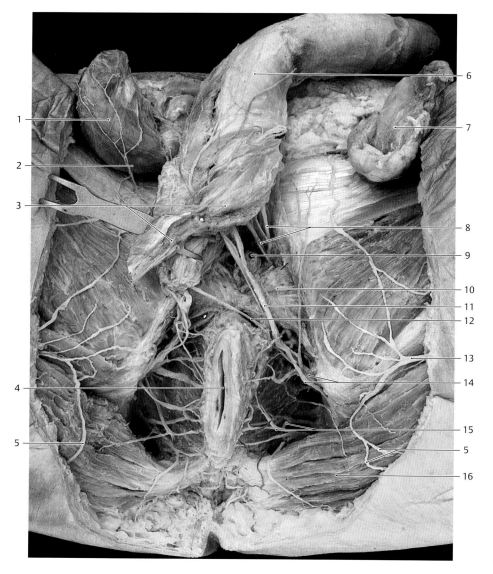

图 7.69 **男性尿生殖膈和外生殖器**（下面观）。离断左阴茎脚，并与尿道球部一起翻向外侧。尿道已切开

1 右睾丸（外翻）

2 阴囊后神经

3 左阴茎脚与坐骨海绵体肌

4 肛门

5 臀下神经

6 阴茎

7 左睾丸（外翻）

8 阴茎背动脉和阴茎背神经

9 尿道

10 会阴深横肌

11 阴部神经会阴支

12 尿道球动脉（翻开）

13 股后皮神经分支

14 阴部内动脉和阴部神经

15 肛动脉和肛神经

16 臀大肌

17 阴茎背神经

18 股后皮神经

19 阴部神经的会阴支和肛门支

20 阴部神经

21 肛神经

22 球海绵体肌

23 坐骨海绵体肌

24 阴茎背动脉

25 会阴动脉

26 肛门外括约肌

27 阴部内动脉和阴部内静脉

28 肛动脉

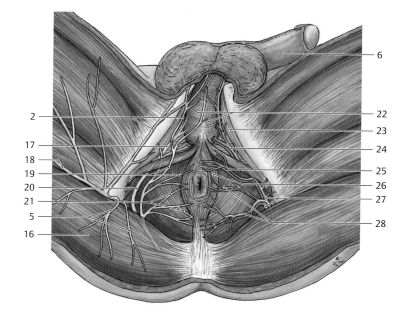

图 7.70 **男性尿生殖区和肛区**（下面观）。右侧 = 神经；左侧 = 动脉和静脉

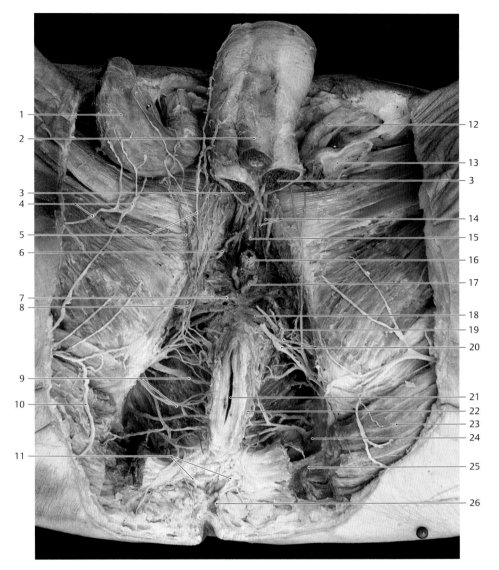

图 7.71　**男性尿生殖膈和外生殖器**（下面观）。尿生殖膈的解剖。阴茎根部已切断

1　右睾丸（翻开）
2　尿道海绵体
3　阴茎海绵体
4　股后皮神经会阴支
5　阴囊后动脉和神经
6　阴茎深动脉
7　会阴深横肌
8　右会阴神经
9　肛神经
10　臀下神经
11　肛尾神经
12　左精索
13　左睾丸（切面）
14　阴茎背动脉和阴茎背神经
15　阴茎背深静脉
16　尿道（切断）
17　尿道球动脉
18　会阴浅横肌
19　左尿道球动脉
20　阴部神经会阴支
21　肛门
22　肛门外括约肌
23　臀大肌
24　闭孔膜及 Alcock 管，有阴部神经、阴部内动脉和阴部内静脉通过
25　骶结节韧带
26　尾骨
27　尿生殖膈及尿生殖膈下筋膜
28　会阴筋膜（会阴浅筋膜）

图 7.72　**男性尿生殖区和肛区**（下面观）。尿生殖膈和盆膈的肌。在左侧切除了覆盖坐骨海绵体的筋膜和阴茎海绵体。浅蓝色＝会阴筋膜和尿生殖膈下筋膜

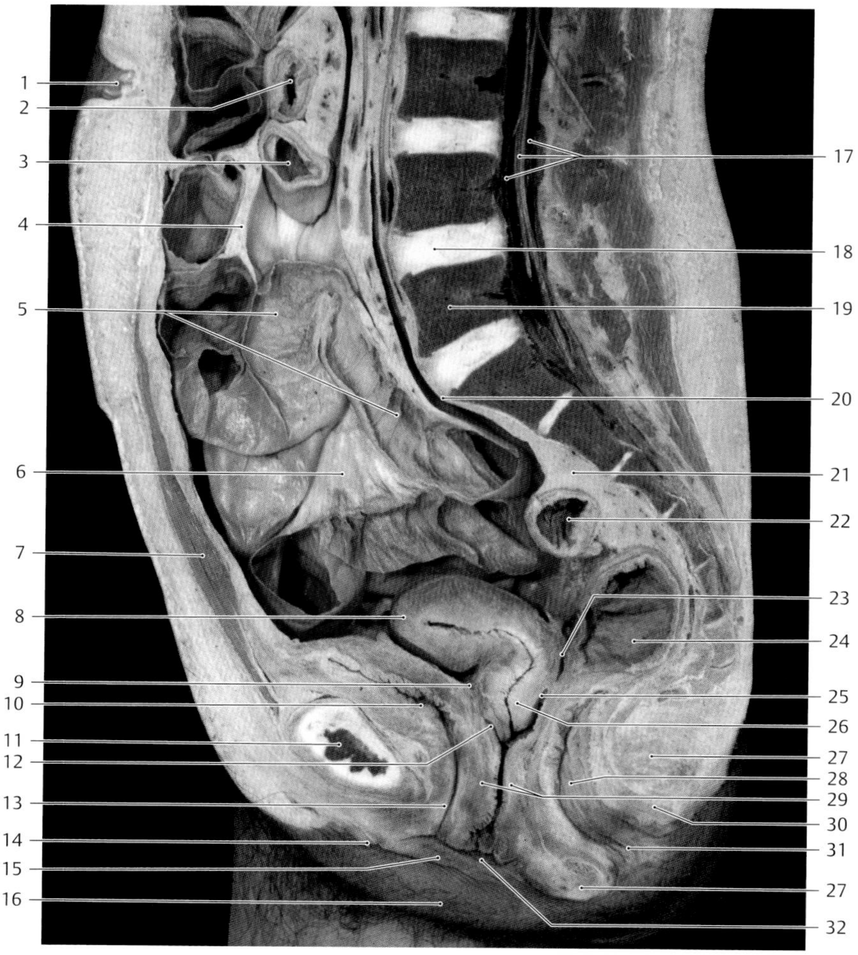

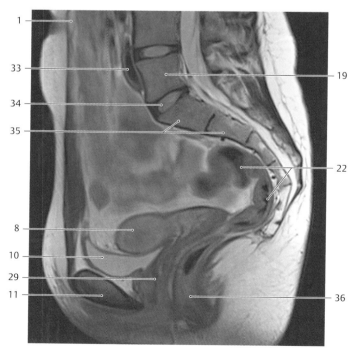

图 7.73 **女性泌尿生殖系统**（盆腔的正中矢状断面）。膀胱空虚；子宫的位置和形状正常

| 1 脐 |
| 2 十二指肠 |
| 3 十二指肠升部 |
| 4 肠系膜根 |
| 5 小肠 |
| 6 肠系膜 |
| 7 腹直肌 |
| 8 子宫 |
| 9 膀胱子宫陷凹 |
| 10 膀胱（塌陷） |
| 11 耻骨联合 |
| 12 阴道前穹隆 |
| 13 尿道 |
| 14 阴蒂 |
| 15 小阴唇 |
| 16 大阴唇 |
| 17 椎管及马尾 |
| 18 椎间盘 |
| 19 第 5 腰椎椎体（L5） |
| 20 骶骨岬 |
| 21 乙状结肠系膜 |
| 22 乙状结肠 |
| 23 直肠子宫陷凹 |
| 24 直肠壶腹 |
| 25 阴道后穹隆 |
| 26 子宫颈 |
| 27 肛门外括约肌 |
| 28 肛管 |
| 29 阴道 |
| 30 肛门内括约肌 |
| 31 肛门 |
| 32 处女膜 |
| 33 腹主动脉 |
| 34 椎间盘 |
| 35 骶骨 |
| 36 直肠 |

图 7.74 **年轻女性骨盆矢状断面**。显示子宫过度前屈（MRI 扫描）（Courtesy of Prof. Uder, Institute of Radiology, University Hospital Erlangen, Germany.）

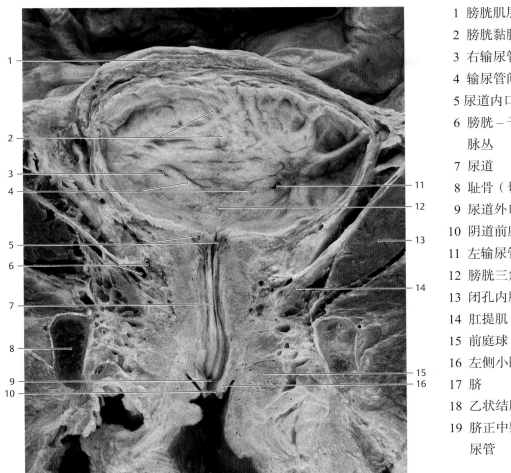

1 膀胱肌层	20 输卵管漏斗部
2 膀胱黏膜皱襞	21 输卵管伞
3 右输尿管口	22 卵巢
4 输尿管间襞	23 输卵管（峡部）
5 尿道内口	24 子宫
6 膀胱 – 子宫静脉丛	25 子宫圆韧带
7 尿道	26 膀胱子宫陷凹
8 耻骨（切缘）	27 膀胱
9 尿道外口	28 阴道
10 阴道前庭	29 耻骨联合
11 左输尿管口	30 阴蒂
12 膀胱三角	31 第 5 腰椎椎体（L5）
13 闭孔内肌	32 骶骨岬
14 肛提肌	33 右输尿管
15 前庭球	34 腹膜（切缘）
16 左侧小阴唇	35 左输尿管
17 脐	36 直肠子宫陷凹
18 乙状结肠	37 直肠壶腹
19 脐正中襞及脐尿管	38 肾

图 7.75　女性膀胱和尿道的冠状断面（前面观）

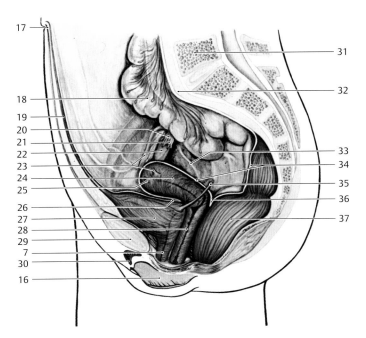

图 7.76　女性生殖器的位置（内侧）

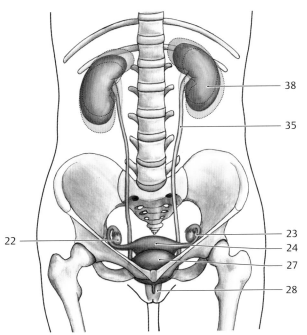

图 7.77　女性肾、泌尿器官和生殖器官的位置（前面观）。显示肾的位置范围

335

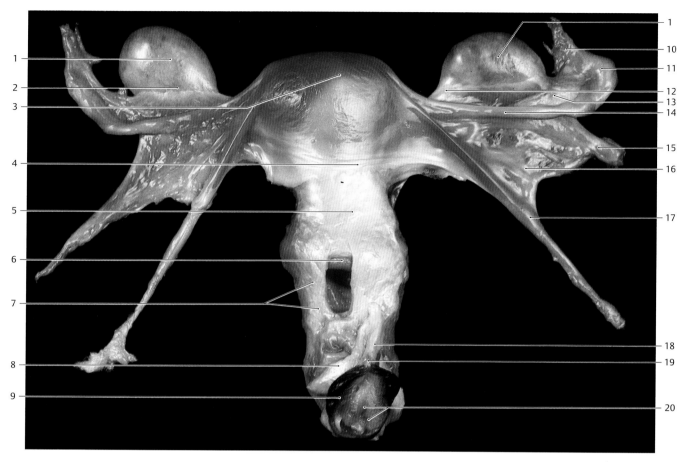

图 7.78 **分离的女性生殖器**（前面观）。打开阴道前壁以显示子宫颈阴道部

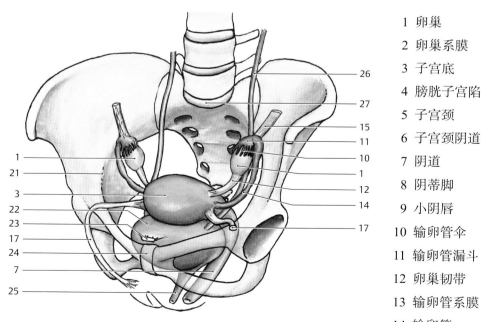

图 7.79 **女性内生殖器的位置**（斜前面观）

1 卵巢

2 卵巢系膜

3 子宫底

4 膀胱子宫陷凹

5 子宫颈

6 子宫颈阴道部

7 阴道

8 阴蒂脚

9 小阴唇

10 输卵管伞

11 输卵管漏斗

12 卵巢韧带

13 输卵管系膜

14 输卵管

15 卵巢悬韧带（显示尾侧）

16 子宫阔韧带

17 子宫圆韧带

18 阴蒂海绵体

19 阴蒂头

20 处女膜和阴道口

21 界线

22 膀胱

23 脐内侧韧带

24 耻骨联合

25 尿道

26 输尿管

27 骶骨岬

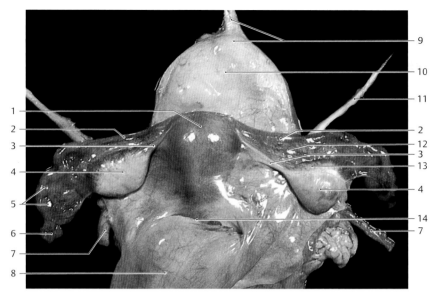

图 7.80　分离的女性生殖器（上后面观）

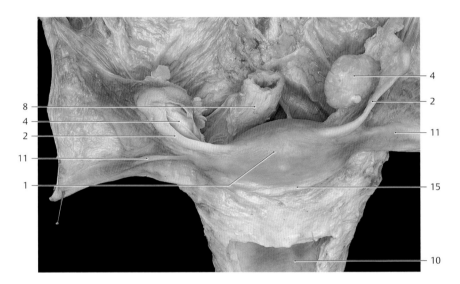

图 7.81　分离的子宫及相关器官（上面观）。左卵巢增大

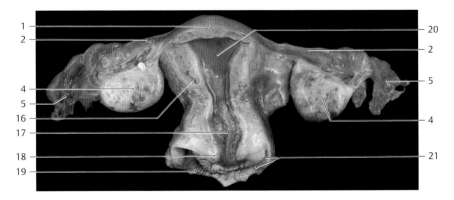

图 7.82　分离的子宫及相关器官（后面观）。子宫后壁已打开

1　子宫底
2　输卵管
3　卵巢韧带
4　卵巢
5　输卵管漏斗
6　输卵管伞
7　输尿管
8　直肠
9　膀胱尖和脐正中韧带
10　膀胱（图 7.81 中有解剖开窗）
11　子宫圆韧带
12　输卵管系膜
13　卵巢系膜
14　直肠子宫陷凹
15　膀胱子宫陷凹
16　子宫体
17　子宫颈
18　子宫颈阴道部
19　阴道
20　子宫黏膜充血
21　阴道前穹隆

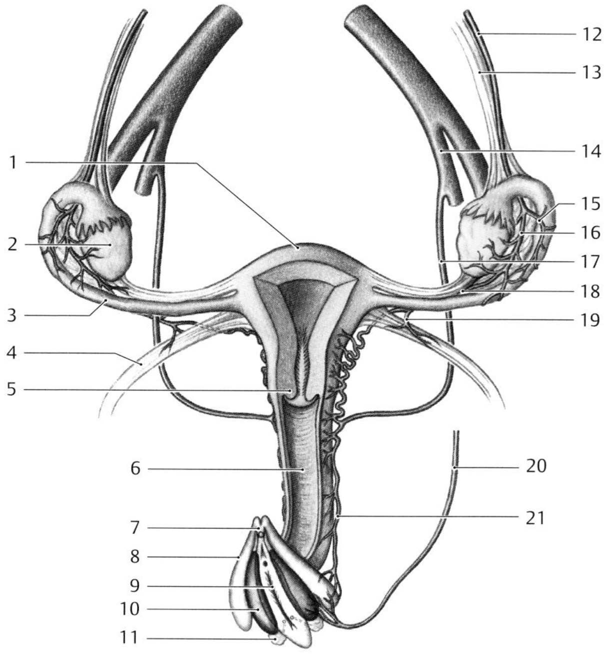

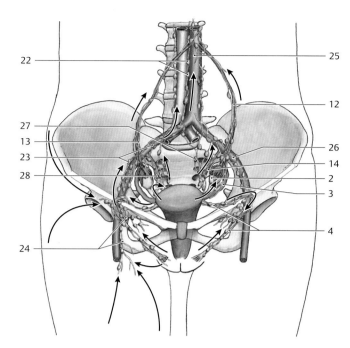

图 7.83 女性生殖器的动脉

图 7.84 子宫及相关脏器的淋巴管的主要引流路径（箭头示）

图 7.85 女性盆腔血管动脉造影（前后位）

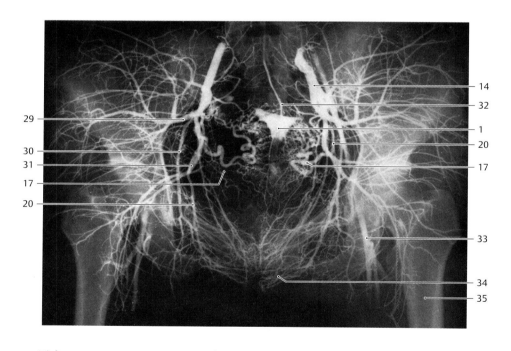

1 子宫	10 前庭球	19 子宫圆韧带动脉	28 髂内淋巴结
2 卵巢	11 前庭大腺	20 阴部内动脉	29 臀上动脉
3 输卵管	12 卵巢动脉	21 阴道动脉	30 闭孔动脉
4 子宫圆韧带	13 卵巢悬韧带	22 腰淋巴结	31 臀下动脉
5 子宫颈阴道部	14 髂内动脉	23 髂外淋巴结	32 骶正中动脉
6 阴道	15 卵巢动脉输卵管支	24 腹股沟淋巴结	33 股动脉
7 阴蒂	16 卵巢动脉卵巢支	25 腹主动脉	34 大阴唇血管
8 阴蒂海绵体	17 子宫动脉	26 髂外动脉	35 股骨
9 阴道口	18 子宫动脉卵巢支	27 骶淋巴结	

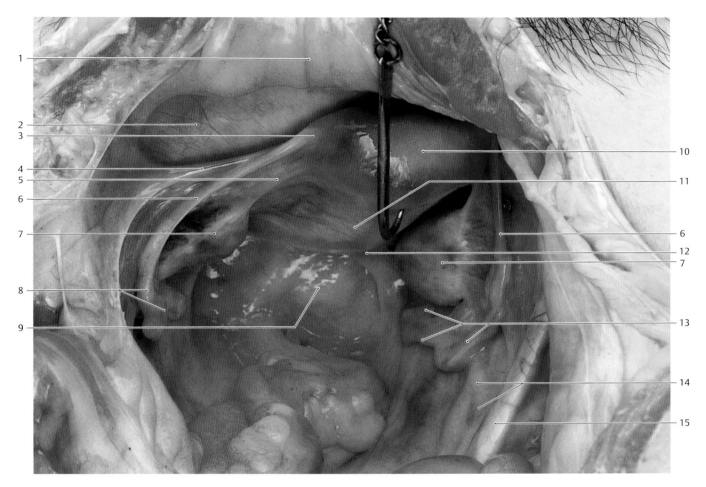

图 7.86 **女性内生殖器**。盆腔视图（上面观）。子宫翻向右侧

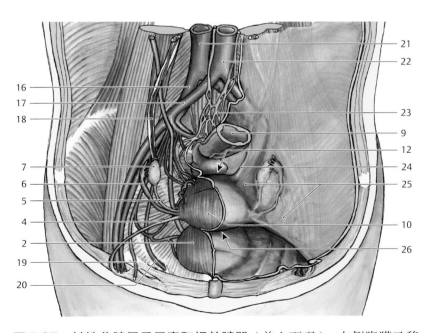

图 7.87 **女性盆腔显示子宫和相关脏器**（前上面观）。右侧腹膜已移除。箭头 = 膀胱子宫陷凹和直肠子宫陷凹

1 脐正中襞及脐尿管	14 卵巢悬韧带
2 膀胱	15 右髂总动脉（腹膜覆盖）
3 子宫底处的输卵管止点	16 髂总静脉
4 子宫圆韧带	17 髂总动脉
5 卵巢韧带	18 卵巢动脉和卵巢静脉
6 输卵管（峡部）	19 脐襞
7 卵巢	20 闭孔动脉
8 输卵管壶腹	21 下腔静脉
9 直肠	22 腹主动脉
10 子宫	23 上腹下丛
11 阴道	24 直肠子宫襞
12 直肠子宫陷凹	25 子宫阔韧带
13 输卵管伞	26 膀胱子宫陷凹

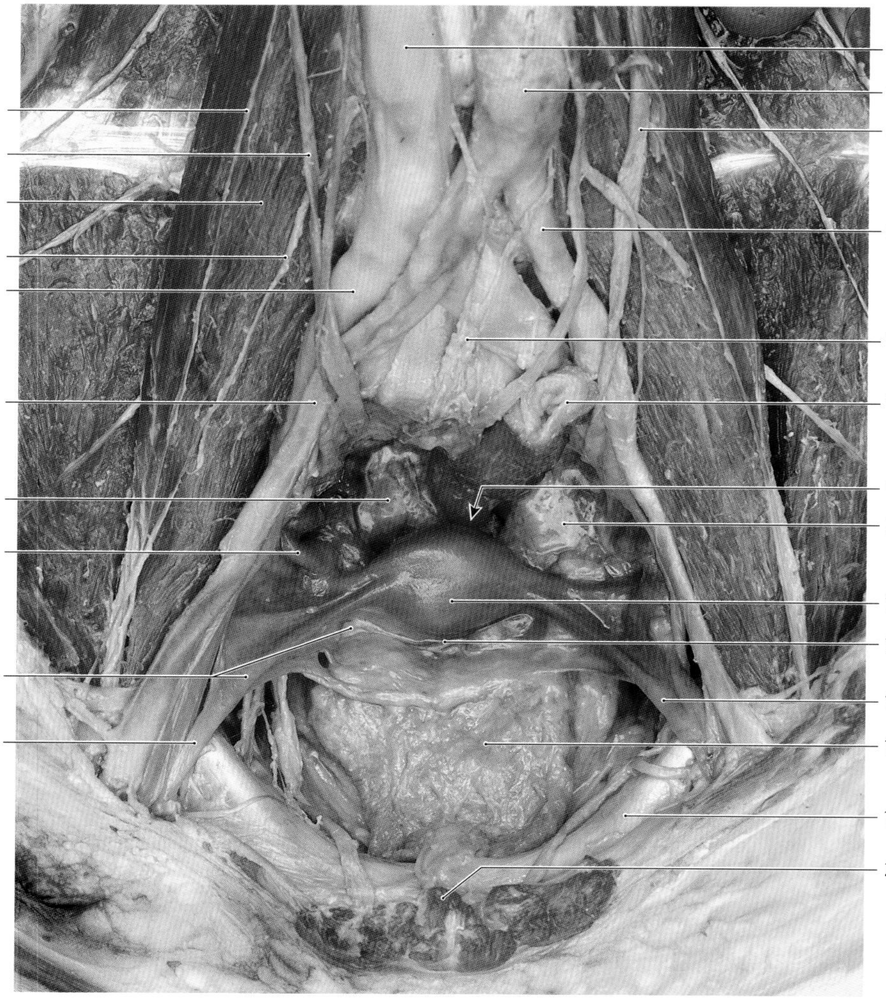

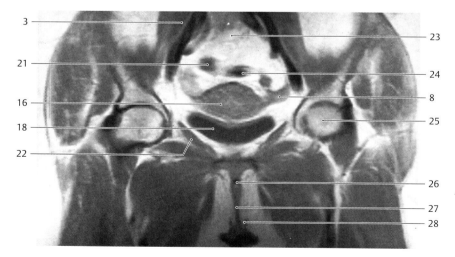

1 髂腹股沟神经	15 直肠子宫陷凹
2 输尿管	16 子宫
3 腰大肌	17 膀胱子宫陷凹
4 生殖股神经	18 膀胱
5 髂总静脉	19 髂嵴
6 髂总动脉	20 耻骨联合
7 卵巢	21 直肠壶腹
8 输卵管	22 闭孔内肌
9 腹膜	23 骶骨岬
10 子宫圆韧带	24 乙状结肠
11 下腔静脉	25 股骨头
12 腹主动脉	26 尿道
13 上腹下丛	27 阴道
14 直肠	28 小阴唇

图 7.88 女性盆腔显示子宫和相关脏器（上面观）。大部分腹膜已切除

图 7.89 女性盆腔横断面（MRI 扫描）（Courtesy of Prof. Uder, Institute of Radiology, University Hospital Erlangen, Germany.）

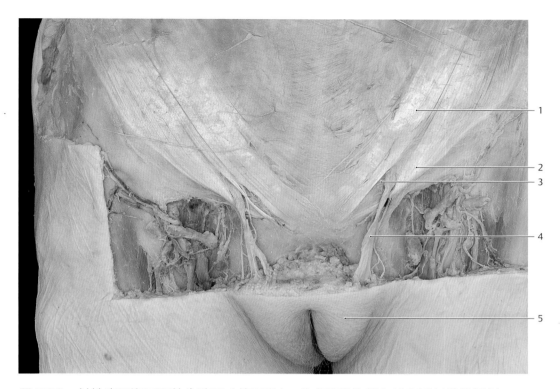

1 腹股沟管浅环内
  侧脚
2 腹股沟管浅环外
  侧脚
3 腹股沟管浅环
4 子宫圆韧带
5 外阴唇（大阴唇）
6 腹直肌和腹壁下
  动脉
7 腹股沟管深环和
  髂腹股沟神经
8 腹股沟韧带
9 股神经
10 股动脉

图 7.90　女性腹股沟区和外生殖器（前面观）。儿童腹股沟管和子宫圆韧带的解剖

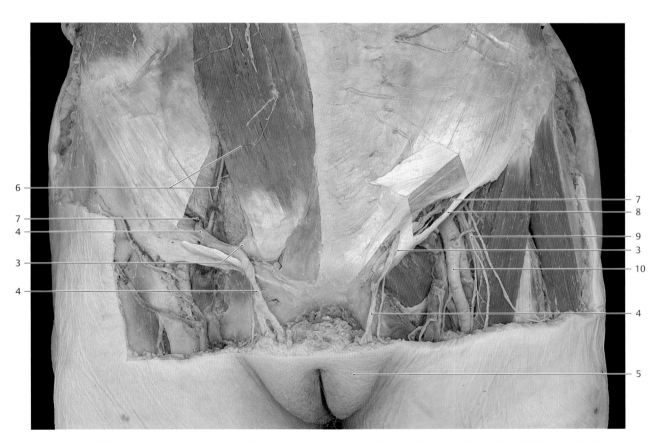

图 7.91　女性腹股沟区和外生殖器（前面观）。打开腹股沟管，解剖了子宫圆韧带和髂腹股沟神经

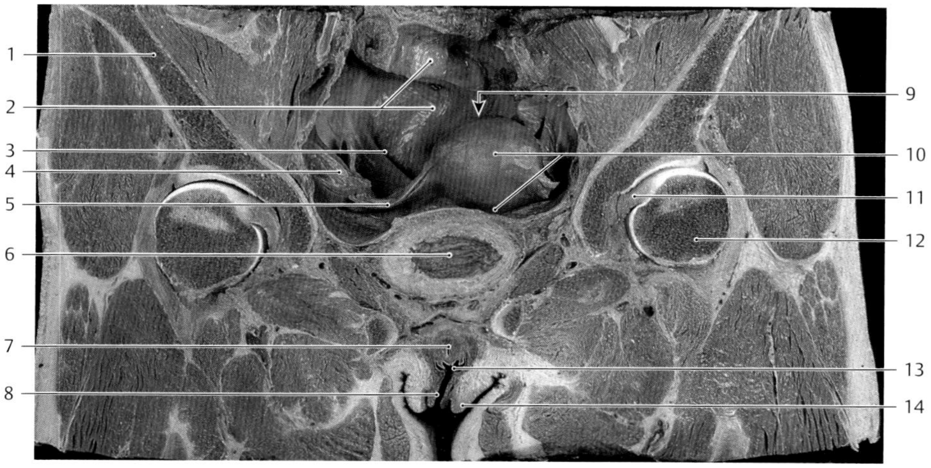

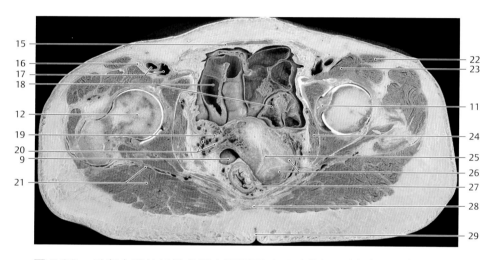

图 7.92 髋关节水平的**女性盆腔冠状断面**

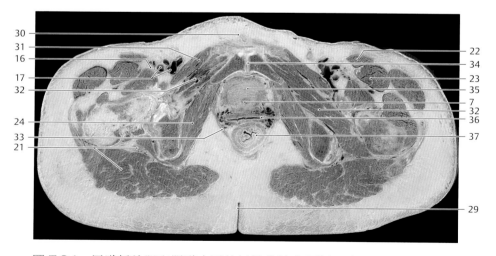

图 7.93 子宫水平的**女性盆腔水平断面**（下面观）。子宫向左后倾

图 7.94 尿道括约肌和阴道水平的**女性盆腔水平断面**（下面观）

1 髂骨
2 直肠
3 直肠子宫襞
4 卵巢
5 输卵管
6 膀胱
7 尿道
8 小阴唇
9 直肠子宫陷凹
10 子宫及膀胱子宫陷凹
11 股骨头韧带
12 股骨头
13 阴道前庭
14 大阴唇
15 锥状肌
16 股神经
17 股动脉和股静脉
18 小肠
19 子宫阔韧带
20 子宫静脉丛
21 坐骨神经和臀大肌
22 缝匠肌
23 髂腰肌
24 闭孔内肌
25 子宫内膜
26 子宫肌层
27 直肠壶腹
28 尾骨
29 臀裂
30 阴阜
31 耻骨肌
32 闭孔外肌
33 肛提肌
34 耻骨联合
35 尿道括约肌（膀胱底）
36 阴道
37 直肠（肛管）

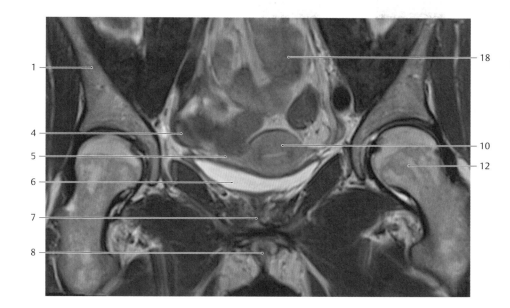

图 7.95　髋关节水平的**女性盆腔冠状断面**（MRI 扫描）（Courtesy of Prof. Uder, Institute of Radiology, University Hospital Erlangen, Germany.）

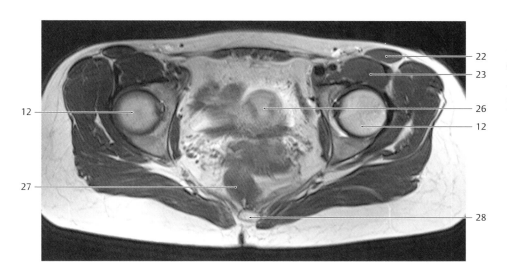

图 7.96　子宫水平的**女性盆腔水平断面**（MRI 扫描）（Courtesy of Prof. Uder, Institute of Radiology, University Hospital Erlangen, Germany.）

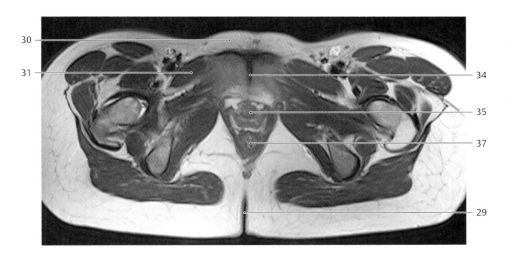

图 7.97　尿道括约肌和阴道水平的**女性盆腔水平断面**（MRI 扫描）（Courtesy of Prof. Uder, Institute of Radiology, University Hospital Erlangen, Germany.）

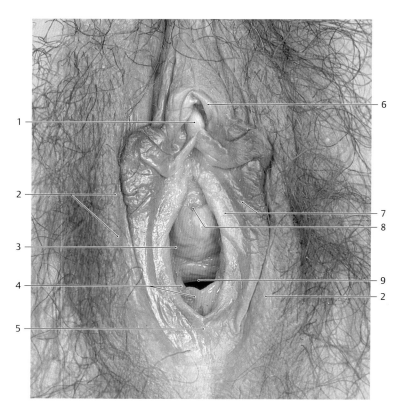

1	阴蒂头	14	前庭大腺
2	大阴唇	15	输尿管
3	阴道前庭	16	子宫附件
4	处女膜	17	阴蒂海绵体
5	阴唇后连合	18	肛门和肛门内括约肌
6	阴蒂包皮	19	脐尿管
7	小阴唇	20	膀胱
8	尿道外口	21	输卵管漏斗
9	阴道口	22	卵巢
10	阴蒂体	23	输卵管
11	阴蒂脚	24	卵巢悬韧带
12	前庭球及球海绵体肌	25	会阴体
13	阴蒂系带	26	肛门外括约肌

图 7.98　原位女性外生殖器（前面观）。阴唇翻开

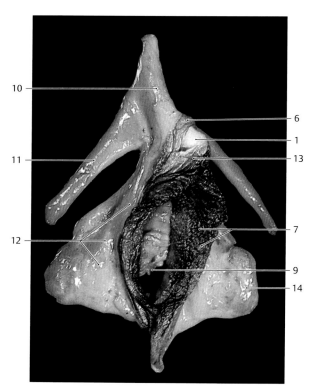

图 7.99　女性外生殖器的海绵体组织，分离标本（前面观）

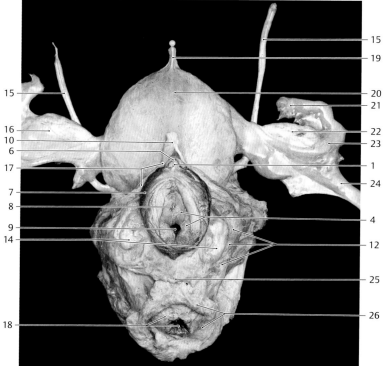

图 7.100　女性外生殖器与内生殖器和泌尿系统的关系，分离标本（前面观）

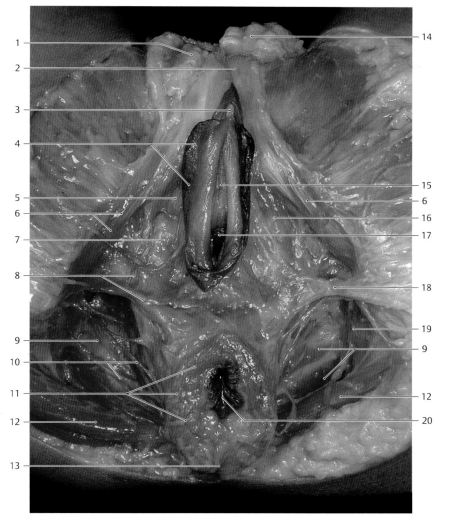

图 7.101 女性外生殖器和尿生殖膈，浅层（下面观）

1 包裹子宫圆韧带的脂肪组织
2 耻骨联合的位置
3 阴蒂
4 小阴唇
5 前庭球
6 坐骨海绵体肌
7 前庭大腺
8 阴部神经会阴支
9 肛提肌
10 肛神经
11 肛门外括约肌
12 臀大肌
13 尾骨
14 阴阜的脂肪组织
15 尿道外口
16 尿生殖膈及会阴深横肌筋膜
17 阴道口
18 会阴浅横肌
19 闭孔内肌
20 肛门
21 阴蒂悬韧带
22 阴蒂头
23 阴蒂脚
24 会阴体
25 阴蒂包皮
26 阴蒂系带
27 阴唇后连合

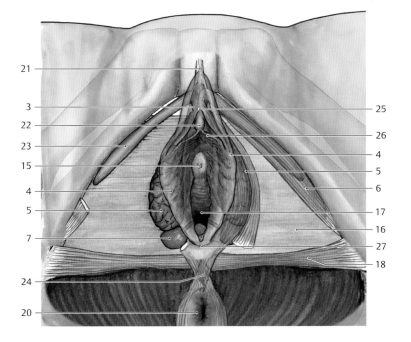

图 7.102 女性外生殖器的海绵体组织（下面观）。蓝色＝阴蒂海绵体组织和前庭球

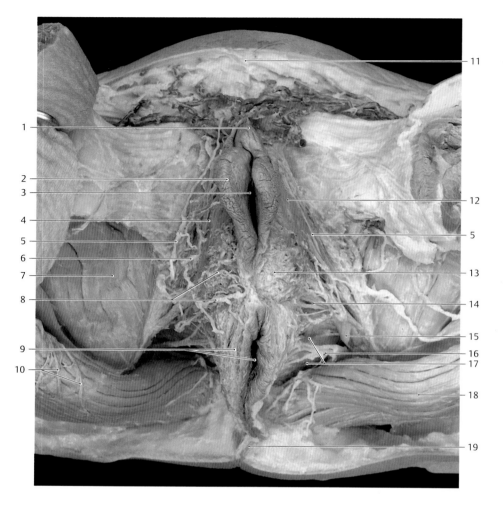

图 7.103 女性外生殖器和尿生殖膈，深层（下面观）。切除右侧前庭球

1 阴蒂包皮
2 小阴唇
3 阴道口
4 会阴深横肌
5 阴蒂背神经
6 阴唇后神经
7 大收肌
8 阴部神经的会阴支
9 肛门和肛门外括约肌
10 臀下神经
11 阴阜
12 阴蒂脚及坐骨海绵体肌
13 前庭球
14 会阴浅横肌
15 阴部神经和阴部内动脉
16 肛神经
17 肛提肌
18 臀大肌
19 肛尾韧带
20 尿道外口

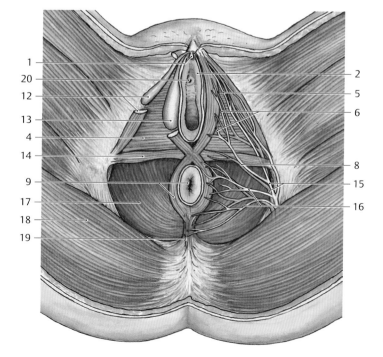

图 7.104 女性尿生殖膈和盆膈（下面观）。显示肌、神经和动脉。切除部分前庭球

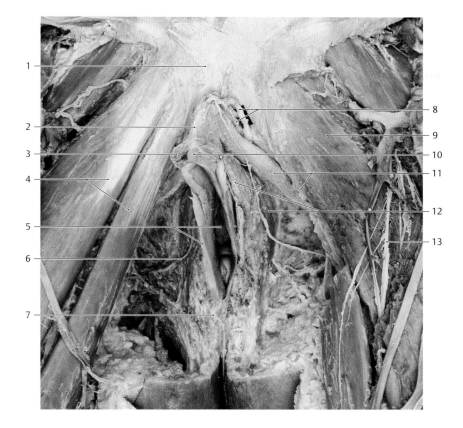

图 7.105 **女性外生殖器**（前面观）。
解剖阴蒂并稍微翻向右侧。切断阴蒂
包皮以显露阴蒂头

1 耻骨联合的位置

2 阴蒂体

3 阴蒂包皮

4 长收肌和股薄肌

5 阴道外口和小阴唇

6 阴唇后神经

7 会阴体

8 阴蒂深动脉和阴蒂背神经

9 短收肌

10 阴蒂头

11 阴蒂脚和坐骨海绵体肌

12 前庭球和球海绵体肌

13 闭孔神经前支

14 阴蒂

15 小阴唇

16 阴道口

17 阴唇后神经

18 阴部神经会阴支

19 肛门外括约肌

20 肛门

21 阴蒂脚和坐骨海绵体肌

22 前庭球

23 阴蒂背动脉

24 会阴浅横肌

25 股后皮神经会阴支

26 肛提肌

27 阴部内动脉

28 肛神经

29 臀大肌

30 肛尾韧带

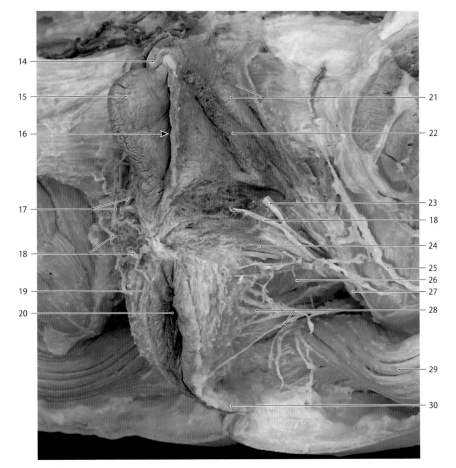

图 7.106 **女性外生殖器和尿生殖膈**
（外下面观）。切除部分前庭球，切除
左侧小阴唇

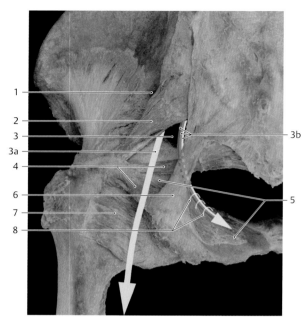

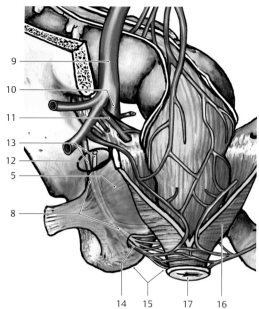

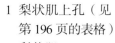

1 梨状肌上孔（见
  第 196 页的表格）
2 梨状肌
3 梨状肌下孔（见
  第 196 页的表格）
3a 坐骨神经
3b 阴部动脉、
   静脉和神经
4 孖肌
5 闭孔内肌
6 骶结节韧带
7 股方肌
8 阴部管（Alcock
  管）
9 髂内动脉
10 髂外动脉
11 闭孔动脉
12 梨状肌下孔水平
13 阴部动脉和神经
14 直肠下动脉
15 坐骨肛门窝
16 肛提肌
17 肛门
18 骶棘韧带
19 坐骨小孔
20 髂外动脉
21 肛提肌腱弓
22 耻骨联合
23 骶丛

图 7.107 女性小骨盆内的阴部神经、阴部内动脉和静脉的走行（小箭头）（后面观）。血管和神经经梨状肌下孔离开小骨盆，经坐骨小孔绕过坐骨棘（见图 7.109）进入骨盆前面的闭孔内肌表面。黄色大箭头＝坐骨神经的走行

图 7.108 闭孔内肌和肛提肌之间的坐骨肛门窝及阴部神经和阴部内动脉（后面观）。没有显示静脉。阴部神经经坐骨小孔进入小骨盆后（见图 7.107），与阴部内动脉和静脉伴行进入沿坐骨肛门窝侧壁走行的 Alcock 管，分布至肛门和外生殖器

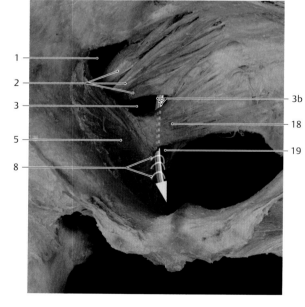

图 7.109 阴部内动脉、静脉和神经在 Alcock 管内的走行（图 7.107 的内面观）。注意，阴部神经和伴行血管（箭头）经坐骨小孔进入闭孔筋膜内的 Alcock 管（见图 7.108）

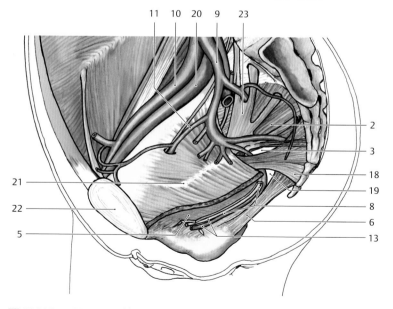

图 7.110 Alcock 管（内侧面观）。未显示髂静脉。移除耻骨联合和髂骶关节之间的髋骨以显示 Alcock 管

8　头颈部

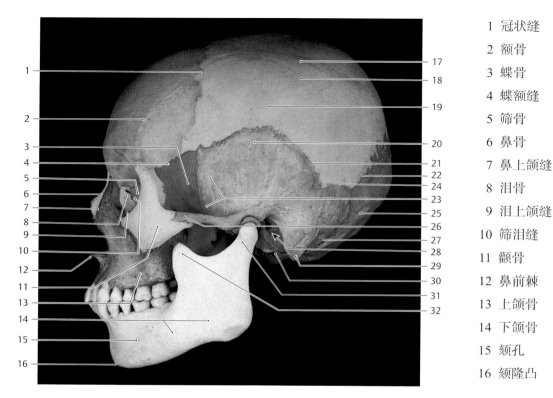

1　冠状缝	17　上颞线
2　额骨	18　下颞线
3　蝶骨	19　顶骨
4　蝶额缝	20　颞骨
5　筛骨	21　鳞缝
6　鼻骨	22　人字缝
7　鼻上颌缝	23　颞窝
8　泪骨	24　顶乳突缝
9　泪上颌缝	25　枕骨
10　筛泪缝	26　颧弓
11　颧骨	27　枕乳突缝
12　鼻前棘	28　外耳道
13　上颌骨	29　乳突
14　下颌骨	30　颞骨鼓部
15　颏孔	31　下颌骨髁突
16　颏隆凸	32　下颌骨冠突

图 8.1　颅骨的基本结构（外侧面观）。不同颜色区分显示不同骨（见下表）

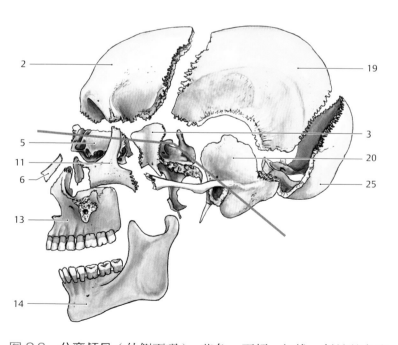

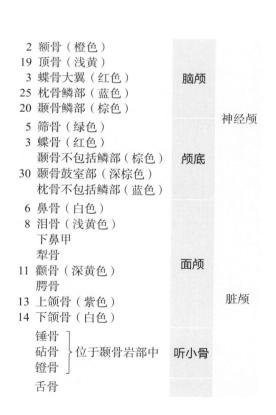

2　额骨（橙色）	
19　顶骨（浅黄）	
3　蝶骨大翼（红色）	脑颅
25　枕骨鳞部（蓝色）	
20　颞骨鳞部（棕色）	
5　筛骨（绿色）	
3　蝶骨（红色）	
颞骨不包括鳞部（棕色）	颅底
30　颞骨鼓室部（深棕色）	
枕骨不包括鳞部（蓝色）	
6　鼻骨（白色）	
8　泪骨（浅黄色）	
下鼻甲	
犁骨	
11　颧骨（深黄色）	面颅
腭骨	
13　上颌骨（紫色）	
14　下颌骨（白色）	
锤骨	
砧骨　位于颞骨岩部中	听小骨
镫骨	
舌骨	

神经颅

脏颅

图 8.2　分离颅骨（外侧面观）。蓝色 = 面颅，红线 = 斜坡的角度

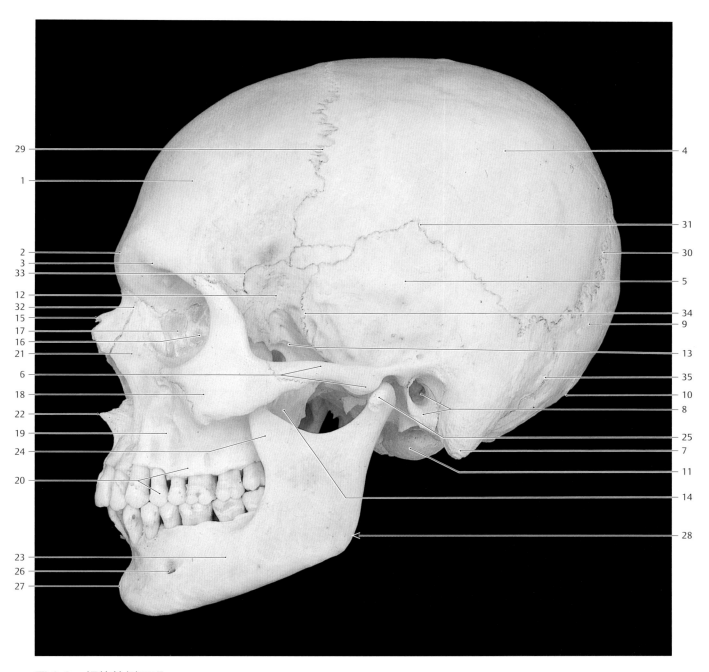

图 8.3 颅的外侧面观

1 额骨	10 枕外隆凸	19 上颌骨（体）	28 下颌角
2 眉间	11 枕髁	20 牙槽突和牙	缝
3 眶上缘	12 蝶骨	21 额突	29 冠状缝
4 顶骨	13 蝶骨颞下嵴	22 鼻前棘	30 人字缝
5 颞骨（鳞部）	14 翼突外侧板	23 下颌骨（体）	31 鳞缝
6 颧突（关节结节）	15 鼻骨	24 下颌骨冠突	32 鼻上颌缝
7 乳突	16 筛骨（眶部）	25 下颌骨髁突	33 蝶额缝
8 鼓部和外耳道	17 泪骨	26 颏孔	34 蝶鳞缝
9 枕骨（鳞部）	18 颧骨	27 颏隆凸	35 枕乳突缝

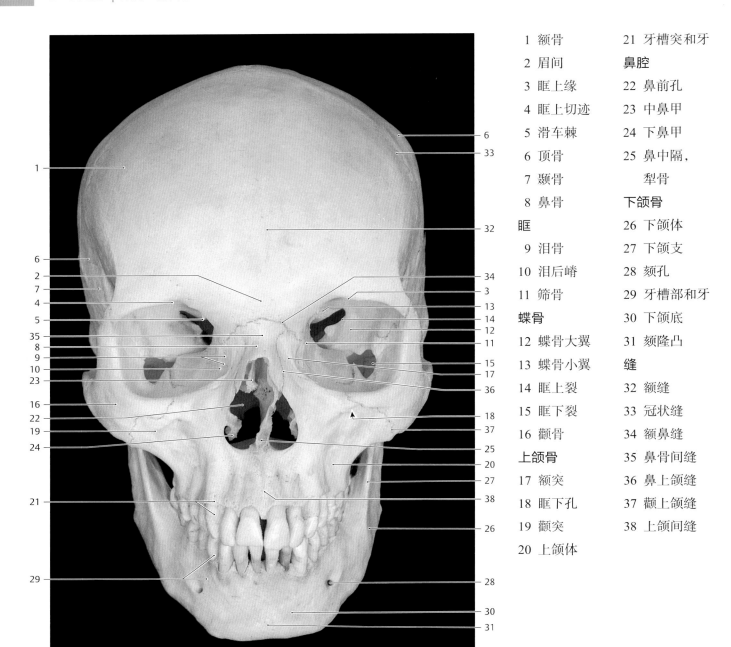

1 额骨	21 牙槽突和牙
2 眉间	**鼻腔**
3 眶上缘	22 鼻前孔
4 眶上切迹	23 中鼻甲
5 滑车棘	24 下鼻甲
6 顶骨	25 鼻中隔，
7 颞骨	犁骨
8 鼻骨	**下颌骨**
眶	26 下颌体
9 泪骨	27 下颌支
10 泪后嵴	28 颏孔
11 筛骨	29 牙槽部和牙
蝶骨	30 下颌底
12 蝶骨大翼	31 颏隆凸
13 蝶骨小翼	**缝**
14 眶上裂	32 额缝
15 眶下裂	33 冠状缝
16 颧骨	34 额鼻缝
上颌骨	35 鼻骨间缝
17 额突	36 鼻上颌缝
18 眶下孔	37 颧上颌缝
19 颧突	38 上颌间缝
20 上颌体	

图 8.4　颅的前面观

颅骨由许多形态复杂的骨彼此镶嵌，构成颅腔［保护大脑（**神经颅**）］和其他空腔（如面部的鼻腔和口腔）。脑颅由结缔组织（**膜颅**）直接发育而来的大块板状骨构成。颅底骨由软骨组织（**软骨颅**）继发骨化形成。**内脏骨**在鱼类形成鳃，在高等脊椎动物已转化为咀嚼和听觉器官的骨（上颌骨、下颌骨、听小骨、舌骨）。

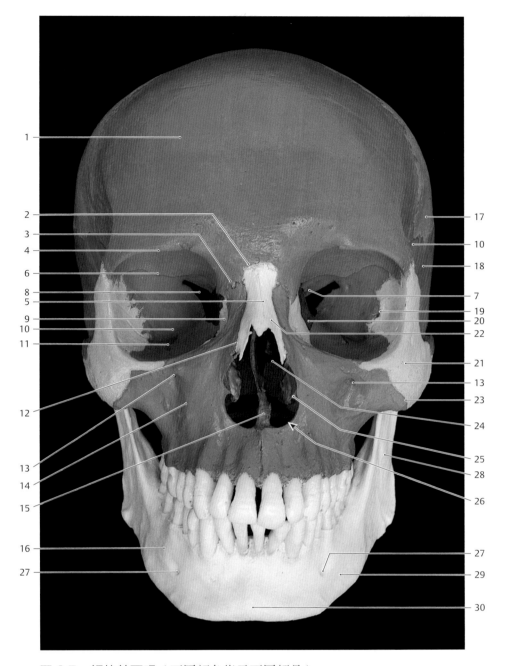

图 8.5 **颅的前面观**（不同颜色指示不同颅骨）

1 额骨
2 额鼻缝
3 额上颌缝
4 眶上缘
5 鼻间缝
6 蝶额缝
7 蝶骨小翼中的视神经管
8 眶上裂
9 泪骨
10 蝶骨（大翼）
11 眶下裂
12 鼻上颌缝
13 眶下孔
14 上颌骨
15 犁骨
16 下颌体
17 顶骨
18 颞骨
19 蝶颧缝
20 筛骨
21 颧骨
22 鼻骨
23 颧上颌缝
24 中鼻甲
25 下鼻甲
26 鼻前孔
27 颏孔
28 下颌支
29 下颌底
30 颏隆凸

骨

棕色 = 额骨
浅绿色 = 顶骨
深棕色 = 颞骨
红色 = 蝶骨
黄色 = 颧骨
深绿 = 筛骨
黄色 = 泪骨
橙色 = 犁骨
紫色 = 上颌骨
白色 = 鼻骨
白色 = 下颌骨

以下一系列图片以颅骨拼图的方式排列，以帮助理解。从颅底骨（蝶骨和枕骨）开始，逐步将其他颅骨添加到颅底。面颅从筛骨开始，腭骨和上颌骨附着于筛骨外侧；小块的鼻骨和泪骨填满了剩余的空间。软骨仅位于外鼻部分。

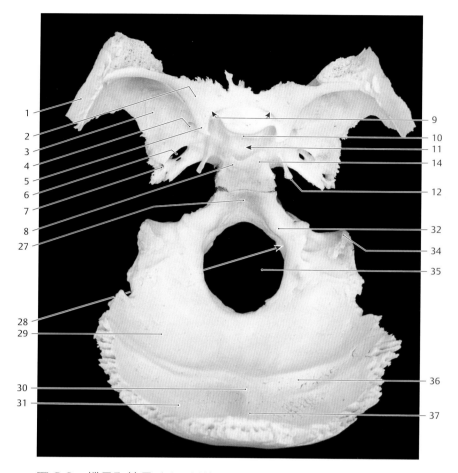

图 8.6　**蝶骨和枕骨**（上面观）

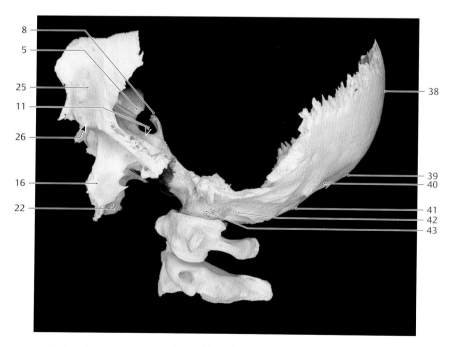

图 8.7　**蝶骨和枕骨**连结寰椎和枢椎（第 1 和第 2 颈椎）（外侧面观）

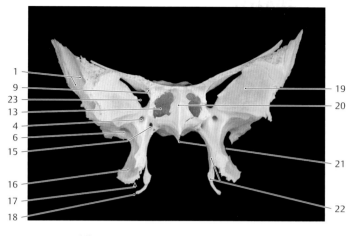

图 8.8 蝶骨（前面观）

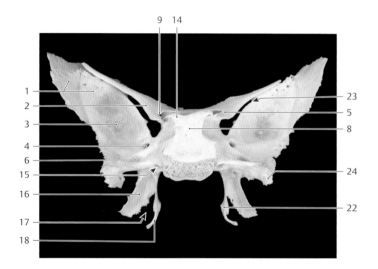

图 8.9 蝶骨（后面观）

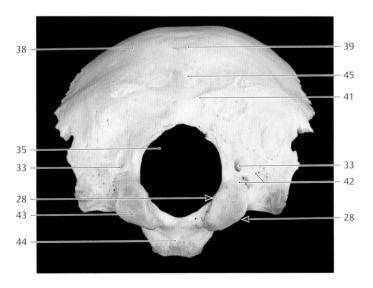

图 8.10 枕骨（下面观）

蝶骨

1 大翼
2 小翼
3 大翼的大脑面或上面
4 圆孔
5 前床突
6 卵圆孔
7 棘孔
8 鞍背
9 视神经管
10 交叉前沟
11 垂体窝（蝶鞍）
12 蝶小舌
13 蝶窦口
14 后床突
15 翼管
16 翼突外侧板
17 翼切迹
18 翼钩
19 大翼的眶面
20 蝶嵴
21 蝶嘴
22 翼突内侧板
23 眶上裂
24 蝶棘
25 大翼的颞面
26 颞下嵴

枕骨

27 斜坡及枕骨基底部
28 舌下神经管
29 小脑半球窝
30 枕内隆起
31 大脑半球窝
32 颈静脉结节
33 髁管
34 颈静脉突
35 枕骨大孔
36 横窦沟
37 上矢状窦沟
38 枕骨鳞部
39 枕外隆凸
40 上项线
41 下项线
42 髁窝
43 枕髁
44 咽结节
45 枕外嵴

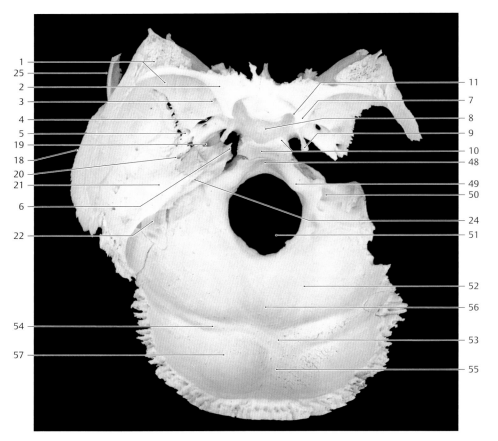

蝶骨

1 大翼

2 小翼

3 圆孔

4 卵圆孔

5 棘孔

6 破裂孔

7 前床突

8 垂体窝（蝶鞍）

9 蝶小舌

10 鞍背和后床突

11 视神经管

12 蝶嘴

13 翼突内侧板

14 翼突外侧板

15 翼钩

16 颞下嵴

17 蝶骨体

图 8.11　**蝶骨、枕骨和左侧颞骨（上面观）。**颅底内面观。在前图上增加左侧颞骨

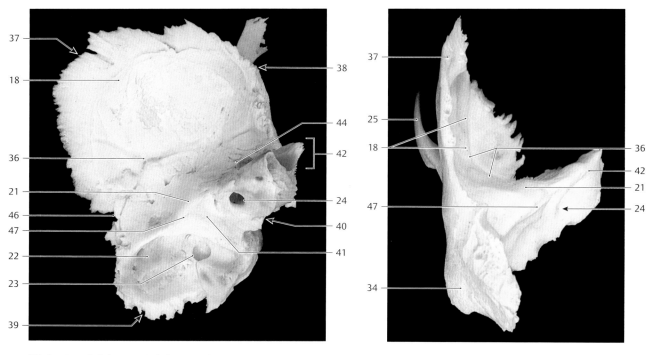

图 8.12　**左侧颞骨（内侧面观）**　　　图 8.13　**左侧颞骨（上面观）**

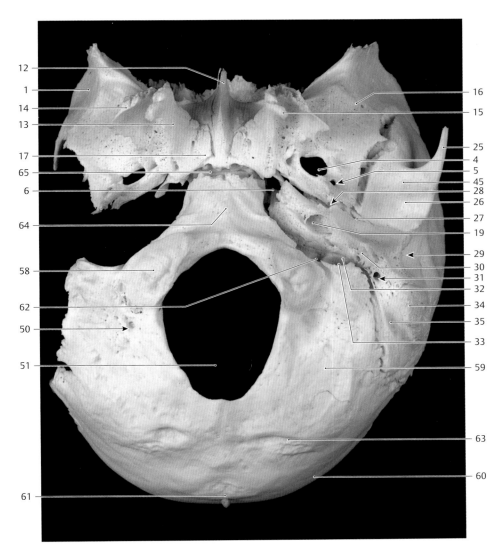

图 8.14 蝶骨、枕骨和左侧颞骨。颅底（外面观）

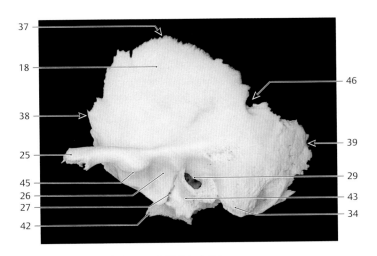

图 8.15 左侧颞骨（外侧面观）

颞骨
18 鳞部
19 颈动脉管
20 面神经管裂孔（穿行岩大神经）
21 弓状隆起
22 乙状窦沟
23 乳突孔
24 内耳道
25 颧突
26 下颌窝
27 岩鼓裂
28 肌咽鼓管（咽鼓管骨部）
29 外耳道
30 茎突（部分残留）
31 茎乳孔
32 乳突小管
33 颈静脉窝
34 乳突
35 乳突切迹
36 脑膜中动脉沟
37 顶骨缘
38 蝶骨缘
39 枕骨缘
40 蜗小管
41 前庭水管
42 岩部尖
43 鼓部
44 三叉神经压迹
45 关节结节
46 顶切迹
47 岩上窦沟
枕骨
48 斜坡
49 颈静脉结节
50 髁管
51 枕骨大孔
52 枕骨鳞部下份（小脑窝）
53 枕内隆起
54 横窦沟
55 上矢状窦沟
56 枕内嵴
57 枕骨鳞部上份（大脑窝）
58 枕髁
59 项平面
60 上项线
61 枕外隆凸
62 颈静脉孔
63 下项线
64 咽结节
65 蝶枕结合

357

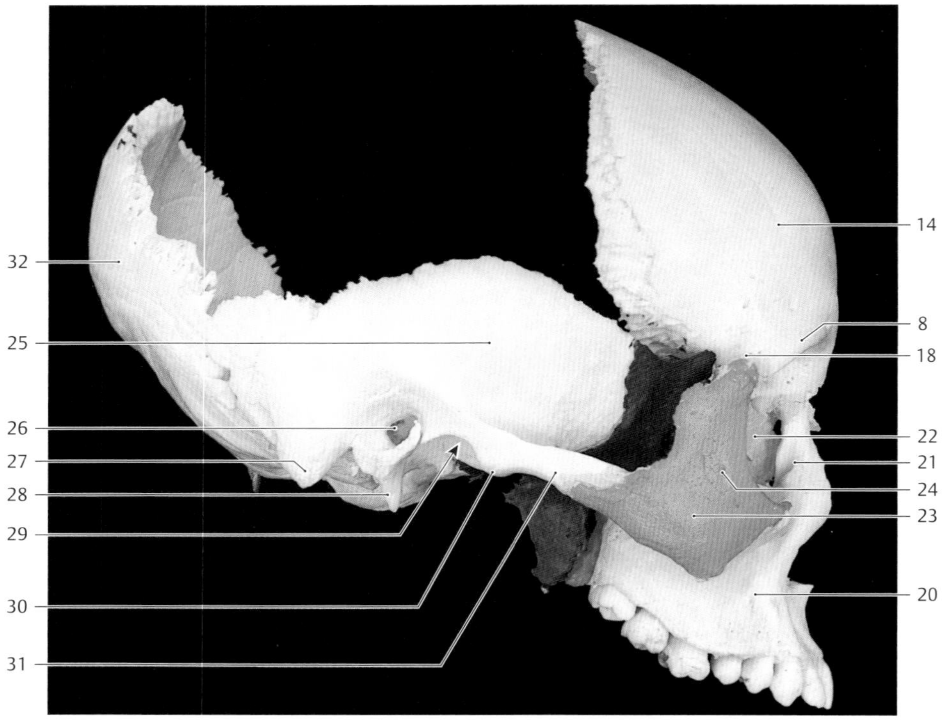

图 8.16 部分分离颅骨（右侧面观）。额骨和上颌骨借颧骨（橙色）与颞骨连结。黑色 = 蝶骨，红色 = 腭骨，黄色 = 泪骨

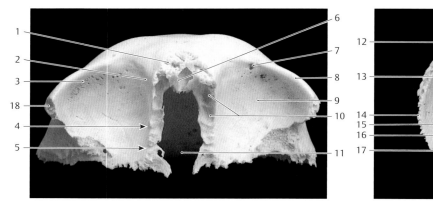

图 8.17 额骨（下面观）。筛骨小凹覆盖了筛骨的筛小房

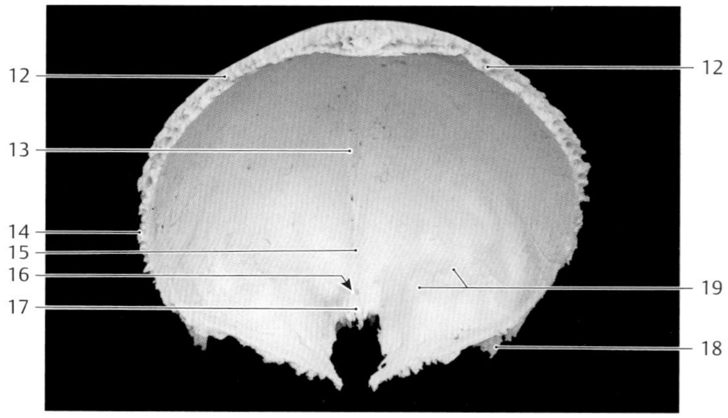

图 8.18 额骨（后面观）

额骨

1 鼻骨缘

2 滑车小凹

3 泪腺窝

4 筛前孔

5 筛后孔

6 鼻棘

7 眶上切迹

8 眶上缘

9 眶板

10 筛窦顶

11 筛切迹

12 顶骨缘

13 上矢状窦沟

14 额骨鳞部

15 额嵴

16 盲孔

17 鼻棘

18 额骨颧突

19 大脑镰

面颅

20 上颌骨

21 上颌骨额突

22 泪骨（黄色）

23 颧骨（橙色）

24 颧面孔

颞骨

25 颞骨鳞部

26 外耳道

27 乳突

28 茎突

29 下颌窝

30 关节结节

31 颧突

枕骨

32 枕骨鳞部

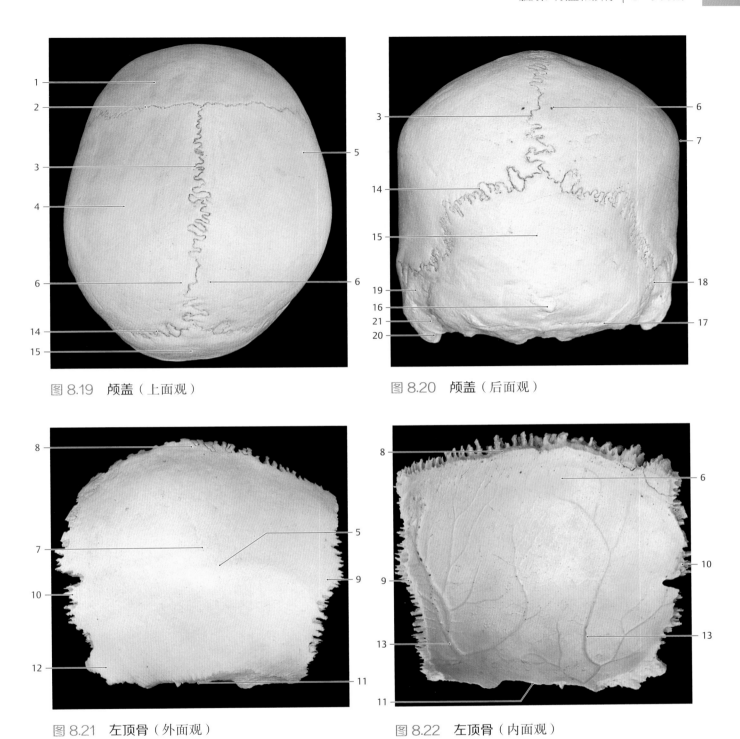

图 8.19 颅盖（上面观）

图 8.20 颅盖（后面观）

图 8.21 左顶骨（外面观）

图 8.22 左顶骨（内面观）

1 额骨	8 顶骨矢状缘	15 枕骨
2 冠状缝	9 顶骨枕缘	16 枕外隆凸
3 矢状缝	10 顶骨额缘	17 下项线
4 顶骨	11 顶骨鳞缘	18 枕乳突缝
5 上颞线	12 顶骨蝶角	19 颞骨
6 顶孔	13 脑膜中动脉沟	20 乳突
7 顶结节或隆起	14 人字缝	21 乳突切迹

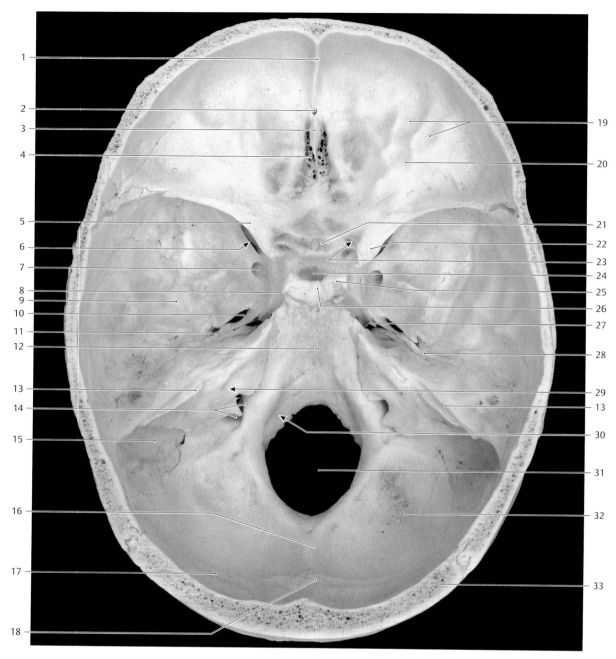

图 8.23 颅底，切除颅盖（内面观）

1 额嵴	10 卵圆孔	19 脑回压迹	28 岩大神经沟
2 盲孔	11 棘孔	20 颅前窝	29 内耳道
3 鸡冠	12 斜坡	21 交叉前沟	30 舌下神经管
4 筛板	13 岩上窦沟	22 前床突	31 枕骨大孔
5 蝶骨小翼	14 颈静脉孔	23 视神经管	32 颅后窝
6 眶上裂	15 乙状窦沟	24 蝶鞍（垂体窝）	33 板障
7 圆孔	16 枕内嵴	25 后床突	
8 颈动脉沟	17 横窦沟	26 鞍背	
9 颅中窝	18 枕内隆起	27 破裂孔	

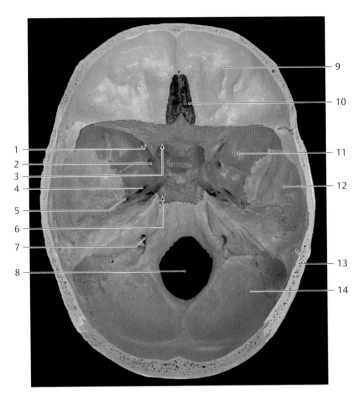

颅底的管、裂和孔

1 眶上裂

2 圆孔

3 视神经管

4 卵圆孔

5 棘孔

6 内耳道

7 颈静脉孔

8 枕骨大孔

骨

9 额骨（橙色）

10 筛骨（深绿）

11 蝶骨（红色）

12 颞骨（棕色）

13 顶骨（黄色）

14 枕骨（蓝色）

图 8.24 **颅底**（内面观，上面）。不同颜色区分显示不同骨

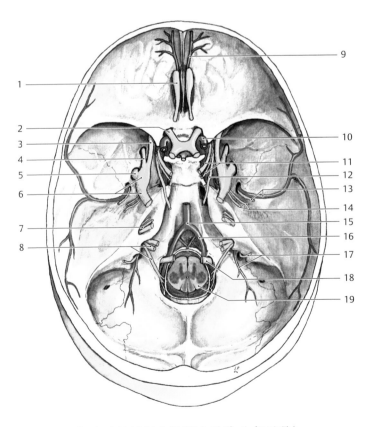

1 嗅球

2 视神经（CN Ⅱ）

3 眼神经（CN V₁）

4 上颌神经（CN V₂）

5 下颌神经（CN V₃）

6 三叉神经（CN Ⅴ）及三叉神经节

7 面神经（CN Ⅶ）和前庭蜗神经（CN Ⅷ）

8 舌咽神经（CN Ⅸ）、迷走神经（CN Ⅹ）和副神经（CN Ⅺ）

9 脑膜前动脉

10 颈内动脉

11 动眼神经（CN Ⅲ）和滑车神经（CN Ⅳ）

12 展神经（CN Ⅵ）

13 脑膜中动脉和下颌神经脑膜支

14 岩大神经和岩小神经

15 基底动脉

16 椎动脉

17 脑膜后动脉和脑膜返神经

18 舌下神经（CN Ⅻ）

19 延髓

图 8.25 **颅底及脑神经和脑膜中动脉**（内面观）

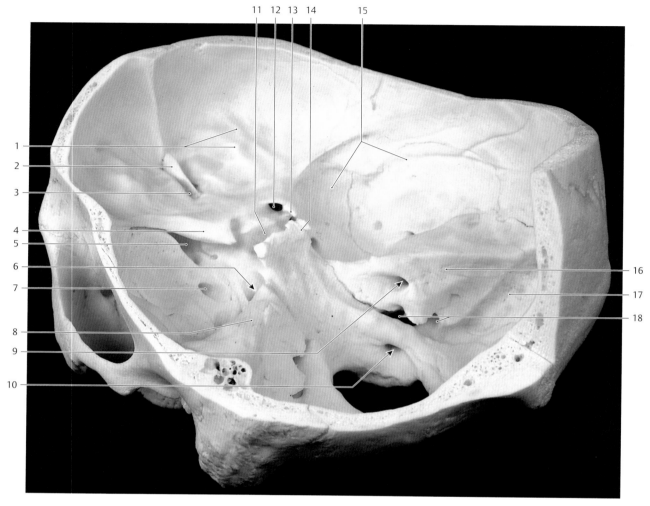

图 8.26 **颅底**（内面观，左斜外侧视图）。下表为脑神经和血管穿行的孔

	脑神经和血管	穿行的孔	分布区域
颅前窝	嗅神经（CN Ⅰ），筛前动脉、静脉和神经，脑膜前动脉	筛板	鼻腔
颅中窝	视神经（CN Ⅱ）、眼动脉	视神经管	眶
	动眼神经（CN Ⅲ）、滑车神经（CN Ⅳ）、展神经（CN Ⅵ）、眼神经（CN V₁）、眼上静脉	眶上裂	眶
	上颌神经（CN V₂）	圆孔	翼腭窝
	下颌神经（CN V₃）	卵圆孔	颞下窝
	脑膜中动脉、下颌神经（CN V₃）脑膜支	棘孔	颞下窝
	颈内动脉	颈动脉管	海绵窦、颅底
颅后窝	面神经（CN Ⅶ）、前庭蜗神经（CN Ⅷ）、迷路动脉和静脉	内耳道、茎乳孔、面神经管	内耳、面部
	舌咽神经（CN Ⅸ）、迷走神经（CN Ⅹ）、副神经（CN Ⅺ）、颈内静脉、脑膜后动脉	颈静脉孔	咽旁区
	舌下神经（CN Ⅻ）	舌下神经管	舌
	副神经（CN Ⅺ，脊髓根），椎动脉，脊髓前、后动脉，延髓	枕骨大孔	颅底

1 脑回压迹（额骨）
2 鸡冠
3 筛板
4 蝶骨小翼
5 眶上裂
6 破裂孔
7 圆孔
8 三叉神经压迹
9 内耳道
10 舌下神经管
11 垂体窝（蝶鞍）
12 视神经管
13 前床突
14 鞍背（后床突）
15 蝶骨大翼和脑膜中动脉沟
16 颞骨岩部
17 乙状窦沟
18 颈静脉孔

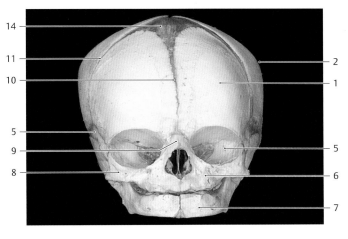

图 8.27 新生儿颅骨（前面观）

脑颅	13 人字缝
1 额结节或隆起	14 前囟
2 顶结节或隆起	15 后囟
3 枕结节或隆起	16 前外侧囟
4 颞骨鳞部	17 后外侧囟
5 蝶骨大翼	**颅底**
面颅	18 额骨
6 上颌骨	19 筛骨
7 下颌骨	20 蝶骨
8 颧骨	21 垂体窝（蝶鞍）
9 鼻骨	22 鞍背
缝和囟门	23 颞骨
10 额缝	24 后外侧囟
11 冠状缝	25 枕骨
12 矢状缝	

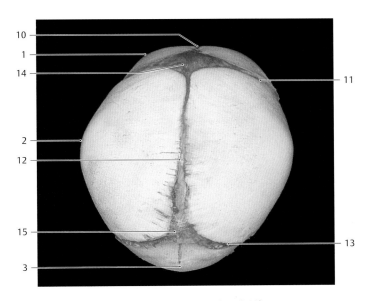

图 8.28 新生儿颅骨（上面观）。颅盖

新生儿的面颅与脑颅相比较小。无牙，颅骨被宽大的囟分开。

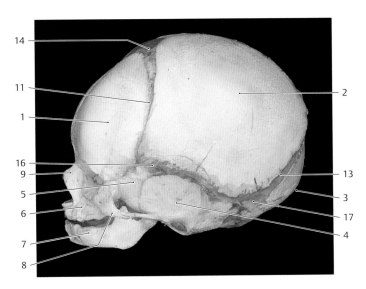

图 8.29 新生儿颅骨（外侧面观）

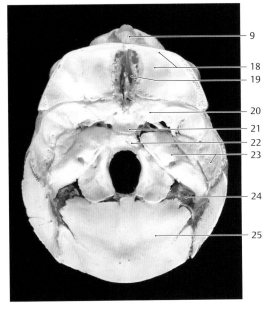

图 8.30 新生儿颅底（内面观）

363

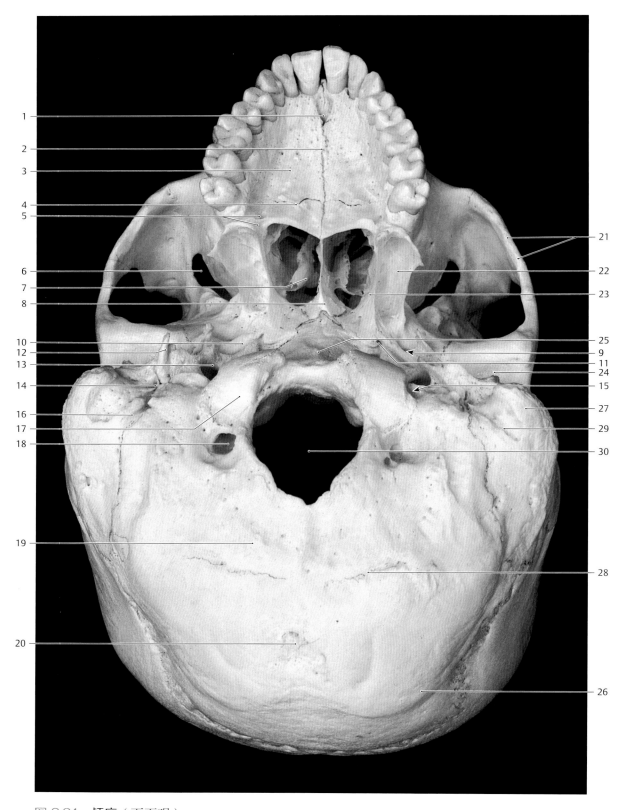

图 8.31　颅底（下面观）

A = 翼管

B = 卵圆孔

C = 颈内动脉位于颈动脉管内，颈内静脉位
于颈静脉孔的静脉部

D = 茎乳孔（面神经）

E = 颈静脉孔（舌咽神经、迷走神经和副神经）

F = 舌下神经管（舌下神经）

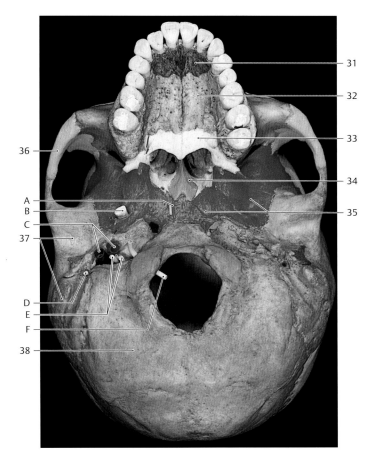

图 8.32　颅底（下面观）。不同颜色区分显示不同骨

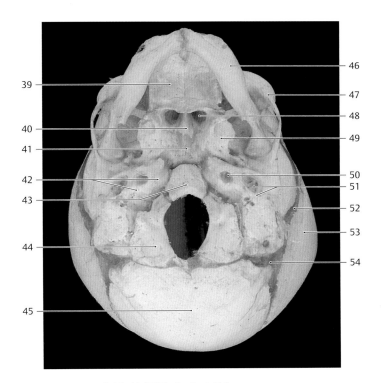

图 8.33　新生儿颅骨（下面观）

1	切牙管	29	乳突切迹
2	腭正中缝	30	枕骨大孔
3	上颌骨腭突		**骨**
4	腭上颌缝	31	切牙骨或前颌骨
5	腭大孔、腭小孔		（深紫色）
6	眶下裂	32	上颌骨（紫色）
7	中鼻甲（筛骨突）	33	腭骨（白色）
8	犁骨	34	犁骨（橙色）
9	卵圆孔	35	蝶骨（红色）
10	咽鼓管沟	36	颧骨（黄色）
11	翼管	37	颞骨（棕色）
12	颞骨茎突	38	枕骨（蓝色）
13	颈动脉管	39	上颌骨腭突
14	茎乳孔	40	犁骨
15	颈静脉孔	41	蝶骨
16	枕动脉沟	42	颞骨岩部
17	枕髁	43	基底部
18	髁管	44	外侧部 }枕骨
19	项平面	45	鳞部
20	枕外隆凸	46	下颌骨
21	颧弓	47	颧弓
22	翼突外侧板	48	鼻后孔
23	翼突内侧板	49	蝶骨翼突
24	下颌窝	50	颈动脉管
25	咽结节	51	外耳道（鼓环）
26	上项线	52	前外侧囟
27	乳突	53	顶骨
28	下项线	54	后外侧囟

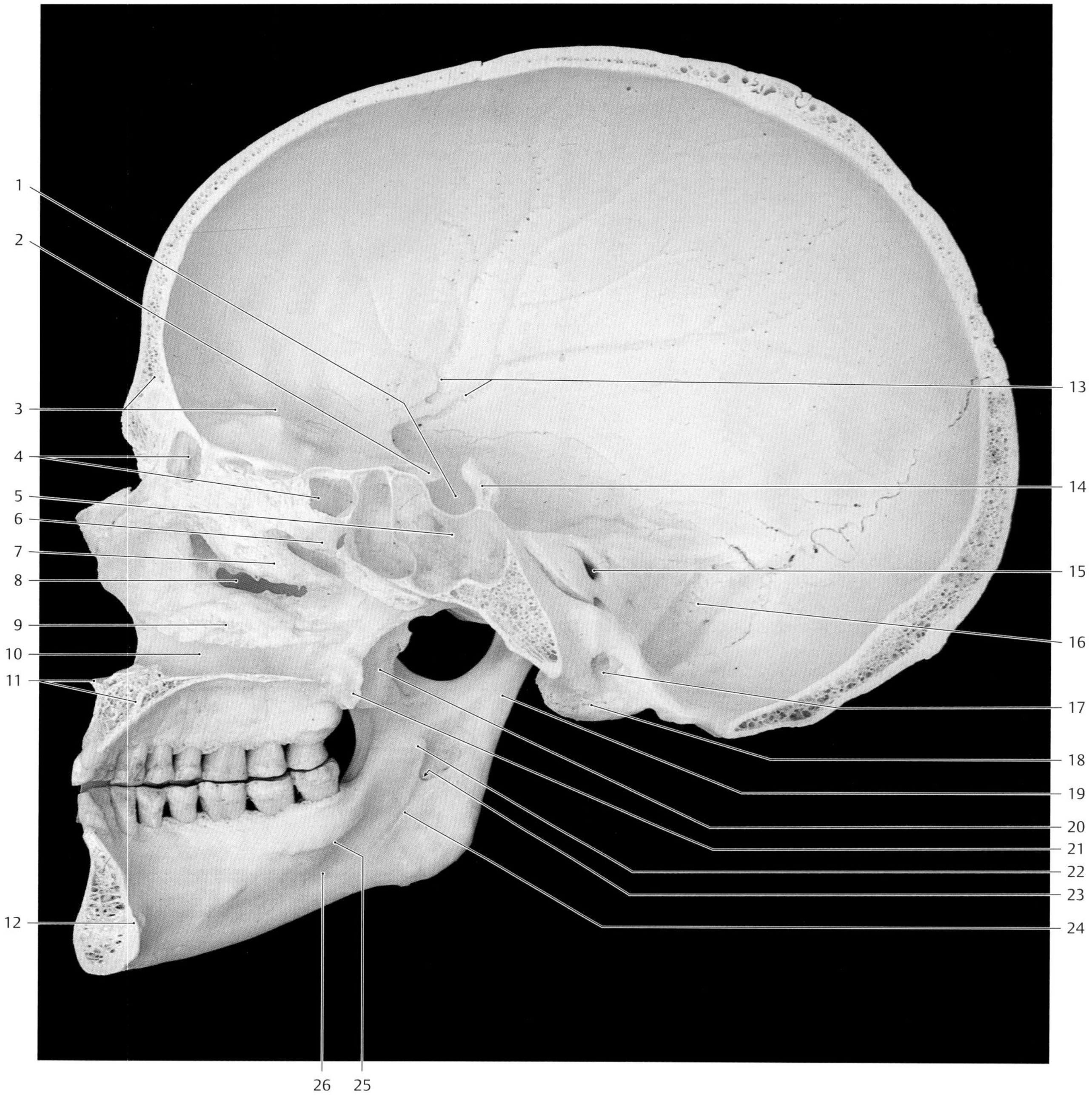

图 8.34 　颅骨正中矢状断面，右侧半（内面观）

1 垂体窝（蝶鞍）	10 下鼻道	19 髁突
2 前床突	11 鼻前棘和上颌骨	20 翼突外侧板
3 额骨	12 颏棘或颏结节	21 翼突内侧板
4 筛窦	13 脑膜中动脉沟	22 下颌小舌
5 蝶窦	14 鞍背	23 下颌孔
6 上鼻甲	15 内耳道	24 下颌舌骨沟
7 中鼻甲	16 乙状窦沟	25 下颌舌骨肌线
8 上颌窦裂孔	17 舌下神经管	26 下颌下腺凹
9 下鼻甲	18 枕髁	

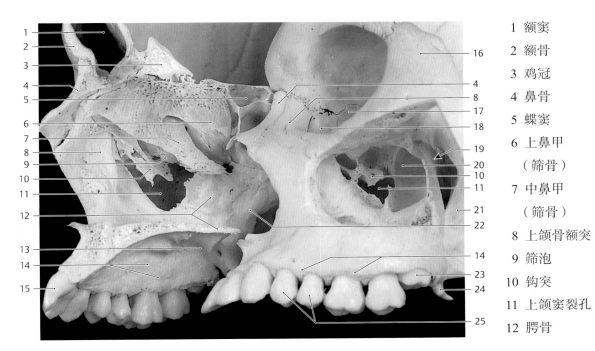

1 额窦	13 腭大孔
2 额骨	14 上颌骨牙
3 鸡冠	槽突
4 鼻骨	15 中切牙
5 蝶窦	16 颧骨
6 上鼻甲	17 筛骨
（筛骨）	18 泪骨
7 中鼻甲	19 翼腭窝
（筛骨）	20 上颌窦
8 上颌骨额突	21 翼突外侧板
9 筛泡	22 翼突内侧板
10 钩突	23 第 3 磨牙
11 上颌窦裂孔	24 翼钩
12 腭骨	25 2 颗前磨牙

图 8.35　颅骨面部（面颅），分为两部分（外侧面和内侧面）。切除右下鼻甲以显示上颌窦裂孔。左侧上颌窦已打开

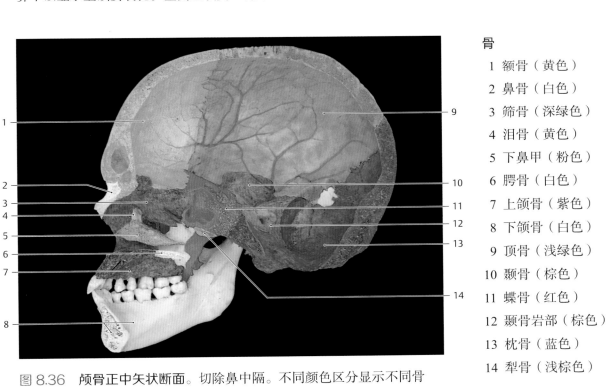

骨

1 额骨（黄色）

2 鼻骨（白色）

3 筛骨（深绿色）

4 泪骨（黄色）

5 下鼻甲（粉色）

6 腭骨（白色）

7 上颌骨（紫色）

8 下颌骨（白色）

9 顶骨（浅绿色）

10 颞骨（棕色）

11 蝶骨（红色）

12 颞骨岩部（棕色）

13 枕骨（蓝色）

14 犁骨（浅棕色）

图 8.36　颅骨正中矢状断面。切除鼻中隔。不同颜色区分显示不同骨

由于人类在进化过程中形成的直立姿势，颅腔尺寸大幅增加，而面颅则减少。因此，颅底在斜坡和筛板之间形成约 120° 的角（见第 350 页图 8.2）。容纳垂体的垂体窝位于这两个平面形成的夹角处。

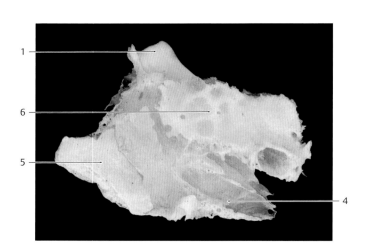

筛骨	13 蝶骨小舌
1 鸡冠	14 斜坡
2 筛板	15 视神经管
3 筛窦	16 鞍结节
4 中鼻甲	17 圆孔（右侧）
5 垂直板（鼻中隔的	18 垂体窝（蝶鞍）
一部分）	19 鞍背
6 眶板	20 颈动脉沟
蝶骨	21 蝶枕结合
7 小翼	22 翼突外侧板
8 大翼	23 蝶骨大翼（眶面）
9 前床突	24 蝶骨大翼（上颌面）
10 后床突	25 圆孔（左侧）
11 卵圆孔	26 眶上裂
12 棘孔	27 蝶骨大翼颞下嵴

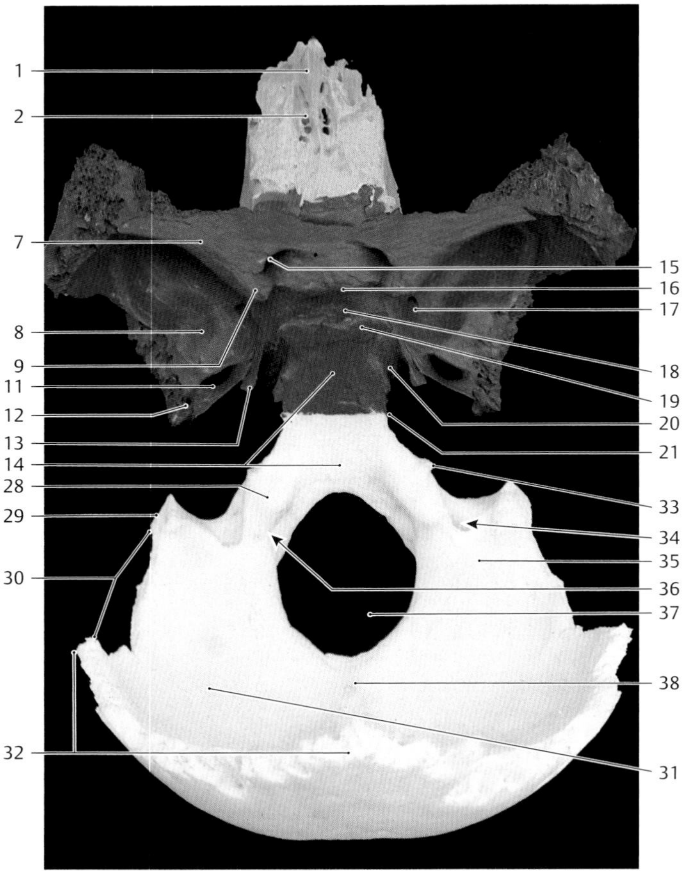

图 8.37 部分分离的颅底**筛骨**、**蝶骨**和枕骨（上面观）。绿色＝蝶骨；黄色＝筛骨

图 8.38 **筛骨**（外侧面观）右侧后部

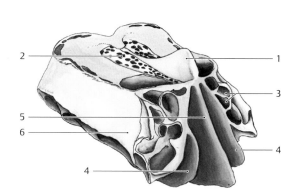

图 8.39 **筛骨**（前面观）

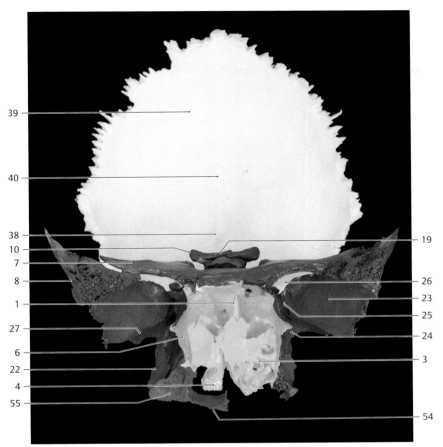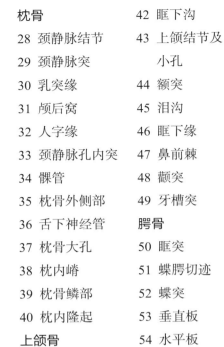

枕骨		42 眶下沟
28 颈静脉结节		43 上颌结节及
29 颈静脉突		小孔
30 乳突缘		44 额突
31 颅后窝		45 泪沟
32 人字缘		46 眶下缘
33 颈静脉孔内突		47 鼻前棘
34 髁管		48 颧突
35 枕骨外侧部		49 牙槽突
36 舌下神经管		**腭骨**
37 枕骨大孔		50 眶突
38 枕内嵴		51 蝶腭切迹
39 枕骨鳞部		52 蝶突
40 枕内隆起		53 垂直板
上颌骨		54 水平板
41 眶面		55 锥突

图 8.40　部分分离颅底（前面观）。绿色 = 蝶骨；黄色 = 筛骨；红色 = 腭骨

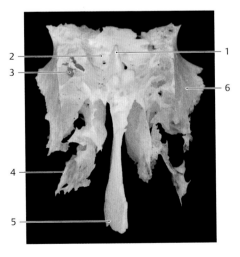

图 8.41　筛骨（前面观）

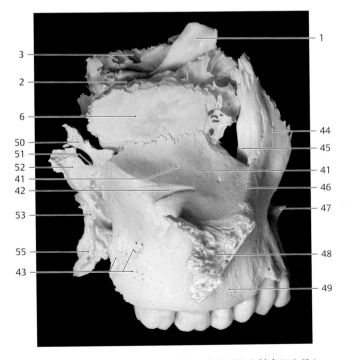

图 8.42　右侧上颌骨、筛骨和腭骨（外侧面观）

369

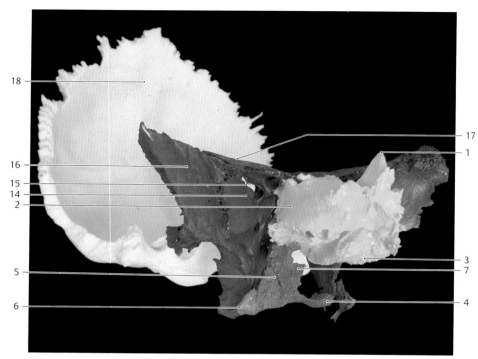

筛骨	蝶骨
1 鸡冠	14 大翼
2 眶板	15 眶上裂
3 中鼻甲	16 大翼（眶面）
腭骨	17 小翼
4 腭骨水平板	枕骨
5 腭大管	18 枕骨鳞部
6 锥突	上颌骨
7 上颌突	19 上颌结节
8 眶突	20 额突
9 蝶腭切迹	21 眶面
10 腭骨垂直板	22 眶下缘
11 鼻甲嵴	23 眶下沟
12 鼻嵴	24 颧突
13 蝶突	25 牙槽突

图 8.43　部分分离颅底，与上图类似，加上腭骨。绿色＝蝶骨；黄色＝筛骨；红色＝腭骨

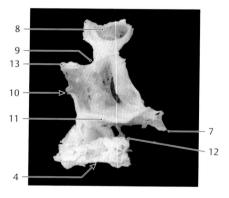

图 8.44　左侧腭骨（内侧面观）左后面

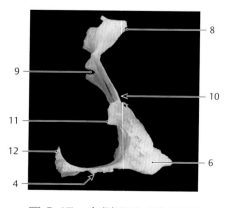

图 8.45　左侧腭骨（前面观）

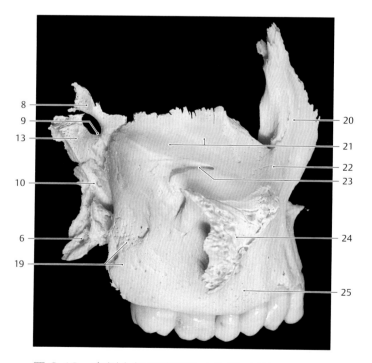

图 8.46　右侧上颌骨和腭骨（外侧面观）

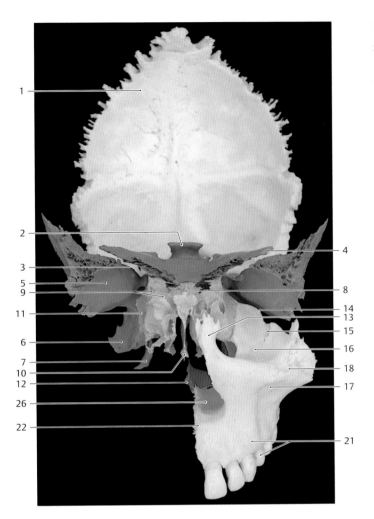

图 8.47 部分分离颅底（前面观）。在图 8.40 上增加左侧上颌骨

枕骨	上颌骨
1 鳞部	13 额突
蝶骨	14 眶下裂
2 鞍背	15 眶下沟
3 眶上裂	16 眶面
4 小翼	17 眶下孔
5 大翼（眶面）	18 颧突
6 翼突外侧板	19 泪前嵴
7 翼突内侧板	20 尖牙窝
筛骨	21 牙槽突和牙
8 鸡冠	22 鼻前棘
9 筛窦	23 牙槽轭（由牙根形成的突起）
10 垂直板	24 泪沟
11 眶板	25 上颌结节及牙槽孔
腭骨	26 上颌骨腭突
12 水平板（鼻嵴）	

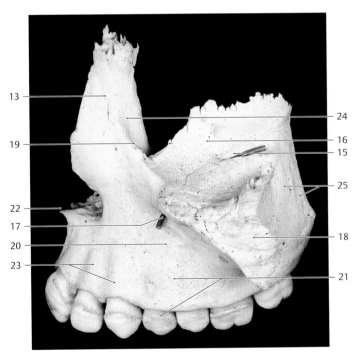

图 8.48 左侧上颌骨（外侧面观）。探针 = 眶下管

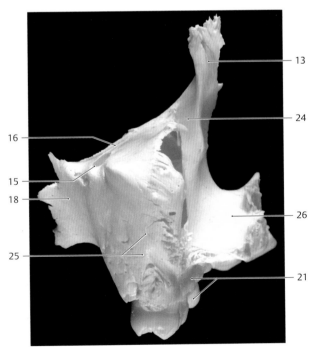

图 8.49 左侧上颌骨（后面观）

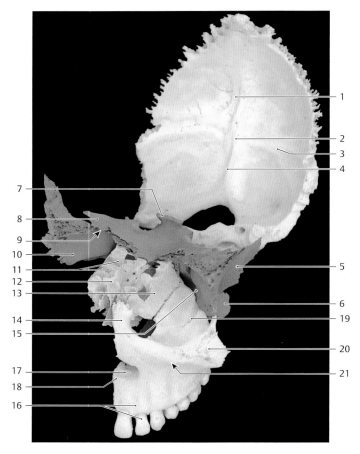

图 8.50 部分分离颅底（前外侧面观）。嵌合的面颅。绿色＝蝶骨；黄色＝筛骨；红色＝腭骨

枕骨	22 中鼻道
1 上矢状窦沟	23 下鼻道
2 枕内隆起	24 上颌窦裂孔（通
3 横窦沟	上颌窦）
4 枕内嵴	25 第 3 磨牙
蝶骨	26 泪沟
5 大翼（颞面）	27 鼻甲嵴
6 翼突外侧板	28 上颌体（鼻面）
7 鞍背	29 鼻嵴
8 小翼	30 切牙管
9 眶上裂	**腭骨**
10 大翼（眶面）	31 眶突
筛骨	32 蝶腭切迹
11 筛窦	33 蝶突
12 鸡冠	34 垂直板
13 眶板	35 鼻甲嵴
上颌骨	36 水平板
14 额突	37 锥突
15 眶下裂	**额骨**
16 牙槽突和牙	38 鳞部
17 腭突	39 眶上孔
18 鼻前棘	40 额切迹
19 眶下沟	41 额骨棘
20 颧突	**下鼻甲**
21 眶下孔的位置	42 下鼻甲和上颌突

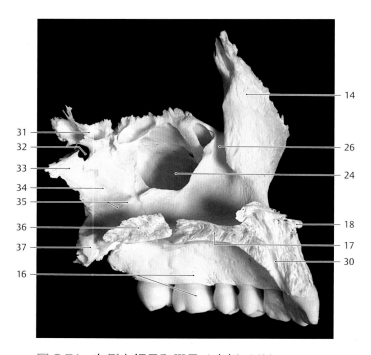

图 8.51 左侧上颌骨和腭骨（内侧面观）

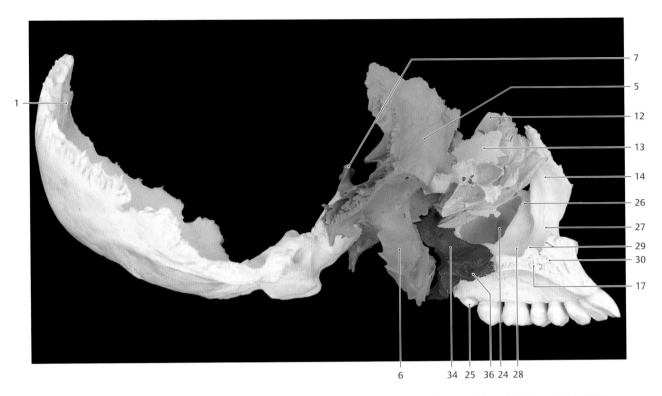

图 8.52　部分分离颅底（内侧面观）。绿色 = 蝶骨；黄色 = 筛骨；红色 = 腭骨；自然色 = 左上颌骨

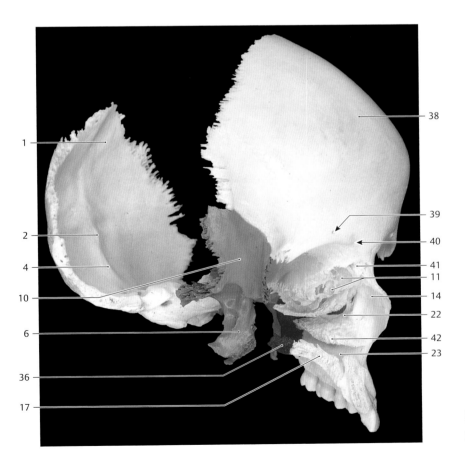

图 8.53　部分分离颅底（斜外侧面观）。与图 8.52 的标本相同但有额骨

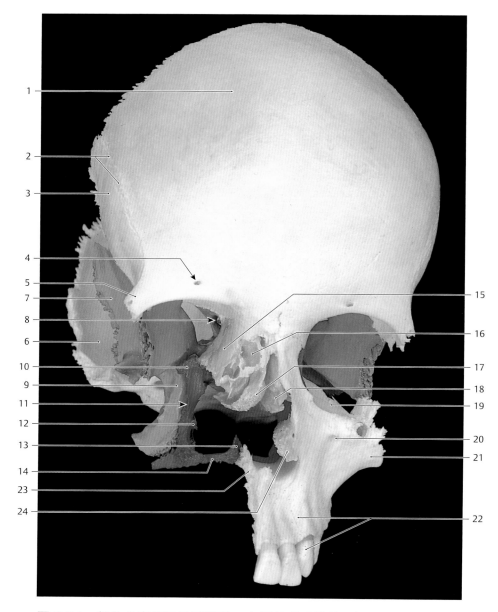

图 8.54 部分分离颅骨显示腭骨、上颌骨以及筛骨、蝶骨的连结（前面观）。红色 = 腭骨；黄色 = 筛骨；绿色 = 蝶骨

额骨

1 鳞部

2 下颞线

3 颞面

4 眶上孔

5 颧突

枕骨

6 鳞部

蝶骨

7 大翼（颞面）

8 小翼中的视神经管

9 翼突外侧板

腭骨

10 眶突

11 垂直板

12 鼻甲嵴

13 鼻嵴

14 水平板

筛骨

15 眶板

16 筛窦

17 中鼻甲

18 垂直板（鼻中隔的一部分）

上颌骨

19 眶下沟

20 眶下孔

21 颧突

22 牙槽突和牙

23 腭突

左侧下鼻甲

24 下鼻甲前部

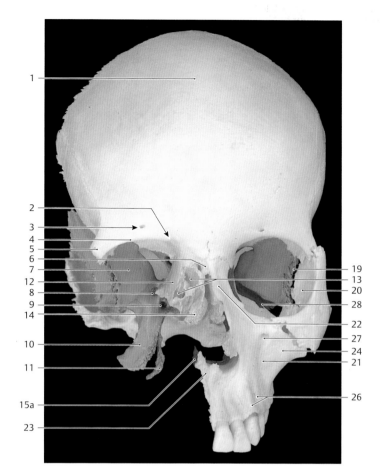

图 8.55 **部分分离颅骨**显示上颌骨与额骨、颧骨的连结（前面观）。黄色＝筛骨；红色＝腭骨；绿色＝蝶骨

额骨	颧骨
1 鳞部	19 额突
2 额切迹	20 眶面
3 眶上孔	**上颌骨**
4 眶上缘	21 尖牙窝
5 颧突	22 额突
6 额棘	23 腭突
蝶骨	24 颧突
7 大翼（眶面）	25 牙槽突和牙
8 圆孔	26 牙槽轭
9 翼管	27 眶下孔
10 翼突外侧板	28 眶下沟
11 翼突内侧板	29 鼻前孔
筛骨	30 鼻前棘
12 眶板	**切牙骨**
13 筛窦	31 中切牙和切牙
14 中鼻甲	骨或前颌骨
腭骨	32 切牙窝
15 水平板	**犁骨**
15a 鼻嵴	33 犁骨
16 锥突	**缝和孔**
17 腭小孔	34 腭正中缝
18 腭大孔	35 腭横缝
	36 鼻后孔

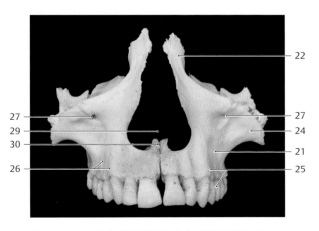

图 8.56 **骨腭和上颌骨的牙**（下面观）

图 8.57 **围成骨性鼻孔的上颌骨前面观**

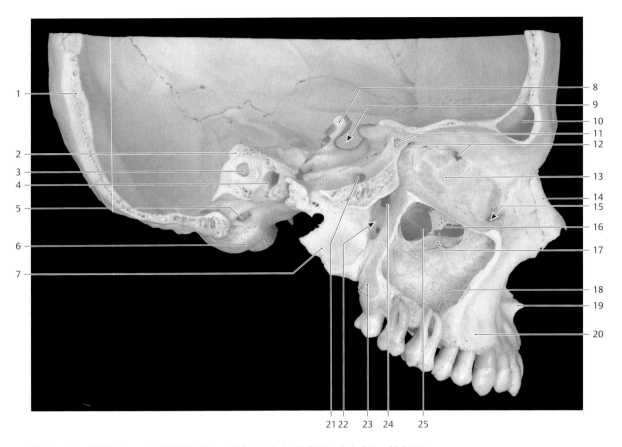

图 8.58　**翼腭窝、上颌窦和眶**。颅旁正中矢状断面（右侧，外侧面观），打开额窦和上颌窦

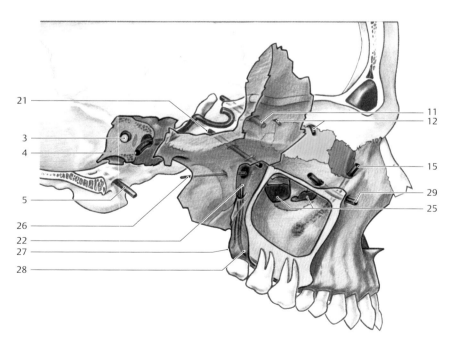

1 枕骨	16 钩突
2 颞骨（岩部）	17 下鼻甲（上颌突）
3 内耳道	18 上颌窦
4 颈动脉管	19 鼻前棘
5 舌下神经管	20 上颌骨牙槽突
6 枕髁	21 圆孔
7 翼突外侧板	22 翼腭窝
8 鞍背	23 上颌结节及牙
9 蝶鞍	槽孔
10 额窦	24 蝶腭孔
11 视神经管	25 上颌窦裂孔
12 后、前筛孔	26 翼管
13 筛骨眶板	27 腭小管
14 鼻骨	28 腭大管
15 鼻泪管	29 眶下管

图 8.59　**连通右眶和翼腭窝的管和孔的示意图**（见相应的图 8.58）。蝶骨大翼透明处理。棕色＝颞骨；黄色＝筛骨；绿色＝蝶骨；红色＝泪骨；浅红色＝下鼻甲；紫色＝上颌骨；红色＝腭骨

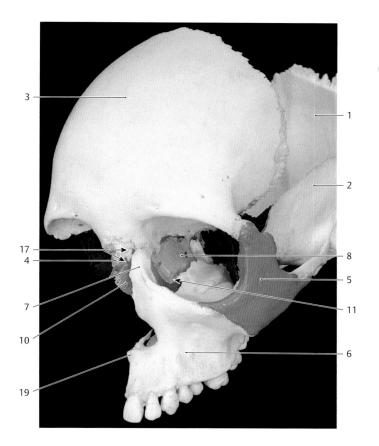

图 8.60　部分分离颅骨（前外侧面观）。橙色 = 额骨；黄色 = 筛骨；深绿色 = 蝶骨；箭头 = 泪骨（11）和鼻骨（17）的位置

1 枕骨	15 泪钩
2 颞骨	16 鼻泪管
3 额骨	17 鼻骨的位置
4 额骨鼻棘	18 鼻骨的鼻小孔
5 颧骨	19 上颌骨鼻前棘
6 上颌骨	20 犁骨
7 上颌骨额突	21 蝶骨大翼
8 筛骨	22 前、后筛孔
9 筛骨眶板	23 视神经管
10 筛骨垂直板	24 眶上裂
11 泪骨的位置	25 眶下裂
12 泪骨的泪沟	26 眶下沟
13 泪后嵴	27 眶下孔
14 泪囊窝	

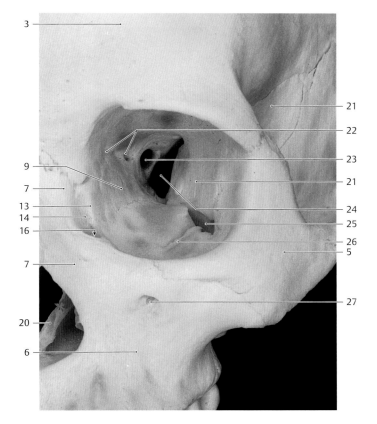

图 8.61　左眶（前面观）

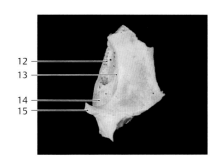

图 8.62　左侧泪骨（前面观）

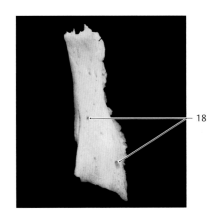

图 8.63　左侧鼻骨（前面观）

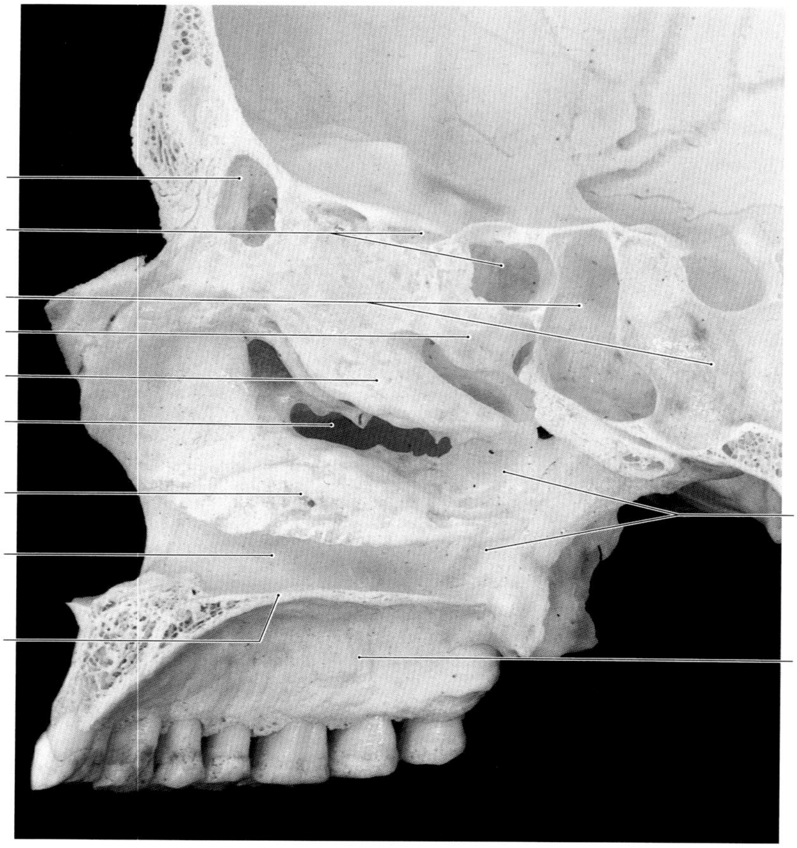

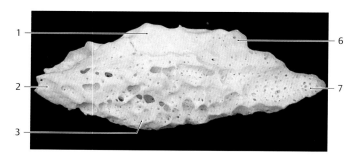

图 8.64 **鼻腔外侧壁**。颅骨正中矢状断面

1 额窦
2 筛窦
3 蝶窦
4 上鼻甲
5 中鼻甲
6 上颌窦裂孔
7 下鼻甲
8 腭骨
9 上颌骨
10 下鼻道
11 上颌骨腭突

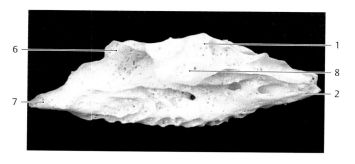

图 8.65 **右侧下鼻甲**（内侧面观）。前部朝左侧

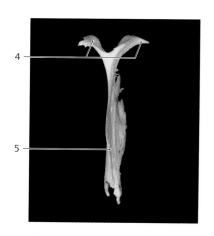

图 8.67 **犁骨**（后面观）

图 8.66 **右侧下鼻甲**（外侧面观）。前部朝右侧

下鼻甲和犁骨

1 筛突
2 鼻甲前部
3 下鼻甲下缘
4 犁骨
5 鼻中隔后缘
6 泪突
7 鼻甲后部
8 上颌突

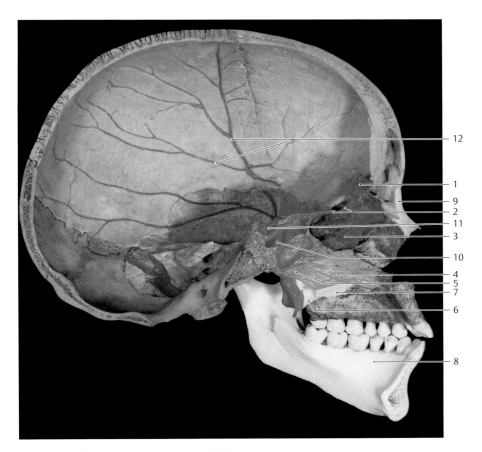

蓝色 ＝ 枕骨

浅绿色 ＝ 顶骨

黄色 ＝ 额骨

深棕色 ＝ 颞骨

红色 ＝ 蝶骨

深绿色 ＝ 筛骨

浅蓝色 ＝ 鼻骨

粉色 ＝ 下鼻甲

橙色 ＝ 犁骨

紫色 ＝ 上颌骨

白色 ＝ 腭骨

白色 ＝ 下颌骨

图 8.68　带鼻中隔的颅骨旁矢状断面

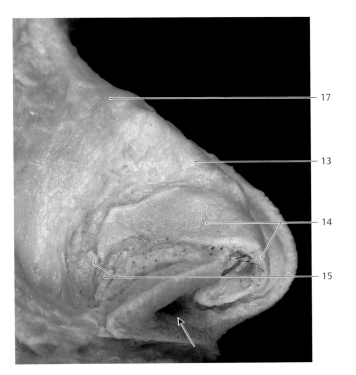

图 8.69　**鼻软骨**（右前面观）。箭头 ＝ 鼻孔，由鼻翼围成

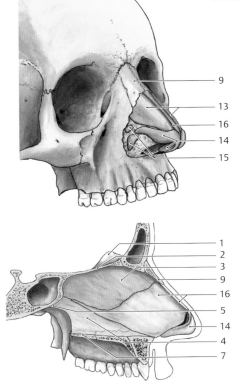

图 8.70　**鼻软骨的形态**

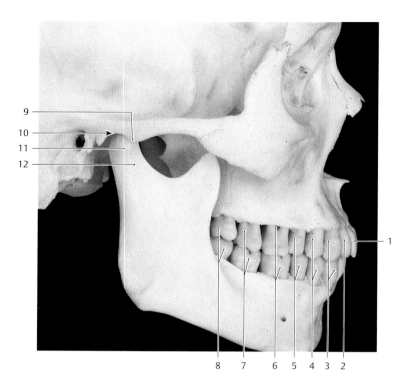

图 8.71 **牙的正常位置。** 正中咬合的牙列（外侧面观）

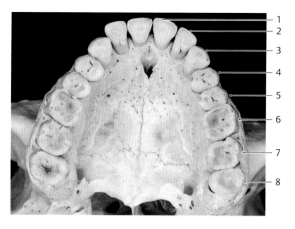

图 8.72 **成人上颌牙**（下面观）

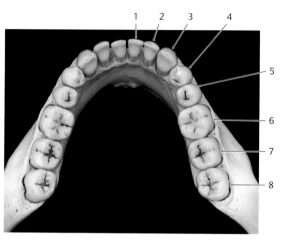

图 8.73 **成人下颌牙**（上面观）

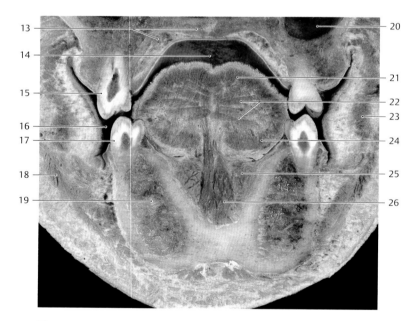

图 8.74 **口腔冠状断面**（前面观）

1 中切牙	7 第 2 磨牙	13 硬腭和腭腺
2 侧切牙	8 第 3 磨牙	14 口腔
3 尖牙	9 关节结节	15 上磨牙
4 第 1 前磨牙	10 下颌窝	16 口腔前庭
5 第 2 前磨牙	11 下颌头	17 下磨牙
6 第 1 磨牙	12 髁突	18 颈阔肌
		19 下颌骨
		20 上颌窦
		21 舌上纵肌
		22 舌横肌
		23 颊肌
		24 舌下纵肌
		25 舌下腺
		26 颏舌肌

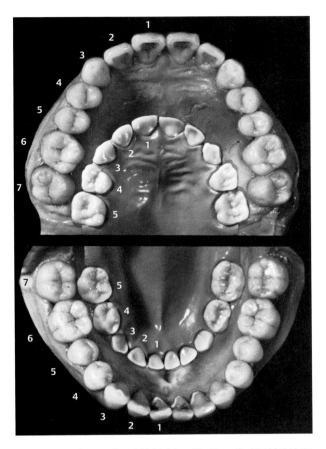

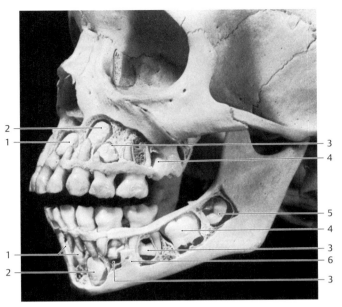

图 8.75　乳牙和恒牙的比较。注意，儿童下颌骨和上颌骨的乳牙牙槽弓宽度与成人的几乎相同。注意第3磨牙的出现。牙齿的数字对应图 8.77

图 8.76　儿童颅骨的乳牙。正在发育的恒牙牙冠位于上、下牙槽的隐窝中

1　切牙

2　尖牙

3　前磨牙

4　第 1 磨牙

5　第 2 磨牙

6　颏孔

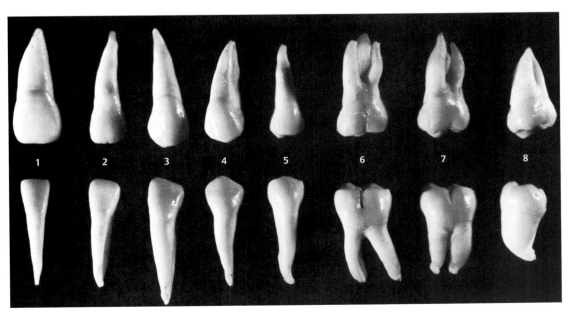

图 8.77　上颌骨牙槽（上排）和下颌骨牙槽（下排）的游离牙，牙的唇面

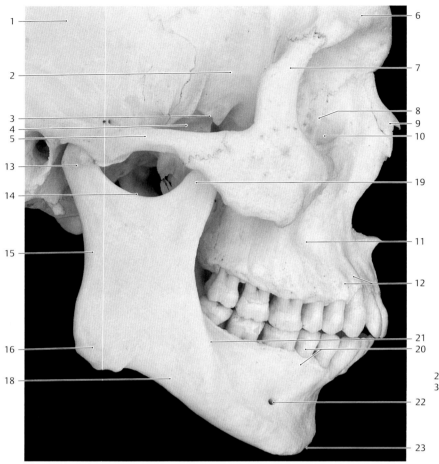

图 8.78 面颅外侧面观。咬合状态下的下颌骨和牙。上下颌咬合

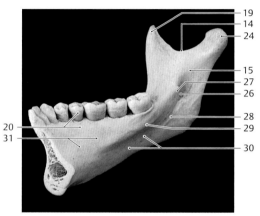

图 8.79 成人下颌骨（前面观）

图 8.80 右侧半下颌骨（内侧面观）

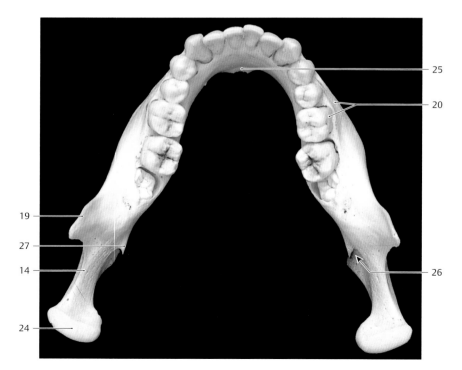

1 颞骨	下颌骨
2 颞窝（蝶骨大翼）	13 髁突
3 颞下嵴	14 下颌切迹
4 颞下窝	15 下颌支
5 颧弓	16 咬肌粗隆
6 额骨	17 下颌角
7 颧骨（额突）	18 下颌体
8 泪骨	19 冠突
9 鼻骨	20 牙槽突和牙
10 泪沟	21 斜线
11 上颌骨（尖牙窝）	22 颏孔
12 上颌骨牙槽突	23 颏隆凸
	24 下颌头
	25 颏结节或颏棘
	26 下颌孔（下颌管入口）
	27 小舌
	28 下颌舌骨沟
	29 下颌舌骨肌线
	30 下颌下腺凹
	31 舌下腺凹

图 8.81 成人下颌骨
（上面观）

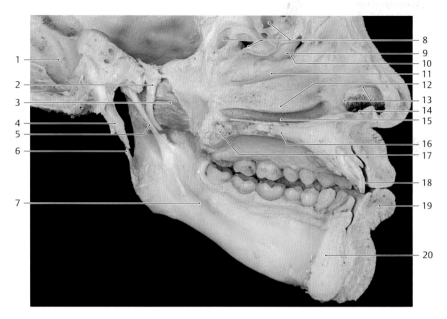

图 8.82　颞下颌关节的韧带。左侧半头部（内侧面观）

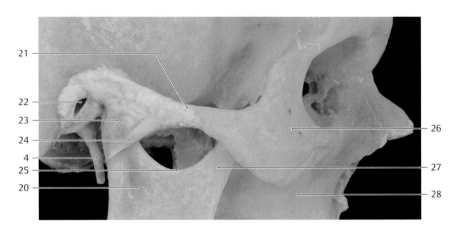

图 8.83　颞下颌关节与韧带（外侧面观）

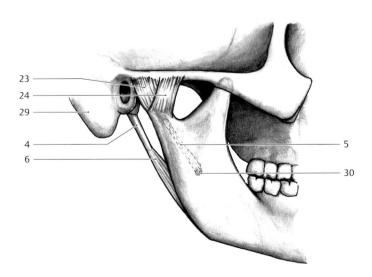

图 8.84　颞下颌关节的韧带（外侧面观）

1　乙状窦沟
2　下颌神经
3　翼外肌
4　茎突
5　蝶下颌韧带
6　茎突下颌韧带
7　下颌舌骨沟
8　筛窦
9　筛泡
10　半月裂孔
11　中鼻道
12　下鼻甲
13　鼻阈
14　鼻前庭和鼻毛
15　下鼻道
16　硬腭
17　软腭
18　口腔前庭
19　下唇
20　下颌骨
21　颧弓
22　外耳道
23　关节囊
24　外侧韧带
25　下颌切迹
26　颧骨
27　下颌骨冠突
28　上颌骨
29　乳突
30　下颌孔

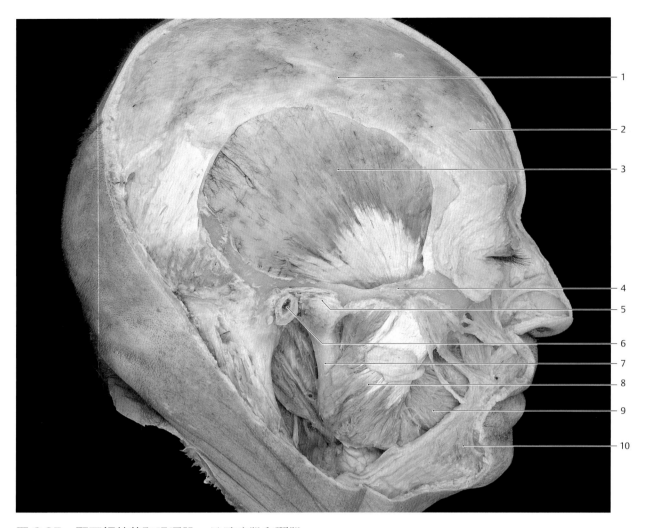

图 8.85　**颞下颌关节和咀嚼肌。** 显示咬肌和颞肌

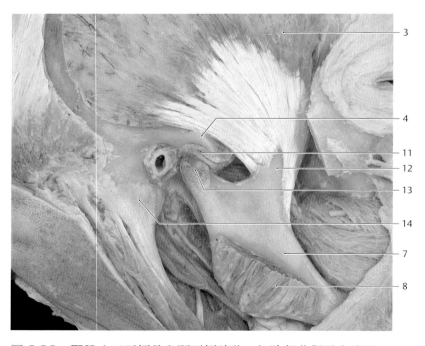

图 8.86　**颞肌止于下颌骨和颞下颌关节。** 切除部分颧弓和咬肌

1 帽状腱膜

2 枕额肌额腹

3 颞肌

4 颧弓

5 颞下颌关节

6 外耳道

7 下颌骨

8 咬肌

9 颊肌

10 颈阔肌

11 颞下颌关节的关节盘

12 下颌骨冠突

13 下颌骨髁突

14 乳突

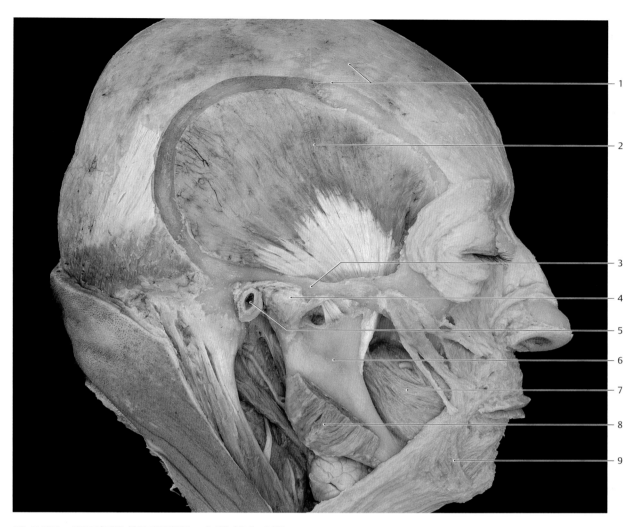

图 8.87　颞下颌关节和咀嚼肌。切除部分咬肌

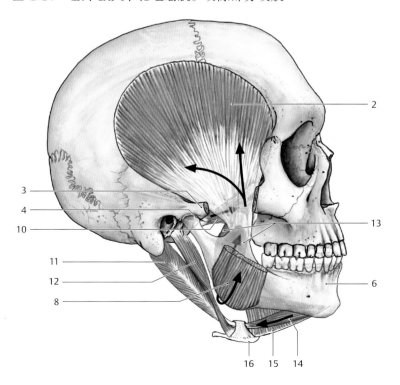

1 帽状腱膜	9 颈阔肌
2 颞肌	10 翼外肌
3 颧弓	11 二腹肌后腹
4 颞下颌关节	12 茎突舌骨肌
5 外耳道	13 翼内肌
6 下颌骨	14 二腹肌前腹
7 颊肌	15 下颌舌骨肌
8 咬肌（切断）	16 舌骨

图 8.88　咀嚼肌对颞下颌关节运动的影响（箭头）

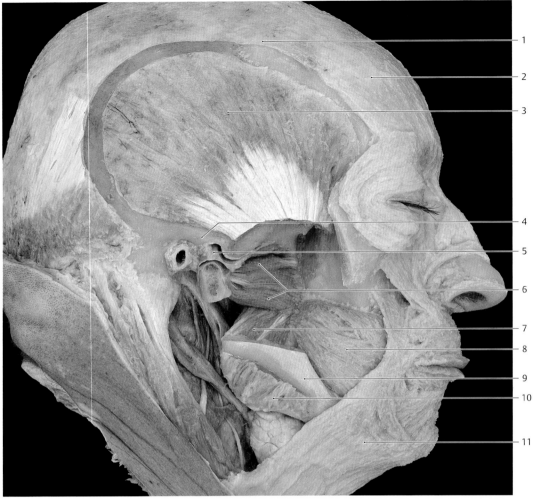

1 帽状腱膜
2 枕额肌额腹
3 颞肌
4 颧弓
5 颞下颌关节的
　关节盘
6 翼外肌
7 翼内肌
8 颊肌
9 下颌骨
10 咬肌
11 颈阔肌
12 颞下颌关节
13 外耳道

图 8.89　颞下颌关节和咀嚼肌。切除颧弓和部分下颌骨以显露翼内肌和翼外肌

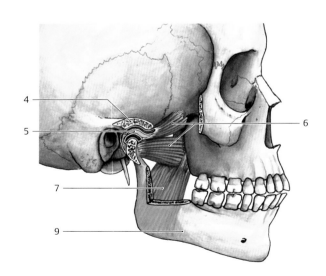

图 8.90　翼内肌和翼外肌及其与颞下颌关节盘的连接

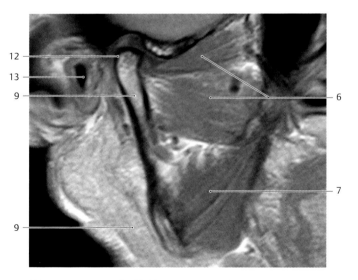

图 8.91　颞下颌关节和咀嚼肌（Courtesy of Prof. Uder, Institute of Radiology, University Hospital Erlangen, Germany.）

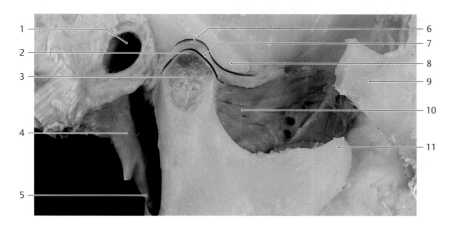

图 8.92 颞下颌关节（矢状断面）

1 外耳道

2 髁突的关节软骨

3 下颌骨髁突

4 茎突

5 茎突下颌韧带

6 下颌窝

7 关节盘

8 关节结节

9 颧骨

10 翼外肌

11 下颌骨冠突

12 二腹肌后腹

13 咬肌

14 颞肌

15 翼内肌

16 腮腺管

17 颊肌

18 下颌骨

19 下颌孔

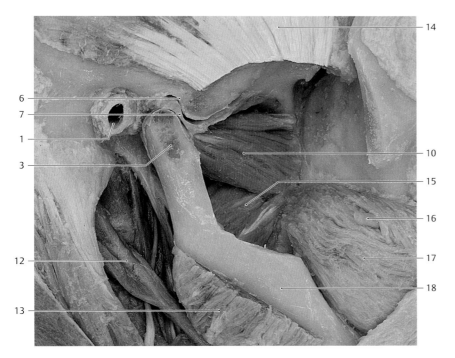

图 8.93 颞下颌关节。关节盘和相关肌的解剖（外侧面观）

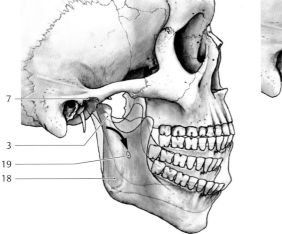
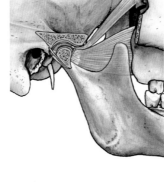
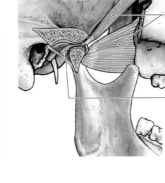

图 8.94 颞下颌关节运动与相关的翼外肌

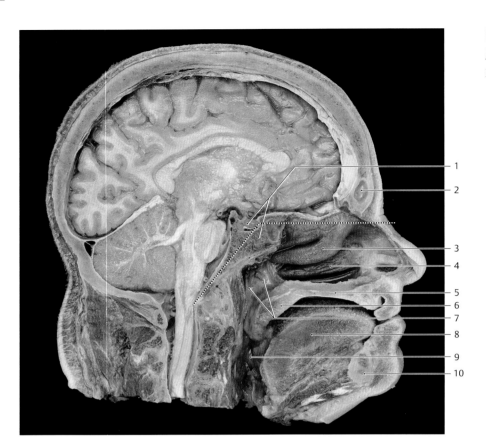

图 8.95　头部正中矢状断面。腭骨分隔鼻腔和口腔。颅底在蝶鞍形成一个约 150° 的夹角（虚线）

1　垂体位于垂体窝中
2　额窦
3　中鼻甲
4　下鼻甲
5　硬腭
6　软腭
7　咽和咽鼓管
8　舌
9　咽和腭扁桃体
10　下颌骨
11　喉

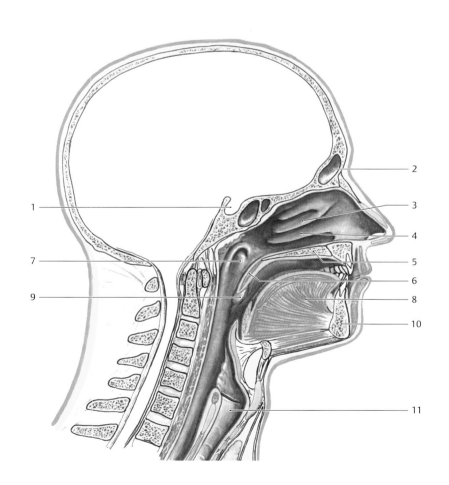

图 8.96　头部正中矢状断面。将舌移位以显示口腔与咽的连接以及腭扁桃体的位置

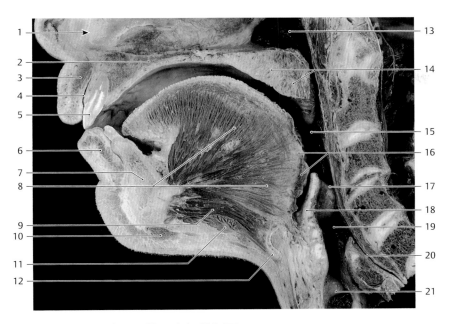

1 鼻腔　　　　　　12 舌骨
2 硬腭　　　　　　13 鼻咽
3 上唇和口轮　　　14 软腭和悬
　 匝肌　　　　　　　 雍垂
4 口腔前庭　　　　15 口咽
5 中切牙　　　　　16 舌根和舌扁
6 下唇和口轮　　　　 桃体
　 匝肌　　　　　　17 喉咽
7 下颌骨　　　　　18 会厌
8 颏舌肌　　　　　19 杓状会厌襞
9 颏舌骨肌　　　　20 喉咽延续为
10 二腹肌前腹　　　　 食管
11 下颌舌骨肌　　　21 喉

图 8.97　口腔和咽的正中矢状断面

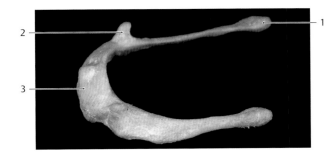

图 8.98　舌骨（斜外侧面观）

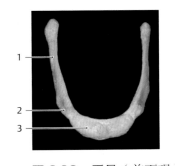

1 大角　⎫
2 小角　⎬ 舌骨
3 体　　⎭

图 8.99　舌骨（前面观）

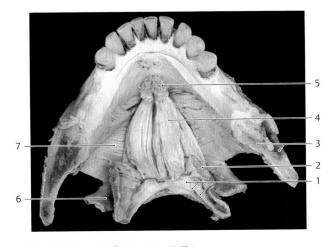

图 8.100　口底肌（上面观）

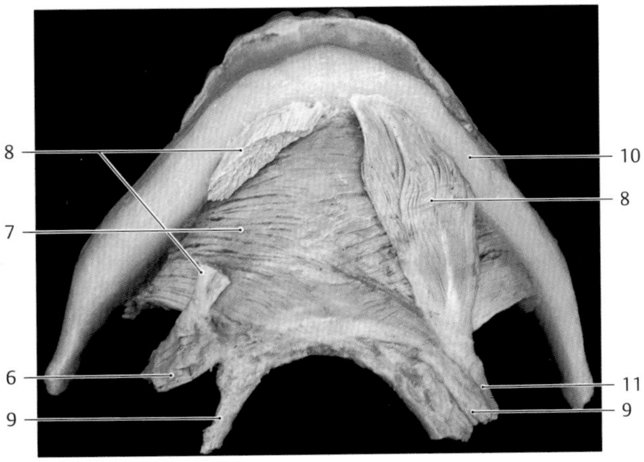

图 8.101　口底肌（下面观）。底部切断

1 舌骨小角和舌骨体　　　5 颏舌肌（切断）　　　　9 舌骨
2 舌骨舌肌（切断）　　　6 茎突舌骨肌（切断）　　10 下颌骨
3 下颌支和下牙槽神经　　7 下颌舌骨肌　　　　　　11 二腹肌中间腱
4 颏舌骨肌　　　　　　　8 二腹肌前腹

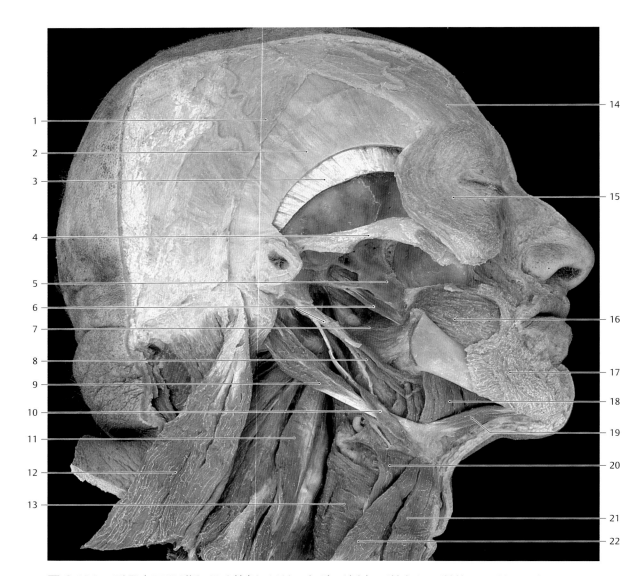

图 8.102 　舌骨上下肌群和咽（外侧面观）。切除下颌支、翼内肌、翼外肌和颞肌止点

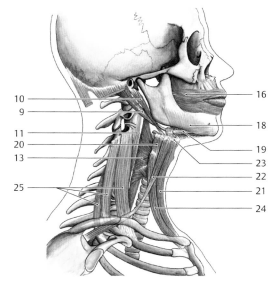

图 8.103 　舌骨上下肌群（外侧面观）

1　帽状腱膜	14　枕额肌额腹
2　颞筋膜	15　眼轮匝肌眶部
3　颞肌肌腱	16　颊肌
4　颧弓	17　降口角肌
5　翼突外侧板	18　下颌舌骨肌
6　腭帆张肌和茎突	19　二腹肌前腹
7　咽上缩肌	20　甲状舌骨肌
8　茎突舌肌	21　胸骨舌骨肌
9　二腹肌后腹	22　肩胛舌骨肌
10　茎突舌骨肌	23　舌骨
11　头长肌	24　胸骨甲状肌
12　胸锁乳突肌（翻开）	25　斜角肌
13　咽下缩肌	

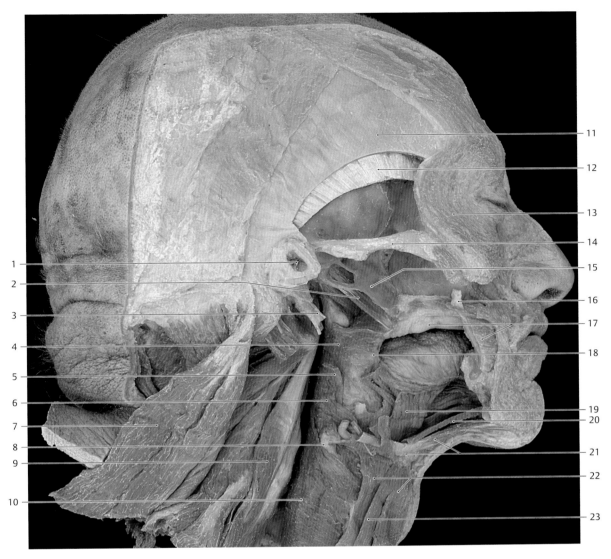

图 8.104　**舌骨上下肌群和咽**（外侧面观）。切除颊肌并打开口腔

1　外耳道

2　腭帆张肌

3　茎突

4　咽上缩肌

5　茎突咽肌（切断）

6　咽中缩肌

7　胸锁乳突肌

8　舌骨大角

9　头长肌

10　咽下缩肌

11　颞筋膜

12　颞肌肌腱

13　眼轮匝肌

14　颧弓

15　翼突外侧板

16　腮腺管

17　上颌牙龈（无牙）和颊肌（切断）

18　翼突下颌缝

19　舌骨舌肌

20　下颌舌骨肌

21　二腹肌前腹和舌骨

22　胸骨舌骨肌和甲状舌骨肌

23　肩胛舌骨肌

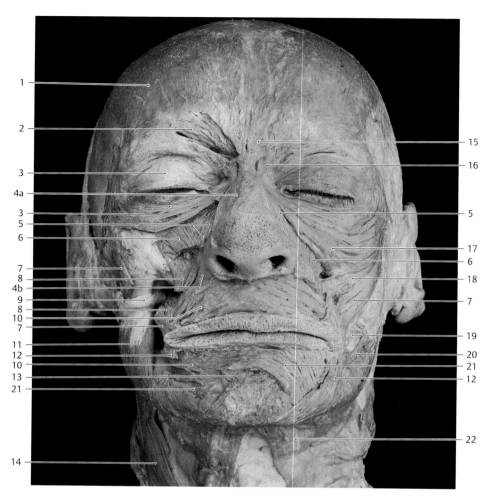

1 枕额肌额腹	15 降眉间肌
2 皱眉肌	16 降眉肌
3 眼轮匝肌睑部	17 眼轮匝肌眶部
4a 鼻肌横部	18 颧小肌
4b 鼻肌翼部	19 颊肌
5 提上唇鼻翼肌	20 笑肌
6 提上唇肌	21 降下唇肌
7 颧大肌	22 颈阔肌
8 提口角肌	23 帽状腱膜
9 腮腺管	24 颞顶肌
10 口轮匝肌	25 枕额肌枕腹
11 咬肌	26 腮腺及筋膜
12 降口角肌	27 颞筋膜
13 颏肌	28 眼轮匝肌
14 胸锁乳突肌	29 腮腺管和咬肌

图 8.105　面肌（前面观）。左侧 = 浅层；右侧 = 深层

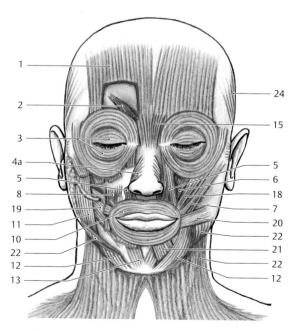

图 8.106　面肌（前面观）。左侧 = 浅层；右侧 = 深层

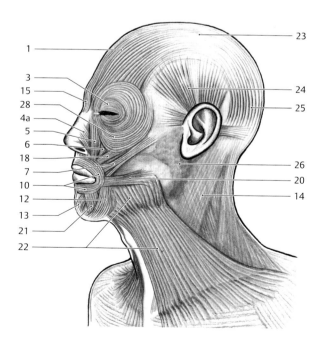

图 8.107　面肌（外侧面观）。括约肌环绕头部的孔裂。放射状排列的肌与之拮抗

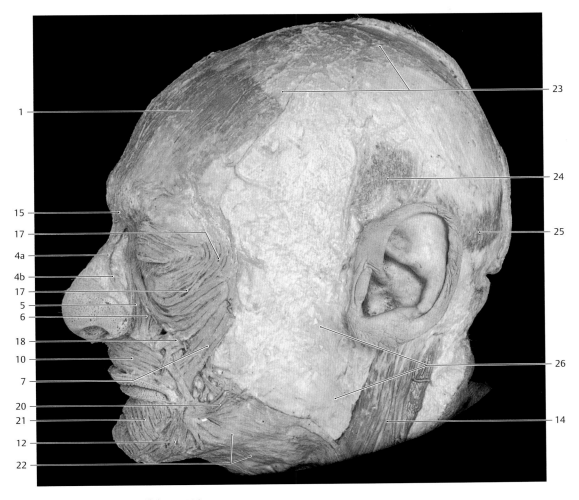

图 8.108　**面肌（外侧面观）**

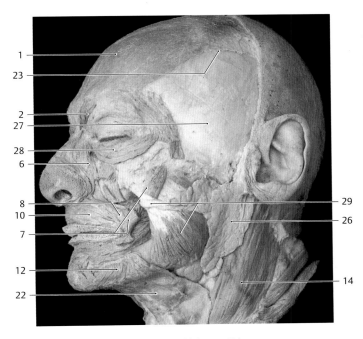

图 8.109　**面肌和腮腺（外侧面观）**

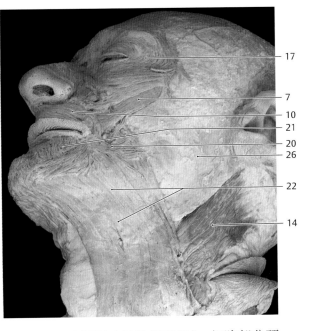

图 8.110　**颈阔肌（斜外侧面观）。切除部分颈筋膜浅层**

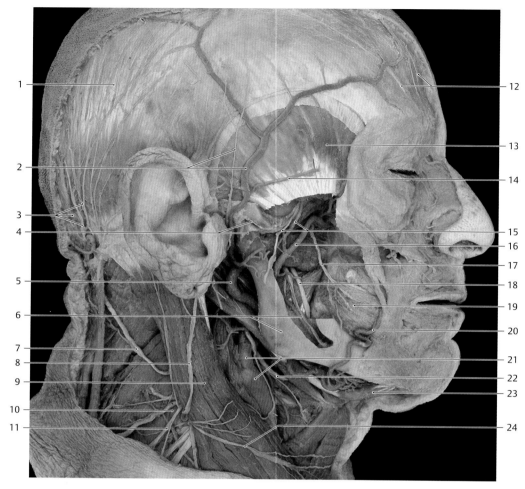

1	帽状腱膜
2	颞浅动脉和耳颞神经
3	枕动脉和枕大神经（C2）
4	颞下颌关节（打开）
5	颈外动脉
6	下颌骨、下牙槽动脉 和下牙槽神经
7	副神经
8	耳大神经
9	胸锁乳突肌
10	神经点
11	锁骨上神经
12	眶上神经
13	颞肌
14	面横动脉
15	咬肌神经和上颌动脉 颞深支
16	上颌动脉
17	颊神经
18	舌神经
19	颊肌
20	面动脉
21	颈外动脉和颈动脉窦
22	舌下神经
23	二腹肌
24	颈横神经

图 8.111　上颌动脉的解剖（外侧面观）。切除部分下颌支并打开下颌管

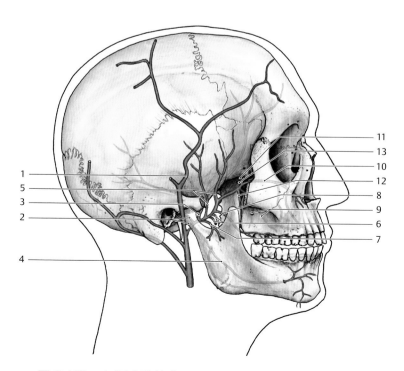

图 8.112　上颌动脉的主要分支（外侧面观）

1 颞浅动脉

第 1 段分支

2 耳深动脉和鼓室前动脉

3 脑膜中动脉

4 下牙槽动脉

第 2 段分支

5 颞深支

6 翼肌支

7 咬肌动脉

8 颊动脉

第 3 段分支

9 上牙槽后动脉

10 眶下动脉

11 蝶腭动脉及鼻腔支

12 腭降动脉

13 翼管动脉

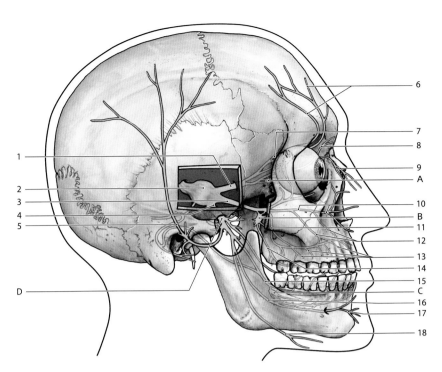

三叉神经

1 眼神经 （CN V₁）	11 上牙槽后神经
2 三叉神经节	12 上牙槽前神经和 上牙槽中神经
3 上颌神经 （CN V₂）	13 上牙丛
4 下颌神经 （CN V₃）	14 腭大神经
	15 舌神经
5 耳颞神经	16 下牙槽神经
6 眶上神经内侧支 和外侧支	17 颏神经
	18 下颌舌骨肌 神经
7 额神经	
8 鼻睫神经	A= 睫状神经节
9 鼻外支	B= 翼腭神经节
10 眶下神经	C= 下颌下神经节
	D= 耳神经节

图 8.113　三叉神经（CN V）及其主要分支。字母表示与三叉神经三大分支相关的 3 个自主神经节的位置

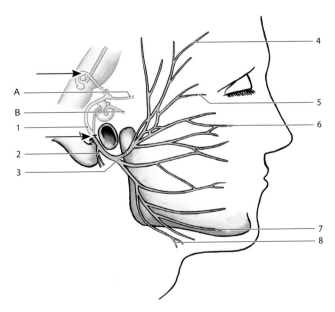

图 8.114　面神经（CN VII）及其分支。字母表示自主神经分支。上箭头 = 面神经膝，下箭头 = 茎乳孔

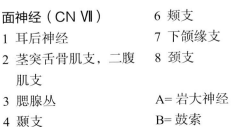

面神经（CN VII）

1 耳后神经	6 颊支
2 茎突舌骨肌支，二腹 肌支	7 下颌缘支
	8 颈支
3 腮腺丛	
4 颞支	A= 岩大神经
5 颧支	B= 鼓索

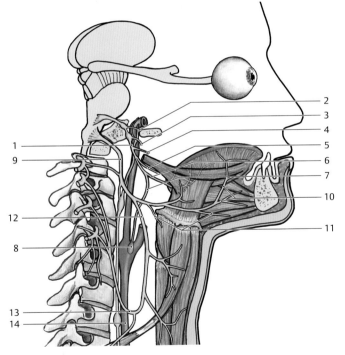

图 8.115　舌咽神经（CN IX）和舌下神经（CN XII）及其分支

1 舌咽神经（CN IX）	8 颈动脉小球
2 鼓室神经	9 舌下神经（CN XII）
3 茎突咽肌支	10 舌支
4 咽支	11 颏舌骨肌支和甲状舌骨肌支
5 扁桃体支	
6 舌支	12 颈袢上根
7 颈动脉窦支	13 颈袢
	14 颈总动脉

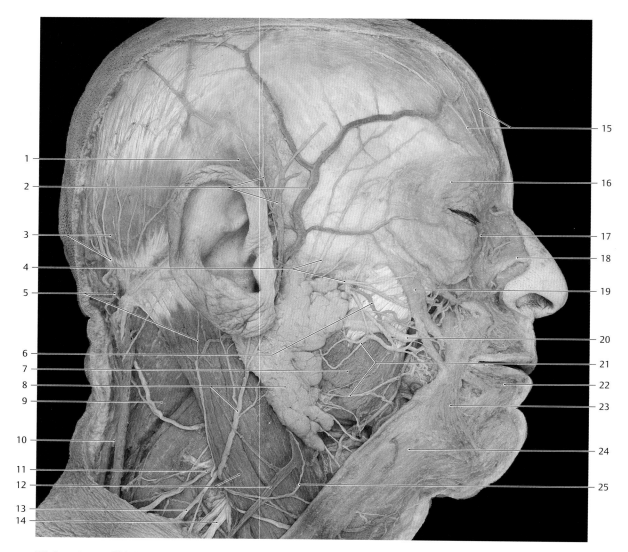

图 8.116　**面外侧区浅层解剖。** 面神经（CN Ⅶ）的周围分布

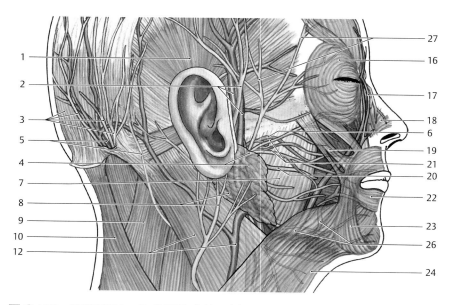

图 8.117　**面部浅层。** 注意腮腺中的面神经丛（外侧面观）

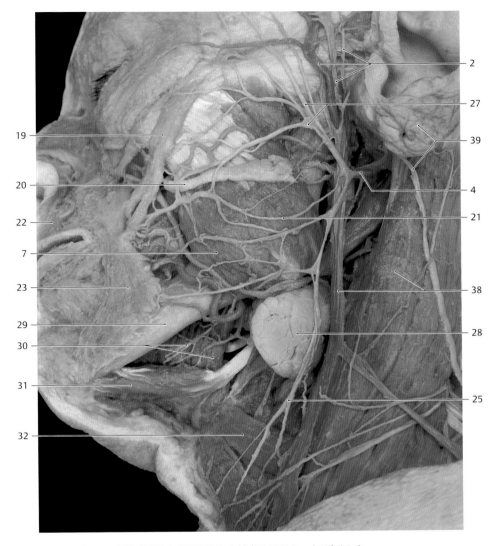

图 8.118 下颌后区和下颌下区（外侧面观）。切除腮腺

1 颞顶肌
2 颞浅动脉和静脉，耳颞神经
3 枕额肌枕腹和枕大神经（C2）
4 面神经（CN Ⅶ）
5 枕小神经和枕动脉
6 面横动脉
7 咬肌
8 腮腺和耳大神经
9 头夹肌
10 斜方肌
11 神经点，颈丛皮神经分布点
12 胸锁乳突肌和颈外静脉
13 锁骨上神经
14 臂丛
15 眶上神经
16 眼轮匝肌
17 内眦动脉（面动脉终末支）
18 鼻肌
19 颧大肌
20 腮腺管
21 面神经颧支和颊支
22 口轮匝肌
23 降口角肌
24 颈阔肌
25 面神经颈支（与颈丛的颈横
   神经吻合）
26 面动脉和面静脉
27 面神经颞支
28 下颌下腺
29 下颌骨
30 下颌舌骨肌和下颌舌骨肌
   神经
31 二腹肌前腹
32 肩胛舌骨肌
33 岩大神经
34 膝状神经节
35 鼓索
36 耳后神经
37 茎乳孔
38 胸锁乳突肌和下颌后静脉
39 耳垂和耳大神经

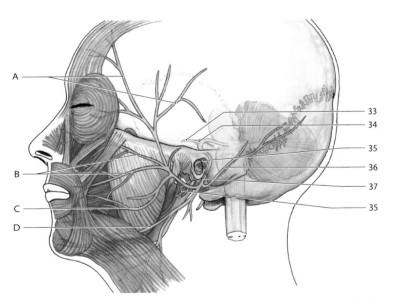

图 8.119 面神经的主要分支（外侧面观）。A＝颞支；B＝颧支；
C＝颊支；D＝下颌缘支

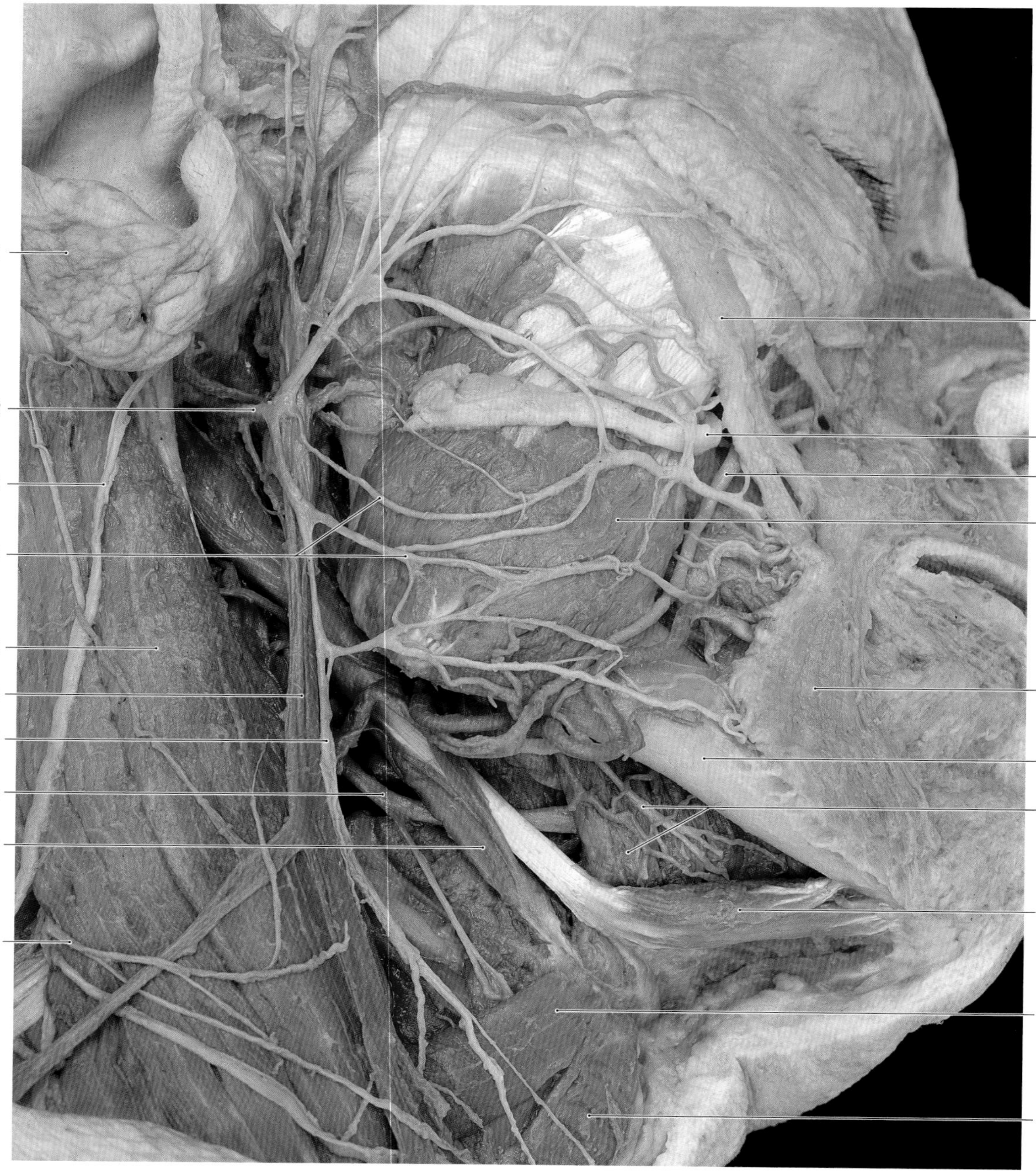

图 8.120 下颌后区和下颌下区（外侧面观）。切除腮腺和下颌下腺。腮腺丛（4）由面神经的颞支、颧支、颊支、下颌缘支和颈支形成，从腮腺发出

1 耳垂	8 舌下神经（CN XII）	15 降口角肌
2 面神经（CN VII）	9 茎突舌骨肌	16 下颌骨
3 耳大神经	10 颈横神经	17 下颌舌骨肌和下颌舌骨肌神经
4 腮腺丛	11 颧大肌	18 二腹肌前腹
5 胸锁乳突肌	12 腮腺管	19 肩胛舌骨肌
6 下颌后静脉	13 面动脉	20 胸骨舌骨肌
7 面神经颈支	14 咬肌	

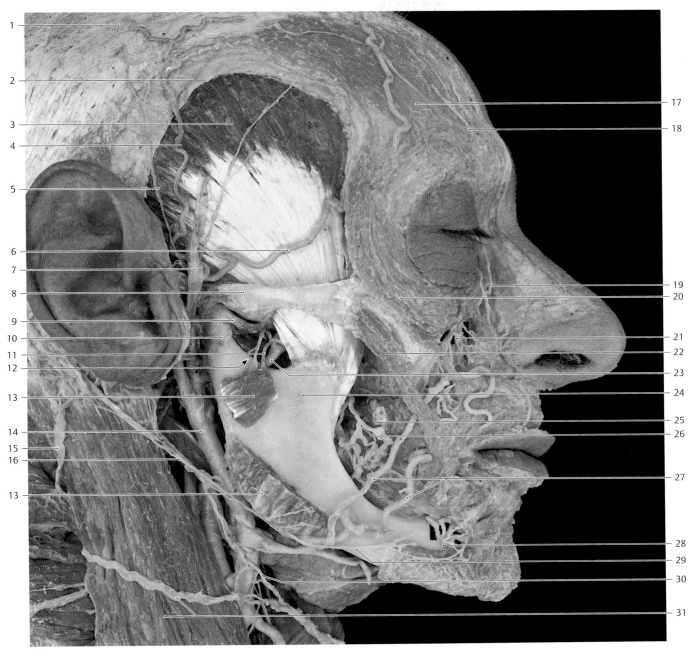

图 8.121　面外侧区浅层解剖。切除部分咬肌和颞筋膜以显露咬肌动脉和咬肌神经

1　帽状腱膜	9　颞下颌关节的关节盘	17　枕额肌额腹	25　腮腺管（切断）
2　颞筋膜	10　下颌头	18　眶上神经内侧支	26　颊神经
3　颞肌	11　咬肌动脉和咬肌神经	19　内眦动脉	27　面动脉和面静脉
4　颞浅动脉顶支	12　下颌切迹	20　眼轮匝肌	28　颏神经
5　耳颞神经	13　咬肌（离断）	21　眶下神经	29　面神经下颌支
6　颞浅动脉额支	14　颈外动脉	22　颧大肌	30　面神经颈支
7　颞浅静脉	15　耳大神经	23　上颌动脉	31　颈横神经（与面神经
8　颧弓	16　面神经（翻开）	24　下颌骨冠突	交通）和胸锁乳突肌

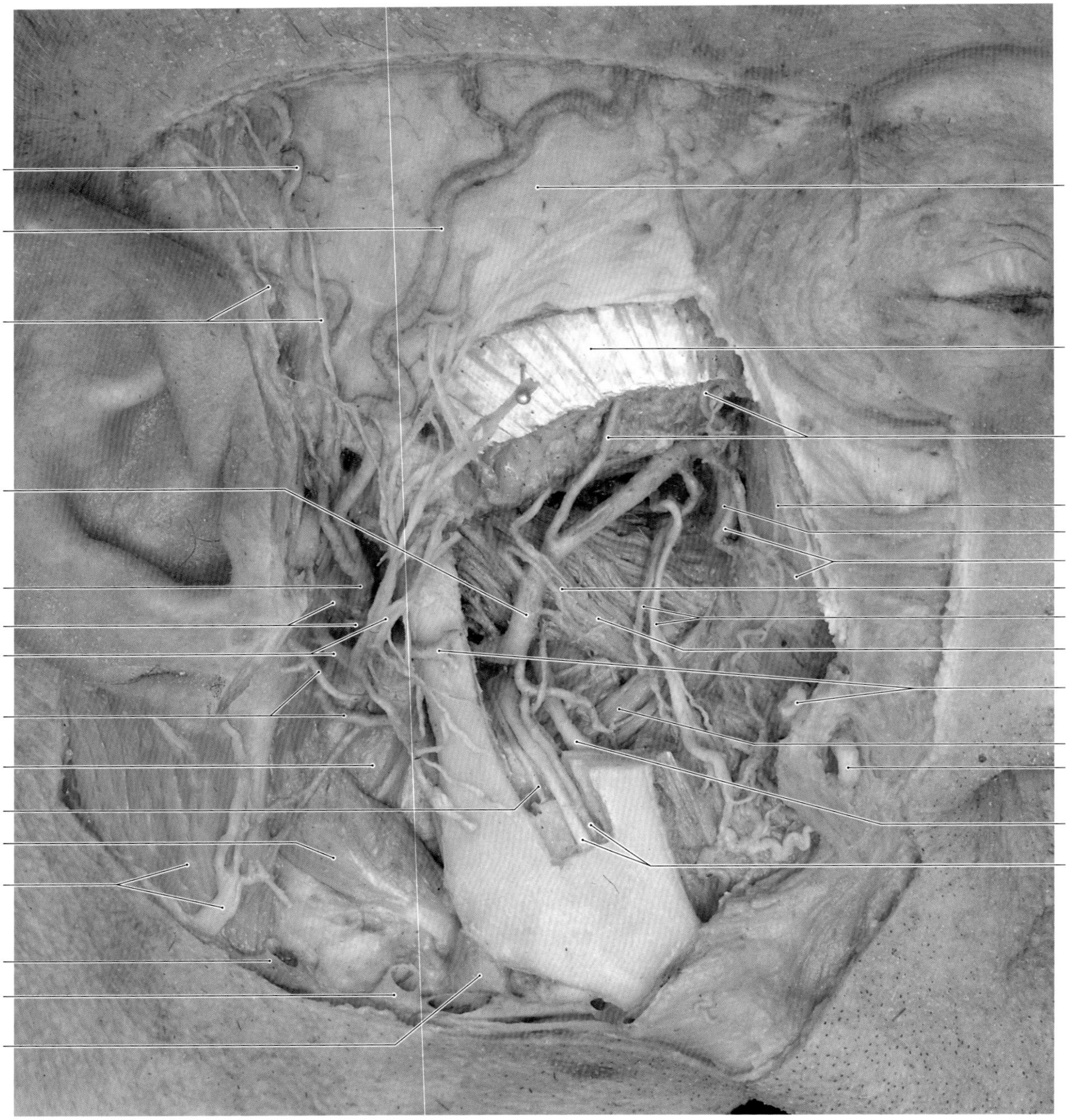

图 8.122 **面部和下颌后区的深层解剖。切除下颌骨冠突和颞肌止点以显露上颌动脉。打开下颌管上部**

1 颞浅动脉顶支	11 二腹肌后腹	21 上牙槽后动脉
2 颞浅动脉额支	12 耳大神经和胸锁乳突肌	22 咬肌动脉和咬肌神经
3 耳颞神经	13 颈外静脉	23 颊神经和颊动脉
4 上颌动脉	14 下颌后静脉	24 翼突
5 颞浅动脉	15 下颌下腺	25 面横动脉和腮腺管（切断）
6 面神经和耳颞神经交通支	16 颞筋膜	26 翼内肌
7 面神经	17 颞肌腱	27 面动脉
8 耳后动脉和颞浅动脉耳前支	18 颞深动脉	28 舌神经
9 颈内静脉	19 上牙槽后支	29 下牙槽动脉和下牙槽神经（打开下颌管）
10 下颌舌骨肌神经	20 蝶腭动脉	

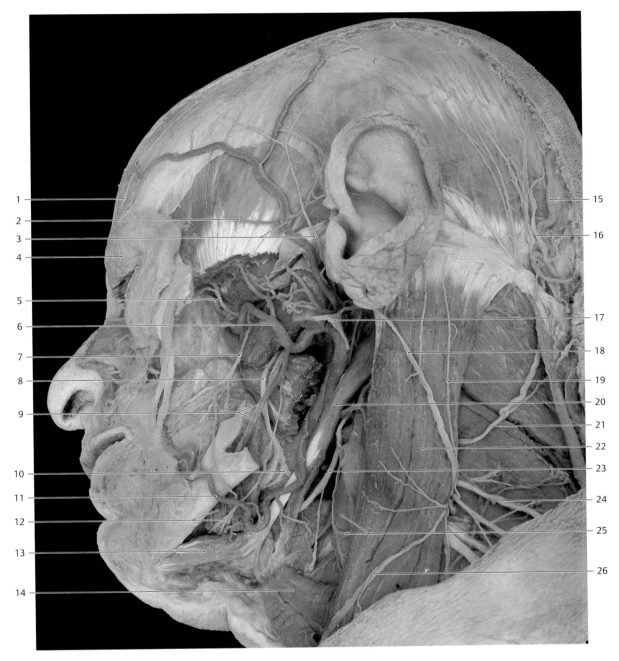

图 8.123　咽周和下颌后区的解剖（斜外侧面观）。切除部分下颌骨

1　眶上神经（内侧支）

2　颞肌

3　颞浅动脉和耳颞神经

4　眼轮匝肌

5　颞深前动脉

6　上颌动脉

7　颊神经

8　舌神经

9　下牙槽神经和下牙槽动脉

10　下颌下神经节

11　面动脉

12　下颌舌骨肌和下颌舌骨肌神经

13　二腹肌前腹

14　肩胛舌骨肌

15　枕动脉

16　枕大神经（C2）

17　面神经（CN Ⅶ）（切断）

18　耳大神经

19　枕小神经

20　二腹肌后腹

21　副神经（变异）

22　胸锁乳突肌

23　舌下神经（CN Ⅻ）

24　锁骨上外侧神经和锁骨上
　　中间神经

25　颈内静脉和颈袢

26　锁骨上内侧神经

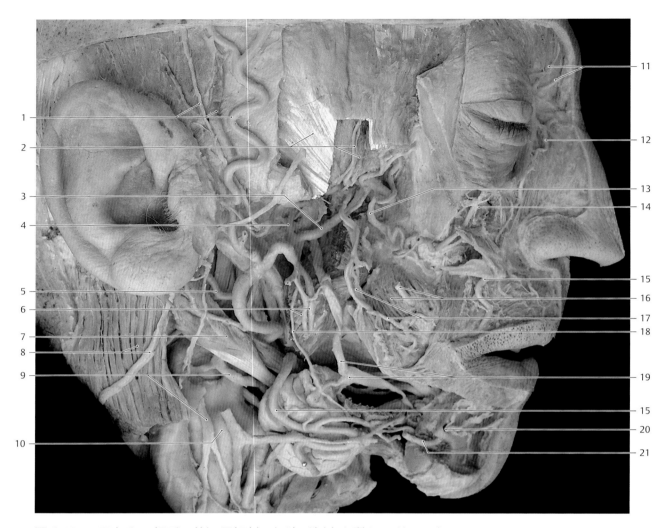

图 8.124　面部和下颌后区的深层解剖。切除下颌支和翼肌，颞肌开窗

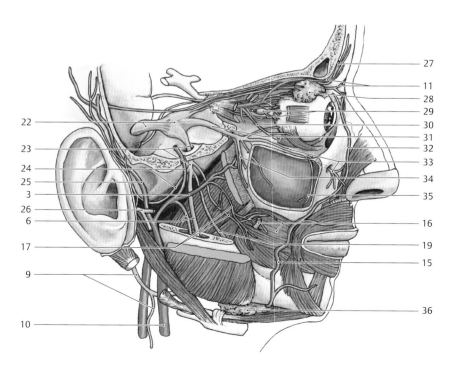

图 8.125　面深层的动脉和神经。显示上颌动脉和三叉神经的精细解剖

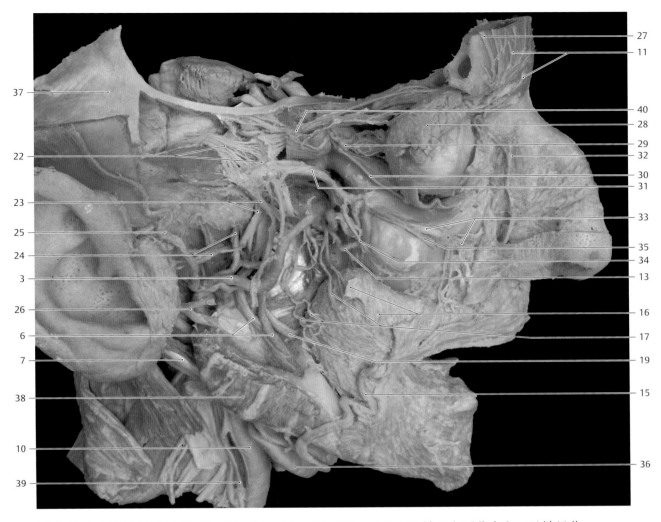

图 8.126　颞下区的深层解剖。切除下颌骨和眶外侧壁。显示三叉神经主要分支和三叉神经节

1　颞浅动脉、颞浅静脉和耳颞神经

2　颞肌肌腱、颞深神经和颞深动脉

3　上颌动脉

4　脑膜中动脉

5　枕动脉

6　下牙槽动脉和下牙槽神经

7　二腹肌后腹

8　耳大神经和胸锁乳突肌

9　舌下神经和颈袢上根

10　颈外动脉

11　滑车上神经和眶上动脉内侧支

12　内眦动脉

13　上牙槽后动脉

14　眶下神经

15　面动脉

16　腮腺管（切断）和颊肌

17　颊动脉和颊神经

18　下颌舌骨肌神经

19　舌神经和下颌下神经节

20　颏神经和颏孔

21　下牙槽神经

22　三叉神经和三叉神经节

23　下颌神经（CN V₃）

24　耳颞神经和脑膜中动脉

25　颞浅动脉

26　面神经

27　眶上神经外侧支

28　泪腺

29　睫状神经节和睫状短神经

30　动眼神经下支

31　上颌神经（CN V₂）

32　内眦动脉

33　眶下神经

34　上牙槽后神经

35　上牙槽前神经

36　下颌下腺

37　小脑幕

38　咬肌

39　颈袢上根

40　眼神经（CN V₁）

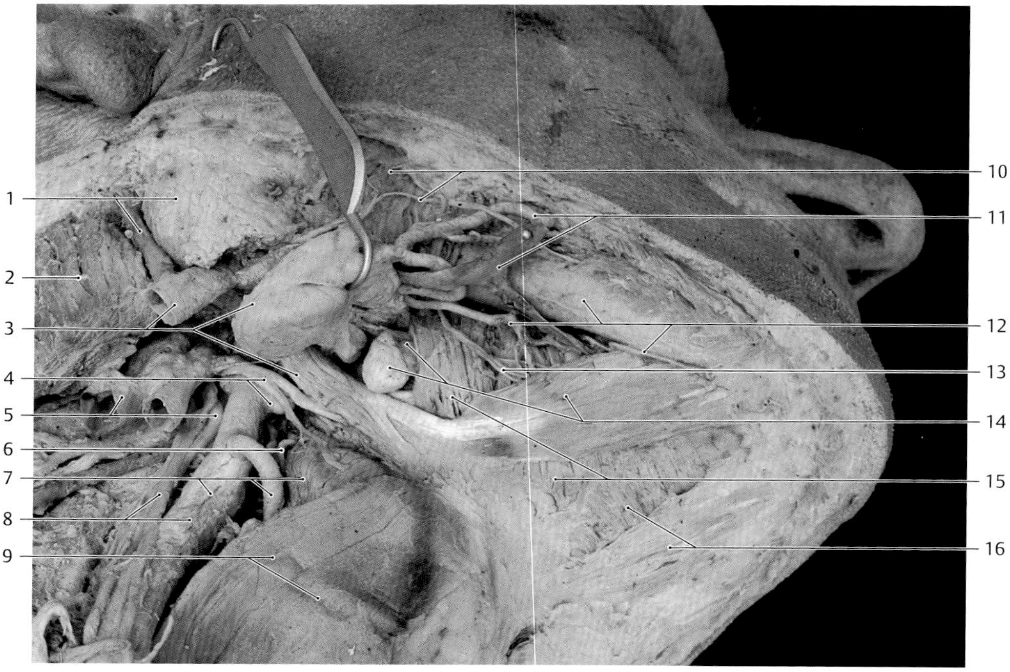

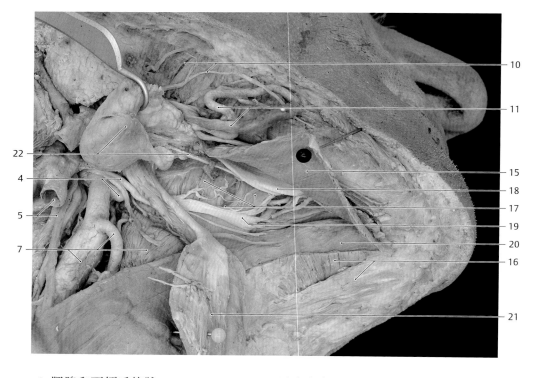

图 8.127 下颌下三角，浅层解剖（右侧下面观）。翻开下颌下腺

图 8.128 下颌下三角，深层解剖（右侧下面观）。切除下颌舌骨肌，翻开下颌下腺以显露舌神经和舌下神经

1 腮腺和下颌后静脉
2 胸锁乳突肌
3 下颌后静脉、下颌下腺和茎突舌骨肌
4 舌下神经和舌动脉
5 迷走神经和颈内静脉
6 喉上动脉
7 颈外动脉、甲状舌骨肌和甲状腺上动脉

8 颈总动脉和颈袢上根
9 肩胛舌骨肌和胸骨舌骨肌
10 咬肌和面神经下颌缘支
11 面动脉和面静脉
12 下颌骨、颏下动脉和颏下静脉
13 下颌舌骨肌神经
14 下颌下腺管、舌下腺和二腹肌前腹
15 下颌舌骨肌

16 下颌舌骨肌和左侧二腹肌前腹
17 舌骨舌肌和舌动脉
18 舌神经
19 舌下神经
20 颏舌骨肌
21 右侧二腹肌前腹
22 下颌下腺和下颌下腺管

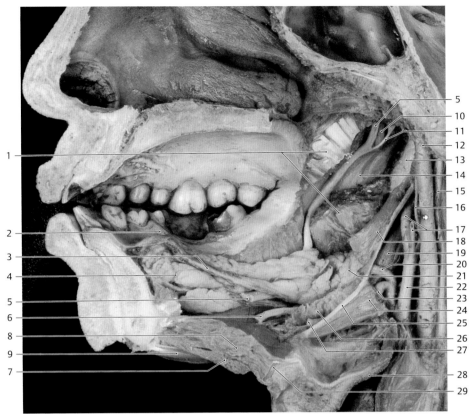

1 翼内肌
2 舌下阜
3 下颌下腺管
4 舌下腺
5 舌神经
6 舌下神经
7 下颌舌骨肌
8 颏舌骨肌
9 二腹肌前腹
10 下牙槽神经
11 鼓索
12 颈内动脉
13 腮腺
14 蝶下颌韧带
15 迷走神经
16 舌咽神经
17 颞浅动脉和咽升动脉
18 茎突舌肌
19 二腹肌后腹
20 面动脉
21 下颌下腺
22 颈外动脉
23 舌动脉
24 咽中缩肌
25 茎突舌骨韧带
26 舌骨舌肌
27 舌深动脉
28 会厌
29 舌骨
30 颊肌
31 舌
32 下颌骨（切断）
33 腮腺管
34 咬肌
35 右、左舌下阜
36 左舌下阜

图 8.129　口腔（内侧面观）。切除舌和咽壁

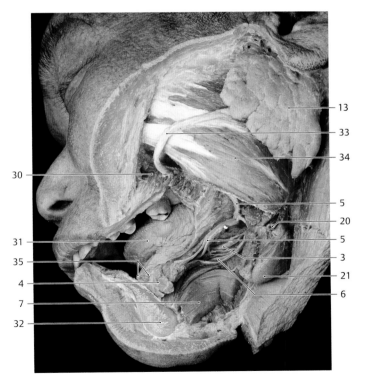

图 8.130　大唾液腺的解剖（下外侧面观）。切除部分左侧下颌骨和颊肌以显露口腔

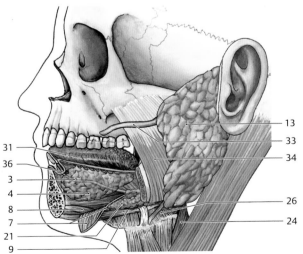

图 8.131　大唾液腺位置与口腔的关系（外侧面观）

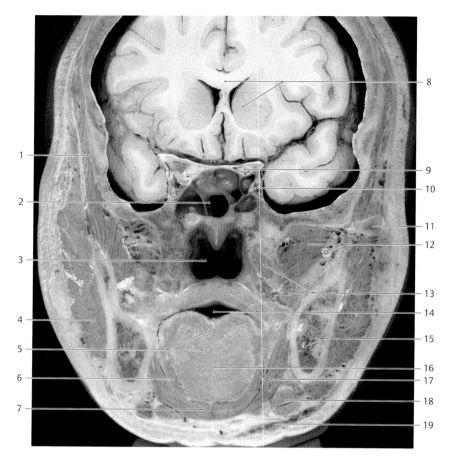

图 8.132 蝶窦水平的颅腔、鼻腔和口腔冠状断面

1 颞肌
2 蝶窦
3 鼻咽
4 咬肌
5 舌上纵肌、舌横肌和舌垂直肌
6 舌骨舌肌
7 颏舌骨肌
8 胼胝体（尾状核）
9 视神经
10 海绵窦
11 颧弓
12 翼外肌和上颌动脉的断面
13 翼内肌的断面
14 软腭
15 下颌骨和下牙槽神经
16 舌中隔
17 下颌舌骨肌
18 下颌下腺
19 颈阔肌
20 枕骨大孔、椎动脉和脊髓
21 颈内动脉
22 下颌头
23 茎突
24 下牙槽神经
25 舌神经和鼓索
26 翼内肌
27 悬雍垂
28 二腹肌前腹（切断）
29 枕髁
30 乳突
31 翼外肌
32 咽鼓管和腭帆提肌
33 腭帆张肌
34 鼻中隔
35 下颌骨
36 脊髓
37 降下唇肌
38 颏肌
39 颏舌肌

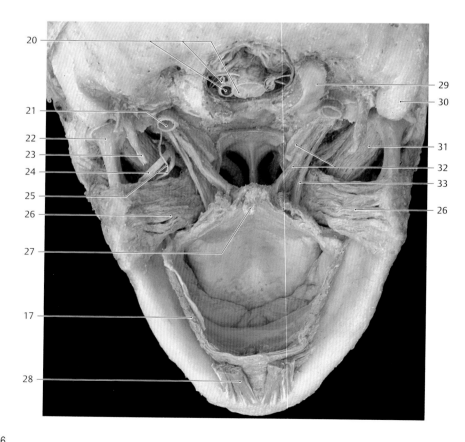

图 8.133 翼肌和腭肌（后面观）

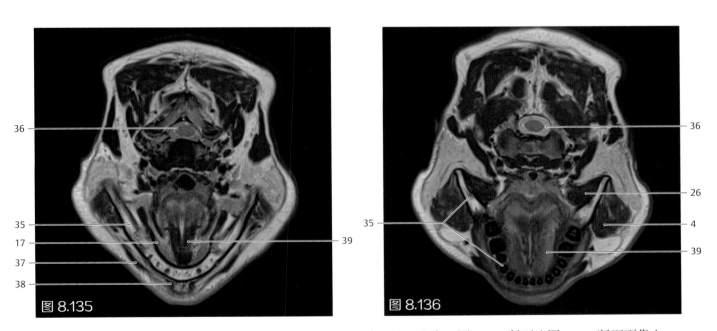

图 8.134　蝶窦水平的颅腔冠状断面（MRI 扫描图）（Courtesy of Prof. Uder, Institute of Radiology, University Hospital Erlangen, Germany.）

图 8.135 和图 8.136　口腔不同水平的水平断面（斜过下颌骨）。注意，图 8.136 断面比图 8.135 断面更靠上方（Courtesy of Prof. Uder, Institute of Radiology, University Hospital Erlangen, Germany.）

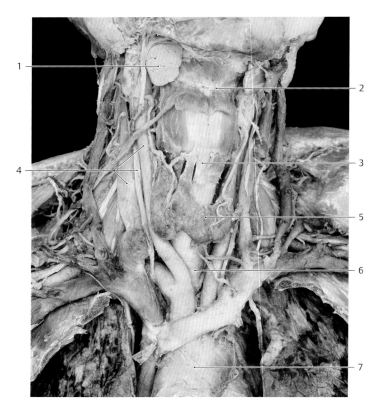

图 8.137 颈部的局部解剖（前面观）。切除前方的肌和胸壁

1 下颌下腺

2 舌骨

3 喉（甲状软骨）

4 颈部神经和血管（颈动脉、颈内静脉和迷走神经）

5 甲状腺

6 气管

7 主动脉弓

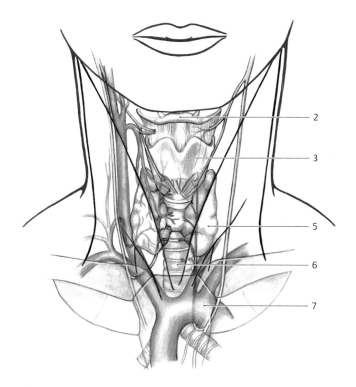

图 8.138 颈部器官（前面观）。主要动脉干显示为红色

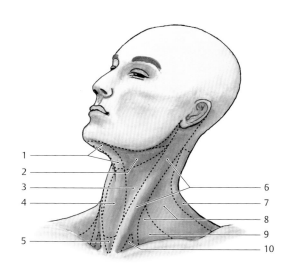

1 颏下三角

2 下颌下三角

3 颈动脉三角

4 肌三角

颈前区

5 颈静脉窝

6 胸锁乳突肌区

7 颈后区

8 颈外侧区

9 锁骨上大窝（锁骨上三角）

10 锁骨上小窝

图 8.139 颈部的三角和分区（斜外侧面观）

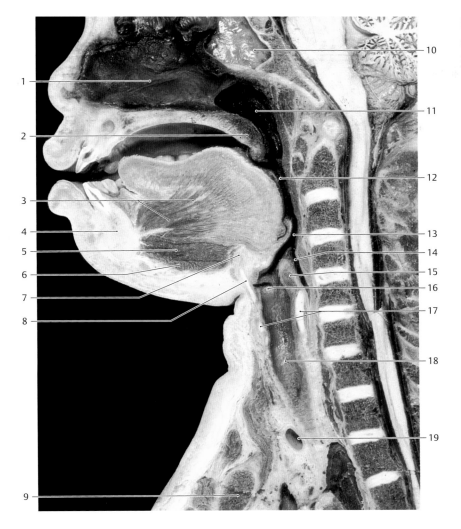

图 8.140　成人头颈正中矢状断面。
注意，成人喉的位置较下图 8.141 中
新生儿喉的位置低

1　鼻中隔
2　悬雍垂
3　颏舌肌
4　下颌骨
5　颏舌骨肌
6　下颌舌骨肌
7　舌骨
8　甲状软骨
9　胸骨柄
10　蝶窦
11　鼻咽
12　口咽
13　会厌
14　喉咽
15　杓肌
16　声襞
17　环状软骨
18　气管
19　左头臂静脉
20　胸腺
21　食管

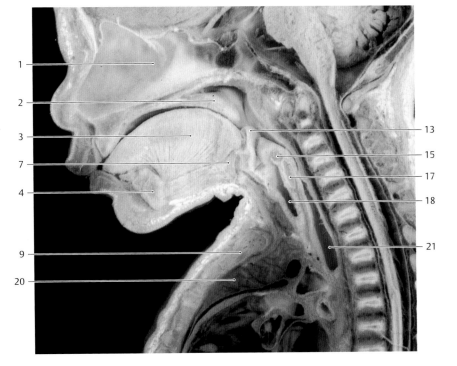

图 8.141　新生儿头颈正中矢状断
面。注意与上图 8.140 成人相比，喉
的位置较高，会厌接近悬雍垂

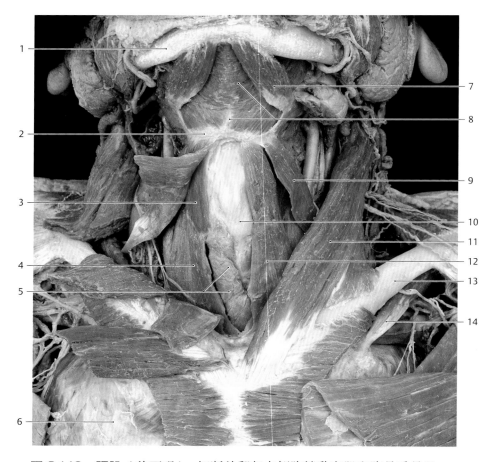

图 8.142 **颈肌**（前面观）。切断并翻起右侧胸锁乳突肌和胸骨舌骨肌

1 下颌骨

2 舌骨

3 甲状舌骨肌

4 胸骨甲状肌

5 甲状腺

6 第 2 肋

7 二腹肌前腹

8 下颌舌骨肌（和
  下颌舌骨肌线）

9 肩胛舌骨肌

10 甲状软骨

11 胸锁乳突肌

12 胸骨舌骨肌

13 锁骨

14 锁骨下肌

15 二腹肌后腹

16 茎突舌骨肌

17 斜角肌

18 斜方肌

19 第 1 肋

20 肩胛骨

21 气管

22 胸骨柄

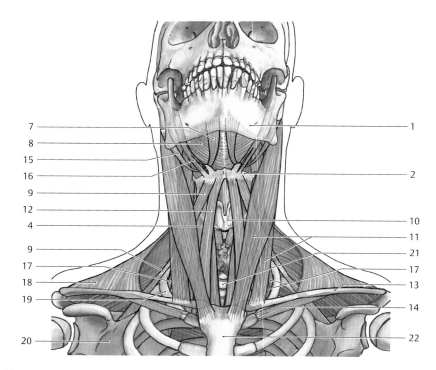

图 8.143 **颈肌**（前面观）

颈肌非常复杂，根据其功能大致分为两群：一群连接头与舌骨和喉之间；另一群连接头和胸廓。胸锁乳突肌为颈前三角和颈后三角的分界。

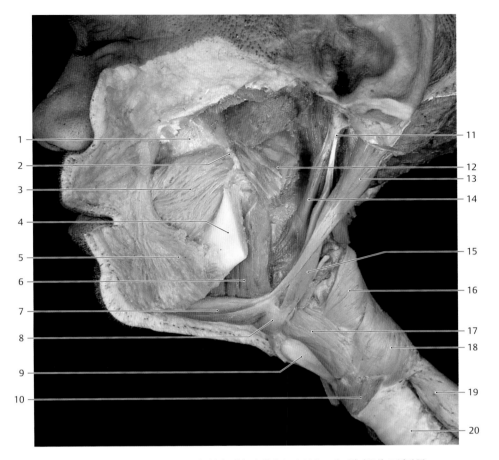

图 8.144 咽、舌骨上下肌群的解剖（外侧面观）。切除部分下颌骨

1 上颌骨

2 翼突下颌缝

3 颊肌

4 下颌骨（切断）

5 降口角肌

6 下颌舌骨肌

7 二腹肌前腹

8 舌骨

9 甲状软骨

10 环甲肌

11 茎突

12 翼内肌（切断）

13 二腹肌后腹

14 茎突舌肌

15 茎突舌骨肌

16 咽下缩肌甲咽部

17 甲状舌骨肌

18 咽下缩肌环咽部

19 食管

20 气管

21 上颌第 1 磨牙

22 舌

23 舌下纵肌

24 颏舌肌

25 咽上缩肌

26 舌下神经

27 舌骨舌肌

28 喉上神经和喉上动脉

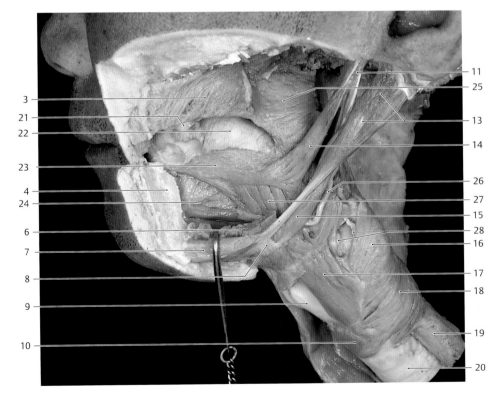

图 8.145 咽、舌骨上下肌群的解剖（外侧面观）。打开口腔

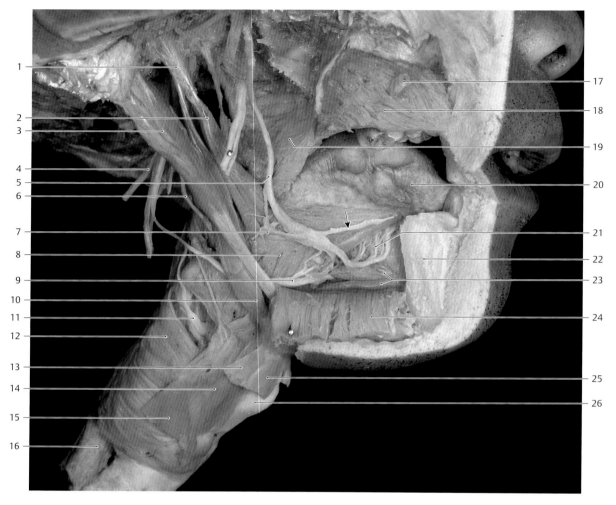

图 8.146　咽旁和舌下区。舌的神经支配。切除部分侧面部和下颌骨，打开口腔。箭头 = 下颌下腺管

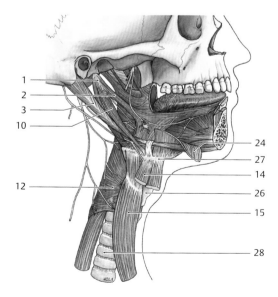

图 8.147　舌骨上下肌群和咽

1　颞骨茎突
2　茎突舌肌
3　二腹肌后腹
4　迷走神经（CN Ⅹ）
5　舌神经（CN V₃）
6　舌咽神经（CN Ⅸ）
7　下颌下神经节
8　舌骨舌肌
9　舌下神经（CN Ⅻ）
10　茎突舌骨肌
11　喉上神经内支（迷走神经
　　分支，不可见）
12　咽中缩肌
13　肩胛舌骨肌（切断）
14　甲状舌骨肌

15　胸骨甲状肌
16　食管
17　腮腺管（切断）
18　颊肌
19　咽上缩肌
20　舌
21　舌神经终支
22　下颌骨（切断）
23　颏舌肌和颏舌骨肌
24　下颌舌骨肌（切断和翻起）
25　胸骨舌骨肌（切断）
26　甲状软骨
27　舌骨
28　气管

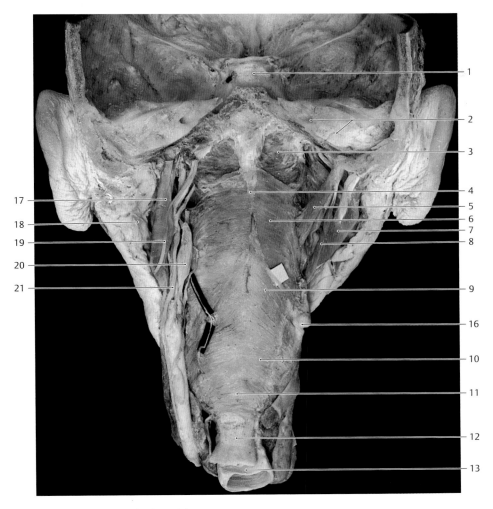

1 蝶鞍
2 内耳道和颞骨岩部
3 咽颅底筋膜
4 咽纤维缝
5 茎突咽肌
6 咽上缩肌
7 二腹肌后腹
8 茎突舌骨肌
9 咽中缩肌
10 咽下缩肌
11 无肌区（Killian 三角）
12 食管
13 气管
14 甲状腺和甲状旁腺
15 翼内肌
16 舌骨大角
17 颈内静脉
18 腮腺
19 副神经
20 交感干的颈上神经节

21 迷走神经
22 Laimer 三角（容易发展为憩室的区域）
23 眼轮匝肌
24 鼻肌
25 提上唇肌和提上唇鼻翼肌
26 提口角肌
27 口轮匝肌
28 颊肌
29 降下唇肌
30 舌骨舌肌
31 甲状舌骨肌
32 甲状软骨
33 环甲肌
34 翼突下颌缝
35 腭帆张肌
36 腭帆提肌
37 降口角肌
38 颏肌
39 茎突舌肌

图 8.148　咽肌（后面观）

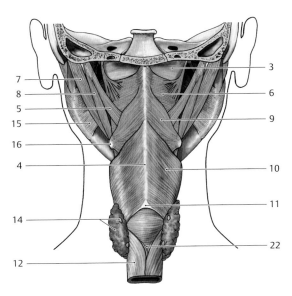

图 8.149　咽肌图（后面观）

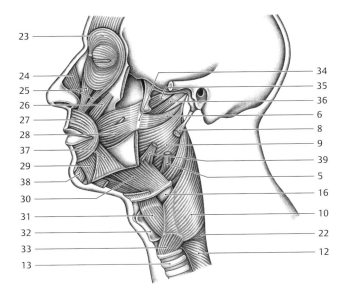

图 8.150　咽肌（外侧面观）

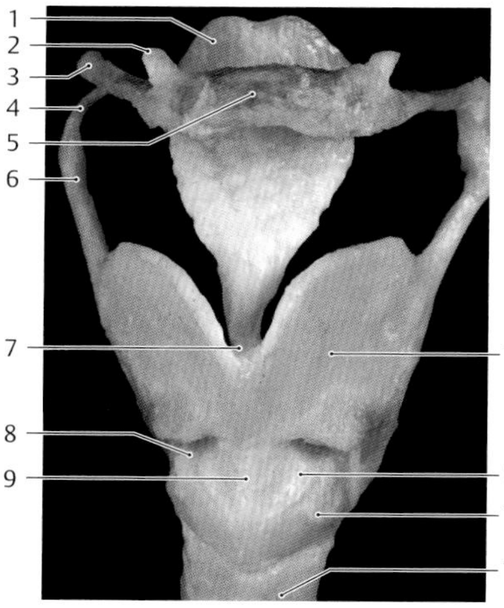

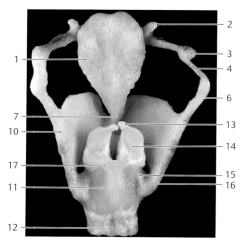

图 8.151 喉软骨与舌骨（前面观）

图 8.152 喉软骨与舌骨（后面观）

1 会厌
2 舌骨小角
3 舌骨大角
4 甲状舌骨外侧韧带
5 舌骨体
6 甲状软骨上角
7 甲状会厌韧带
8 弹性圆锥
9 环甲韧带
10 甲状软骨
11 环状软骨
12 气管
13 小角软骨
14 杓状软骨
15 环杓后韧带
16 环甲关节
17 环杓关节

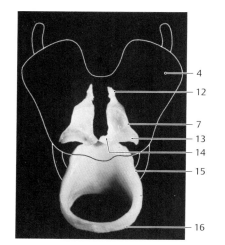

图 8.153 喉软骨（前面观）。
线条指示甲状软骨轮廓

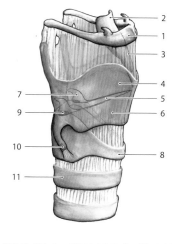

图 8.154 喉软骨和韧带（外侧面观）

1 舌骨
2 会厌
3 甲状舌骨膜
4 甲状软骨
5 声韧带
6 弹性圆锥
7 杓状软骨
8 环状软骨
9 环杓关节
10 环甲关节
11 气管软骨
12 小角软骨
13 杓状软骨肌突
14 杓状软骨声带突
15 环状软骨板
16 环状软骨弓

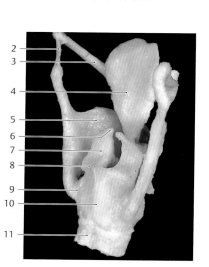

图 8.155 喉软骨（斜后面观）

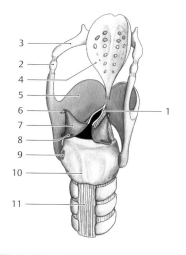

图 8.156 喉软骨图（斜后面观）

1 声韧带
2 甲状舌骨外侧韧带
3 舌骨大角
4 会厌
5 甲状软骨
6 小角软骨
7 杓状软骨
8 环杓关节
9 环甲关节
10 环状软骨
11 气管

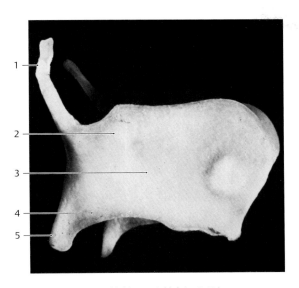

图 8.157 甲状软骨（外侧面观）

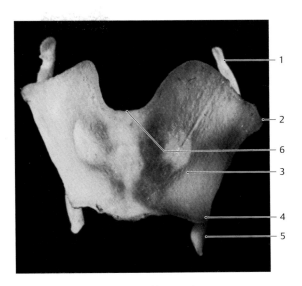

图 8.158 甲状软骨（前面观）

1 上角	4 下结节
2 上结节	5 下角
3 甲状软骨板	6 上切迹

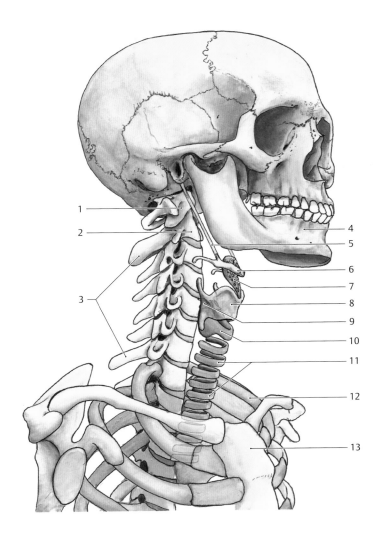

1 寰椎

2 枢椎

3 颈椎（C2~C7）

4 下颌骨

5 茎突舌骨韧带

6 舌骨

7 会厌

8 甲状软骨

9 杓状软骨

10 环状软骨

11 气管软骨

12 第 1 肋

13 胸骨柄

图 8.159 颈部喉和舌骨的位置（斜外侧面观）

415

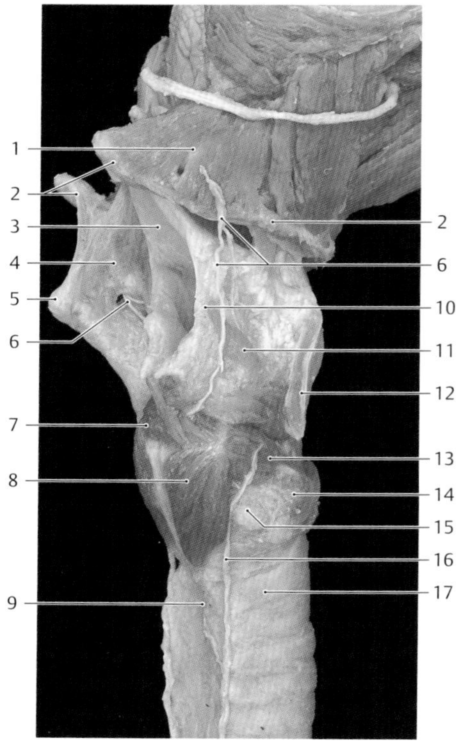

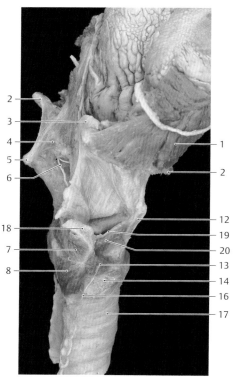

图 8.160 喉肌 (外侧面观)。
切除部分甲状软骨和甲杓肌

图 8.161 喉肌 (外侧面观)。声
韧带的解剖。切除一半甲状软骨

1 舌骨舌肌
2 舌骨
3 会厌
4 甲状舌骨膜
5 甲状软骨上角
6 喉上神经
7 杓横肌
8 环杓后肌
9 气管横肌
10 杓状会厌襞
11 甲状会厌肌
12 甲状软骨
13 环杓侧肌
14 环状软骨
15 甲状软骨关节面
16 喉下神经 (喉返神经分支)
17 气管
18 杓状软骨
19 声韧带
20 声带肌 (甲杓肌部)
21 甲状舌骨肌
22 环甲肌
23 舌根
24 楔状结节
25 小角结节
26 杓会厌肌

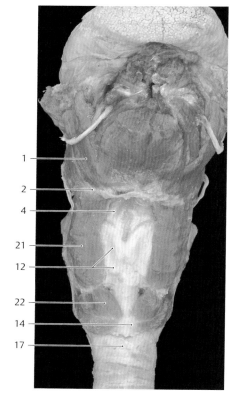

图 8.162 喉肌和咽 (前面观)

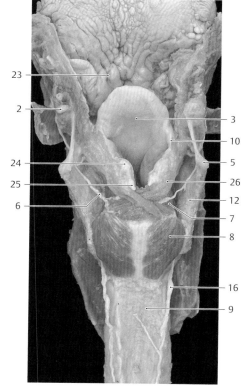

图 8.163 喉肌和咽 (后面观)

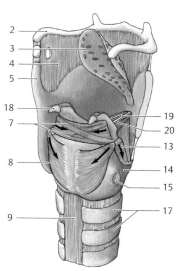

图 8.164 喉内肌的作用

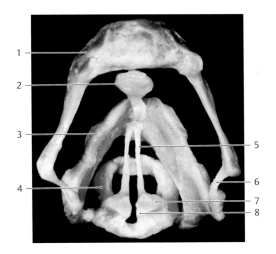

图 8.165 喉软骨和声韧带（上面观）

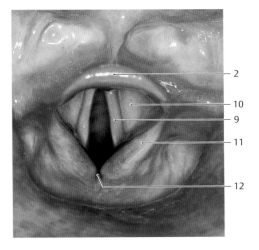

图 8.166 活体的声门（上面观）

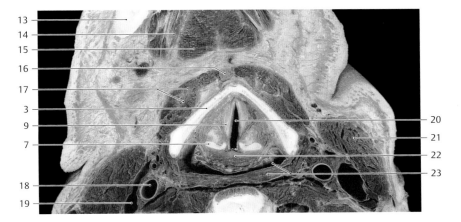

图 8.167 声韧带水平的喉水平断面（上面观）

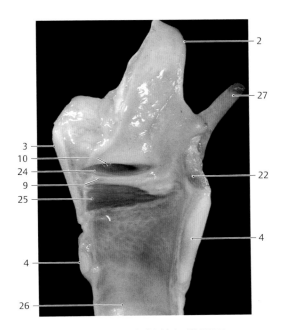

图 8.168 喉和气管的矢状断面

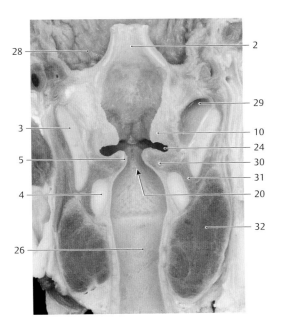

图 8.169 喉和气管的冠状断面

1 舌骨
2 会厌
3 甲状软骨
4 环状软骨
5 声韧带
6 甲状舌骨韧带
7 杓状软骨
8 小角软骨
9 声襞
10 前庭襞
11 杓状会厌襞
12 杓间切迹
13 下颌骨
14 二腹肌前腹
15 下颌舌骨肌
16 甲状腺锥状叶
17 胸骨舌骨肌和
   胸骨甲状肌
18 颈总动脉
19 颈内静脉
20 声门裂
21 胸锁乳突肌
22 杓横肌
23 咽和咽下缩肌
24 喉室
25 声带肌
26 气管
27 甲状软骨上角
28 舌根
   （舌扁桃体）
29 梨状隐窝
30 声带肌
31 环杓侧肌
32 甲状腺

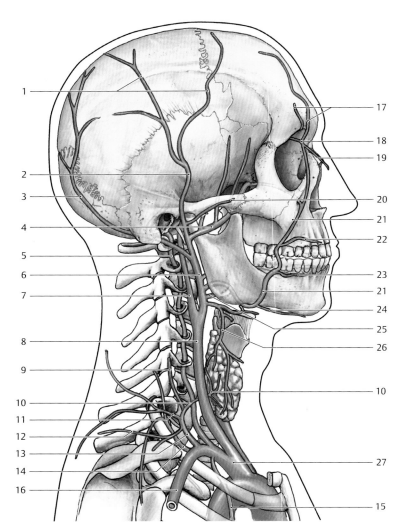

1 颞浅动脉的额支和顶支
2 颞浅动脉
3 枕动脉
4 上颌动脉
5 椎动脉
6 颈外动脉
7 颈内动脉
8 颈总动脉（离断）
9 颈升动脉
10 甲状腺下动脉
11 颈横动脉和两个分支（颈浅动脉和肩胛下动脉）
12 肩胛上动脉
13 甲状颈干
14 肋颈干和两个分支（颈深动脉和肋间最上动脉）
15 胸廓内动脉
16 腋动脉
17 眶上动脉和滑车上动脉
18 内眦动脉
19 鼻背动脉
20 面横动脉
21 面动脉
22 上唇动脉
23 下唇动脉
24 颏下动脉
25 舌动脉
26 甲状腺上动脉
27 头臂干

图 8.170 头颈部动脉（外侧面观）。颈外动脉和锁骨下动脉主要分支

图 8.171 的标示
（下一页）

1 帽状腱膜
2 颞浅动脉额支
3 颞浅动脉顶支
4 耳上肌
5 颞浅动脉和颞浅静脉
6 颞中动脉
7 耳颞神经
8 面神经分支
9 面神经
10 下颌后窝内的颈外动脉
11 二腹肌后腹
12 胸锁乳突肌动脉

13 交感干和颈上神经节
14 胸锁乳突肌（切断并翻开）
15 锁骨（切断）
16 颈横动脉
17 颈升动脉和膈神经
18 前斜角肌
19 肩胛上动脉
20 肩胛背动脉
21 臂丛和腋动脉
22 胸肩峰动脉
23 胸外侧动脉
24 正中神经（移开）和胸小肌（翻开）
25 枕额肌额腹

26 眼轮匝肌眶部
27 内眦动脉和内眦静脉
28 面动脉
29 上唇动脉
30 颧大肌
31 下唇动脉
32 腮腺管
33 颊脂体
34 上颌动脉
35 咬肌
36 面动脉和下颌骨
37 颏下动脉
38 二腹肌前腹
39 舌骨
40 颈内动脉

41 颈外动脉
42 喉上动脉
43 甲状腺上动脉
44 颈总动脉
45 交感干的甲状腺祥和甲状腺下动脉
46 甲状腺（右叶）
47 椎动脉
48 甲状颈干
49 迷走神经
50 交感干的锁骨下祥
51 头臂干
52 上腔静脉（切断）
53 主动脉弓

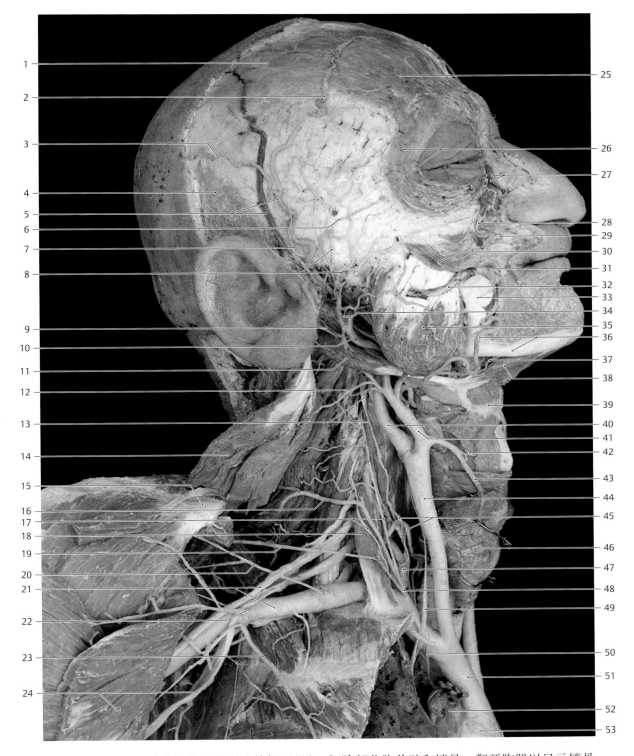

图 8.171　头颈部动脉的主要分支（外侧面观）。切除部分胸前壁和锁骨，翻开胸肌以显示锁骨下动脉和腋动脉

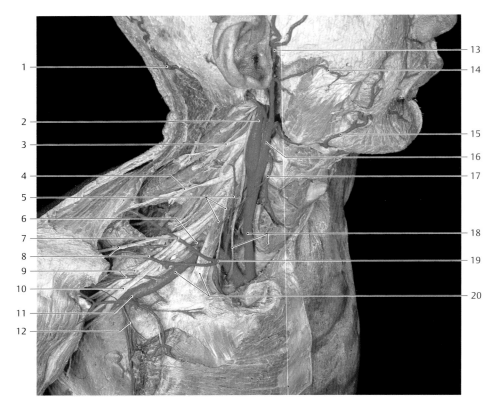

图 8.172　**头颈部动脉**（前外侧面观）。切除部分锁骨、胸锁乳突肌和静脉。动脉涂为红色

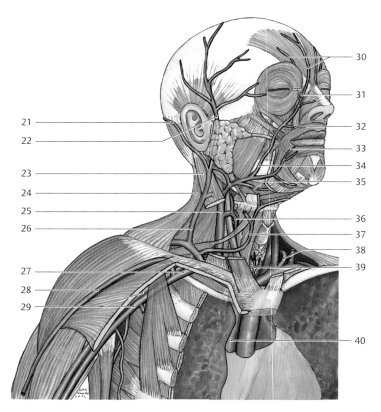

图 8.173　**头颈和肩部的静脉**（前面观）。切除部分胸锁乳突肌和胸前壁。注意，静脉汇入上腔静脉

1 枕动脉枕支	30 眶上静脉
2 颈内动脉	31 内眦静脉
3 颈丛	32 上唇静脉
4 锁骨上神经	33 下唇静脉
5 前斜角肌上的膈神经和颈升动脉	34 面静脉
	35 颏下静脉
	36 甲状腺上静脉
6 颈横动脉	
7 颈浅动脉	37 颈前静脉
8 肩胛上动脉和肩胛上神经	38 胸导管
	39 甲状腺下静脉
9 臂丛和颈横动脉	40 上腔静脉
	41 腮腺和面神经
10 臂丛外侧束	
11 胸肩峰动脉	42 耳大神经
12 胸外侧动脉	43 颈外静脉
13 颞浅动脉	44 臂丛
14 面横动脉	45 三角肌胸大肌间三角内的头静脉
15 面动脉	
16 颈外动脉	46 右头臂静脉
17 甲状腺上动脉	47 上腔静脉
18 颈总动脉、迷走神经和甲状腺	48 右肺（翻开）
	49 颞浅动脉和颞浅静脉
	50 面动脉和面静脉
19 甲状颈干	
20 锁骨下动脉和前斜角肌	51 面神经颈支和下颌下腺
	52 颈内静脉、颈总动脉和肩胛舌骨肌
21 枕静脉	
22 颞浅静脉	
23 胸锁乳突肌	53 颈前动脉和甲状腺
24 斜方肌	54 颈静脉弓
25 颈内静脉	55 左头臂静脉
26 颈外静脉	56 心包（右心房的位置）
27 锁骨下静脉	
28 头静脉	
29 腋静脉和腋动脉	

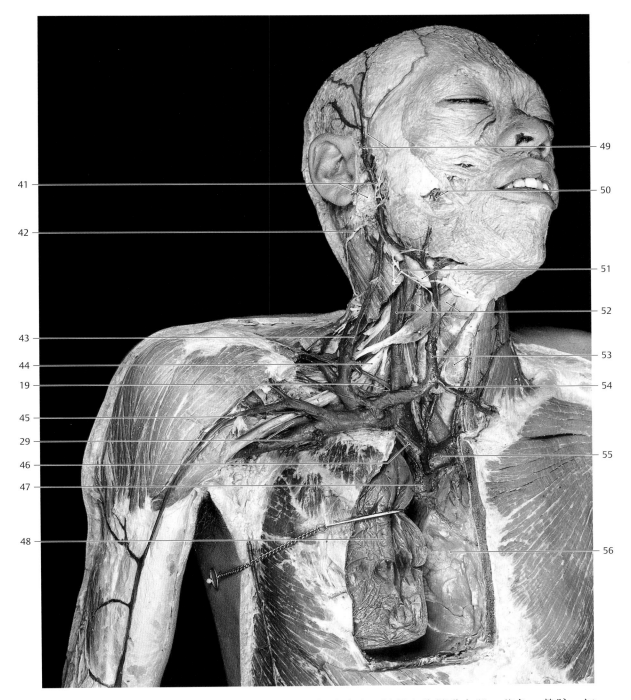

图 8.174　**头颈和肩部的静脉（前面观）。** 切除部分胸壁、锁骨和胸锁乳突肌。蓝色＝静脉；红色＝动脉

　　颈内静脉是乙状窦的延续，引流大脑中的大部分静脉血和脑脊液。颈内静脉汇入锁骨下静脉合成右侧头臂静脉，并在右侧直接延续为上腔静脉。通常经头静脉将起搏器装置的引线置入心。在左侧，胸导管在锁骨下静脉和颈内静脉合成左头臂静脉处汇入。注意，锁骨下静脉位于前斜角肌前方，而锁骨下动脉和臂丛位于前斜角肌后方。**头静脉**经三角肌胸大肌间三角汇入腋静脉。**锁骨下静脉**牢固地固定于第 1 肋上，因此可以用针在该点（锁骨胸骨端下方）穿刺置入导管（锁骨下线）。

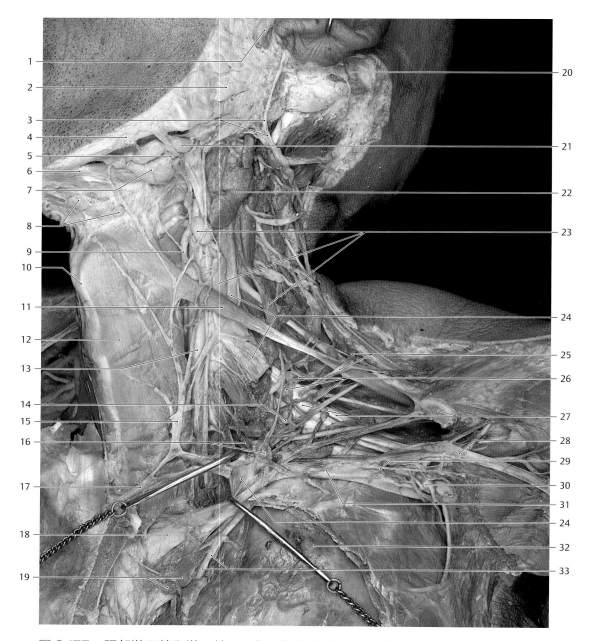

图 8.175　**颈部淋巴结和淋巴管**，左侧（斜外侧面观）。切除部分胸锁乳突肌和左侧半胸壁。切断颈内静脉下部并向外牵拉以显示胸导管

1 腮腺浅淋巴结

2 腮腺

3 耳大神经

4 下颌骨

5 面静脉

6 二腹肌前腹

7 下颌下腺

8 颏下淋巴结

9 甲状腺上动脉

10 甲状软骨

11 肩胛舌骨肌

12 胸骨舌骨肌

13 颈总动脉

14 锁骨上淋巴结

15 颈前静脉

16 胸导管和颈内静脉

17 颈静脉弓

18 左头臂静脉

19 纵隔上淋巴结

20 耳后淋巴结

21 下颌下淋巴结

22 颈浅淋巴结

23 颈内静脉二腹肌淋巴结和颈干

24 颈内静脉

25 颈外静脉

26 颈内静脉肩胛舌骨肌淋巴结

27 臂丛

28 头静脉

29 锁骨下干

30 锁骨下淋巴结

31 锁骨下静脉

32 肺

33 胸廓内动脉和胸廓内静脉

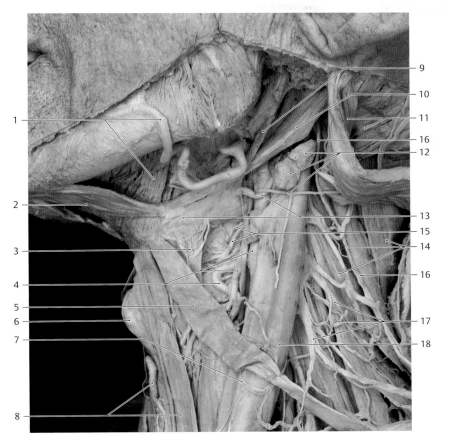

图 8.176　**颈动脉三角**，左侧（外侧面观）。翻开胸锁乳突肌

1　下颌舌骨肌和面动脉

2　二腹肌前腹

3　甲状舌骨肌

4　颈外动脉、甲状腺上动脉和甲状腺上静脉

5　肩胛舌骨肌

6　甲状软骨

7　颈袢

8　胸骨舌骨肌和甲状腺上动脉

9　茎突舌骨肌

10　二腹肌后腹

11　胸锁乳突肌（翻开）

12　颈上淋巴结和胸锁乳突肌动脉

13　舌骨和舌下神经（CN XII）

14　头夹肌和肩胛提肌

15　喉上动脉和喉上神经内支

16　副神经

17　颈丛

18　颈内静脉

19　面静脉

20　下颌下淋巴结

21　颏下淋巴结

22　胸导管

23　耳后淋巴结

24　枕淋巴结

25　腮腺淋巴结

26　颈静脉二腹肌淋巴结

27　颈深淋巴结

28　颈外静脉

29　颈内静脉肩胛舌骨肌淋巴结

30　颈干

31　锁骨下干

32　锁骨下淋巴结

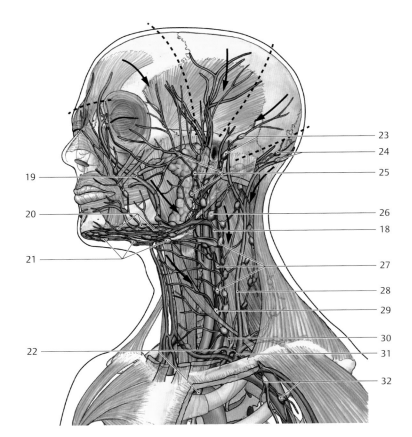

图 8.177　**头颈部淋巴结和静脉**（斜外侧面观）。虚线＝收纳区的界限；箭头＝淋巴回流方向

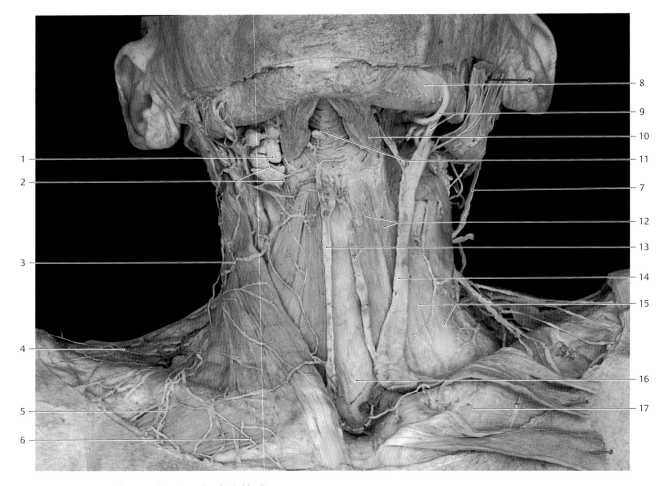

图 8.178　颈前区（浅层）。切除浅筋膜

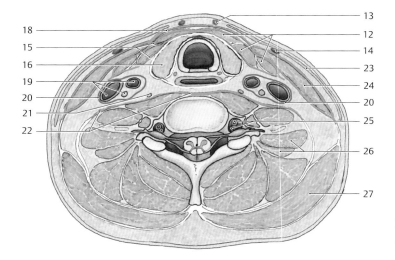

图 8.179　甲状腺水平的**颈部横断面**。注意 3 层颈筋膜的位置（蓝色）

1 下颌下腺
2 面神经颈支
3 颈横神经
4 锁骨上外侧神经
5 锁骨上中间神经　⎫
6 锁骨上内侧神经　⎬ *
7 耳大神经　　　　⎭
8 下颌骨
9 面动脉和面静脉
10 二腹肌前腹
11 下颌舌骨肌
12 舌骨下肌群（胸骨舌骨肌、胸骨甲状肌和肩胛舌骨肌）
13 颈前静脉
14 颈外静脉

15 颈筋膜气管前层
16 甲状腺
17 锁骨
18 颈筋膜浅层
19 颈动脉鞘、颈总动脉、颈内静脉和迷走神经
20 颈动脉鞘
21 交感干颈部
22 颈筋膜椎前层
23 颈阔肌
24 胸锁乳突肌
25 椎动脉和椎静脉
26 斜角肌
27 斜方肌

* 颈丛皮支

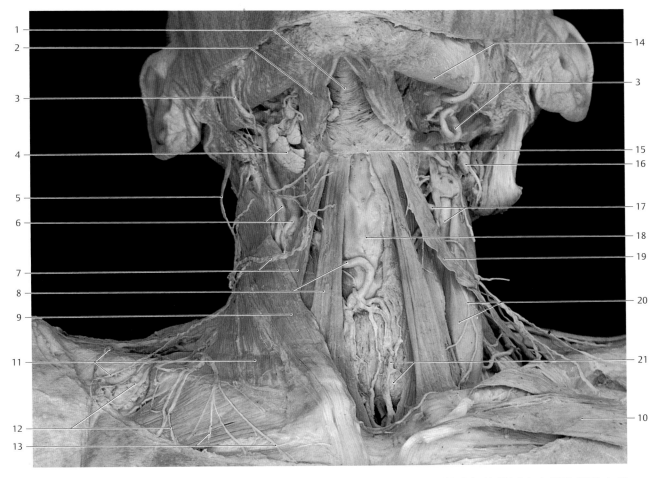

图 8.180　颈前区及颈前三角［浅层（右侧），中层（左侧）］。切除颈筋膜气管前层和左侧胸锁乳突肌

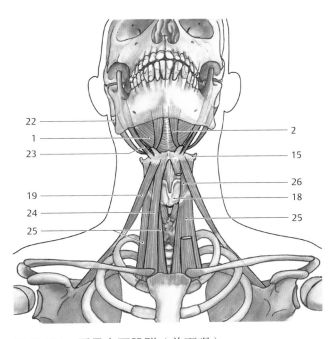

图 8.181　舌骨上下肌群（前面观）

1 下颌舌骨肌

2 二腹肌前腹

3 面动脉

4 下颌下腺

5 耳大神经

6 颈内静脉和颈总动脉

7 颈横神经和肩胛舌骨肌

8 胸骨舌骨肌和甲状腺上动脉

9 胸锁乳突肌（胸骨头）

10 左侧胸锁乳突肌（翻开）

11 胸锁乳突肌（锁骨头）和锁骨上外侧神经

12 锁骨上中间神经

13 锁骨上内侧神经

14 下颌骨

15 舌骨

16 颈浅淋巴结

17 左甲状腺上动脉和颈外动脉

18 甲状软骨

19 肩胛舌骨肌上腹

20 颈内静脉和颈袢分支

21 甲状腺和不成对的甲状腺下静脉

22 二腹肌后腹

23 茎突舌骨肌

24 胸骨舌骨肌

25 胸骨甲状肌

26 甲状舌骨肌

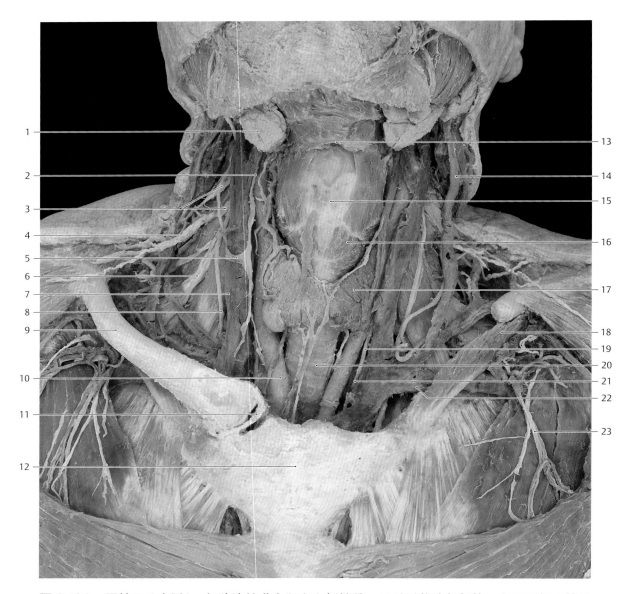

图 8.182 **颈前区（中层）**。切除胸锁乳突肌和左侧锁骨。显示甲状腺与气管、喉和颈部血管的毗邻关系

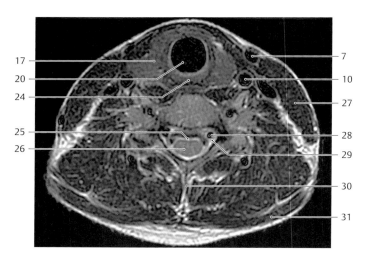

图 8.183 **甲状腺水平的颈部横断面（MRI扫描）**（Courtesy of Prof. Uder, Institute of Radiology, University Hospital Erlangen, Germany.）

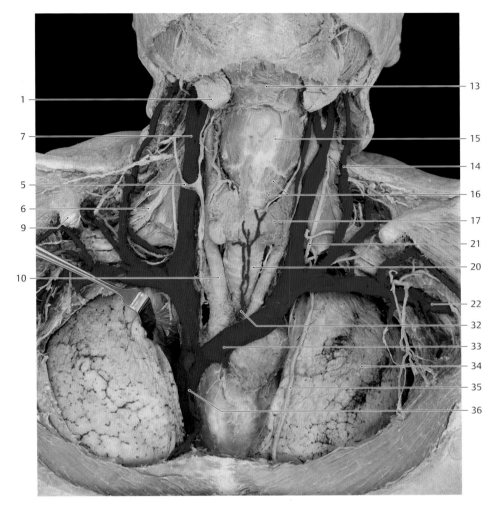

图 8.184　**颈前区和胸腔（中层）**。切除两侧锁骨、胸骨和肋。主要静脉染为蓝色

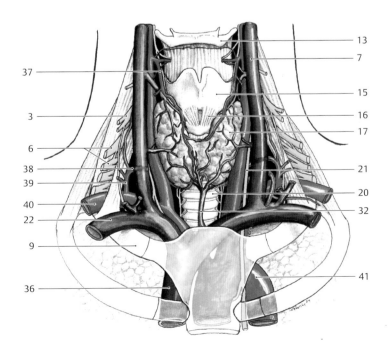

图 8.185　**颈前区**。甲状腺及血供的局部解剖

1　下颌下腺
2　面神经（CN Ⅶ）颈支
3　颈丛
4　锁骨上中间神经
5　颈袢
6　臂丛
7　颈内静脉
8　膈神经
9　锁骨
10　颈总动脉
11　胸锁关节和关节盘
12　胸骨柄
13　舌骨
14　颈外静脉
15　甲状软骨
16　环甲肌
17　甲状腺
18　锁骨下肌
19　喉返神经
20　气管
21　迷走神经（CN Ⅹ）
22　锁骨下静脉
23　胸内侧神经
24　食管
25　颈椎椎体
26　脊髓
27　胸锁乳突肌
28　椎动脉
29　颈椎横突
30　颈椎棘突
31　斜方肌
32　甲状腺下动脉
33　左头臂静脉
34　左肺上叶
35　胸廓内动脉
36　上腔静脉
37　甲状腺上动脉
38　甲状腺下动脉
39　甲状颈干
40　锁骨下动脉
41　主动脉弓

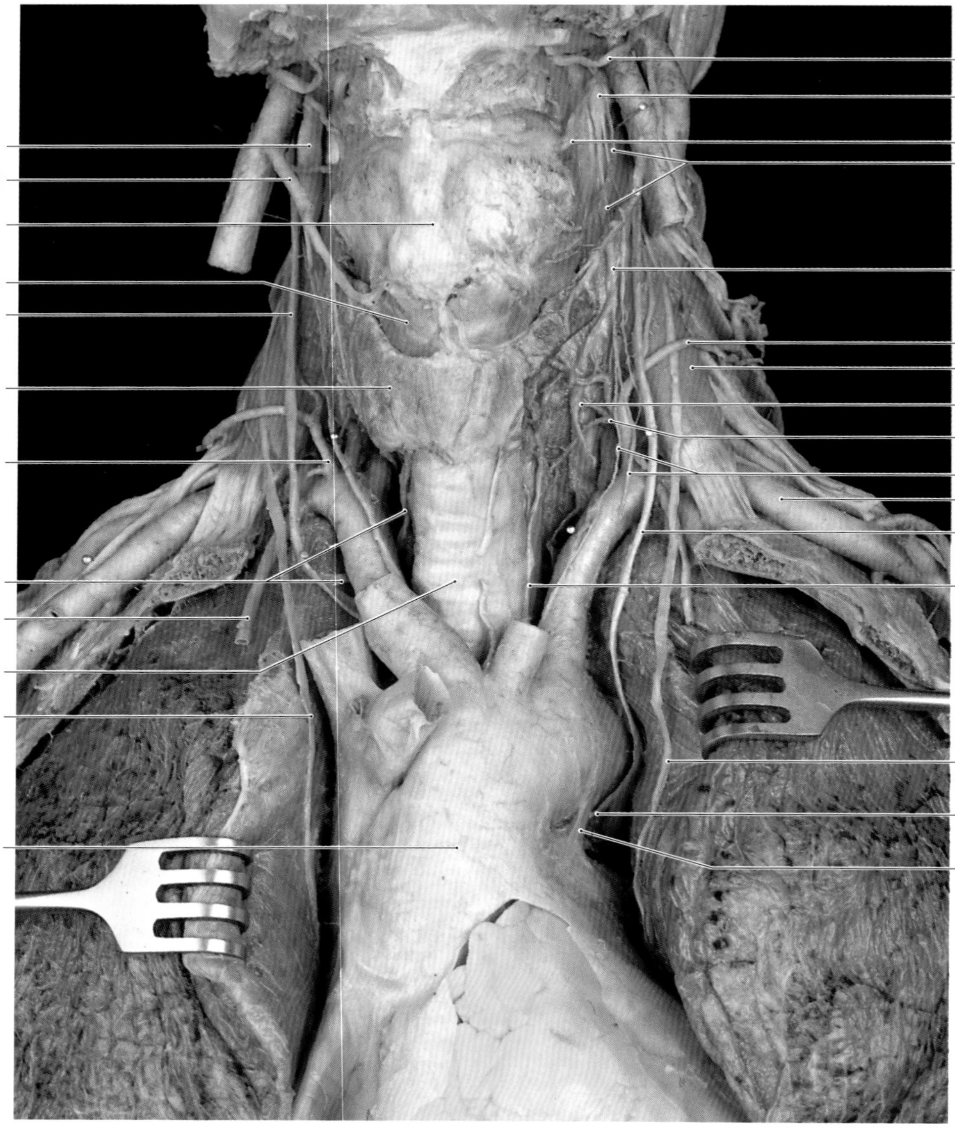

图 8.186 喉和胸腔脏器（前面观）。迷走神经和喉返神经的解剖

1 颈上神经节	14 喉上神经内支	27 左颈总动脉
2 甲状腺上动脉	15 喉上神经外支	28 舌咽神经（CN IX）
3 甲状软骨	16 交感干	29 喉上神经
4 环甲肌	17 颈横动脉	30 会厌
5 迷走神经（CN X）	18 前斜角肌	31 环杓后肌和环状软骨
6 甲状腺	19 颈中神经节	32 喉返神经
7 甲状颈干	20 甲状腺下动脉	33 中、后斜角肌
8 右喉返神经	21 颈下心神经（交感干分支）	34 头长肌
9 胸廓内动脉	22 左锁骨下动脉	35 右锁骨下动脉
10 气管	23 左喉返神经	36 头臂干
11 膈神经	24 动脉韧带	37 舌骨
12 主动脉弓	25 舌	38 甲状舌骨膜
13 舌下神经（CN XII）	26 咽下缩肌	39 第 2 肋

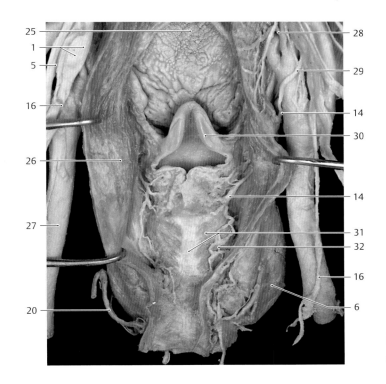

图 8.187 喉的神经支配（后面观）。喉上神经和喉下神经的解剖。打开咽

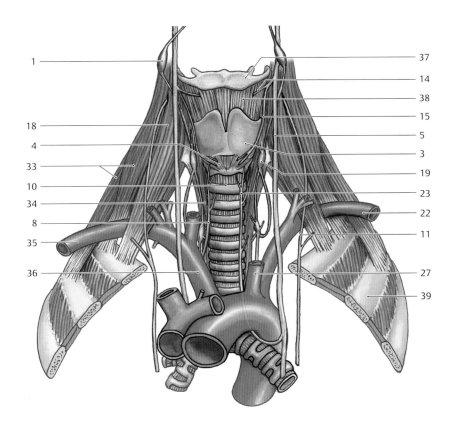

图 8.188 喉的神经支配

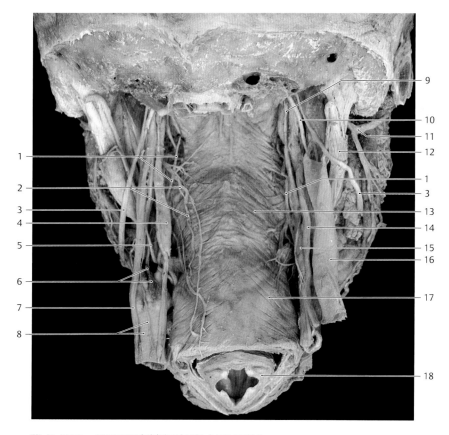

图 8.189　咽和咽旁神经血管（后面观）

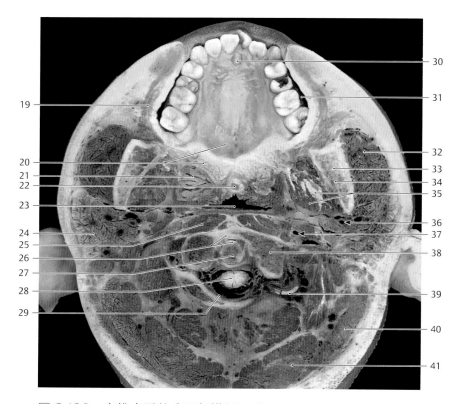

图 8.190　寰椎水平的头颈部横断面（下面观）

1 咽升动脉
2 咽丛
3 副神经
4 交感干颈上神经节
5 喉上神经
6 颈动脉小球和颈动脉窦神经
7 左迷走神经
8 颈总动脉和迷走神经心支
9 舌咽神经
10 舌下神经
11 面神经
12 二腹肌后腹
13 咽中缩肌
14 右迷走神经
15 交感干
16 颈内静脉
17 咽下缩肌
18 喉
19 颊肌
20 软腭和腭腺
21 腭扁桃体
22 悬雍垂
23 咽（口咽部）
24 腮腺
25 头长肌
26 寰枢正中关节和寰椎前弓
27 枢椎齿突
28 脊髓
29 硬脊膜
30 切牙乳头
31 口腔前庭
32 咬肌
33 下颌骨
34 下颌管及血管、神经
35 翼内肌
36 颈外动脉
37 颈内动脉
38 寰椎
39 椎动脉
40 头夹肌
41 头半棘肌

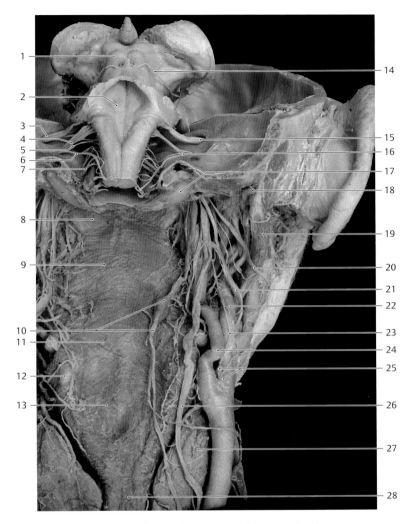

图 8.191　咽和咽旁神经与脑干的连接（后面观）

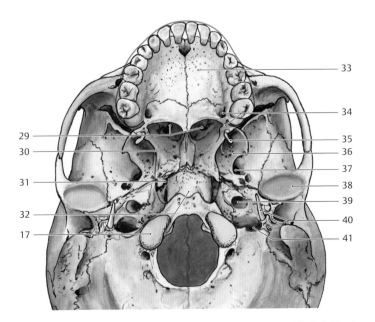

图 8.192　颅底（下面观）。红线 ＝ 咽上缩肌延续为颊肌和口轮匝肌的轮廓线

1 中脑下丘
2 菱形窝底的面神经丘
3 前庭蜗神经和面神经
4 舌咽神经
5 迷走神经
6 副神经
7 舌下神经
8 咽颅底筋膜
9 咽上缩肌
10 交感干和颈上神经节（内侧移位）
11 咽中缩肌
12 舌骨大角
13 咽下缩肌
14 滑车神经
15 内耳道、面神经和前庭蜗神经
16 颈静脉孔、舌咽神经、迷走神经和副神经
17 枕髁
18 枕动脉
19 二腹肌后腹
20 副神经（颅外部）
21 舌下神经（颅外部）
22 颈外动脉
23 颈动脉窦神经
24 颈内动脉
25 颈动脉窦和颈动脉小球
26 迷走神经
27 甲状腺
28 食管
29 鼻后孔
30 翼突内侧板
31 破裂孔
32 咽结节
33 硬腭
34 腭大孔、腭小孔
35 翼钩
36 翼突外侧板
37 卵圆孔
38 下颌窝
39 颈动脉管
40 颞骨茎突和茎乳孔
41 颈静脉孔

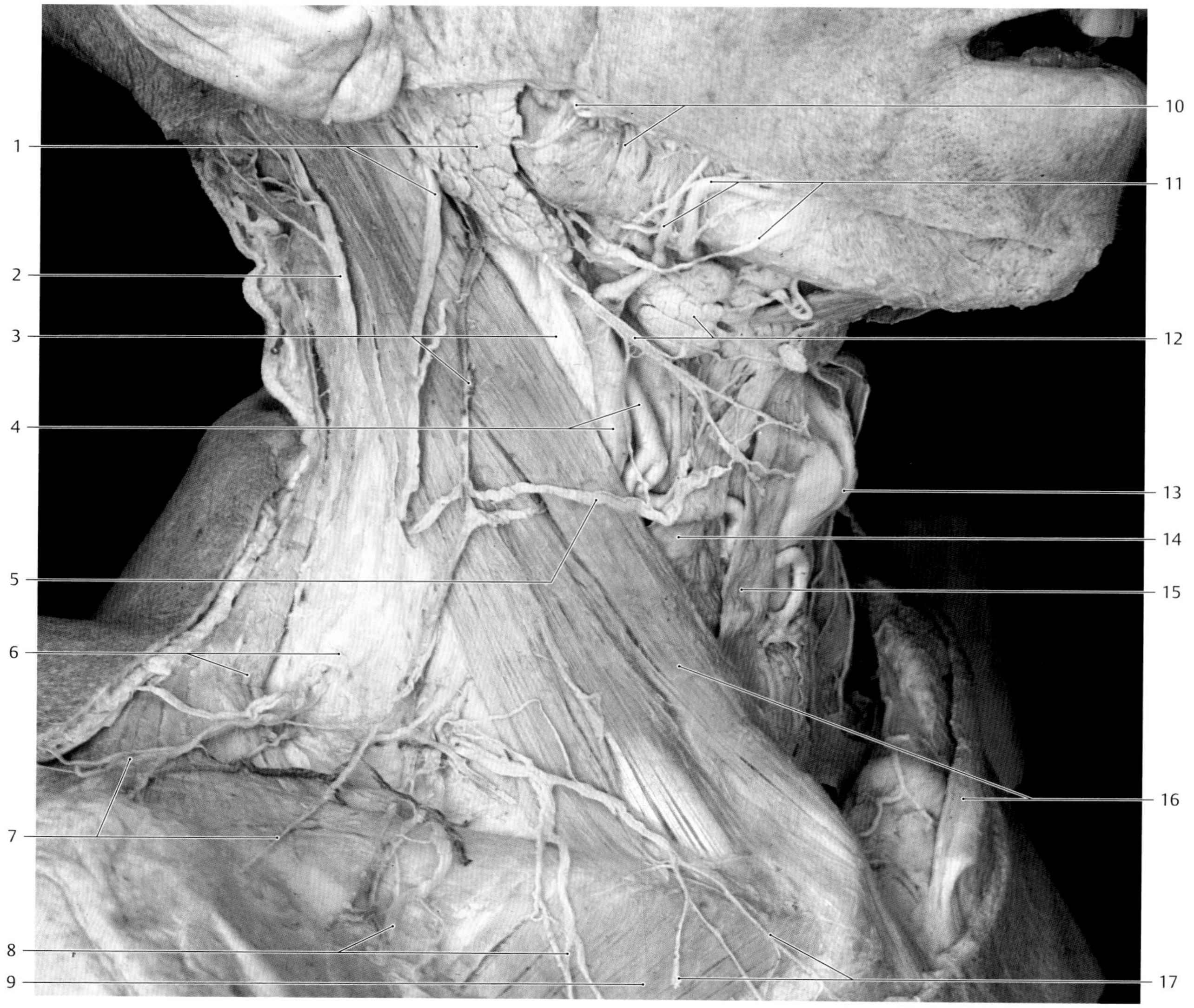

图 8.193　颈外侧区的颈后三角和颈动脉三角（浅层）

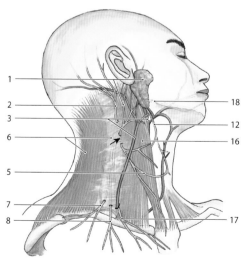

图 8.194　颈丛皮支（外侧区）。箭头 = 神经点

1　腮腺和耳大神经

2　枕小神经

3　颈内、外静脉

4　下颌后静脉和颈外动脉

5　颈横神经与面神经颈支的交通支

6　斜方肌和颈筋膜浅层

7　锁骨上外侧神经

8　锁骨上中间神经

9　胸大肌

10　面神经颞支和咬肌

11　面动脉、面静脉和面神经下颌支

12　面神经颈支与下颌下腺（图 8.193 才有腺体）

13　甲状软骨

14　肩胛舌骨肌

15　胸骨舌骨肌

16　胸锁乳突肌

17　锁骨上内侧神经

18　面神经下颌支

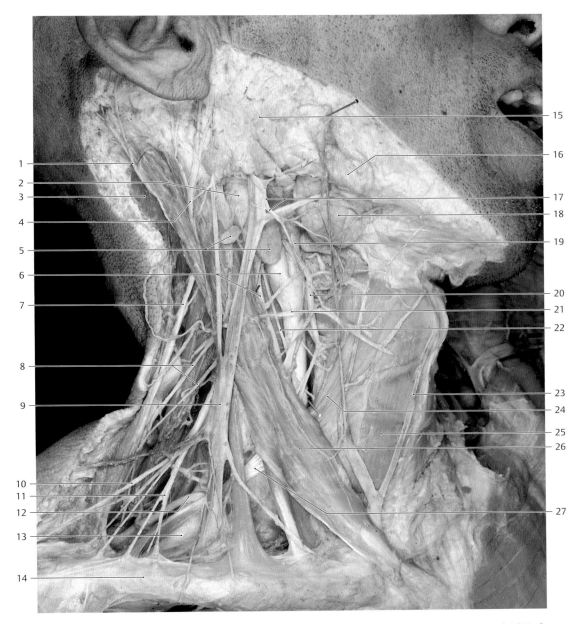

图 8.195　颈外侧区的颈后三角和颈动脉三角（浅层）。切除颈筋膜浅层以显露颈丛皮支和皮下静脉

1 枕小神经	10 锁骨上后神经	19 颈外动脉
2 颈内静脉	11 锁骨上中间神经	20 甲状腺上动脉
3 头夹肌	12 肩胛上动脉	21 颈横神经
4 耳大神经	13 颈筋膜气管前层	22 颈袢上根
5 下颌下淋巴结	14 锁骨	23 颈前静脉
6 颈内动脉和迷走神经	15 腮腺	24 肩胛舌骨肌
7 副神经	16 下颌骨	25 胸骨舌骨肌
8 颈丛肌支	17 面神经颈支	26 胸锁乳突肌
9 颈外静脉	18 下颌下腺	27 肩胛舌骨肌中间腱

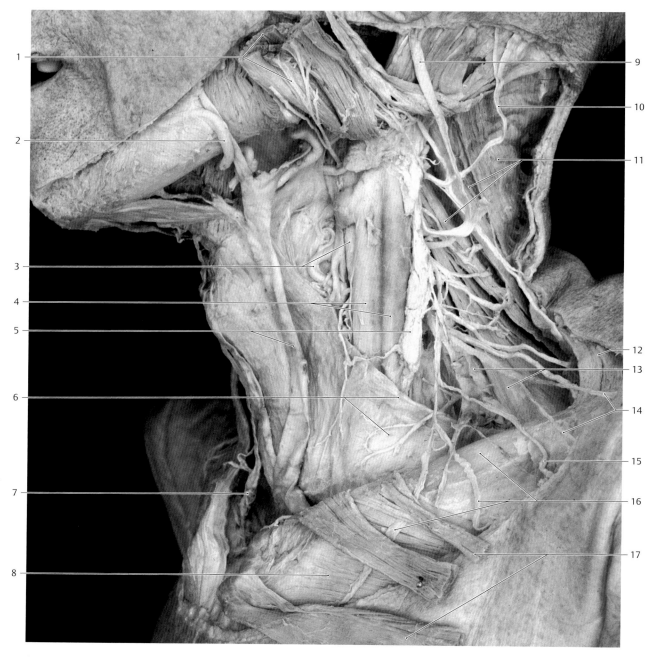

图 8.196　颈外侧区（中层）。切断胸锁乳突肌并翻开以显露颈筋膜气管前层

1 胸锁乳突肌（翻开）和副神经分支

2 面动脉

3 颈外动脉和甲状腺上动脉

4 颈内静脉

5 颈深淋巴结和颈外静脉

6 肩胛舌骨肌和颈筋膜气管前层

7 颈前静脉

8 胸大肌

9 耳大神经

10 枕小神经

11 头夹肌和肩胛提肌

12 斜方肌

13 中斜角肌和臂丛

14 锁骨上外侧神经

15 锁骨上中间神经

16 锁骨和锁骨上内侧神经

17 胸锁乳突肌（翻开）

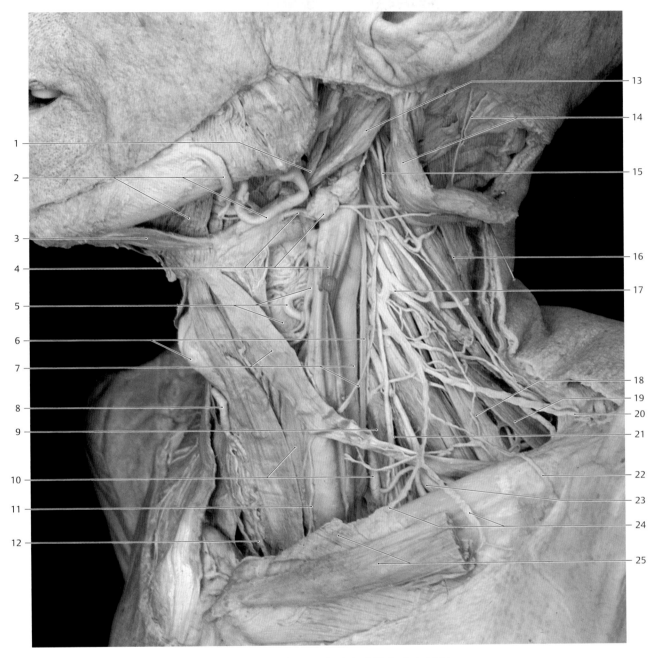

图 8.197 颈外侧区（中层）。翻开颈内静脉以显露颈总动脉和迷走神经

1 茎突舌骨肌	8 右甲状腺上动脉	17 颈丛
2 面动脉和下颌舌骨肌	9 前斜角肌	18 后斜角肌
3 二腹肌前腹	10 胸骨甲状肌和甲状腺下动脉	19 肩胛提肌
4 颈内静脉、舌下神经和颈浅淋巴结	11 至舌骨下肌的颈袢肌支	20 锁骨上外侧神经
5 甲状腺上动脉、甲状腺上静脉和咽下缩肌	12 甲状腺下静脉	21 膈神经
	13 二腹肌后腹	22 锁骨上中间神经
6 甲状软骨和迷走神经	14 胸锁乳突肌和枕小神经	23 臂丛
7 颈袢、肩胛舌骨肌和颈总动脉	15 副神经	24 锁骨上内侧神经
	16 头夹肌	25 胸锁乳突肌

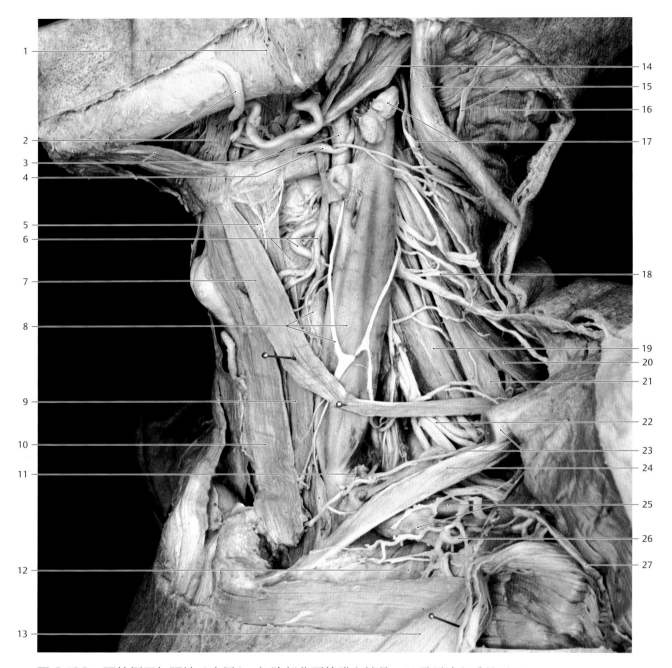

图 8.198 颈外侧区与颈袢（中层）。切除部分颈筋膜和锁骨。显露颈袢和舌骨下肌

1 咬肌	10 胸骨舌骨肌	20 肩胛提肌
2 下颌舌骨肌和面动脉	11 胸导管	21 后斜角肌
3 颈外动脉和二腹肌前腹	12 胸小肌	22 臂丛
4 舌下神经	13 胸大肌	23 颈横动脉和锁骨
5 甲状舌骨肌	14 二腹肌后腹	24 锁骨下肌
6 甲状腺上动脉、甲状腺上静脉和咽下缩肌	15 胸锁乳突肌和枕小神经	25 锁骨下动脉和锁骨下静脉
7 肩胛舌骨肌上腹	16 头夹肌	26 胸肩峰动脉
8 颈袢、甲状腺和颈内静脉	17 颈浅淋巴结和副神经	27 头静脉
9 胸骨甲状肌	18 颈丛	
	19 中斜角肌	

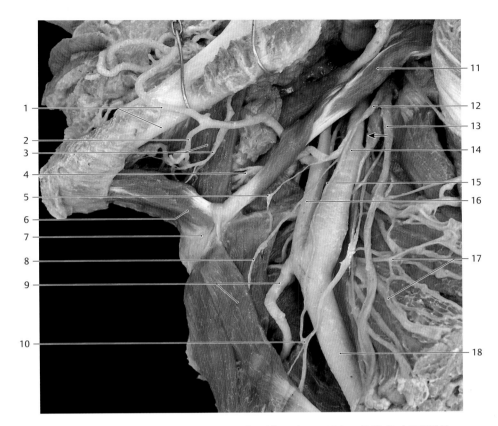

图 8.199　颈外侧区和下颌下区及舌下神经（CN Ⅻ），稍微拉高下颌骨。
箭头 = 颈上神经节

1　面动脉和下颌骨

2　颏下动脉

3　下颌舌骨肌和下颌舌骨肌神经

4　舌下神经（舌支）

5　舌下神经（CN Ⅻ）甲状舌骨肌支

6　二腹肌前腹

7　舌骨

8　舌下神经（CN Ⅻ）肩胛舌骨肌支

9　肩胛舌骨肌和甲状腺上动脉

10　颈袢

11　二腹肌后腹

12　舌下神经（CN Ⅻ）

13　迷走神经（CN Ⅹ）

14　颈内动脉

15　颈袢上根

16　颈外动脉

17　颈丛

18　颈总动脉

19　面动脉和面静脉

20　肩胛舌骨肌

21　颈内静脉

22　胸骨舌骨肌和胸骨甲状肌

23　锁骨

24　颞浅动脉和颞浅静脉

25　枕动脉

26　锁骨上神经（C3 和 C4）

27　颈椎棘突（C4 和 C5）

28　肩胛骨

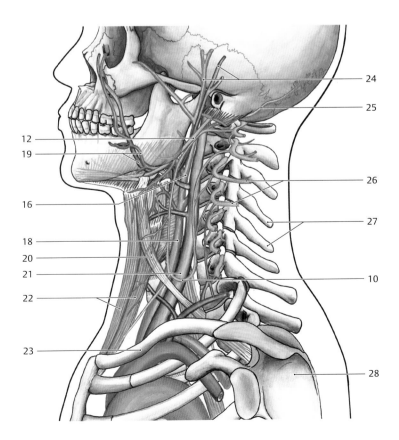

图 8.200　颈部神经和血管（外侧面观）。显示颈袢与脊神经的交通

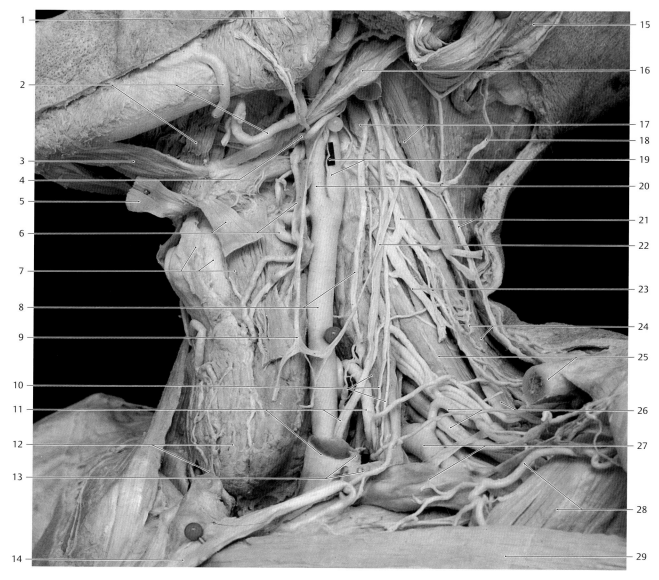

图 8.201　颈外侧区（深层）。切除部分锁骨以显露斜角肌间隙。切除颈内静脉

1　咬肌

2　下颌舌骨肌和面动脉

3　二腹肌前腹

4　舌下神经

5　胸骨舌骨肌

6　肩胛舌骨肌、甲状腺上动脉和甲状腺上静脉

7　胸骨甲状肌、甲状软骨和甲状腺锥状叶

8　颈总动脉和交感干

9　颈深袢

10　膈神经、颈升动脉和前斜角肌

11　甲状腺下动脉、迷走神经和颈内静脉（切断）

12　甲状腺和不成对的甲状腺静脉丛

13　胸导管和左锁骨下干

14　锁骨下肌（翻开）

15　胸锁乳突肌（翻开）

16　二腹肌后腹

17　颈上神经节和颈夹肌

18　枕小神经

19　颈内动脉和舌咽神经的颈动脉小球支（标为黑色）

20　颈外动脉

21　颈丛和副神经（CN XI）

22　颈袢下根

23　锁骨上神经

24　肩胛提肌

25　中斜角肌和锁骨

26　颈横动脉、臂丛和后斜角肌

27　锁骨下动脉和锁骨下静脉

28　胸肩峰动脉和胸小肌

29　胸大肌

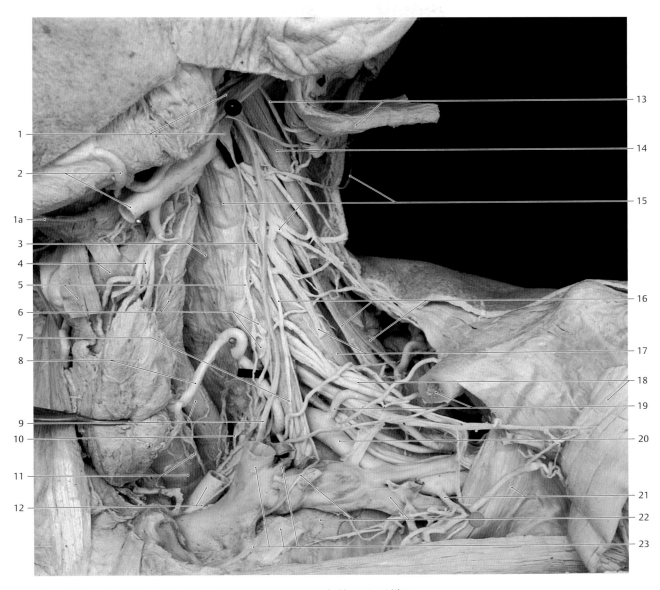

图 8.202　**颈外侧区（深层）。**翻开甲状腺以显露食管和喉返神经

1 交感干颈上神经节和二腹肌后腹	8 甲状腺和甲状腺下动脉	16 膈神经、后斜角肌和肩胛提肌
1a 二腹肌前腹	9 迷走神经和食管	17 锁骨上神经和中斜角肌
2 面动脉和颈总动脉（向前翻开）	10 星状神经节	18 臂丛和胸大肌（锁骨头）
3 颈升动脉和颈长肌	11 喉返神经和气管	19 颈横动脉和锁骨
4 肩胛舌骨肌和甲状腺上动脉	12 颈总动脉和迷走神经心支	20 锁骨下动脉
5 交感干和胸骨舌骨肌	13 胸锁乳突肌和副神经	21 胸肩峰动脉和胸小肌
6 颈中神经节和咽下缩肌	14 头夹肌	22 第 1 肋、副膈神经和锁骨下静脉
7 前斜角肌和膈神经	15 枕小神经、头长肌和颈丛	23 颈内静脉、胸导管和锁骨下肌

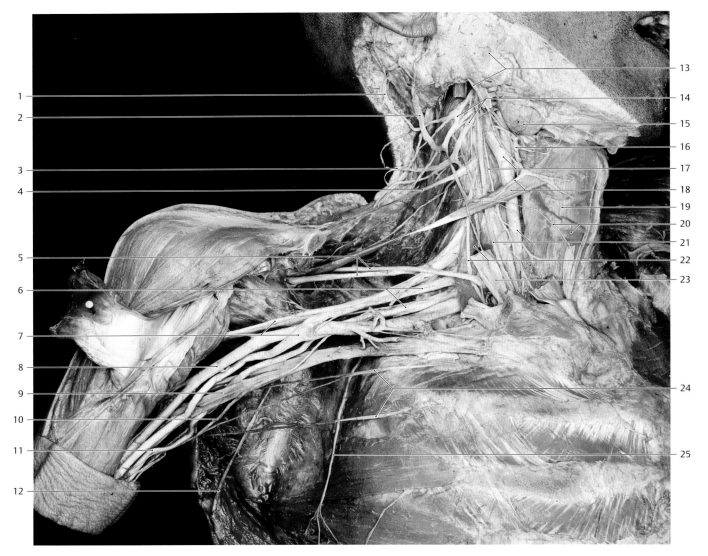

图 8.203　颈丛、臂丛及其与血管的关系。注意斜角肌间隙的位置和内容。切除胸锁乳突肌和锁骨，解剖颈内静脉显露颈丛和臂丛的神经根

1　枕小神经	10　臂内侧皮神经	18　肩胛舌骨肌、面神经颈支加入颈
2　耳大神经	11　尺神经	横神经（C2、C3）
3　颈丛皮支	12　胸背神经	19　胸骨舌骨肌
4　锁骨上神经	13　腮腺和面神经（颈支）	20　颈横神经和胸骨甲状肌
5　肩胛上神经和肩胛上动脉	14　颈丛	21　颈总动脉和迷走神经
6　臂丛	15　下颌下腺	22　膈神经和前斜角肌
7　正中神经（两个根）和肌皮神经	16　甲状腺上动脉	23　颈内静脉
8　腋动脉	17　颈总动脉分为颈内、外动脉和颈	24　肋间臂神经
9　腋静脉	袢上根	25　胸长神经

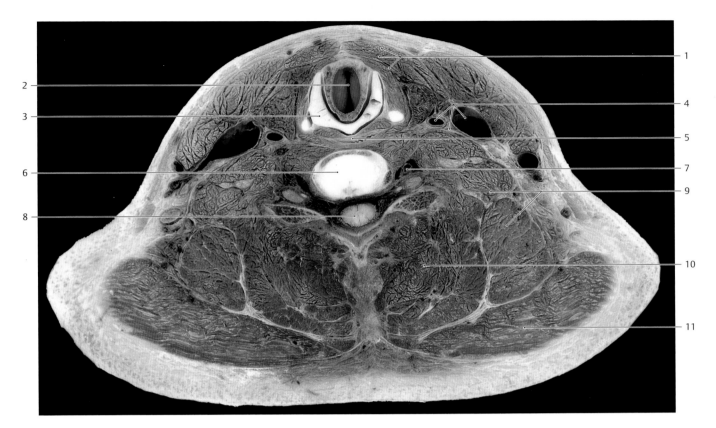

图 8.204　第 6 颈椎水平的颈部横断面（下面观）

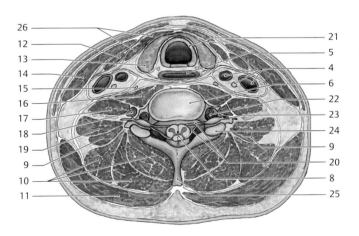

图 8.205　颈部结构（经甲状腺水平的横断面）

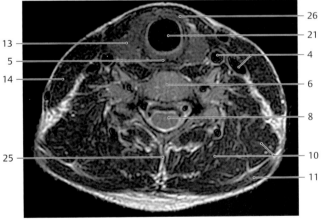

图 8.206　第 6 颈椎水平的颈部横断面（MRI 扫描）（Courtesy of Prof. Uder, Institute of Radiology, University Hospital Erlangen, Germany.）

1 胸骨舌骨肌和甲状舌骨肌	7 椎动脉	15 交感干	突孔
2 喉	8 脊髓	16 颈长肌	23 颈脊神经
3 环状软骨	9 后斜角肌	17 前斜角肌	24 关节突的上关节面
4 颈内静脉、颈总动脉和迷走神经（CN X）	10 颈部深层肌	18 头最长肌	25 棘突
5 食管	11 斜方肌	19 中斜角肌	26 胸骨舌骨肌和胸骨甲状肌
6 颈椎椎体	12 肩胛舌骨肌	20 颈脊神经前根和后根	
	13 甲状腺	21 气管	
	14 胸锁乳突肌	22 椎动脉、椎静脉和横	

9 脑和感受器

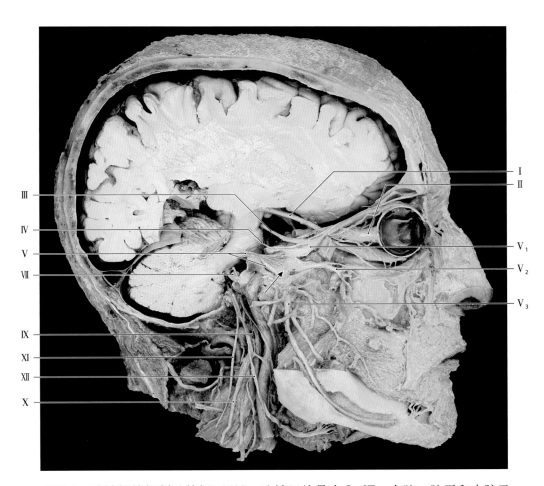

图 9.1 脑神经的解剖（外侧面观）。脑神经编号为 I~XII。大脑、脑干和小脑已部分切除。箭头 = 三叉神经节

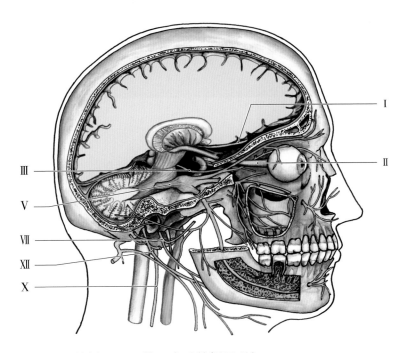

图 9.2 脑神经 I~XII 的示意（外侧面观）

脑神经及其分布区域

I = 嗅神经（鼻腔嗅黏膜）

II = 视神经（视网膜）

III = 动眼神经（眼外肌）

IV = 滑车神经（上斜肌）

V = 三叉神经（分为感觉支配和咀嚼肌的运动支配）

V₁ = 眼神经（眶）

V₂ = 上颌神经（上颌和牙）

V₃ = 下颌神经（下颌、牙和咀嚼肌）

VI = 展神经（外直肌）

VII = 面神经（面肌）

VIII = 前庭蜗神经（前庭器和蜗器）

IX = 舌咽神经（味蕾）

X = 迷走神经（咽、喉和消化道）

XI = 副神经（斜方肌和胸锁乳突肌）

XII = 舌下神经（舌与舌骨上肌群）

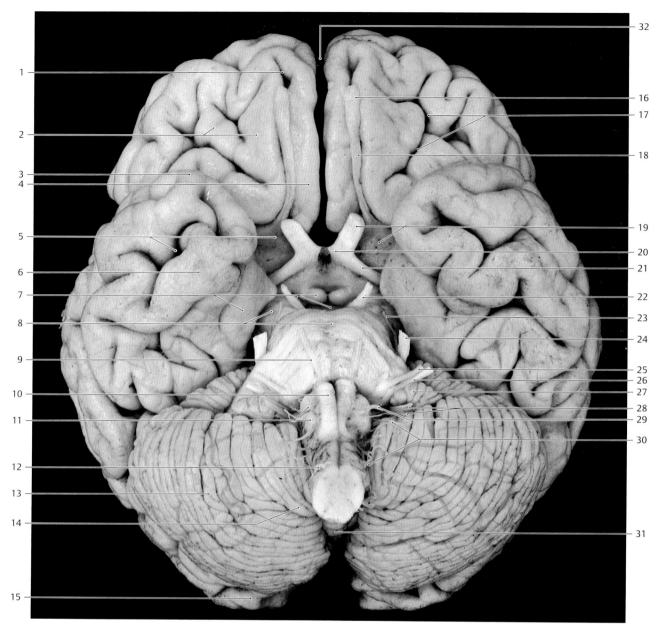

图 9.3　脑及脑神经（下面观）。去除脑膜

1 嗅沟（终末）
2 眶回
3 颞叶
4 直回
5 嗅三角和颞下沟
6 枕颞内侧回
7 海马旁回、乳头体和脚间窝
8 脑桥和大脑脚
9 展神经（CN Ⅵ）
10 锥体
11 下橄榄核

12 颈神经
13 小脑
14 小脑扁桃体
15 枕叶（枕极）
16 嗅球
17 额叶的眶沟
18 嗅束
19 视神经（CN Ⅱ）和前穿质
20 视交叉
21 视束
22 动眼神经（CN Ⅲ）

23 滑车神经（CN Ⅳ）
24 三叉神经（CN Ⅴ）
25 面神经（CN Ⅶ）
26 前庭蜗神经（CN Ⅷ）
27 小脑绒球
28 舌咽神经（CN Ⅸ）和迷走神经（CN Ⅹ）
29 舌下神经（CN Ⅻ）
30 副神经（CN Ⅺ）
31 小脑蚓
32 大脑纵裂

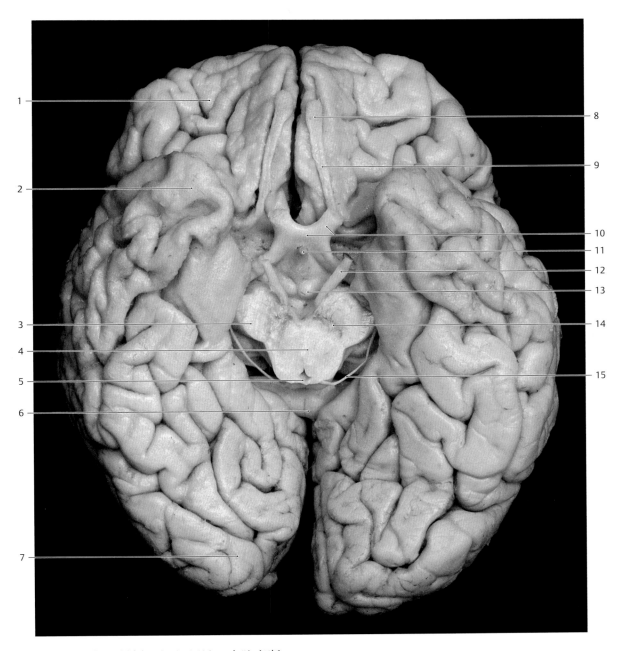

图 9.4　脑及脑神经（下面观）。中脑离断

1　额叶

2　颞叶

3　大脑脚

4　中脑（离断）

5　中脑水管

6　胼胝体压部

7　枕叶

8　嗅球

9　嗅束

10　视神经和视交叉

11　漏斗

12　动眼神经（CN Ⅲ）

13　乳头体

14　黑质

15　滑车神经（CN Ⅳ）

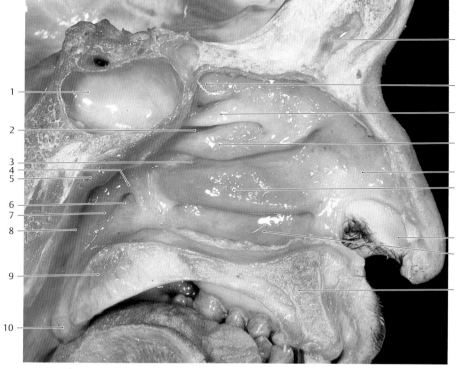
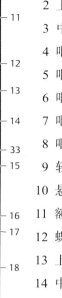

1 蝶窦	20 上颌窦裂孔
2 上鼻道	21 腭骨垂直板
3 中鼻道	22 筛窦口
4 咽鼓管圆枕	23 鼻额管
5 咽扁桃体	24 翼突内侧板
6 咽鼓管咽口	（红色）
7 咽鼓管咽襞	25 腭骨水平板
8 咽隐窝	26 筛窦
9 软腭	27 上颌窦
10 悬雍垂	28 鼻中隔
11 额窦	29 翼钩
12 蝶筛隐窝	30 鼻骨（白色）
13 上鼻甲	31 上颌骨额突
14 中鼻甲	（紫色）
15 下鼻甲	32 上颌骨腭突
16 鼻前庭	（紫色）
17 下鼻道	33 鼻中隔
18 硬腭	
19 脑膜中动脉	
沟和顶骨	
（黄色）	

图 9.5 鼻腔外侧壁。切除鼻中隔

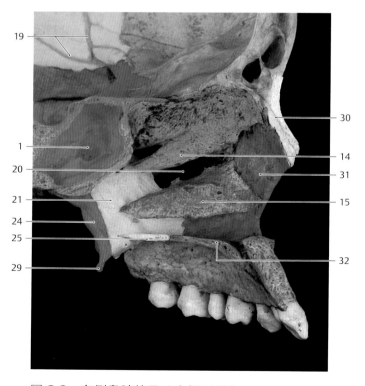

图 9.6 左侧鼻腔的骨（内侧面观）

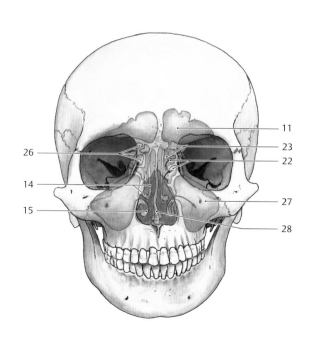

图 9.7 鼻旁窦及其与鼻腔的连接。箭头 = 开口

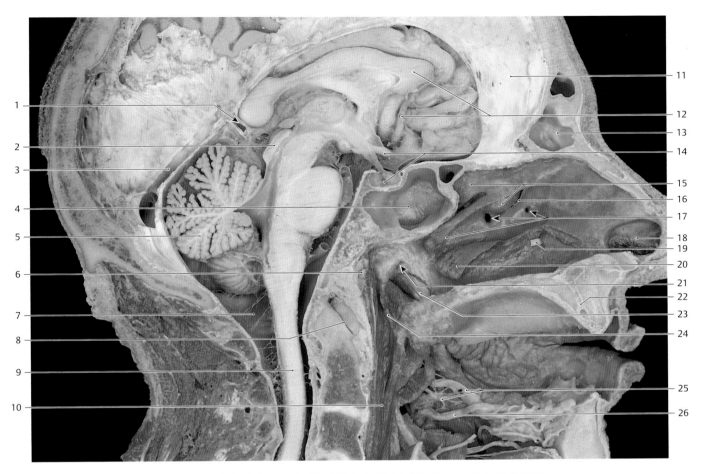

图 9.8　经鼻腔和口腔的头部正中矢状断面。切除部分中鼻甲和下鼻甲，以显示鼻旁窦开口

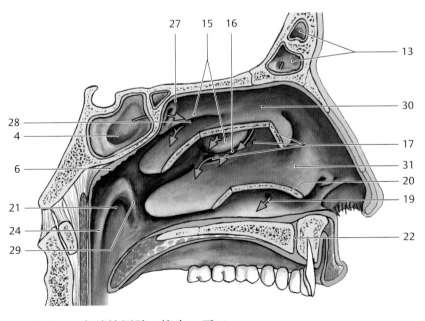

图 9.9　鼻腔外侧壁。箭头 = 开口

1　大脑大静脉 　　（Galen 静脉）	17　上颌窦副开口 　　与中鼻甲切缘
2　中脑顶盖	18　鼻前庭
3　直窦	19　鼻泪管口
4　蝶窦	20　下鼻甲（切断）
5　小脑	21　咽鼓管咽口
6　咽扁桃体	22　切牙管
7　小脑延髓池	23　腭帆提肌
8　寰枢正中关节	24　咽鼓管咽襞
9　脊髓	25　舌神经和下颌 　　下神经节
10　口咽部	26　下颌下腺管
11　大脑镰	27　蝶筛隐窝
12　胼胝体和大脑 　　前动脉	28　上鼻道
13　额窦	29　咽鼓管腭襞
14　视交叉和垂体	30　鼻额管
15　上鼻甲和筛泡	31　鼻泪管
16　半月裂孔	

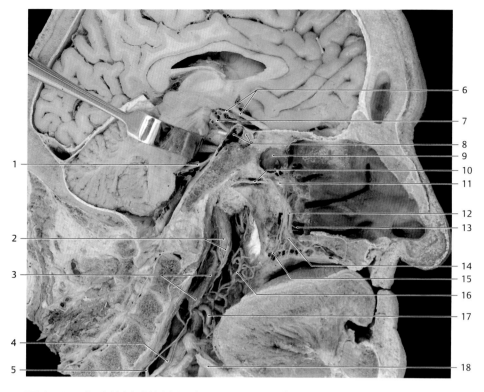

图 9.10　**鼻腔外侧壁的神经**（头部矢状断面）。切除部分黏膜，打开翼管

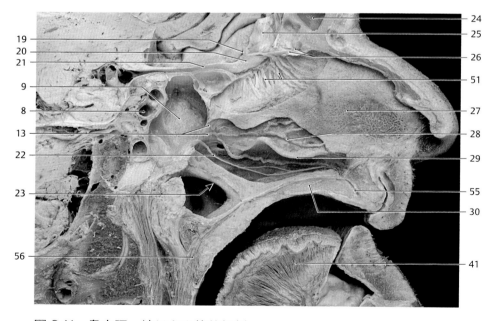

图 9.11　**鼻中隔**。神经和血管的解剖

1 面神经
2 颈内动脉和颈内动脉丛
3 颈上神经节
4 迷走神经（CN Ⅹ）
5 交感干
6 视神经（CN Ⅱ）和眼动脉
7 动眼神经（CN Ⅲ）
8 颈内动脉和海绵窦
9 蝶窦
10 翼管神经
11 翼腭神经节
12 腭降动脉
13 鼻后下外侧支、鼻后外侧动脉和
　　鼻中隔动脉
14 腭大神经和腭大动脉
15 腭小神经和腭小动脉
16 咽升动脉分支
17 舌动脉
18 会厌
19 筛前动脉
20 嗅球
21 嗅束
22 鼻腭神经
23 鼻后孔
24 额窦
25 鸡冠
26 筛前动脉和筛前神经，筛前动脉
　　鼻支
27 鼻中隔
28 鼻中隔动脉
29 鼻中隔嵴
30 硬腭
31 小脑幕
32 滑车神经（CN Ⅳ）
33 三叉神经（CN Ⅴ）及其运动根
34 颈内动脉丛
35 舌神经及鼓索
36 翼内肌和翼突内侧板
37 下牙槽神经
38 交感干
39 岩大神经
40 腭神经
41 舌
42 嗅球
43 眼神经（CN Ⅴ₁）
44 三叉神经节
45 上颌神经（CN Ⅴ₂）
46 下颌神经（CN Ⅴ₃）
47 岩深神经
48 翼内肌
49 腭帆张肌
50 腭大神经
51 嗅神经（CN Ⅰ）
52 筛前神经的鼻内侧支和中间支
53 鼻后上外侧支
54 鼻后下外侧支
55 切牙管及鼻腭神经
56 悬雍垂

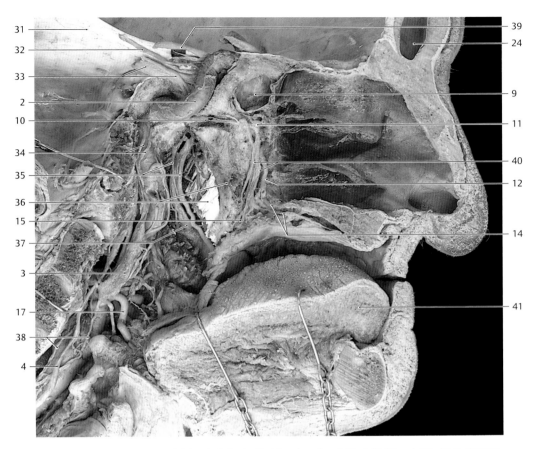

图 9.12　鼻腔外侧壁的神经（头部矢状断面）。打开颈动脉管，切除部分咽部和鼻腔的黏膜

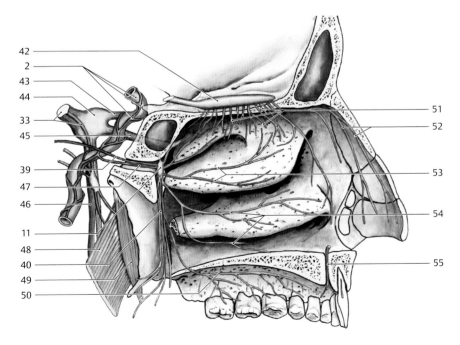

图 9.13　鼻腔外侧壁的神经（矢状断面）

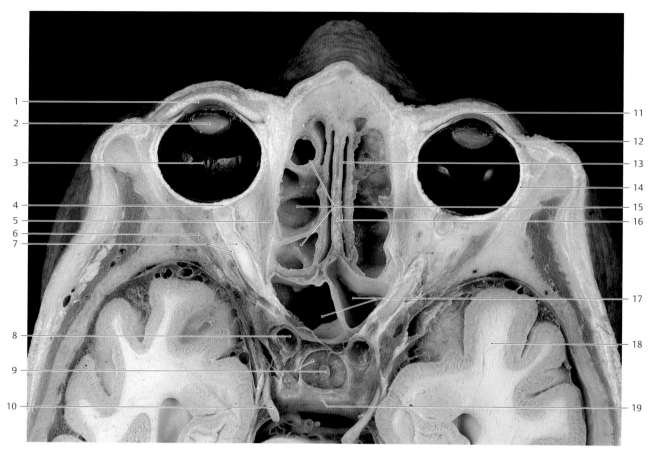

图 9.14　垂体水平的鼻腔、眶和大脑颞叶的水平断面

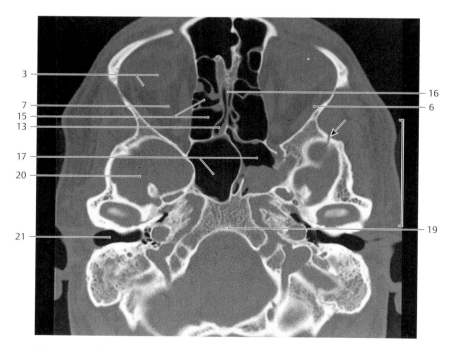

1　角膜	13　鼻腔
2　晶状体	14　巩膜
3　玻璃体（眼球）	15　筛窦
4　视神经乳头	16　鼻中隔
5　内直肌	17　蝶窦
6　外直肌	18　颞叶
7　视神经及硬	19　斜坡
膜鞘	20　颅中窝
8　颈内动脉	21　外耳道
9　垂体和漏斗	22　上矢状窦
10　动眼神经	23　大脑镰
11　眼睑的上睑板	24　上直肌和上睑
12　结膜穹隆	提肌

图 9.15　鼻腔、眶和大脑颞叶的水平断面（CT 扫描）。标尺 =
2 cm；箭头 = 骨折（Courtesy of Prof. Uder, Institute of Radiology,
University Hospital Erlangen, Germany.）

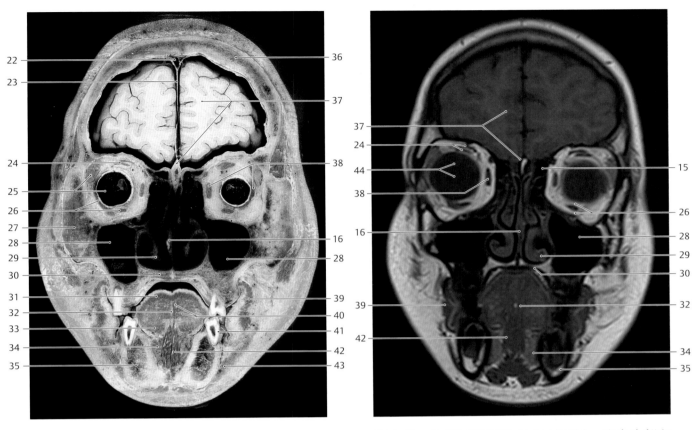

图 9.16 下颌第 2 前磨牙水平的头部冠状断面

图 9.17 头部冠状断面（MRI 扫描）。注意头部空腔的位置（Courtesy of Prof. Uder, Institute of Radiology, University Hospital Erlangen, Germany.）

25	眼球和泪腺	37	额叶和鸡冠
26	下直肌和下斜肌	38	外直肌和内直肌
27	颧骨	39	颊肌
28	上颌窦	40	舌垂直肌和舌横肌
29	下鼻甲	41	下颌第 2 前磨牙
30	硬腭	42	颏舌肌
31	舌上纵肌	43	颈阔肌
32	舌中隔	44	眶和视神经（CN Ⅱ ）
33	舌下纵肌	45	舌骨
34	舌下腺	46	下颌舌骨肌
35	下颌骨	47	下颌下腺
36	颅盖		

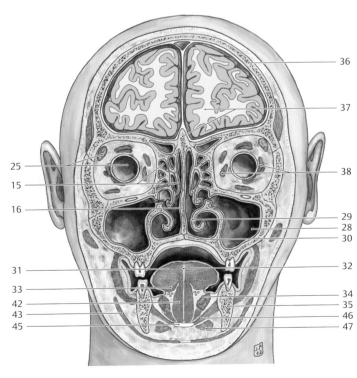

图 9.18 下颌第 2 前磨牙水平的头部冠状断面图

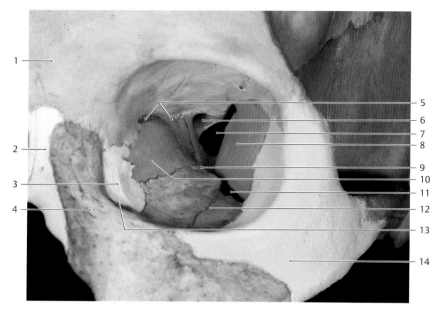

图 9.19　左眶的骨（以不同颜色表示）

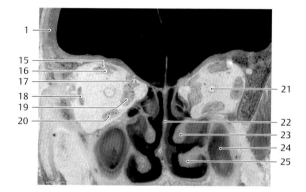

图 9.20　眶后部的冠状断面

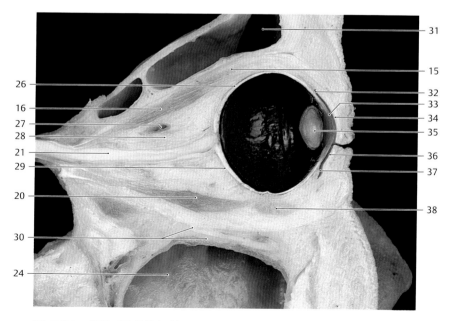

图 9.21　眶和眼球的矢状断面

1　额骨
2　鼻骨
3　泪骨
4　上颌骨（额突）
5　筛孔
6　蝶骨小翼和视神经管
7　眶上裂
8　蝶骨大翼
9　腭骨眶突
10　筛骨眶板
11　眶下裂
12　眶下沟
13　鼻泪管
14　颧骨
15　上睑提肌
16　上直肌
17　上斜肌
18　外直肌
19　内直肌
20　下直肌
21　视神经（CN Ⅱ）
22　鼻中隔
23　中鼻甲
24　上颌窦
25　下鼻甲
26　巩膜
27　眼动脉
28　眶脂体
29　眼球筋膜隙（Tenon 间隙）
30　眶骨膜和上颌骨
31　额窦
32　结膜上穹
33　角膜
34　上睑板
35　晶状体
36　下睑板
37　结膜下穹
38　下斜肌

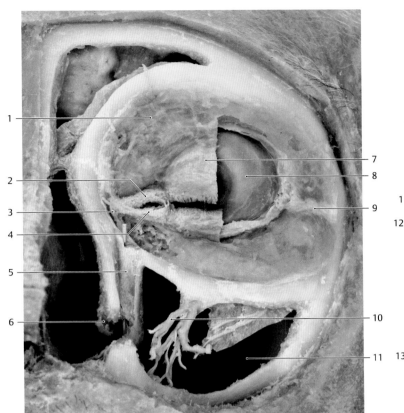

图 9.22 左眼眼睑和泪器（前面观）。切除部分眼睑以显露深面的眼球。上颌窦已打开

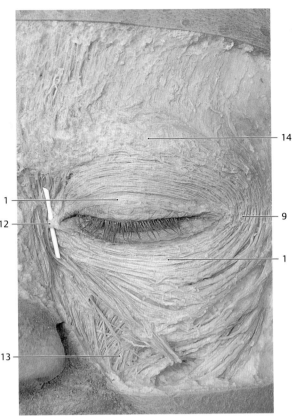

图 9.23 左眼的面肌（前面观）。图示眼轮匝肌与上唇肌的连接。注意睑内侧韧带（探针）

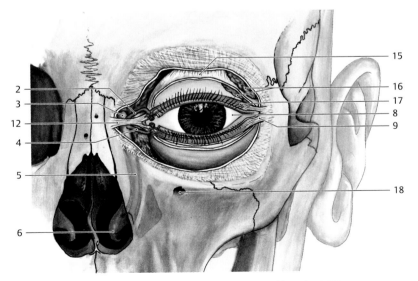

图 9.24 左眼泪器（前面观）。红色 = 眼轮匝肌睑部

1 眼轮匝肌

2 上泪小管

3 泪囊

4 下泪小管

5 鼻泪管

6 下鼻甲

7 上眼睑

8 眼球

9 睑外侧韧带

10 眶下动脉和眶下神经

11 上颌窦

12 睑内侧韧带

13 提上唇肌

14 枕额肌额腹

15 上睑提肌腱膜

16 泪腺

17 眼轮匝肌睑部

18 眶下孔

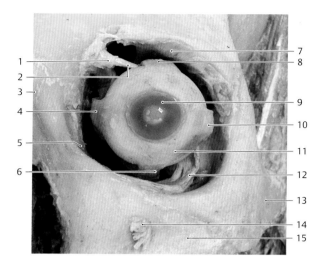

图 9.25 左眶及眼球和眼外肌（前面观）。眼睑、结膜和泪器均已切除

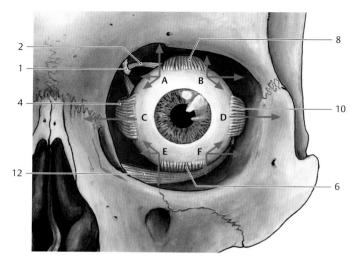

图 9.26 眼外肌的作用（前面观）

A= 上直肌　　　　　　D= 外直肌

B= 下斜肌　　　　　　E= 下直肌

C= 内直肌　　　　　　F= 上斜肌

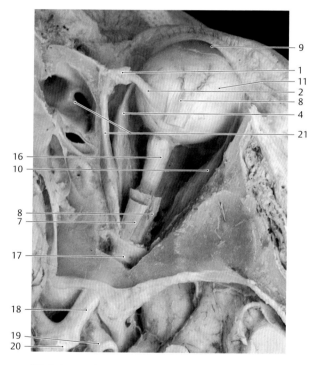

图 9.27 右眶及眼球和眼外肌（上面观）。切除眶顶，切断上直肌和上睑提肌

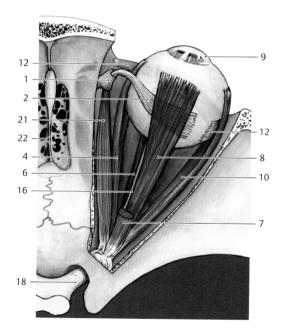

图 9.28 右眶及眼球和眼外肌（上面观）。上睑提肌已切断

1 滑车	7 上睑提肌	13 颧骨	18 视神经（颅内部）
2 上斜肌肌腱	8 上直肌	14 眶下神经	19 颈内动脉
3 鼻骨	9 角膜	15 上颌骨	20 视交叉
4 内直肌	10 外直肌	16 视神经（CN Ⅱ）	21 上斜肌
5 鼻泪管	11 巩膜	（颅外部）	22 筛窦
6 下直肌	12 下斜肌	17 总腱环	

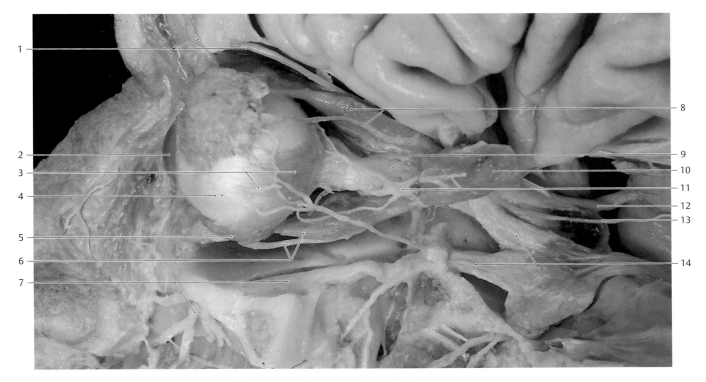

图 9.29　眼外肌及其神经（左眼外侧面观）。外直肌已离断并外翻

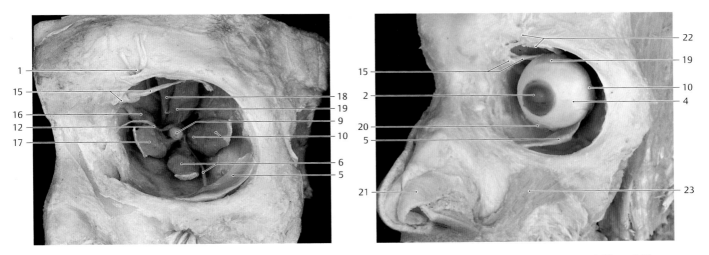

图 9.30　左眶的眼外肌（前面观）。眼球已摘除　　图 9.31　眼外肌（前外侧面观）。眶脂体已去除

1 眶上神经	9 视神经（CN Ⅱ）	16 上斜肌
2 角膜	10 外直肌	17 内直肌
3 外直肌止点	11 睫状神经节和展神经（CN Ⅵ）	18 上睑提肌
4 眼球（巩膜）	12 动眼神经（CN Ⅲ）	19 上直肌
5 下斜肌	13 滑车神经（CN Ⅳ）	20 下直肌
6 下直肌和动眼神经下支	14 眼神经（CN V₁）和上颌神经（CN V₂）	21 鼻翼大软骨
7 眶下神经		22 眶上神经和上睑提肌
8 上直肌和泪腺神经	15 滑车和上斜肌肌腱	23 提上唇肌

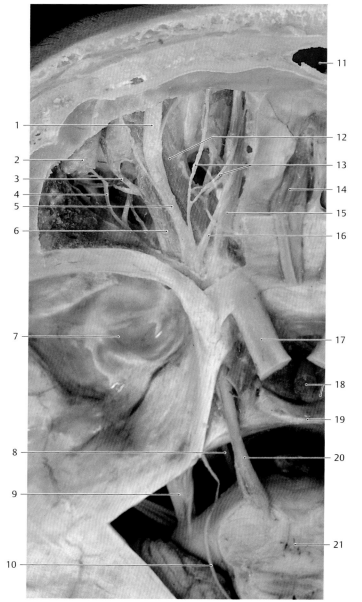

图 9.32 **左眶浅层**（上面观）。眶顶和部分左侧小脑幕已切除

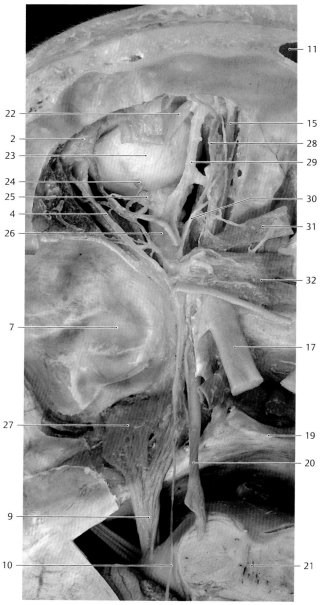

图 9.33 **左眶中层**（上面观）。去除眶顶，离断并翻开上方的眼外肌

1 额神经外侧支	11 额窦	21 中脑
2 泪腺	12 上睑提肌	22 上斜肌肌腱
3 泪腺静脉	13 滑车上神经分支	23 眼球
4 泪腺神经	14 嗅球	24 涡静脉
5 额神经	15 上斜肌	25 睫状短神经
6 上直肌	16 滑车神经（CN Ⅳ）（眶内部）	26 视神经（CN Ⅱ）（颅外部）
7 颅中窝	17 视神经（CN Ⅱ）（颅内部）	27 三叉神经节
8 展神经（CN Ⅵ）	18 垂体和漏斗	28 眼动脉
9 三叉神经（CN Ⅴ）	19 鞍背	29 眼上静脉
10 滑车神经（CN Ⅳ）（颅内部）	20 动眼神经（CN Ⅲ）	

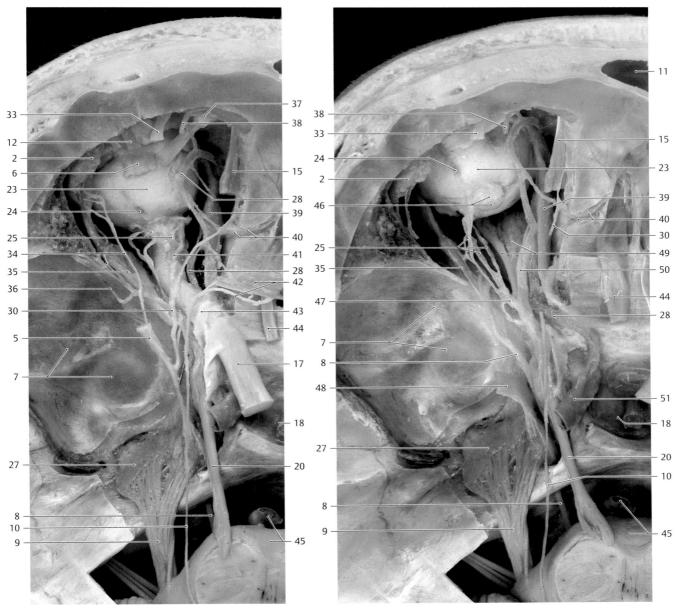

图 9.34　左眶中层（上面观）。眶上壁和上方的眼外肌已切除

图 9.35　左眶深层（上面观）。视神经已切除

30 鼻睫神经（CN V₁）

31 上睑提肌（翻开）

32 上直肌（翻开）

33 眶上神经外侧支

34 泪腺神经和泪腺动脉

35 外直肌

36 泪腺动脉（与脑膜中动脉吻合）

37 滑车

38 眶上神经内侧支

39 内直肌

40 筛前动脉和筛前神经

41 睫状长神经

42 上斜肌和滑车神经

43 总腱环

44 嗅束

45 基底动脉和脑桥

46 视神经（视神经外鞘已离断）

47 睫状神经节

48 眼神经（离断并翻开）

49 动眼神经下支和下直肌

50 动眼神经上支

51 颈内动脉

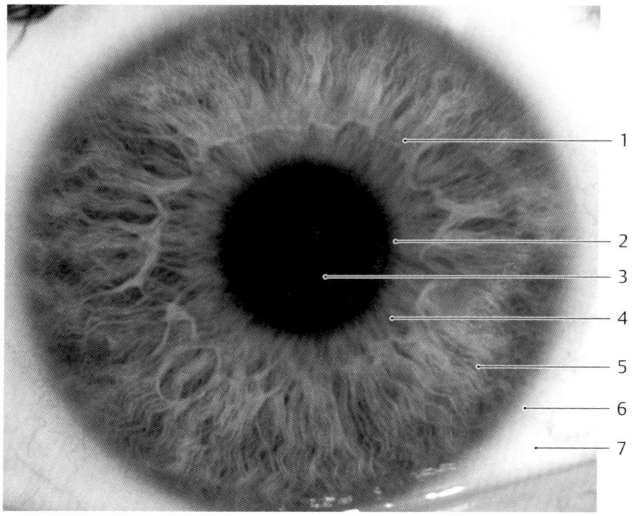

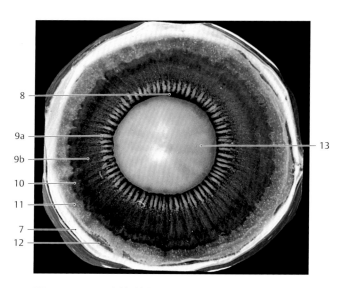

图 9.36 眼球的前部。注意彩色的虹膜和虹膜后方晶状体的位置

图 9.37 眼球的前部 (后面观)

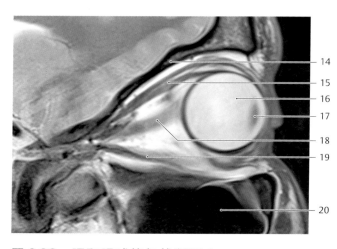

图 9.38 眶和眼球的矢状断面 (Courtesy of Prof. Uder, Institute of Radiology, University Hospital Erlangen, Germany.)

1 虹膜襞
2 虹膜的瞳孔缘
3 晶状体前面
4 虹膜内缘
5 虹膜外缘
6 角膜缘
7 巩膜
8 睫状小带
9a 睫状突 (睫状冠)
9b 睫状环 (睫状体平坦部)
10 锯齿缘
11 视网膜

12 脉络膜
13 晶状体后面
14 眶骨
15 上直肌
16 玻璃体
17 晶状体
18 视神经 (CN Ⅱ)
19 下直肌
20 上颌窦
21 滑车上动脉
22 眶上动脉
23 睫前动脉
24 鼻背动脉
25 虹膜动脉
26 筛后动脉和筛前动脉
27 睫后长动脉、睫后短动脉
28 视神经 (CN Ⅱ) 和眼动脉
29 视网膜中央动脉
30 中央凹和黄斑
31 视网膜动脉

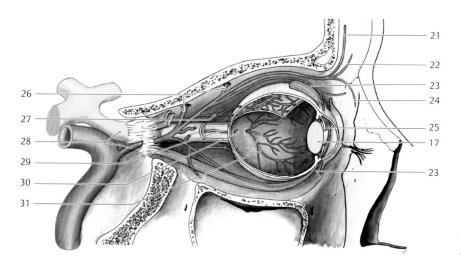

图 9.39 眶及眼球、视神经和眼的血管。图示眼动脉及其分支

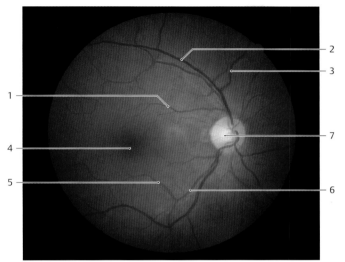

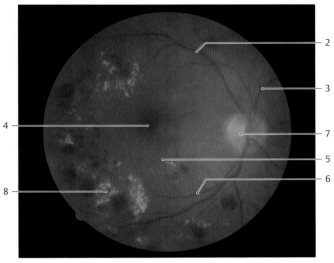

图 9.40　正常右眼眼底。注意，动脉比静脉更细更浅（Courtesy of Prof. Mardin, Department of Ophthalmology, University of Erlangen, Germany.）

图 9.41　糖尿病视网膜病变的眼底。视网膜静脉受压，可见视网膜退变征，显示为白色斑块（棉绒斑）（Courtesy of Prof. Mardin, Department of Ophthalmology, University of Erlangen, Germany.）

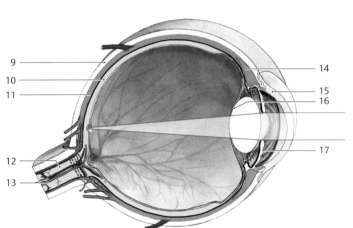

1　黄斑上小动脉	16　晶状体后面
2　视网膜颞侧上小动脉和静脉	17　虹膜
3　视网膜鼻侧上小动脉和静脉	18　内界膜
4　中央凹和黄斑	19　视网膜中央动脉分支
5　黄斑下小动脉	20　神经纤维层
6　视网膜颞侧下小动脉和静脉	21　节细胞层
7　视神经盘	22　内网层
8　棉绒斑	23　内核层
9　巩膜	24　外网层
10　视网膜	25　外核层
11　脉络膜	26　外界膜
12　视神经（CN Ⅱ）	27　光感受器的外层和内层
13　视网膜中央动脉和静脉	28　视网膜色素上皮
14　睫状肌	29　黄斑水肿
15　角膜	

图 9.42　眼球组织（矢状断面）。红线＝光线在中央凹的投影

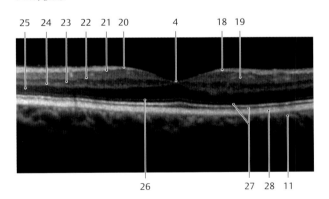

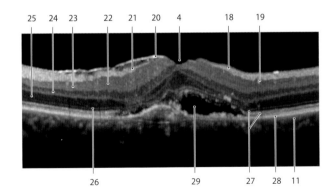

图 9.43　正常眼的中央凹和中央视网膜的断面（OCT 扫描）（Courtesy of Prof. Mardin, Department of Ophthalmology, University of Erlangen, Germany.）

图 9.44　黄斑变性眼的中央凹断面。视网膜色素上皮细胞和相邻的感光细胞之间形成黄斑水肿（OCT 扫描）（Courtesy of Prof. Mardin, Department of Ophthalmology, University of Erlangen, Germany.）

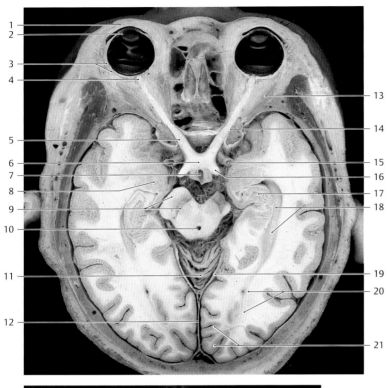

图 9.45 视交叉和纹状皮质水平的头部水平断面（上面观）。注意下丘脑漏斗与视交叉的关系

1 上眼睑	22 晶状体
2 角膜	23 眼球
3 眼球（巩膜、视网膜）	24 内直肌
4 视神经头	25 大脑脚
5 视神经	26 筛窦
6 视交叉	27 视神经（CN Ⅱ）及硬
7 下丘脑的漏斗隐窝	膜鞘
8 杏仁核	28 颞肌
9 黑质和大脑脚	29 动眼神经（CN Ⅲ）和
10 中脑水管	垂体
11 小脑蚓	30 中脑
12 大脑镰	31 枕叶
13 外直肌	32 睫状长神经、睫状短神经
14 视神经管	33 睫状神经节
15 颈内动脉	34 海绵窦内的动眼神经
16 视束	（CN Ⅲ）
17 海马	35 动眼神经副核
18 侧脑室下角	36 中脑上、下丘
19 小脑幕	37 胼胝体
20 视辐射	38 视野
21 视皮质（距状区、纹	39 视网膜
状皮质）	40 外侧膝状体

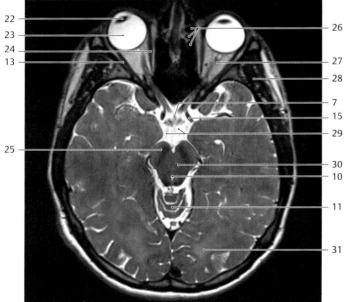

图 9.46 蝶鞍水平的头部水平断面（MRI 扫描）（Courtesy of Prof. Uder, Institute of Radiology, University Hospital Erlangen, Germany.）

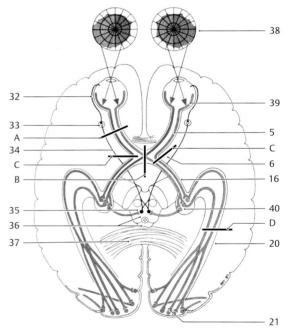

图 9.47 视觉传导通路和光反折的路径图

在**双目视觉**中，视野（38）投影于视网膜上的两个部分（图中蓝色和红色部分）。在视交叉中，来自两侧视网膜的部分纤维结合在一起形成左侧视束。双眼的视觉纤维在整个视觉传导通路中保持分离直至其神经纤维终止于视皮质（21）。**视觉传导通路损伤**会导致视觉缺陷，其性质取决于损伤的位置。单侧视神经损伤（A）会导致同侧眼失明及瞳孔对光反射消失。当视交叉病变破坏视网膜鼻侧部交叉纤维时（B），双颞侧视野丧失（**双颞侧偏盲**）。当视交叉双侧的外角受压时（C），颞侧视网膜的非交叉纤维受到影响，导致鼻侧视野丧失（**双鼻侧偏盲**）。当视交叉后方发生病变（即视束、外侧膝状体、视辐射或视皮质）时（D），会导致对侧视野丧失（**对侧偏盲**）。

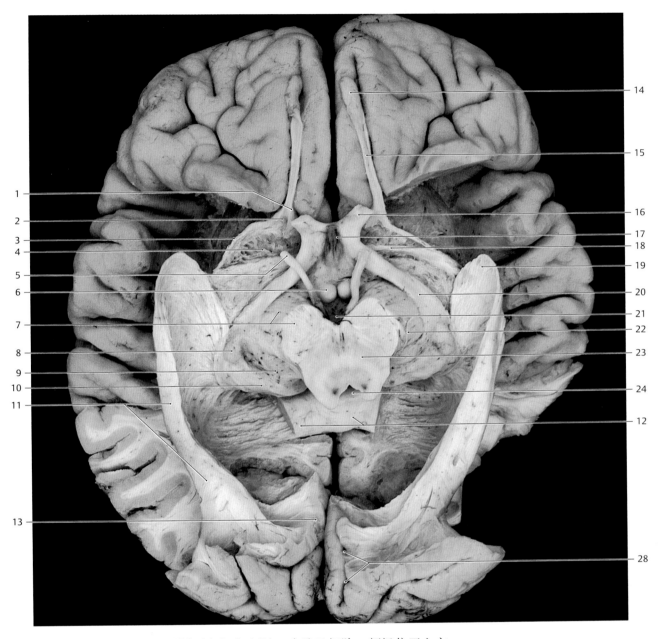

图 9.48　视觉传导通路的解剖（下面观）。中脑已切除。额极位于上方

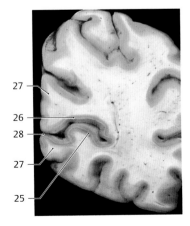

图 9.49　枕叶纹状区水平的纹状皮质冠状断面

1 内侧嗅纹	11 视辐射	20 视束
2 嗅三角	12 胼胝体压部（连合纤维）	21 脚间窝和后穿质
3 外侧嗅纹		22 滑车神经（CN Ⅳ）
4 前穿质	13 楔叶	23 黑质
5 动眼神经（CN Ⅲ）	14 嗅球	24 中脑水管
6 乳头体	15 嗅束	25 视皮质
7 大脑脚	16 视神经（CN Ⅱ）	26 Gennari 线
8 外侧膝状体	17 漏斗	27 纹状皮质回
9 内侧膝状体	18 前连合	28 距状沟
10 丘脑枕	19 视辐射膝部	

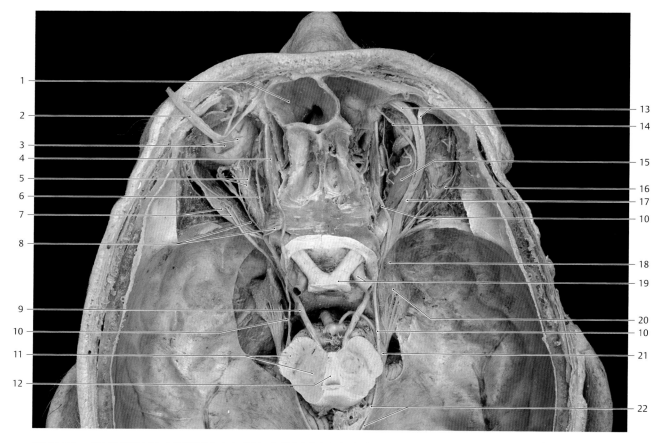

图 9.50　眶内脑神经［眶浅层（右侧）和眶中层（左侧），上面观］。离断上直肌和额神经，切除部分脑幕和硬脑膜

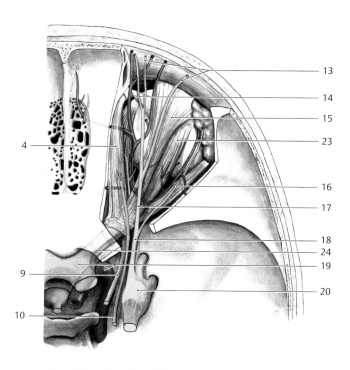

图 9.51　眶内脑神经（上面观）

1 额窦（扩大）

2 额神经（离断并翻开）

3 上直肌（离断）和眼球

4 上斜肌

5 睫状短神经和视神经（CN Ⅱ）

6 鼻睫神经

7 展神经（CN Ⅵ）和外直肌

8 睫状神经节和上直肌（离断并翻开）

9 动眼神经（CN Ⅲ）

10 滑车神经（CN Ⅳ）

11 大脑脚和中脑

12 与中脑水管相连的第三脑室下壁

13 眶上神经外侧支和内侧支

14 滑车上神经

15 上睑提肌

16 泪腺神经

17 额神经

18 眼神经（CN V₁）

19 视交叉与颈内动脉

20 三叉神经节

21 三叉神经（CN V）

22 小脑幕切迹

23 上直肌

24 眼动脉

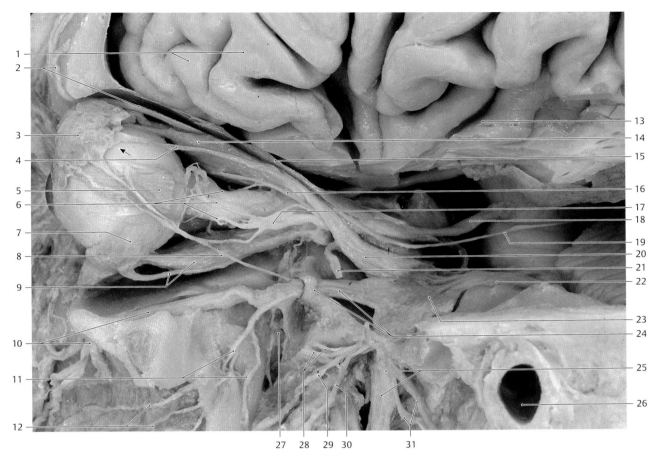

图 9.52 眶和翼腭窝内的脑神经（左眶，外侧面观）。视神经（CN Ⅱ）、动眼神经（CN Ⅲ）、滑车神经（CN Ⅳ）、眼神经（CN V₁）和展神经（CN Ⅵ）的解剖。箭头 = 颧神经和泪腺神经吻合

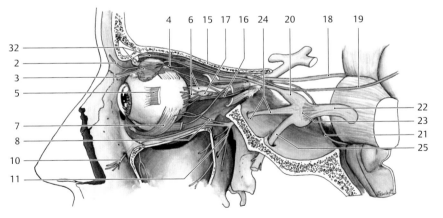

图 9.53 支配眼外肌的脑神经（外侧面观）

1 额叶	9 动眼神经（CN Ⅲ）下支和下直肌	16 鼻睫神经	25 下颌神经（CN V₃）
2 眶上神经	10 眶下神经	17 睫状神经节	26 外耳道
3 泪腺	11 上牙槽后神经	18 动眼神经（CN Ⅲ）	27 翼腭神经
4 泪腺神经	12 与上颌窦黏膜相邻的上牙槽神经丛分支	19 滑车神经（CN Ⅳ）	28 颞深神经
5 外直肌（切断）	13 岛叶的中央沟	20 眼神经（CN V₁）	29 颊神经
6 视神经（CN Ⅱ）和睫状短神经	14 上直肌	21 展神经（CN Ⅵ）（离断）	30 咬肌神经
7 下斜肌	15 眶骨膜（眶顶）	22 三叉神经（CN Ⅴ）	31 耳颞神经
8 颧神经		23 三叉神经节	32 上斜肌及滑车
		24 上颌神经（CN V₂）和圆孔	

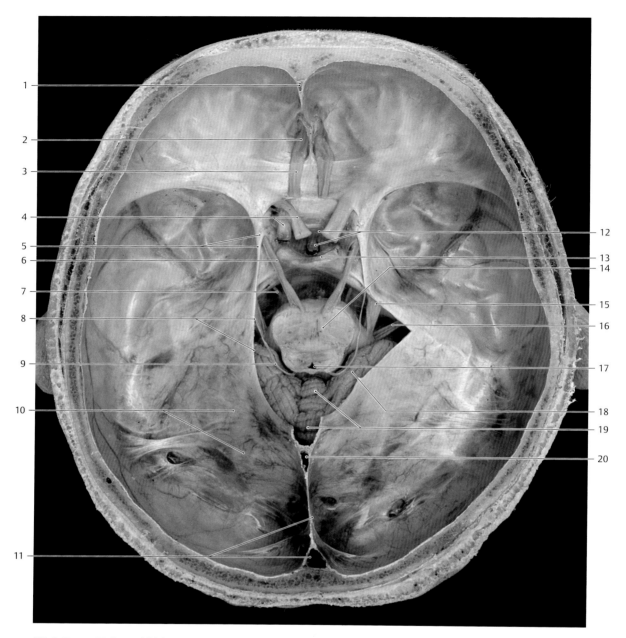

图 9.54　**颅底及脑神经（内面观）。大脑半球和脑干上部已切除。切开右侧小脑幕以显示幕下间隙的脑神经**

1 上矢状窦及大脑镰	8 小脑幕切迹	15 三叉神经（CN Ⅴ）
2 嗅球	9 滑车神经（CN Ⅳ）	16 面神经（CN Ⅶ）、中间神经和
3 嗅束	10 小脑幕	前庭蜗神经（CN Ⅷ）
4 视神经和颈内动脉	11 大脑镰和窦汇	17 中脑水管
5 前床突与小脑幕前附着点	12 垂体窝、漏斗和鞍膈	18 小脑右半球
6 动眼神经（CN Ⅲ）	13 鞍背	19 小脑蚓
7 展神经（CN Ⅵ）	14 中脑（离断）	20 直窦

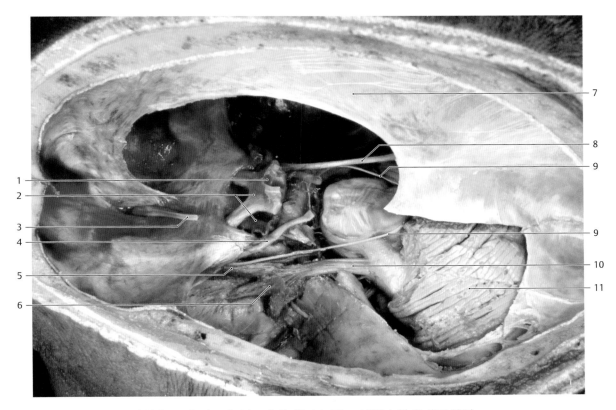

图 9.55 **颅底及脑神经。**脑干已离断，小脑幕已打开，双侧大脑半球已摘除

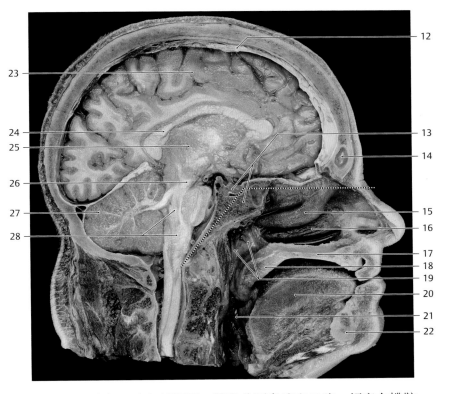

图 9.56 **头部正中矢状断面。**腭骨分隔鼻腔和口腔。颅底在蝶鞍处形成 150° 夹角（虚线所示）

1 漏斗	14 额窦
2 视交叉与颈内动脉	15 中鼻甲
	16 下鼻甲
3 嗅束	17 硬腭
4 动眼神经（CN Ⅲ）	18 软腭
	19 咽及咽鼓管
5 眼神经（CN V₁）	20 舌
6 三叉神经节	21 咽及腭扁桃体
7 大脑镰	22 下颌骨
8 小脑幕切迹	23 大脑（端脑）
9 滑车神经（CN Ⅳ）	24 胼胝体
	25 丘脑
10 三叉神经（CN V）	26 中脑及 CN Ⅲ 和 CN Ⅳ 的脑神经核
11 小脑	27 小脑
12 硬脑膜	28 脑桥（菱脑）
13 垂体窝内的垂体	

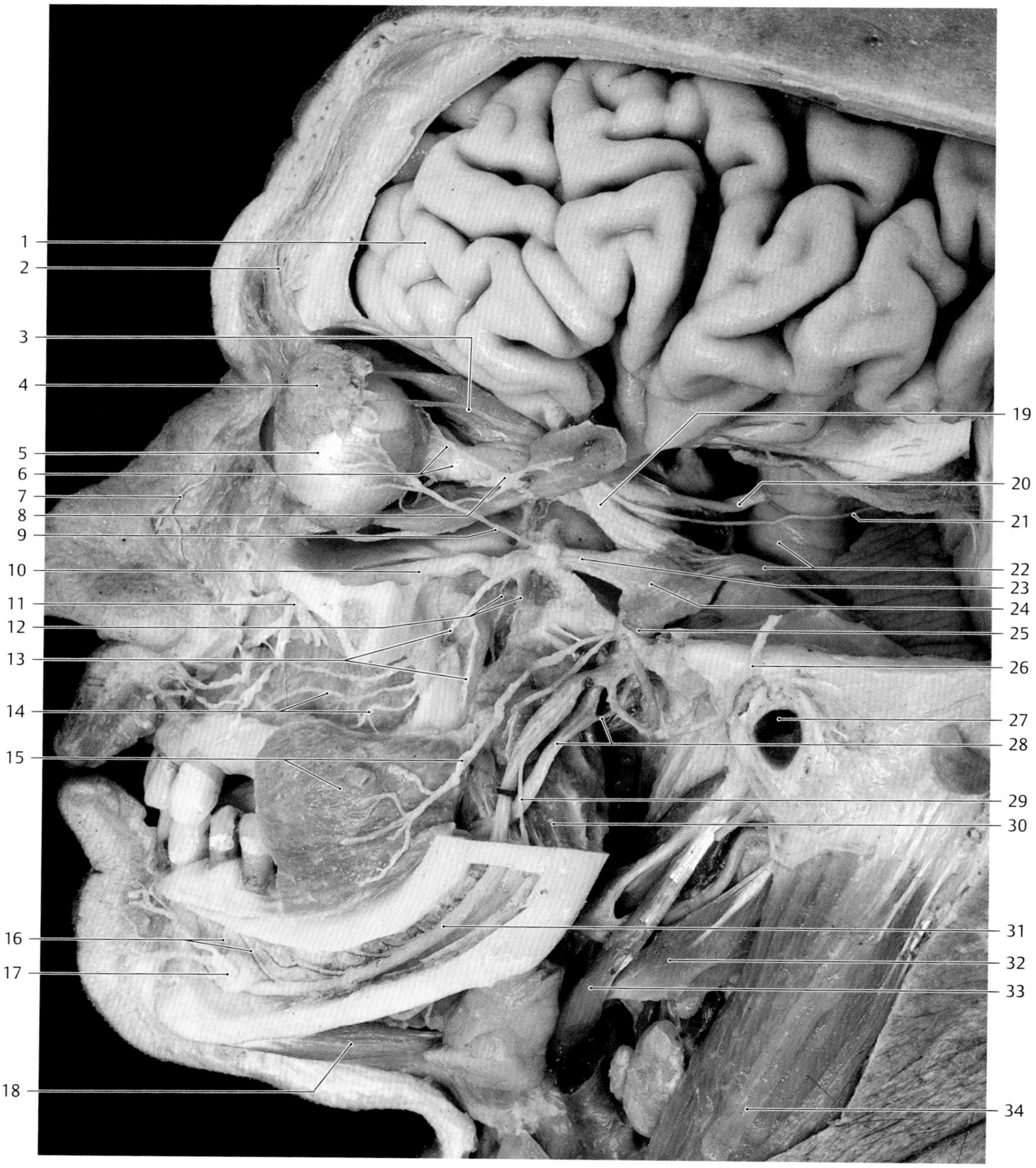

图 9.57 三叉神经（CN V）的完整解剖。切除颅腔外侧壁、眶外侧壁、颧弓、下颌支，打开下颌管

1 大脑额叶	10 眶下神经	18 二腹肌前腹	26 耳颞神经
2 眶上神经	11 眶下孔和眶下神经终末支	19 眼神经（CN V₁）	27 外耳道（离断）
3 泪腺神经		20 动眼神经（CN Ⅲ）	28 舌神经和鼓索
4 泪腺	12 翼腭神经节和翼腭神经	21 滑车神经（CN Ⅳ）	29 下颌舌骨肌神经
5 眼球	13 上牙槽后神经	22 三叉神经（CN V）和脑桥	30 翼内肌
6 视神经和睫状短神经	14 上牙丛		31 下牙槽神经
7 筛前神经鼻外支	15 颊肌和颊神经	23 上颌神经（CN V₂）	32 二腹肌后腹
8 睫状神经节	16 下牙丛	24 三叉神经节	33 茎突舌骨肌
9 颧神经	17 颏孔和颏神经	25 下颌神经（CN V₃）	34 胸锁乳突肌

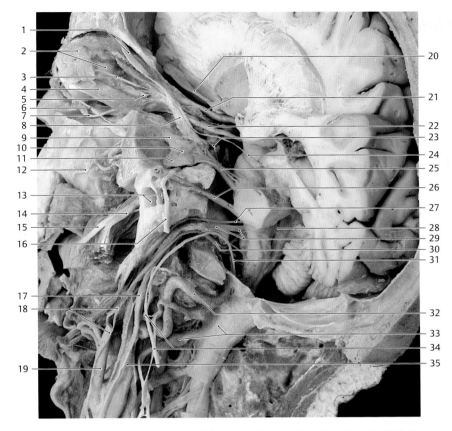

图 9.58 　与脑干相连的脑神经（上外侧面观，左侧）。左侧大脑半球和颅骨已部分切除。注意三叉神经节的位置

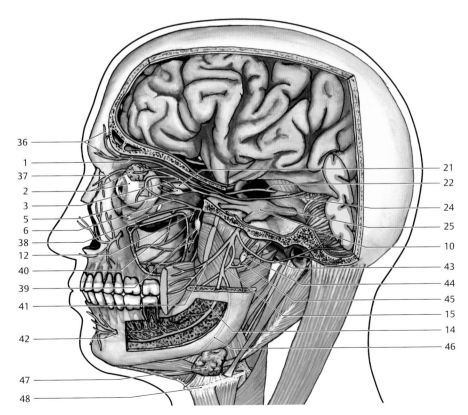

图 9.59 　三叉神经的主要分支（对应前页图 9.57）

1 额神经
2 泪腺和眼球
3 泪腺神经
4 外直肌
5 视神经外侧的睫状神经节
6 颧神经
7 动眼神经下支
8 眼神经（CN V₁）
9 上颌神经（CN V₂）
10 三叉神经节
11 下颌神经（CN V₃）
12 上牙槽后神经
13 鼓室、外耳道和鼓膜
14 下牙槽神经
15 舌神经
16 面神经（CN Ⅶ）
17 迷走神经（CN Ⅹ）
18 舌下神经（CN Ⅻ）和颈袢上根
19 颈外动脉
20 嗅神经（CN Ⅰ）
21 视神经（CN Ⅱ）（颅内部）
22 动眼神经（CN Ⅲ）
23 展神经（CN Ⅵ）
24 滑车神经（CN Ⅳ）
25 三叉神经（CN Ⅴ）
26 前庭蜗神经（CN Ⅷ）和面神经（CN Ⅶ）
27 舌咽神经（CN Ⅸ）（自脑干发出）
28 菱形窝
29 迷走神经（CN Ⅹ）（自脑干发出）
30 舌下神经（CN Ⅻ）（自延髓发出）
31 副神经（CN Ⅺ）（自枕骨大孔上升）
32 椎动脉
33 脊神经节和硬脊膜
34 副神经（CN Ⅺ）
35 颈内神经
36 眶上神经内侧支和外侧支
37 滑车下神经
38 眶下神经
39 翼腭神经节和翼腭神经
40 上牙槽中神经（加入上牙丛）
41 颊神经
42 颏神经和颏孔
43 耳颞神经
44 耳神经节
45 鼓索
46 下颌舌骨肌神经
47 下颌下腺
48 舌骨

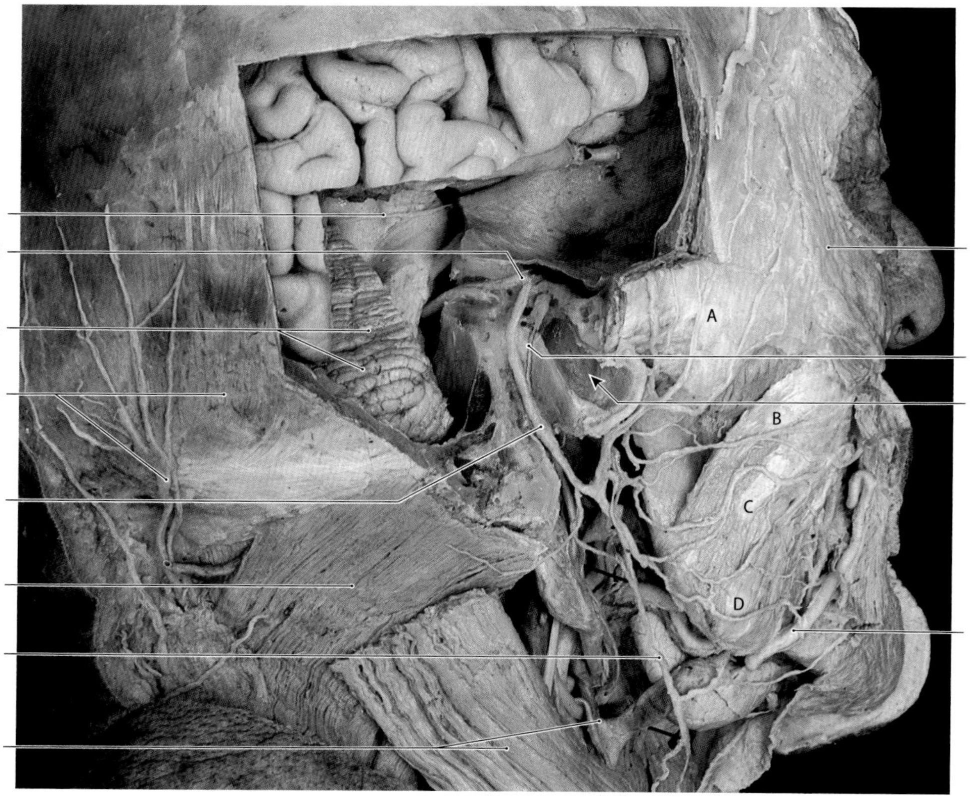

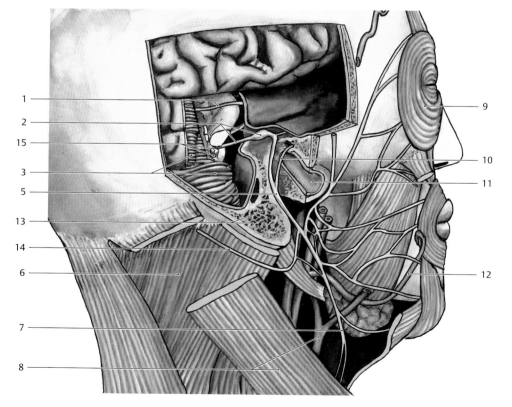

图 9.60　面神经（CN Ⅶ）的完整解剖。打开颅腔，切除部分颞叶。打开面神经管和鼓室，切除外耳道后壁。

面神经分支

A= 颞支

B= 颧支

C= 颊支

D= 下颌缘支

1 滑车神经（CN Ⅳ）

2 面神经（CN Ⅶ）及膝状神经节

3 小脑（右半球）

4 枕额肌枕腹和枕大神经

5 茎乳孔内的面神经（CN Ⅶ）

6 头夹肌

7 面神经（CN Ⅶ）颈支

8 胸锁乳突肌和下颌后静脉

9 眼轮匝肌

10 鼓索

11 外耳道

12 面动脉

13 乳突小房

14 耳后神经

15 面神经核和面神经膝

图 9.61　面神经（对应上图 9.60）

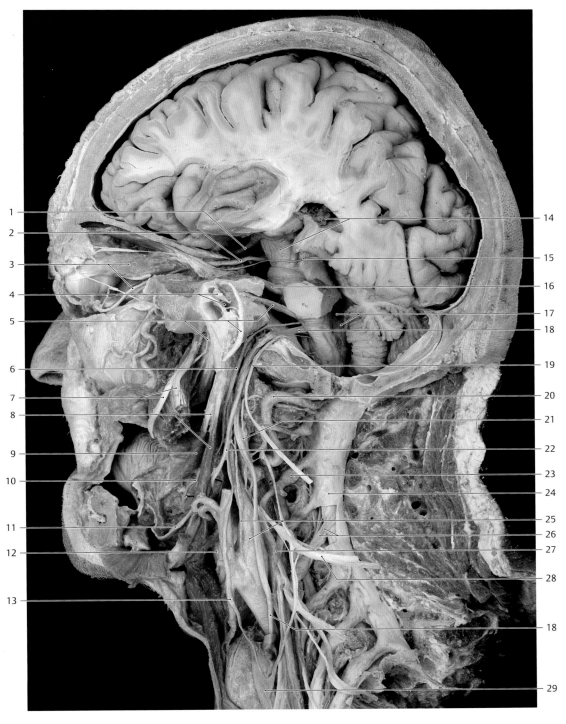

图 9.62　与脑干相连的脑神经（斜外侧面观）。切除右侧半的颅骨、脑、颈部和面部结构及眶和口腔的外侧壁，打开鼓室，离断下颌骨，切除咀嚼肌

1 视束

2 动眼神经（CN Ⅲ）

3 外直肌和动眼神经下支

4 锤骨和鼓索

5 鼓索、面神经（CN Ⅶ）和前庭蜗神经（CN Ⅷ）

6 舌咽神经（CN Ⅸ）

7 舌神经和下牙槽神经

8 茎突和茎突舌骨肌

9 茎突舌肌

10 舌咽神经舌支

11 舌下神经舌支

12 颈外动脉

13 颈袢上根（舌下神经分支，自C1离断）

14 侧脑室及脉络丛和大脑脚

15 滑车神经（CN Ⅳ）

16 三叉神经（CN Ⅴ）

17 第四脑室和菱形窝

18 迷走神经（CN Ⅹ）

19 副神经（CN Ⅺ）

20 椎动脉

21 颈上神经节

22 舌下神经（CN Ⅻ）

23 脊神经节及硬膜鞘

24 脊髓的硬脊膜

25 舌咽神经的颈内动脉支和颈动脉窦支

26 脊神经后根

27 交感干

28 颈丛分支（C3前支）

29 颈袢

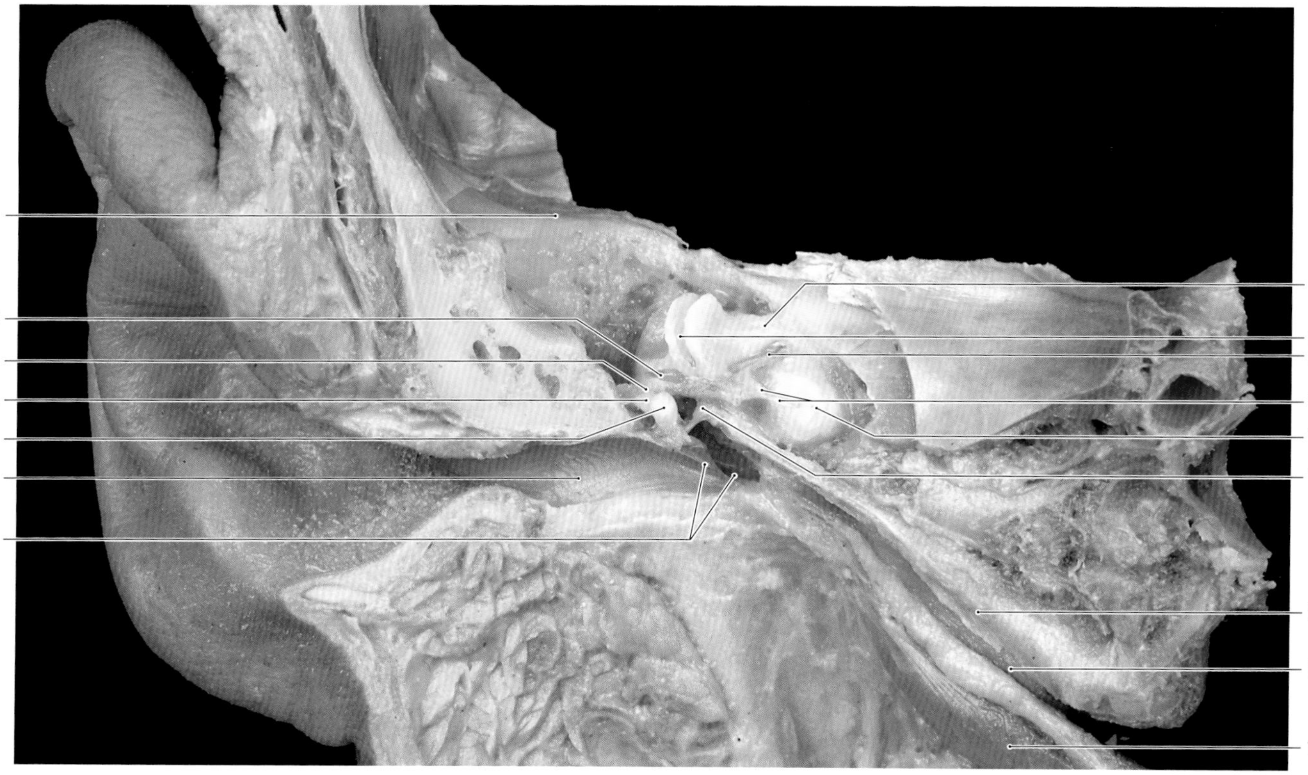

图 9.63　右侧外耳、中耳和内耳的纵切面（前面观）。耳蜗和半规管已进一步解剖

1 鼓室顶	7 鼓室和鼓膜	13 鼓膜张肌
2 外骨半规管	8 前庭蜗神经	14 咽鼓管
3 面神经	9 骨性前骨半规管	15 腭帆提肌
4 砧骨	10 膝状神经节和岩大神经	16 茎突
5 锤骨	11 耳蜗	
6 外耳道	12 镫骨	

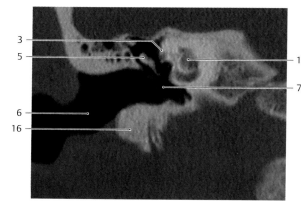

图 9.64　前庭蜗器（MRI 扫描，见对应的图 9.67）（ Courtesy of Prof. Uder, Institute of Radiology, University Hospital Erlangen, Germany. ）

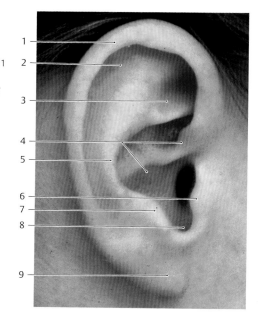

1 耳轮
2 耳舟
3 三角窝
4 耳甲
5 对耳轮
6 耳屏
7 对耳屏
8 耳屏间切迹
9 耳垂

图 9.65　右耳郭
（外侧面观）

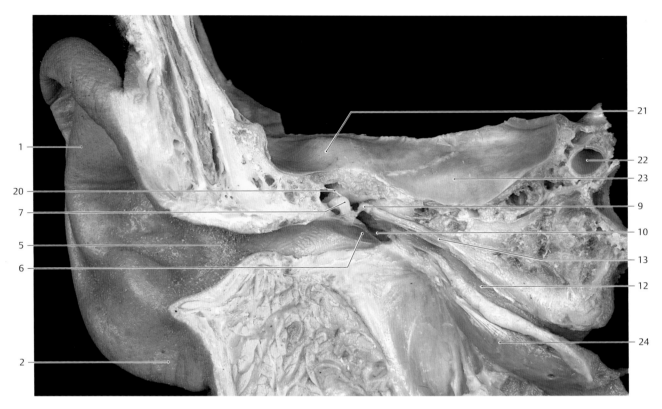

图 9.66　右侧外耳、中耳和内耳的纵切面（前面观）

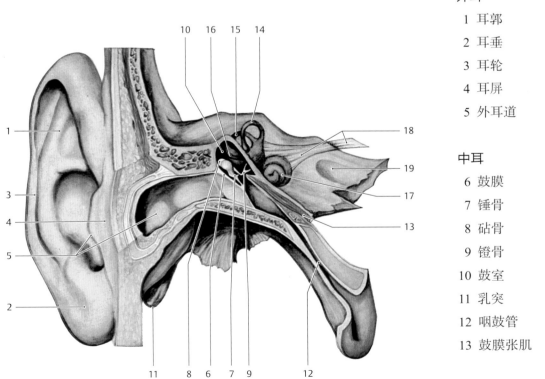

外耳	内耳
1　耳郭	14　前骨半规管
2　耳垂	15　后骨半规管
3　耳轮	16　外骨半规管
4　耳屏	17　耳蜗
5　外耳道	18　前庭蜗神经
	（CN Ⅷ）
中耳	19　颞骨岩部
6　鼓膜	
7　锤骨	附属结构
8　砧骨	20　锤骨上韧带
9　镫骨	21　弓状隆起
10　鼓室	22　颈内动脉
11　乳突	23　锥体前面及硬
12　咽鼓管	脑膜
13　鼓膜张肌	24　腭帆提肌

图 9.67　右侧前庭蜗器（前面观）（见对应的图 9.64）

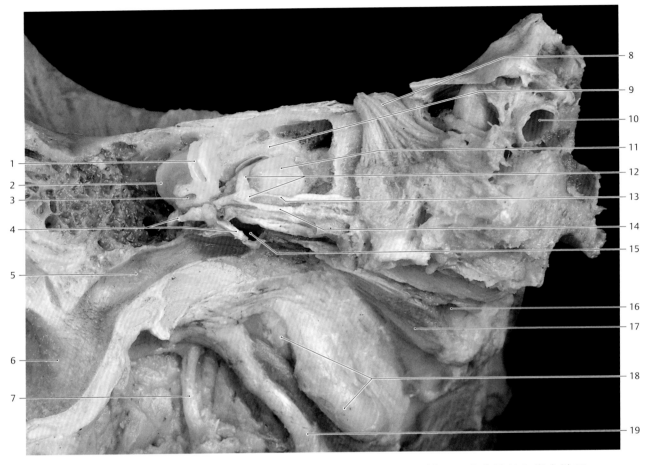

图 9.68 外耳、中耳和内耳的纵切面（前面观）。深层解剖，显示面神经、岩小神经和岩大神经

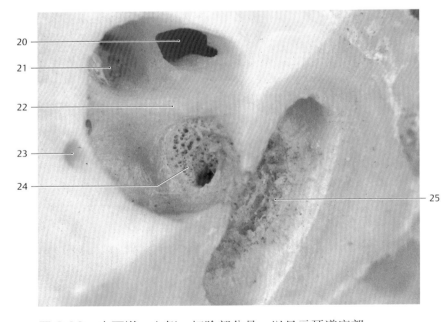

图 9.69 内耳道，左侧。切除部分骨，以显示耳道底部

1 前骨半规管（打开）	13 岩大神经
2 后骨半规管	14 岩小神经
3 外骨半规管（打开）	15 鼓室
4 面神经和鼓索	16 咽鼓管
5 外耳道	17 腭帆提肌
6 耳郭	18 颈内动脉和颈内静脉
7 面神经	19 颞骨茎突
8 三叉神经	20 面神经区
9 内耳道的骨性底	21 前庭上区
10 海绵窦内的颈内动脉	22 横嵴
11 耳蜗	23 单孔
12 面神经及膝状神经节	24 螺旋孔列（前庭蜗神经耳蜗部的出口）
	25 蜗底

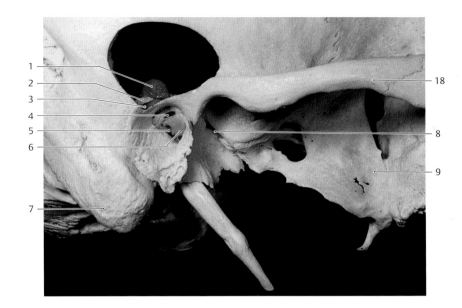

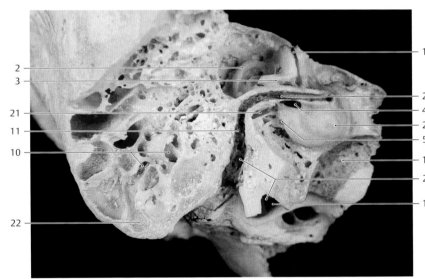

图 9.71 右侧颞骨（外侧面观）。乳突小房和面神经管均已打开，3 条半规管已解剖

图 9.70 右侧颞骨（外侧面观）。切除部分岩部和鳞部以显示半规管

1 前骨半规管（红色）

2 后骨半规管（黄色）

3 外骨半规管（绿色）

4 前庭窗

5 蜗窗

6 鼓室

7 乳突

8 岩鼓裂（红色探针：鼓索）

9 翼突外侧板

10 乳突小房

11 面神经管（蓝色）

12 卵圆孔

13 颈动脉管（红色）

14 鼓环

15 颞骨岩部

16 颞骨鳞部

17 鳞乳突缝

18 颞骨颧突

19 鼓环切迹

20 鼓室岬

21 鼓索小管（绿色探针）

22 乳突

23 镫骨肌神经小管（红色）

24 耳蜗

25 乳突小管（红色探针）

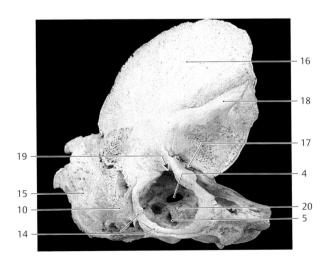

图 9.72 新生儿右侧颞骨（外侧面观）

473

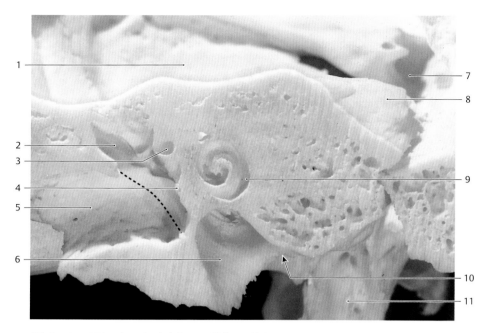

1	锥体前面
2	乳突窦
3	外骨半规管
4	匙突
5	外耳道
6	颈静脉窝
7	破裂孔
8	岩部尖
9	耳蜗的位置（蜗轴及骨螺旋嵴）
10	颈动脉管
11	蝶骨翼突
12	前骨半规管
13	面神经

图 9.73　耳蜗水平经左侧颞骨岩部冠状断面（后面观）。虚线为鼓膜位置

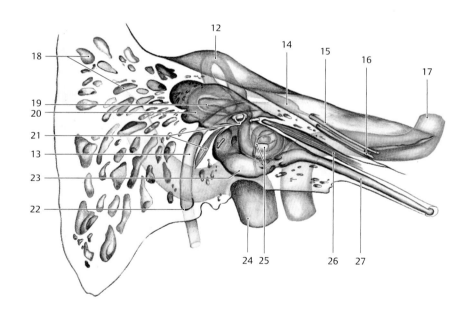

14	膝状神经节
15	岩大神经
16	岩小神经
17	颈内动脉
18	乳突小房
19	外骨半规管
20	后骨半规管
21	镫骨及镫骨肌
22	茎乳孔
23	鼓室下隐窝（下鼓室）
24	颈内静脉
25	鼓室岬及鼓室丛（耳蜗位置）
26	鼓膜张肌
27	咽鼓管

图 9.74　**鼓室内壁**及其与内耳、面神经等毗邻结构的关系

鼓室内侧壁与内耳直接相邻。鼓室岬由耳蜗底部的隆起形成。面神经（CN Ⅶ，见第 468 页）在外骨半规管（也靠近中耳）和镫骨底（封闭前庭窗）之间弓形走行至茎乳孔。此时，面神经尤其危险，因为中耳黏膜距离面神经很近。同样具有重要临床意义的是乙状窦向颈内静脉的过渡区。静脉窦在鼓室底部略微向内弯曲。中耳黏膜通过咽鼓管与鼻咽部的鼻黏膜直接相连。

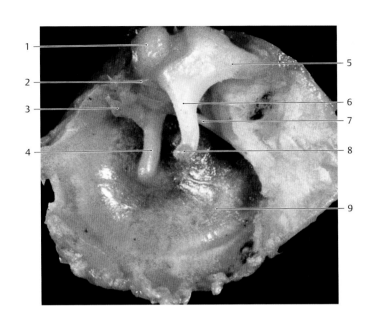

1 锤骨头
2 锤骨前韧带
3 鼓膜张肌肌腱
4 锤骨柄
5 砧骨短脚
6 砧骨长脚
7 鼓索
8 豆状突
9 鼓膜

图 9.75 **鼓膜与锤骨和砧骨**（右侧，内面观）

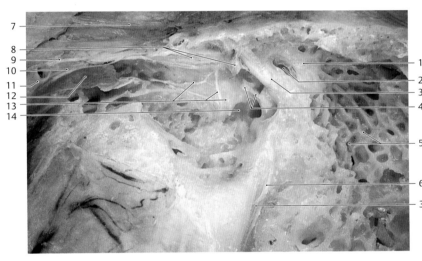

图 9.76 **鼓室内侧壁**（左侧）。外耳道、鼓室外侧壁及砧骨。切除锤骨和鼓膜，打开乳突小房

1 鼓窦
2 外骨半规管（打开）
3 面神经管
4 镫骨与镫骨肌肌腱
5 乳突小房
6 鼓索（颅内部）
7 岩大神经
8 鼓膜张肌（匙突）
9 岩小神经
10 鼓室前动脉
11 脑膜中动脉
12 咽鼓管
13 鼓室岬及鼓室丛
14 蜗窗

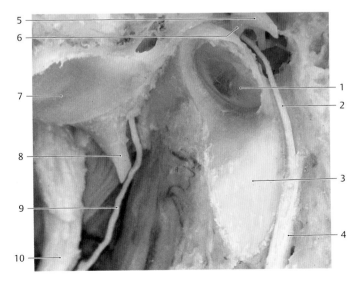

1 鼓膜
2 鼓索（颅内部）
3 外耳道底
4 面神经和面神经管
5 砧骨

6 锤骨头
7 下颌窝
8 蝶棘
9 鼓索（颅外部）
10 颞骨茎突

图 9.77 **鼓膜**（外侧面观，左侧）。打开外耳道和面神经管以显示鼓索（约放大 1.5 倍）

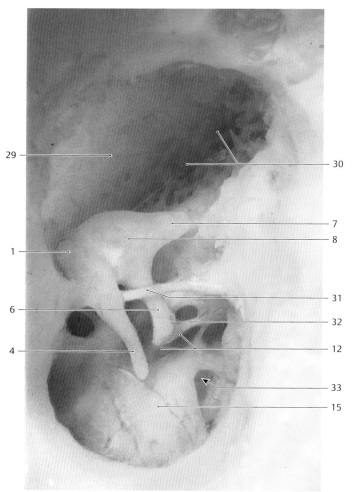

图 9.78 鼓室及锤骨、砧骨和镫骨（外侧面观，左侧）。切除鼓膜，打开乳突窦

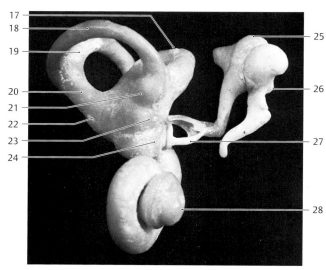

图 9.79 与内耳相连的听骨链（前外侧面观，左侧）

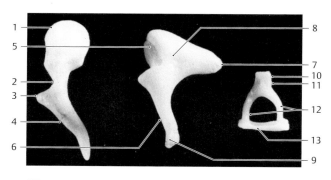

图 9.80 听小骨（分离）

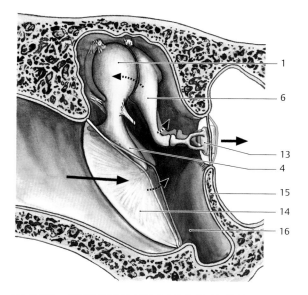

图 9.81 声波传导过程中听小骨的位置和运动

锤骨

1 头
2 颈
3 外侧突
4 柄

砧骨

5 锤骨关节面
6 长脚
7 短脚
8 体
9 豆状突

镫骨

10 头
11 颈

12 前脚和后脚
13 底

鼓室壁

14 鼓膜
15 鼓室岬
16 鼓室下隐窝

听小骨和内耳（迷路）

17 外骨半规管
18 前骨半规管
19 后骨半规管
20 总骨脚
21 壶腹

22 内淋巴管起始部
23 椭圆囊隆起
24 球囊隆起
25 砧骨
26 锤骨
27 镫骨
28 耳蜗

鼓室

29 鼓室上隐窝
30 乳突窦
31 鼓索
32 镫骨肌肌腱
33 蜗窗

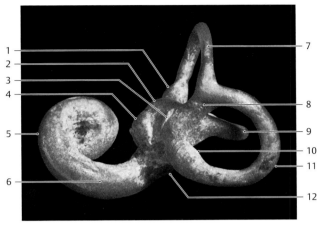

图 9.82 右迷路铸型（后内侧面观）

1 壶腹（前骨	11 后骨半规管	21 蜗底和肌咽
半规管）	12 蜗窗	鼓管
2 椭圆囊隐窝	13 骨壶腹	22 锤骨和砧骨
3 前庭水管	14 前庭窗	23 镫骨
4 球囊隐窝	15 蜗顶	24 鼓膜
5 耳蜗	16 外耳道	25 鼓室
6 蜗底	17 乳突小房	26 蜗水管
7 前骨半规管	18 鼓室和蜗窗	27 内淋巴囊
8 总骨脚	（探针）	28 内淋巴管
9 外骨半规管	19 外耳道	29 椭圆囊斑
10 后骨壶腹	20 面神经管	30 球囊斑

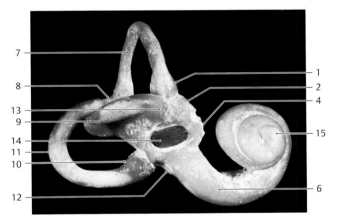

图 9.83 右迷路铸型（外侧面观）

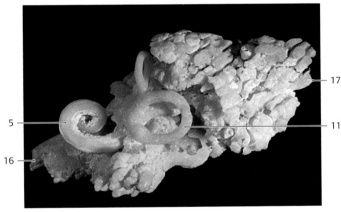

图 9.84 迷路和乳突小房铸型（后面观）。实际大小

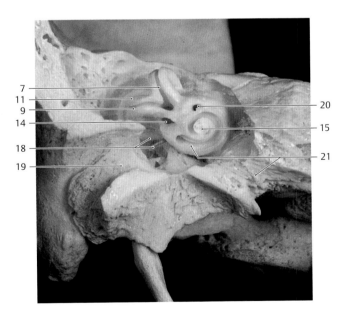

图 9.85 原位骨迷路解剖。半规管和蜗管均已
打开

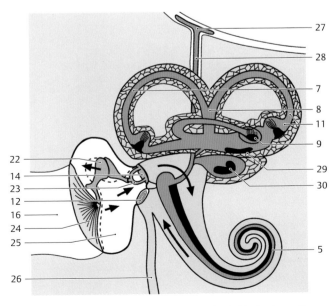

图 9.86 前庭蜗器。箭头＝声波的方向；蓝
色＝外淋巴管

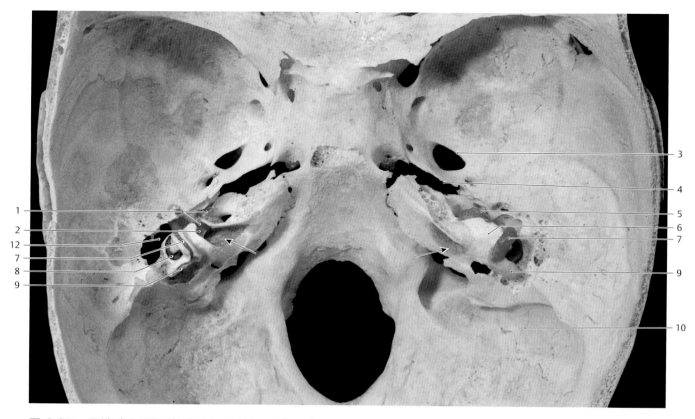

图 9.87 **骨迷路和颞骨岩部**（上面观）。左侧 = 打开半规管；右侧 = 半规管完整；箭头 = 内耳道

1 面神经管和咽鼓管半管	7 前骨半规管	13 咽鼓管	18 鼓室岬
2 前庭上区	8 外骨半规管	14 乳突小房	19 颧突
3 卵圆孔	9 后骨半规管	15 面神经、前庭蜗神经	20 蜗窗
4 破裂孔	10 乙状窦沟	和中间神经	21 乳突
5 耳蜗	11 乙状窦	16 颞窝	
6 前庭	12 鼓室	17 前庭窗	

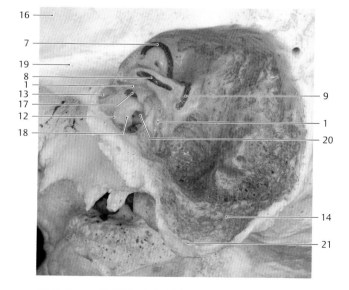

图 9.88 **骨迷路**（左外侧面观）。切除部分颞骨和鼓室，打开半规管：

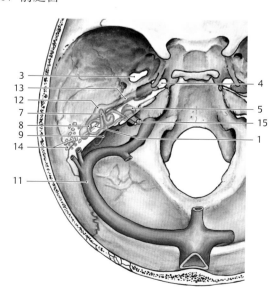

图 9.89 **内耳**（上面观）。显示了膜迷路和鼓室的位置

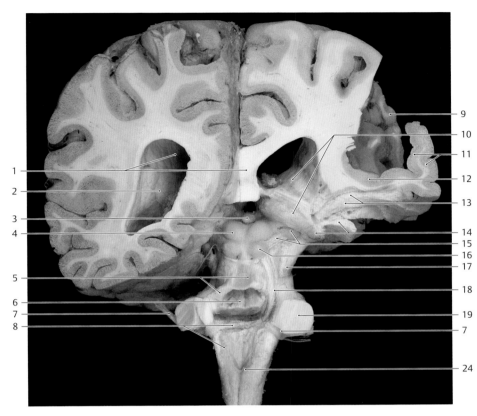

1 左侧脑室和胼胝体
2 丘脑
3 松果体
4 上丘
5 上髓帆和小脑上脚
6 菱形窝
7 前庭蜗神经（CN Ⅷ）
8 背侧听纹和小脑下脚
9 岛叶
10 尾状核和丘脑
11 颞叶（颞上回）（听觉中枢）
12 颞横回（初级听觉中枢）
13 内囊听辐射
14 外侧膝状体和视辐射（切断）
15 内侧膝状体和下丘臂
16 下丘
17 大脑脚
18 外侧丘系
19 小脑中脚
20 蜗背侧核
21 蜗腹侧核
22 下橄榄核及 Rasmussen 橄榄耳蜗束（红色）
23 螺旋神经节
24 闩
25 额叶
26 颞叶
27 颞中回（三级听觉中枢）
28 斜方体

图 9.90 脑干解剖显示听觉传导通路（后面观）。小脑及双侧大脑半球后部均已切除

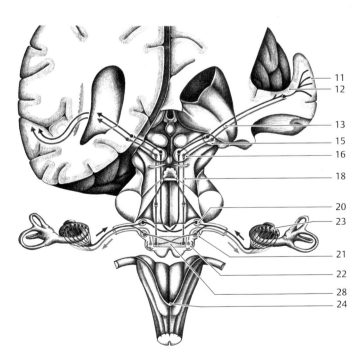

图 9.91 听觉传导通路（对应上方图 9.90）。红色＝下行（传出）传导通路（Rasmussen 橄榄耳蜗束）；绿色和蓝色＝上行（传入）传导通路

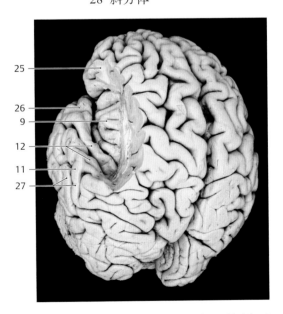

图 9.92 左半球听觉区（上外侧面观）。部分额叶和顶叶已切除

479

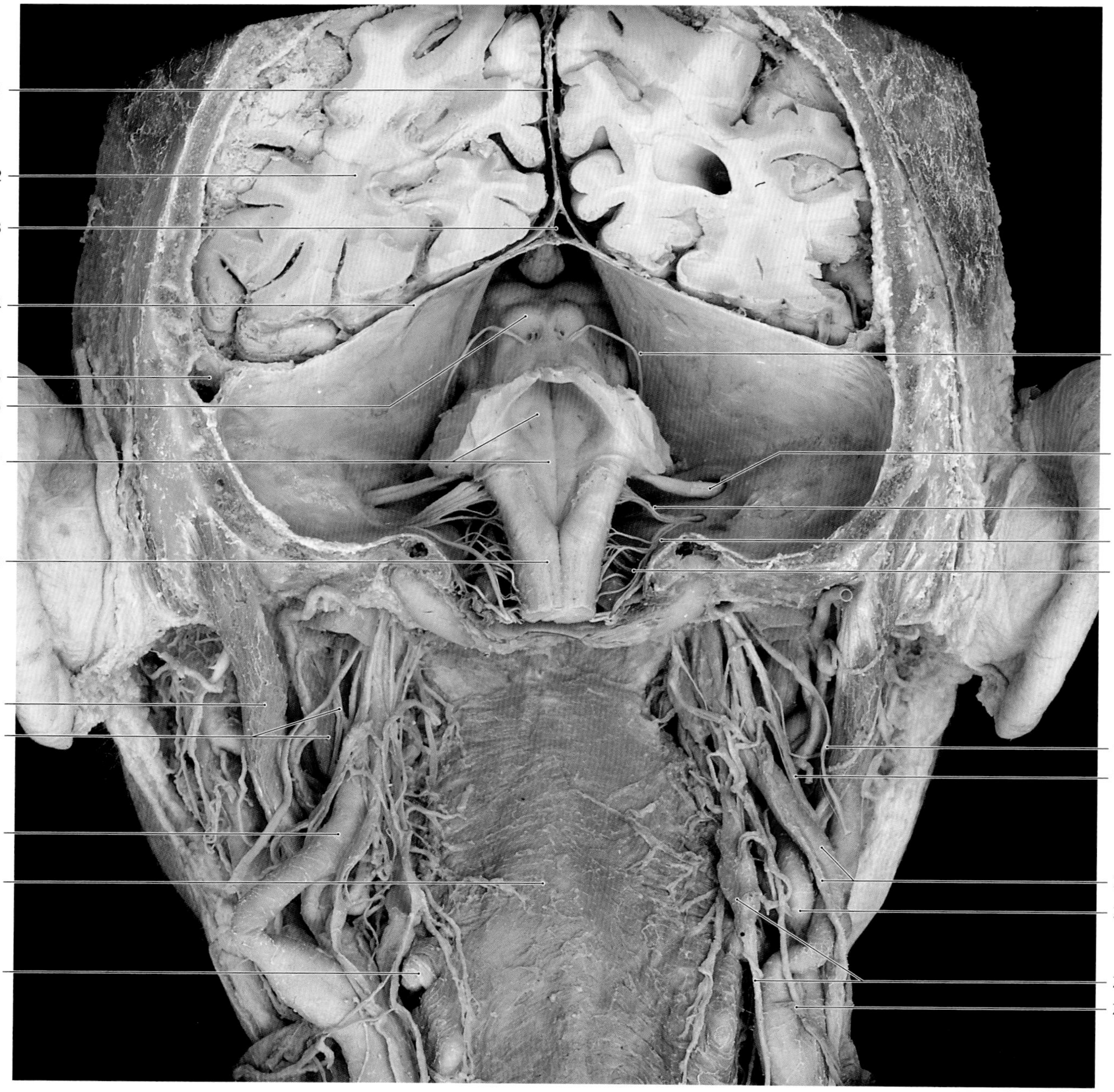

图 9.93 脑干、咽及脑神经（后面观）。滑车神经（CN Ⅳ）、面神经（CN Ⅶ）、前庭蜗神经（CN Ⅷ）、舌咽神经（CN Ⅸ）、迷走神经（CN Ⅹ）、副神经（CN Ⅺ）和舌下神经（CN Ⅻ）的解剖。打开颅腔，切除小脑

1 大脑镰	9 二腹肌后腹	17 舌下神经（颅内部）（CN Ⅻ）
2 枕叶	10 颈内动脉	18 副神经（CN Ⅺ）
3 直窦	11 咽（中缩肌）	19 舌下神经（CN Ⅻ）
4 小脑幕	12 舌骨（大角）	20 迷走神经（CN Ⅹ）和颈内动脉
5 横窦	13 滑车神经（CN Ⅳ）	21 颈外动脉
6 中脑下丘	14 面神经（CN Ⅶ）和前庭蜗神经（CN Ⅷ）	22 交感干和颈上神经节
7 菱形窝	15 舌咽神经（CN Ⅸ）和迷走神经（CN Ⅹ）	23 颈襻
8 延髓	16 副神经（颅内部）（CN Ⅺ）	24 舌咽神经（CN Ⅸ）和茎突咽肌

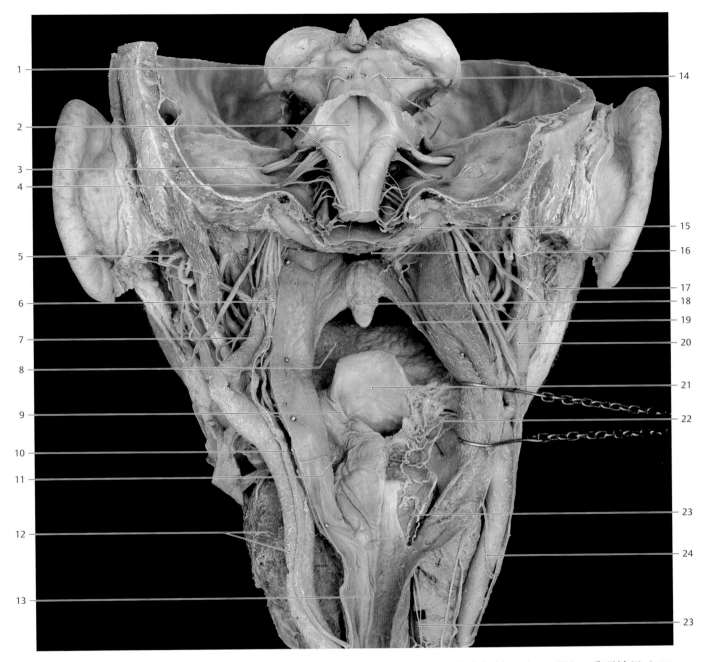

图 9.94 喉和口腔（后面观）。滑车神经（CN Ⅳ）、面神经（CN Ⅶ）、前庭蜗神经（CN Ⅷ）、舌咽神经（CN Ⅸ）、迷走神经（CN Ⅹ）和副神经（CN Ⅺ）的解剖。右侧咽黏膜已切除

1 中脑（下丘）	8 口腔（舌）	17 副神经（CN Ⅺ）
2 菱形窝和延髓	9 杓状会厌襞	18 悬雍垂和软腭
3 前庭蜗神经和面神经（CN Ⅷ和 CN Ⅶ）	10 迷走神经（CN Ⅹ）	19 腭咽肌
4 舌咽神经（CN Ⅸ）、迷走神经（CN Ⅹ）和副神经（CN Ⅺ）	11 梨状隐窝	20 颈外动脉
	12 甲状腺和颈总动脉	21 会厌
5 枕动脉和二腹肌后腹	13 食管	22 喉上神经内支
6 颈上神经节	14 滑车神经（CN Ⅳ）	23 喉下神经
7 颈内动脉	15 枕髁	24 颈袢
	16 鼻腔（后鼻孔）	

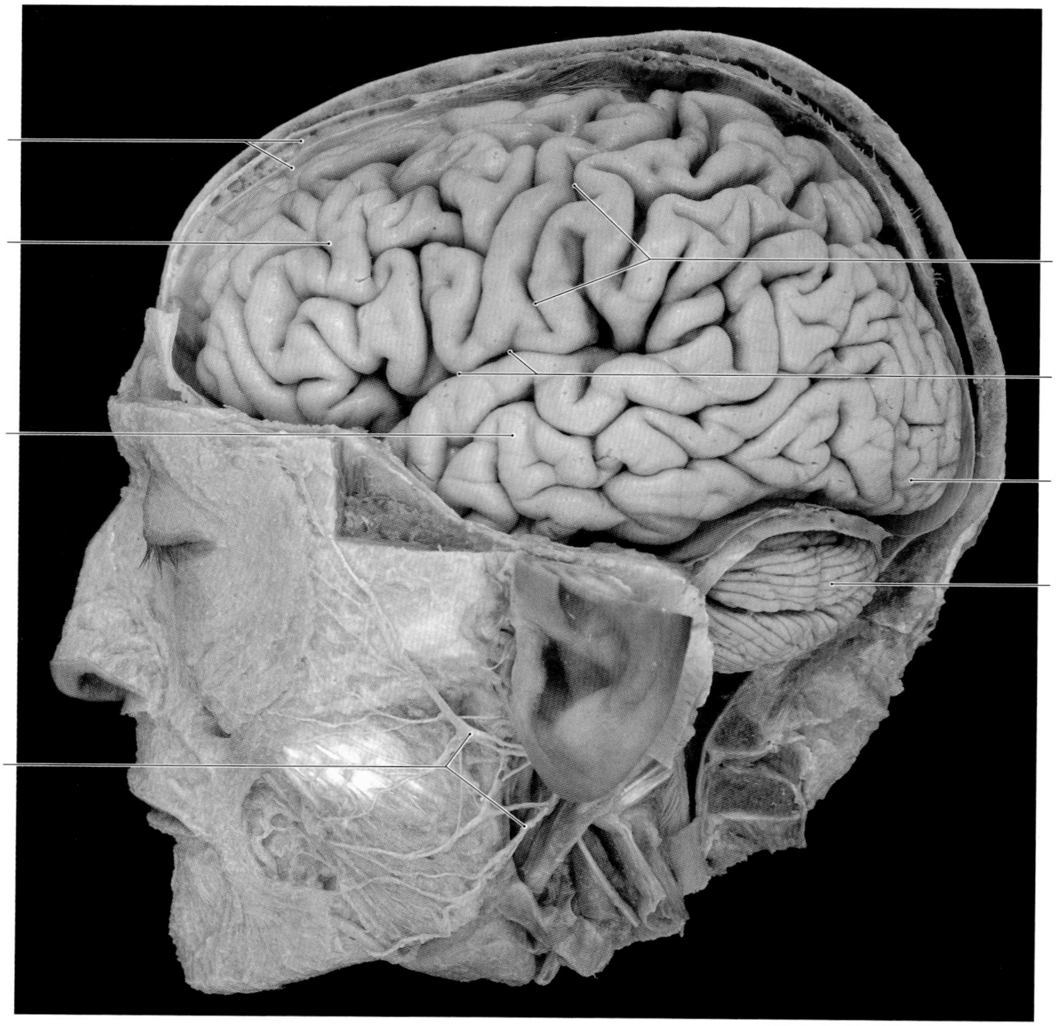

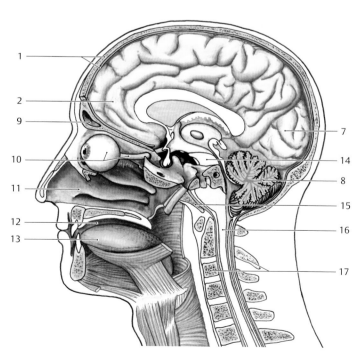

图 9.95 头部解剖显示原位脑及软脑膜和蛛网膜（外侧面观）

图 9.96 经大脑和感受器的头部矢状断面。眼肌和视神经位于眶内，迷路器官位于颞骨岩部内

1 颅盖和硬脑膜	10 眼和视神经（CN Ⅱ）
2 额叶	11 鼻腔
3 颞叶	12 口腔
4 面神经（CN Ⅶ）	13 舌
5 中央沟	14 脑干
6 外侧沟	15 颅底
7 枕叶	16 脊髓
8 小脑	17 脊柱
9 额窦	

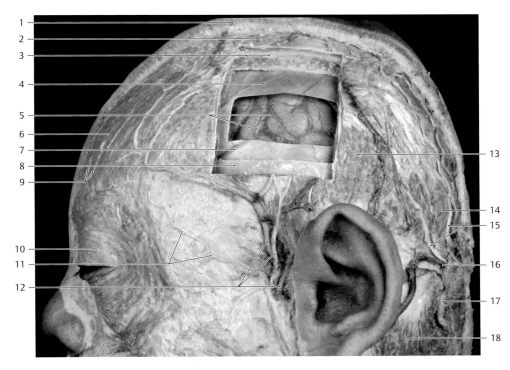

1	皮肤
2	帽状腱膜
3	板障
4	硬脑膜
5	蛛网膜和软脑膜及脑血管
6	枕额肌额腹
7	脑膜中动脉分支
8	骨膜
9	眶上神经的外侧支和内侧支
10	眼轮匝肌
11	额眶动脉
12	耳颞神经、颞浅动脉和颞浅静脉
13	耳上肌
14	枕额肌枕腹
15	枕神经
16	枕动脉和枕静脉
17	枕大神经
18	胸锁乳突肌
19	额叶
20	交叉池
21	脚间池
22	蛛网膜粒
23	蛛网膜下腔
24	上矢状窦
25	下矢状窦
26	胼胝体
27	直窦
28	窦汇
29	小脑
30	小脑延髓池
31	大脑皮层

图 9.97 头的外侧面观。一系列开窗显示头皮、颅顶和脑膜

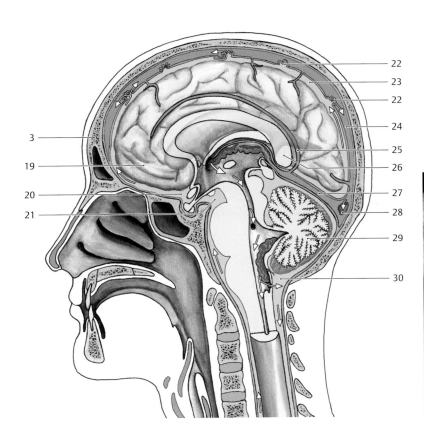

图 9.98 脑的蛛网膜下腔（正中矢状断面）。绿色 = 脑池；蓝色 = 硬脑膜窦和脑室；红色 = 第三脑室和第四脑室脉络丛；箭头 = 脑脊液流动方向

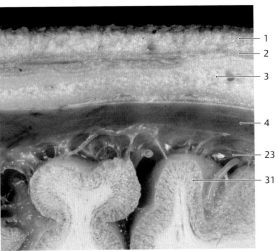

图 9.99 头皮和脑膜的横断面。显示蛛网膜下腔（23）

483

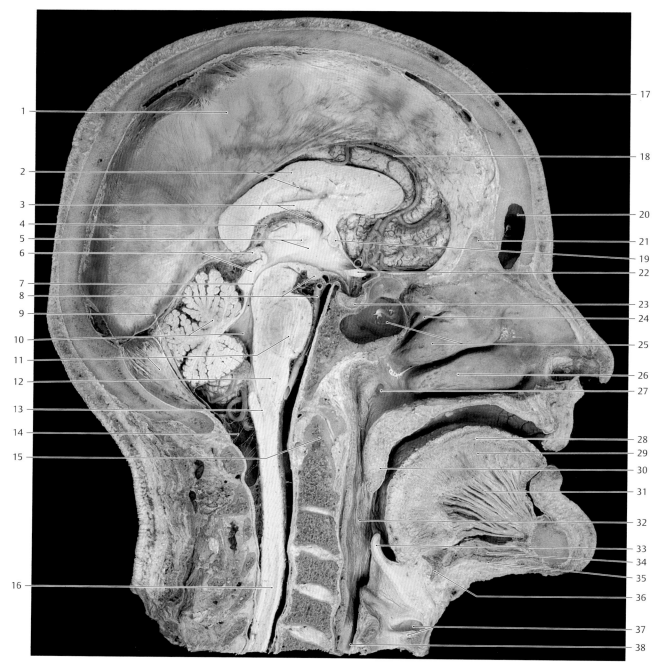

图 9.100 头部和颈部的正中矢状断面

1 大脑镰	10 第四脑室和小脑	20 额窦	30 悬雍垂
2 胼胝体和透明隔	11 脑桥和小脑镰	21 鸡冠	31 颏舌肌
3 室间孔和穹窿	12 延髓	22 视交叉	32 咽
4 第三脑室脉络丛和大脑	13 中央管	23 垂体	33 会厌
内静脉	14 小脑延髓池	24 上鼻甲	34 颏舌骨肌
5 第三脑室和丘脑间黏合	15 枢椎齿突	25 中鼻甲和蝶窦	35 下颌舌骨肌
6 松果体和中脑上、下丘	16 脊髓	26 下鼻甲	36 舌骨
7 中脑水管	17 上矢状窦	27 咽鼓管咽口	37 声带和喉室
8 乳头体和基底动脉	18 大脑前动脉	28 舌上纵肌	38 食管
9 直窦	19 前连合	29 舌垂直肌	

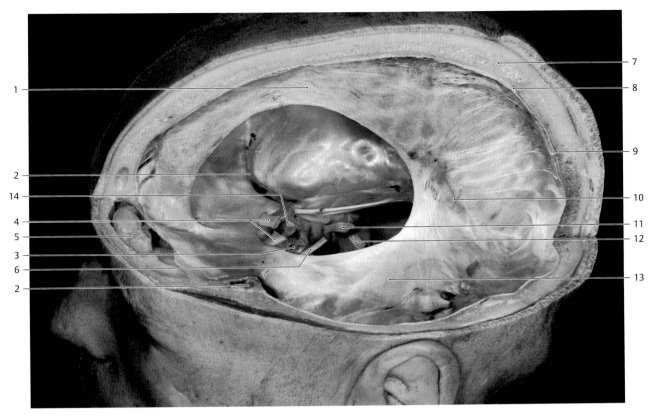

图 9.101　硬脑膜和硬脑膜静脉窦（斜外侧面观）。大脑已移除

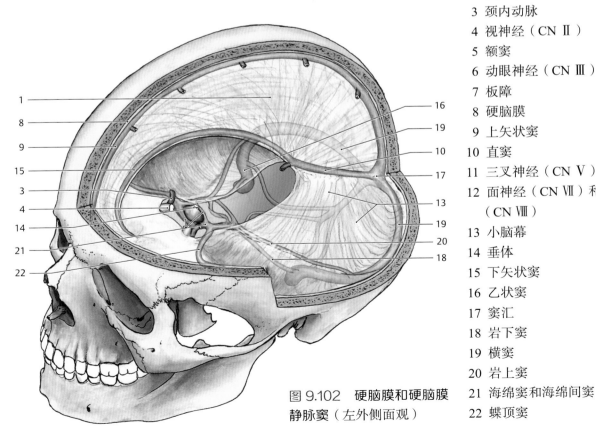

图 9.102　硬脑膜和硬脑膜
静脉窦（左外侧面观）

1　大脑镰
2　脑膜中动脉和脑膜中静脉的位置
3　颈内动脉
4　视神经（CN Ⅱ）
5　额窦
6　动眼神经（CN Ⅲ）
7　板障
8　硬脑膜
9　上矢状窦
10　直窦
11　三叉神经（CN Ⅴ）
12　面神经（CN Ⅶ）和前庭蜗神经
　　（CN Ⅷ）
13　小脑幕
14　垂体
15　下矢状窦
16　乙状窦
17　窦汇
18　岩下窦
19　横窦
20　岩上窦
21　海绵窦和海绵间窦
22　蝶顶窦

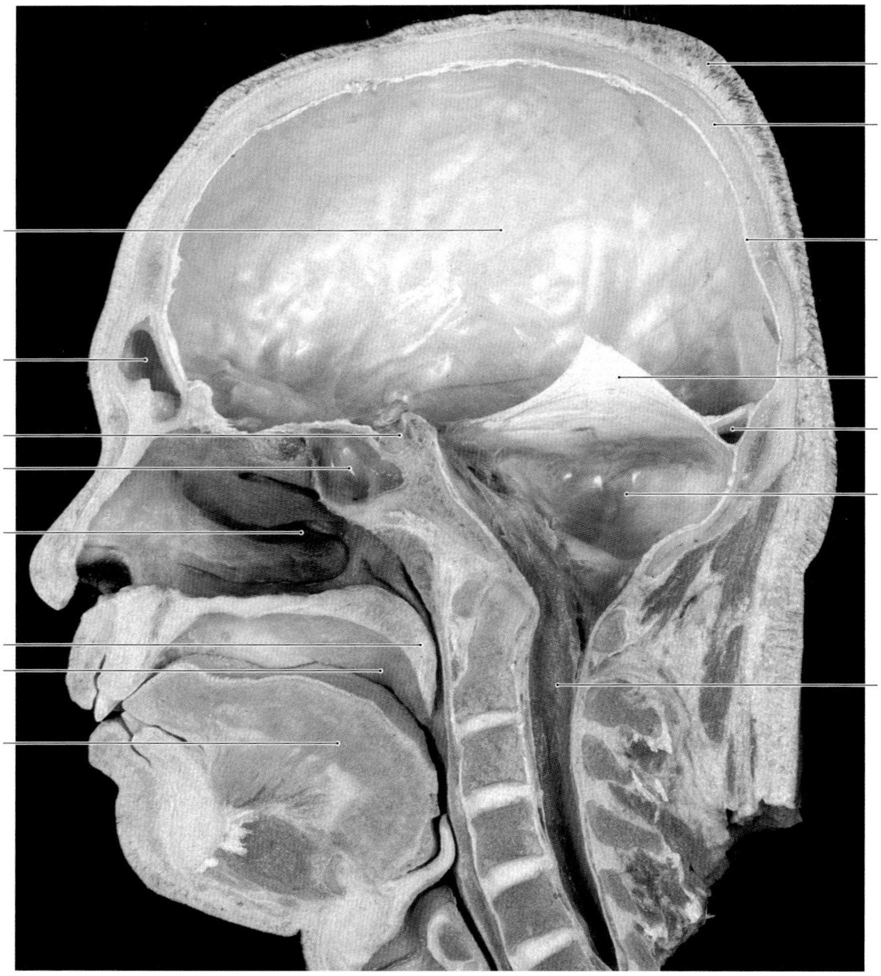

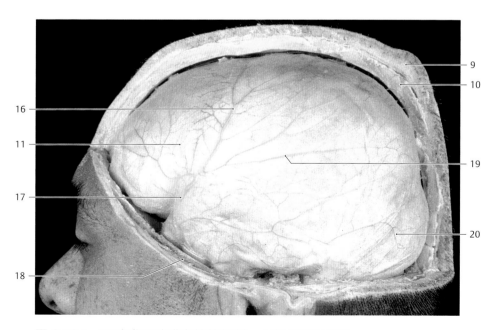

1	颅腔及硬脑膜（右侧大脑半球已切除）
2	额窦
3	垂体窝及垂体
4	蝶窦
5	鼻腔
6	软腭（悬雍垂）
7	口腔
8	舌
9	皮肤
10	颅盖
11	硬脑膜
12	小脑幕
13	窦汇
14	幕下间隙（切除小脑和部分脑干）
15	椎管
16	脑膜中动脉和脑膜中静脉的额支
17	脑膜中动脉
18	板障
19	脑膜中动脉和脑膜中静脉的顶支
20	覆盖硬脑膜的左大脑半球枕极

图 9.103　头部正中矢状断面。显示硬脑膜覆盖的颅腔（头的右侧半）。切除大脑和脊髓

图 9.104　硬脑膜和脑膜血管的解剖。左侧颅盖已切除

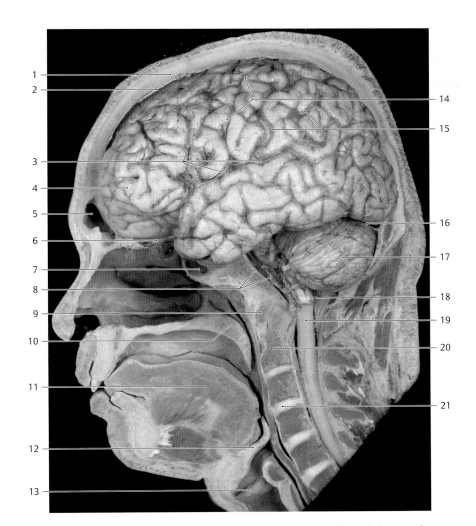

1 颅盖及头皮
2 硬脑膜（离断）
3 外侧沟的位置
4 覆有蛛网膜和软脑膜的额叶
5 额窦
6 嗅球
7 蝶窦
8 斜坡上的硬脑膜和基底动脉
9 寰椎（前弓，离断）
10 软腭
11 舌
12 会厌
13 声带
14 中央沟的位置
15 大脑上静脉
16 小脑幕（离断）
17 小脑
18 小脑延髓池
19 枕骨大孔及脊髓的位置
20 枢椎齿突
21 椎间盘

图 9.105　原位脑及软脑膜和蛛网膜的解剖。头部对半切开，但保留完整大脑

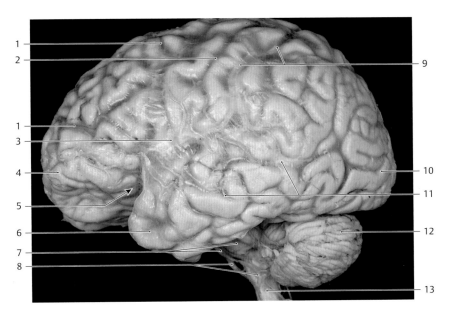

1 大脑上静脉
2 中央沟的位置
3 大脑外侧窝池和外侧沟的位置
4 额极
5 外侧沟（箭头）
6 颞极
7 脑桥和基底动脉
8 椎动脉
9 上吻合静脉
10 枕极
11 大脑下静脉
12 小脑半球
13 延髓

图 9.106　脑及软脑膜和蛛网膜。额极位于左侧（外侧面观）

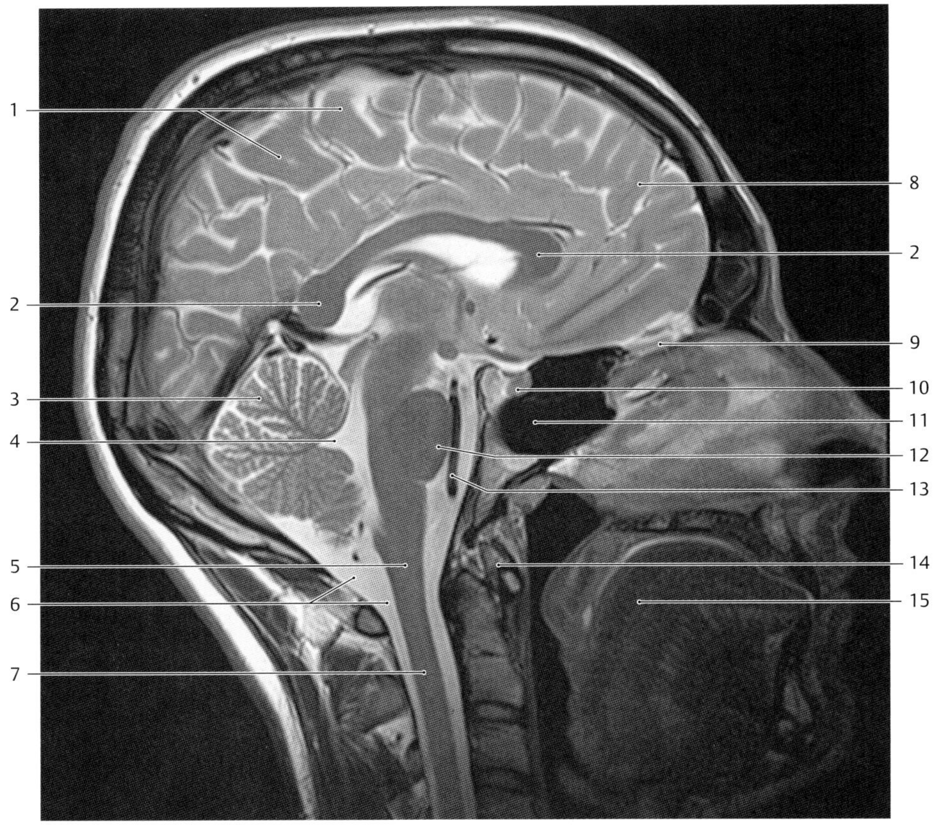

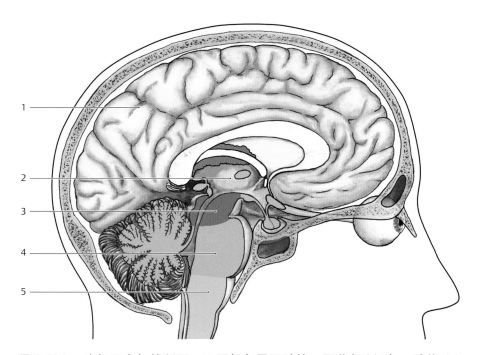

1 顶叶
2 胼胝体
3 小脑
4 第四脑室
5 延髓
6 小脑延髓池
7 脊髓
8 额叶
9 嗅球
10 垂体窝（蝶鞍）与垂体
11 蝶窦
12 脑桥
13 基底动脉
14 枢椎齿突韧带
15 舌

图 9.107　头部正中矢状断面（MRI 扫描）（Courtesy of Prof. Uder, Institute of Radiology, University Hospital Erlangen, Germany.）

1 端脑（黄色）及侧脑室
2 间脑（橙色）及第三脑室、视神经和视网膜
3 中脑（蓝色）及中脑水管
4 脑桥（绿色）及第四脑室
5 延髓（黄绿色）

图 9.108　头部正中矢状断面，不同颜色显示脑的不同分部（红色 = 脉络丛）

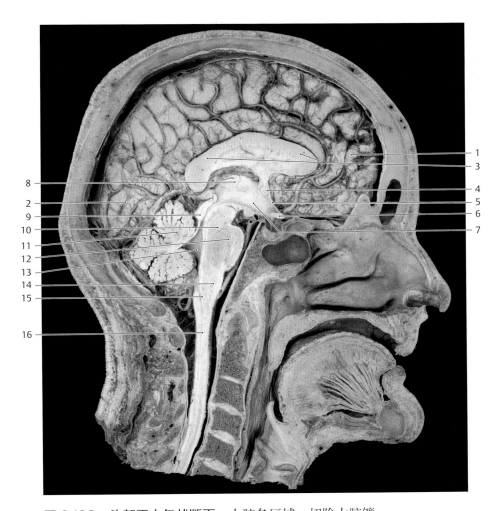

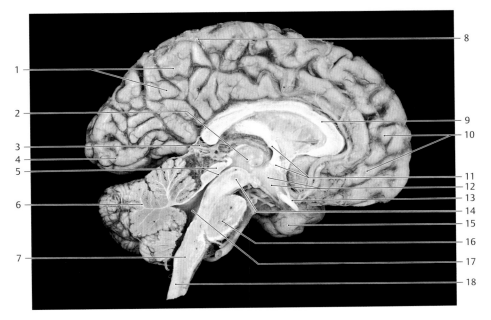

1 大脑额叶
2 大脑枕叶
3 胼胝体
4 前连合
5 终板
6 视交叉
7 下丘脑
8 丘脑和第三脑室
9 中脑上、下丘
10 中脑（下部）
11 小脑
12 脑桥
13 第四脑室
14 延髓
15 中央管
16 脊髓

图 9.109　头部正中矢状断面。大脑各区域。切除大脑镰

1 顶叶
2 丘脑和第三脑室
3 大脑大静脉
4 枕叶
5 中脑上、下丘和中脑水管
6 小脑
7 延髓
8 中央沟
9 胼胝体
10 额叶
11 穹窿和前连合
12 下丘脑
13 视交叉
14 中脑
15 颞叶
16 脑桥
17 第四脑室
18 脊髓

图 9.110　大脑和脑干的正中矢状断面。额极位于右侧

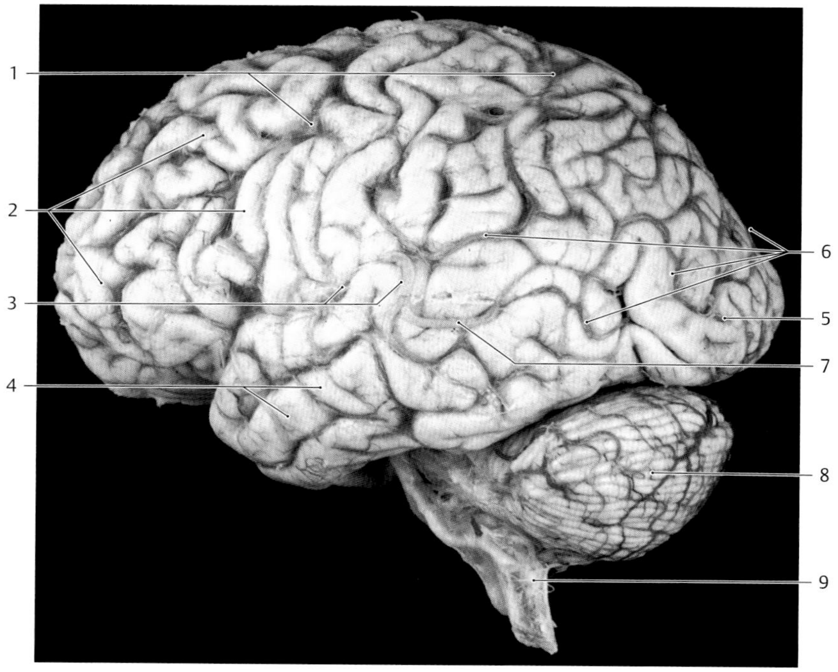

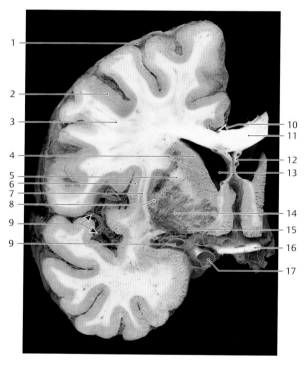

1 大脑上静脉和顶叶

2 额叶

3 大脑中浅静脉和大脑外侧窝池

4 颞叶

5 枕叶

6 大脑下静脉和枕横沟

7 下吻合静脉

8 小脑

9 延髓

图 9.111 脑及软脑膜和蛛网膜（外侧面观）。大脑静脉（浅蓝色）。在外侧沟中可见大脑外侧窝池。额叶位于左侧

图 9.112 大脑右半球冠状断面，显示蛛网膜、软脑膜和动脉血供（前面观）

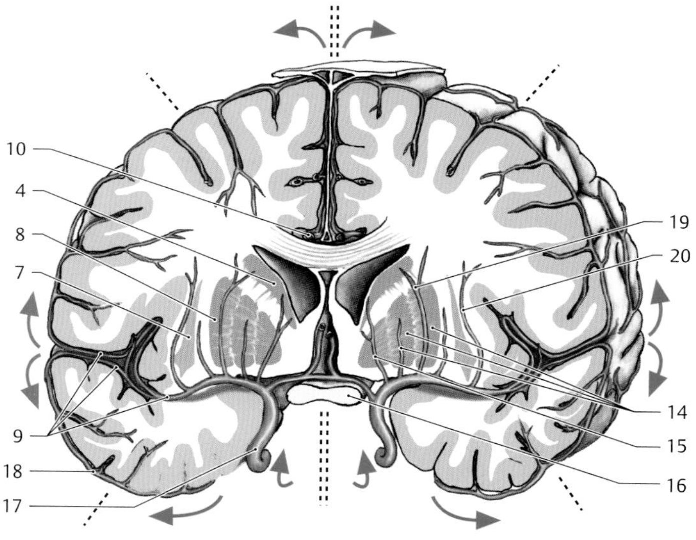

图 9.113 大脑动脉（冠状断面）。皮质和中央动脉的供应区。虚线＝供应区边界；箭头＝血流方向

1 蛛网膜	7 屏状核	13 侧脑室	18 大脑后动脉
2 皮质	8 壳	14 苍白球和苍白球纹状体动脉	19 纹状体后支
3 额叶（白质）	9 大脑中动脉	15 丘脑动脉	20 岛动脉
4 尾状核	10 大脑前动脉	16 视交叉	
5 内囊	11 胼胝体	17 颈内动脉	
6 岛叶	12 透明隔		

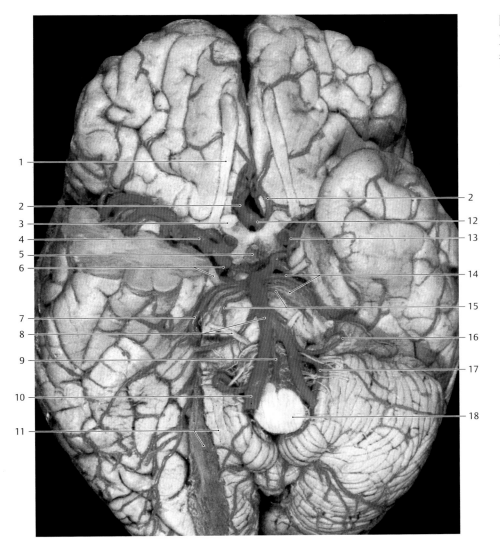

图 9.114 脑的动脉（下面观，额极位于上方）。切除部分右侧颞叶和小脑半球

1 嗅束
2 大脑前动脉
3 视神经（CN Ⅱ）
4 大脑中动脉
5 漏斗
6 动眼神经（CN Ⅲ）和后交通动脉
7 大脑后动脉
8 基底动脉和展神经（CN Ⅵ）
9 脊髓前动脉
10 椎动脉
11 小脑
12 前交通动脉
13 颈内动脉
14 小脑上动脉和脑桥
15 迷路动脉
16 小脑前下动脉
17 小脑后下动脉
18 延髓
19 滑车上动脉
20 睫前动脉
21 泪腺动脉
22 睫后动脉
23 眼动脉和视网膜中央动脉
24 三叉神经（CN Ⅴ）
25 面神经（CN Ⅶ）和前庭蜗神经（CN Ⅷ）
26 舌咽神经（CN Ⅸ）、迷走神经（CN Ⅹ）和副神经（CN Ⅺ）
27 嗅球
28 脊髓后动脉

图 9.115 脑的动脉（下面观）。切除部分右侧颞叶和小脑半球。注意漏斗周围的 Willis 动脉环

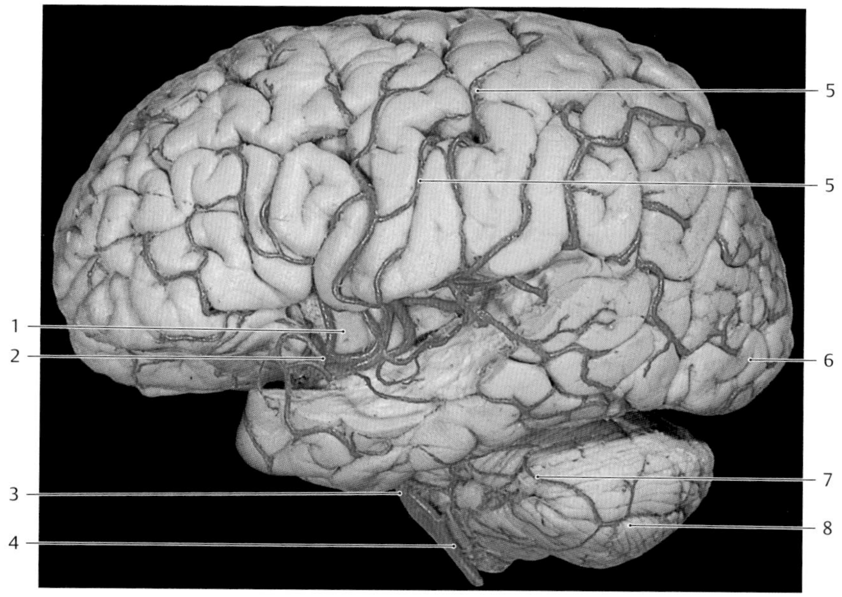

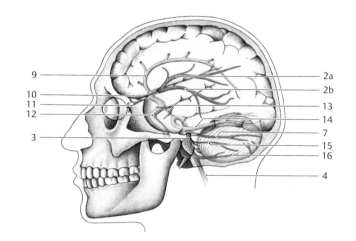

图 9.116　脑的动脉（左半球外侧面观）。切除颞叶上部以显示岛动脉和大脑动脉（注射红色树脂）

1　岛叶

2　大脑中动脉两个分支

　　a　顶支

　　b　颞支

3　基底动脉

4　椎动脉

5　中央沟

6　枕叶

7　小脑上动脉

8　小脑

9　大脑前动脉

10　筛动脉

11　眼动脉

12　颈内动脉

13　后交通动脉

14　大脑后动脉

15　小脑前下动脉

16　小脑后下动脉

图 9.117　脑的动脉（外侧面观）

1　室间孔	12　穹窿
2　透明隔	13　脉络丛
3　额叶	14　第三脑室
4　大脑前动脉	15　松果体
5　前连合	16　中脑顶盖和中
6　视交叉和漏斗	脑水管
7　乳头体	17　第四脑室
8　动眼神经	18　小脑（小脑活
（CN Ⅲ）	树，蚓部）
9　脑桥	19　第四脑室正
10　基底动脉	中孔
11　胼胝体	20　延髓

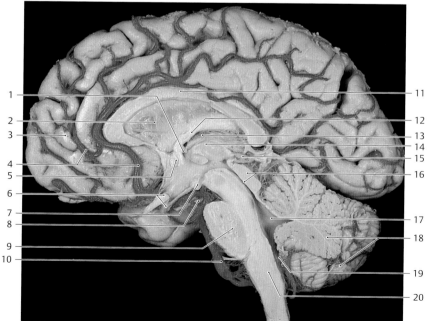

图 9.118　脑与脑干的正中矢状断面。大脑动脉内注射红色树脂

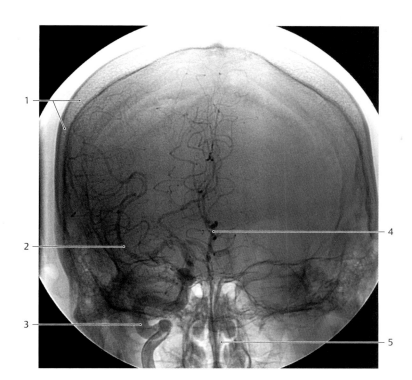

图 9.119　颈内动脉的动脉造影（前面观，右侧）（Courtesy of Dr. Wieners, Department of Radiology, Charité Universitätsmedizin, Berlin, Germany.）

1　板障
2　大脑中动脉
3　颈内动脉
4　大脑前动脉
5　鼻腔
6　Willis 动脉环
7　椎动脉
8　颈总动脉
9　锁骨下动脉
10　后交通动脉
11　大脑后动脉
12　基底动脉
13　主动脉弓

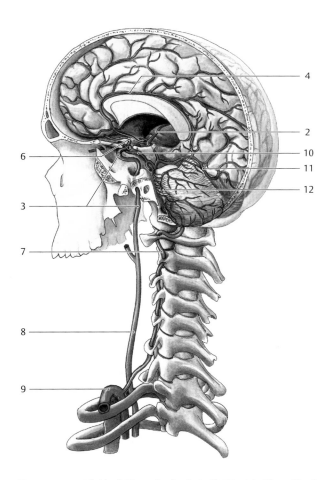

图 9.120　脑的动脉。左半球和脑干已切除。注意围绕蝶鞍的 Willis 动脉环

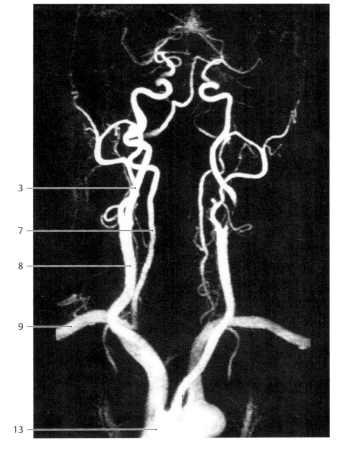

图 9.121　脑供血的主要动脉（前面观；磁共振血管造影）（Courtesy of Prof. Uder, Institute of Radiology, University Hospital Erlangen, Germany.）

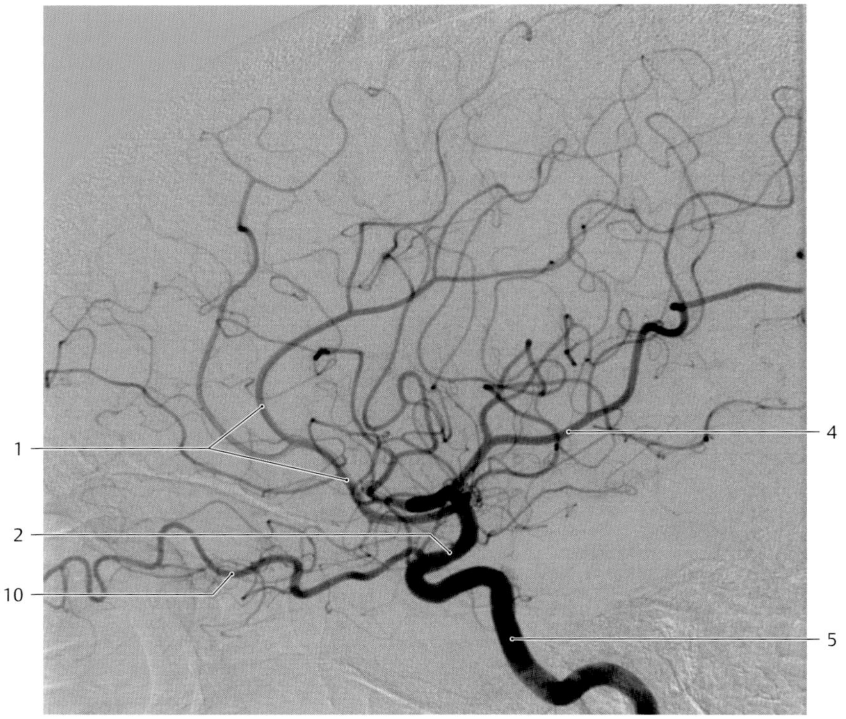

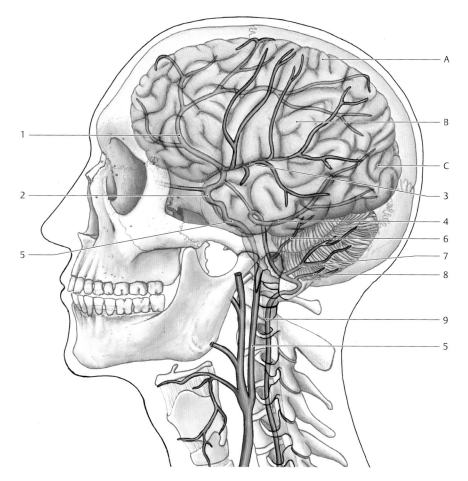

图 9.122 颈内动脉的动脉造影（外侧面观）（Courtesy of Dr. Wieners, Department of Radiology, Charité Universitätsmedizin, Berlin, Germany.）

1 大脑前动脉

2 颈内动脉环

3 大脑中动脉

4 大脑后动脉

5 颈内动脉

6 小脑上动脉

7 小脑前下动脉

8 小脑后下动脉

9 椎动脉

10 眼动脉

脑血管的营养区（小脑＝浅蓝色）

A ＝ 大脑前动脉（皮质上部和内侧部）（橙色）

B ＝ 大脑中动脉（额叶、顶叶和颞叶外侧区）（白色）

C ＝ 大脑后动脉（枕叶和颞叶下部）（蓝色）

图 9.123 脑的动脉（外侧面观）。主要动脉营养的区域用不同颜色表示

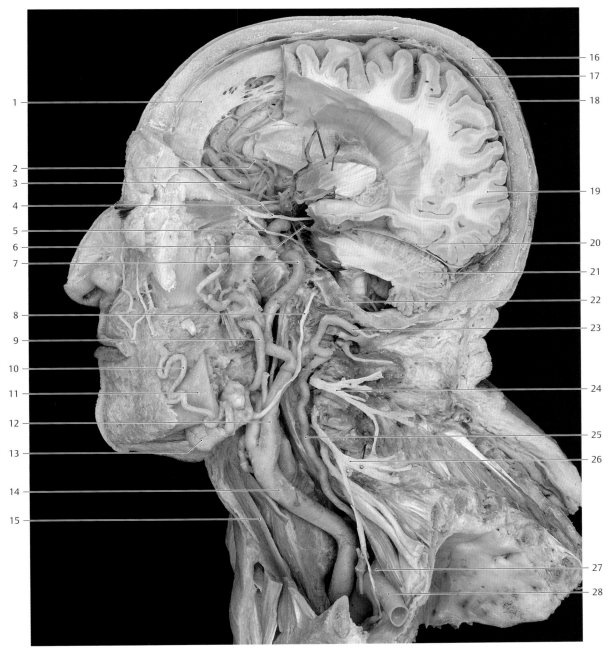

图 9.124　脑动脉和头部动脉的解剖（外侧面观）。面区浅层、大脑左侧半球和部分小脑已切除

1 大脑镰	11 下颌骨	21 小脑
2 大脑前动脉	12 颈外动脉	22 颅底
3 额叶	13 下颌下腺	23 椎动脉（位于寰椎后弓上）
4 动眼神经（CN Ⅲ）	14 颈总动脉	24 颈丛
5 展神经（CN Ⅵ）	15 胸骨舌骨肌	25 椎动脉（自颈椎中取出）
6 大脑后动脉	16 颅盖	26 臂丛
7 颈内动脉，进入海绵窦	17 硬脑膜	27 椎动脉（自锁骨下动脉发出分支）
8 舌下神经	18 蛛网膜下腔	28 锁骨下动脉
9 上颌动脉	19 枕叶	
10 面动脉	20 小脑幕	

图 9.125 颅底 Willis 动脉环的解剖（上面观）。颅盖和脑已切除。红色 = 动脉；黄色 = CN Ⅰ ~ Ⅻ

1 大脑前动脉
2 前交通动脉
3 颈内动脉
4 大脑内侧动脉
5 后交通动脉
6 大脑后动脉
7 小脑上动脉
8 基底动脉
9 小脑下前动脉与迷路动脉
10 椎动脉
11 小脑下后动脉
12 脊髓前动脉
13 软脊膜
14 小脑幕
15 颅腔的硬脑膜
16 脊髓
17 脊神经节
18 脊神经（C3，C4）
19 后根（脊神经后根）
20 眼动脉（眶内）
21 颈内动脉（颈动脉管内）

Ⅰ = 嗅神经
Ⅱ = 视神经
Ⅲ = 动眼神经
Ⅳ = 滑车神经
Ⅴ = 三叉神经
Ⅵ = 展神经
Ⅶ = 面神经
Ⅷ = 前庭蜗神经
Ⅸ = 舌咽神经
Ⅹ = 迷走神经
Ⅺ = 副神经
Ⅻ = 舌下神经

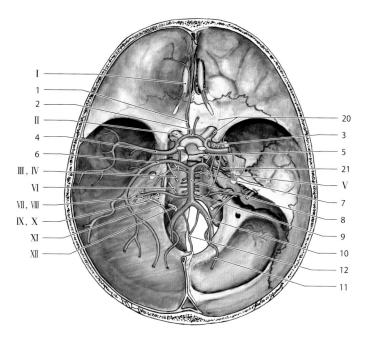

图 9.126 颅底 Willis 动脉环（上面观）。红色 = 动脉；黄色 = CN Ⅰ ~ Ⅻ

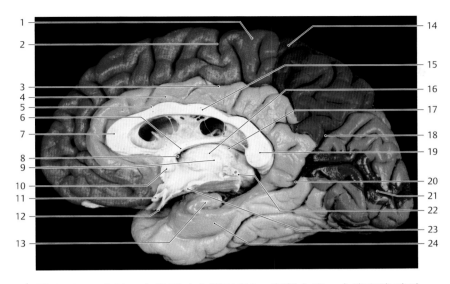

图 9.127　**大脑，右半球**（内侧面观）。离断中脑，小脑和脑干下部已切除。额极位于右侧

红色 = 额叶　　　　　深蓝色 = 中央后叶

蓝色 = 顶叶　　　　　深绿色 = 距状沟

绿色 = 枕叶　　　　　深黄色 = 边缘皮质（扣带回和

黄色 = 颞叶　　　　　　　　　　海马旁回）

深红色 = 中央前叶

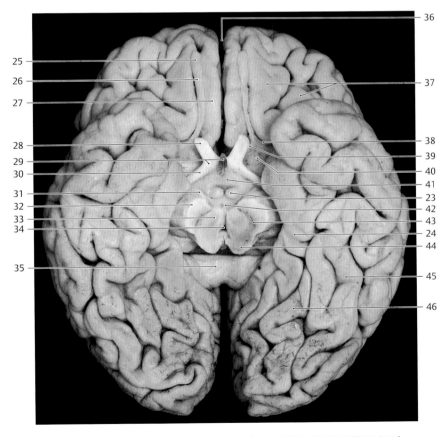

图 9.128　**大脑**（下面观）。离断中脑，小脑和脑干下部已切除，额极位于上方

1 中央前回
2 中央前沟
3 扣带沟
4 扣带回
5 胼胝体沟
6 穹窿
7 胼胝体膝
8 室间孔
9 中间质块
10 前连合
11 视交叉
12 漏斗
13 海马旁回钩
14 中央后回
15 胼胝体
16 第三脑室和丘脑
17 丘脑髓纹
18 顶枕沟
19 胼胝体压部
20 距状沟与顶枕沟的交通
21 距状沟
22 松果体
23 乳头体
24 海马旁回
25 嗅球
26 嗅束
27 直回
28 视神经
29 漏斗和视交叉
30 视束
31 动眼神经
32 大脑脚
33 红核
34 中脑水管
35 胼胝体
36 大脑纵裂
37 眶回
38 嗅束外侧根
39 嗅束内侧根
40 嗅结节和前穿质
41 灰结节
42 脚间窝
43 黑质
44 中脑上、下丘
45 枕颞外侧回
46 枕颞内侧回

497

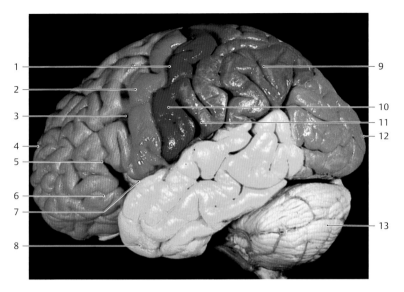

图 9.129　**大脑，左半球**（外侧面观）。额极位于左侧

1　中央沟
2　中央前回
3　中央前沟
4　额叶
5　外侧沟前升支
6　外侧沟前水平支
7　外侧沟
8　颞叶
9　顶叶
10　中央后回
11　中央后沟
12　枕叶
13　小脑
14　额上沟
15　额中回
16　月状沟
17　大脑纵裂
18　蛛网膜粒

粉色 = 额叶
蓝色 = 顶叶
绿色 = 枕叶
黄色 = 颞叶
深红色 = 中央前回
深蓝色 = 中央后回

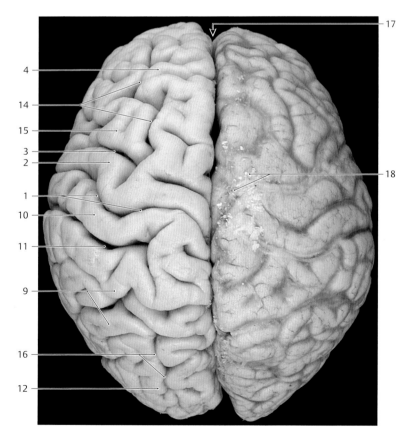

图 9.130　**大脑**（上面观）。右半球覆有蛛网膜和软脑膜

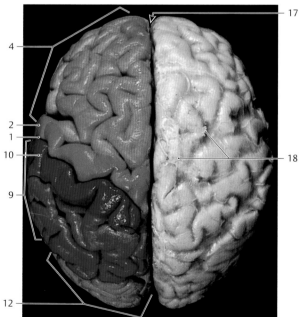

图 9.131　**大脑**（上面观）。左半球用颜色表示分叶；右半球覆有蛛网膜和软脑膜

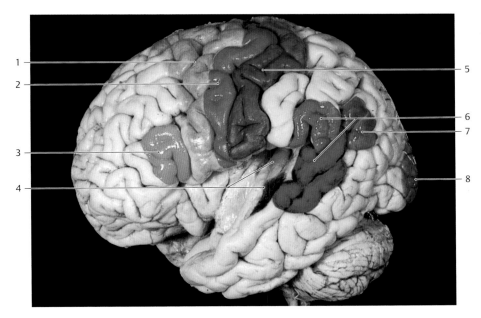

1 运动前区	
2 躯体运动区	
3 Broca 运动性语言中枢	
4 听觉区（红色：高音，深绿色：低音）	
5 躯体感觉区	
6 Wernicke 感觉语言中枢	
7 阅读理解区	
8 视觉区	

图 9.132　大脑，左半球（外侧面观）。主要皮质区涂为彩色。打开外侧沟以显示岛叶和颞叶的内面

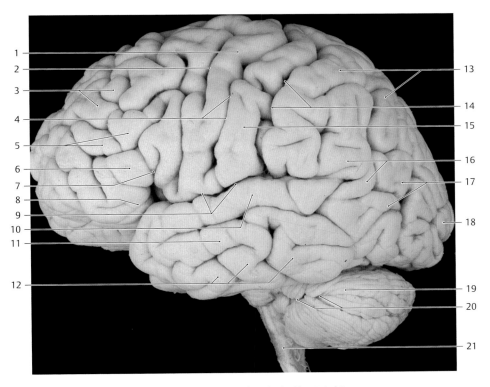

图 9.133　大脑，左半球（外侧面观）。额极位于左侧

1 中央前回
2 中央前沟
3 额上回
4 中央沟
5 额中回
6 额下回
7 外侧沟升支
8 外侧沟水平支
9 外侧沟降支
10 颞上回
11 颞中回
12 颞下回
13 顶叶
14 中央后沟
15 中央后回
16 缘上回
17 角回
18 枕叶
19 小脑
20 小脑水平裂
21 延髓

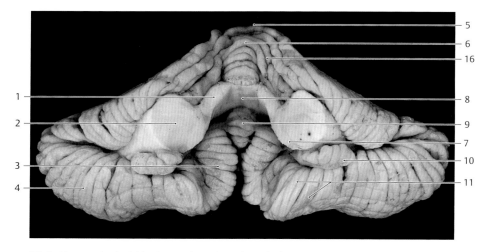

图 9.134 小脑（前下面观）。小脑脚已离断

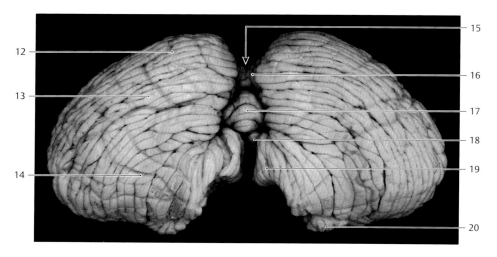

图 9.135 小脑（后下面观）

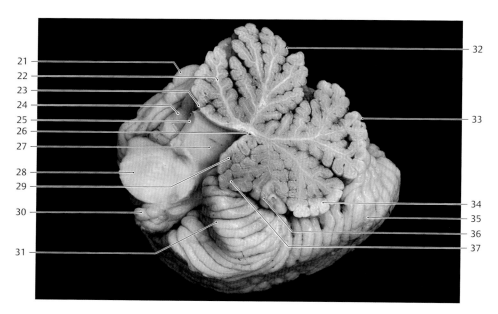

图 9.136 小脑正中矢状断面。右小脑半球和右侧蚓部

1 小脑上脚
2 小脑中脚
3 小脑扁桃体
4 下半月小叶
5 小脑蚓
6 小脑蚓的中央小叶
7 小脑下脚
8 上髓帆
9 蚓结节
10 小脑绒球
11 二腹小叶
12 左小脑半球
13 下半月小叶
14 二腹小叶
15 小脑蚓
16 蚓结节
17 蚓锥体
18 蚓垂
19 小脑扁桃体
20 小脑绒球
21 右小脑半球
22 小脑蚓（中央小叶）
23 小脑小舌
24 中央小叶翼
25 小脑上脚
26 顶核
27 第四脑室
28 小脑中脚
29 蚓结节
30 小脑绒球
31 小脑扁桃体
32 小脑蚓山顶
33 小脑蚓山坡
34 蚓结节
35 下半月小叶
36 蚓锥体（切断）
37 蚓垂

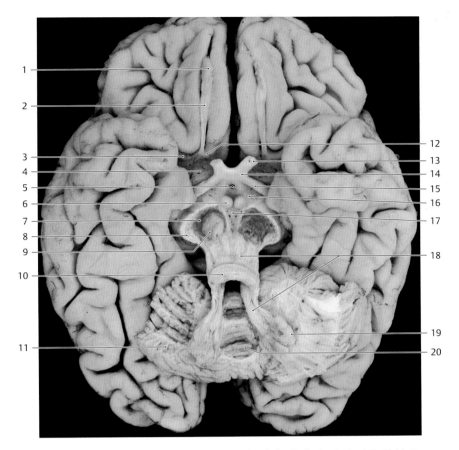

图 9.137　大脑和小脑（下面观）。切除部分小脑以显示齿状核和通往中脑的主要传导通路（小脑红核束）

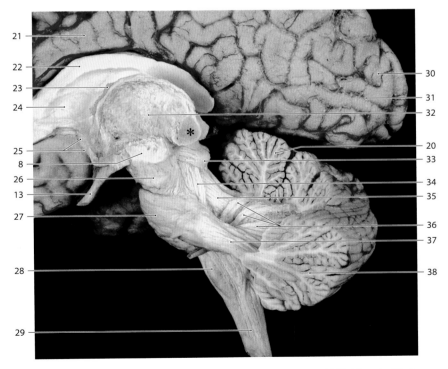

图 9.138　小脑脚的解剖及其与中脑和间脑之间的连接。切除小部分丘脑枕（＊）以显示下丘臂

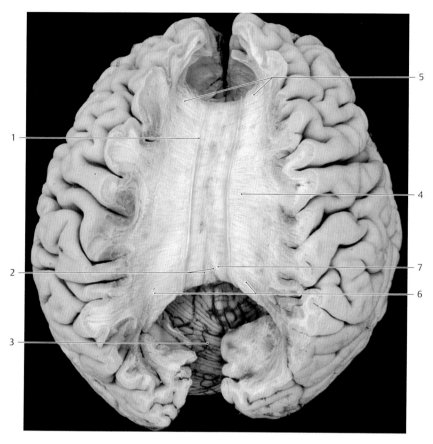

1 外侧纵纹
2 内侧纵纹
3 小脑
4 胼胝体的放射状纤维
5 胼胝体小钳（额钳）
6 胼胝体大钳（枕钳）
7 胼胝体压部

图 9.139　**大脑的解剖 I**。切除胼胝体上部的皮质以显示胼胝体纤维系统。额极位于上方

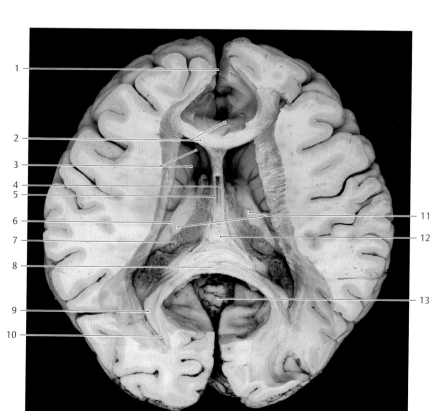

1 大脑纵裂
2 胼胝体膝
3 尾状核头和侧脑室前角
4 透明隔腔
5 透明隔
6 终纹
7 侧脑室脉络丛
8 胼胝体压部
9 禽距
10 侧脑室后角
11 丘脑（附着板）
12 穹窿连合
13 小脑蚓

图 9.140　**大脑的解剖 II**。解剖大脑的侧脑室和皮质下核团，并切除部分胼胝体。额极位于上方

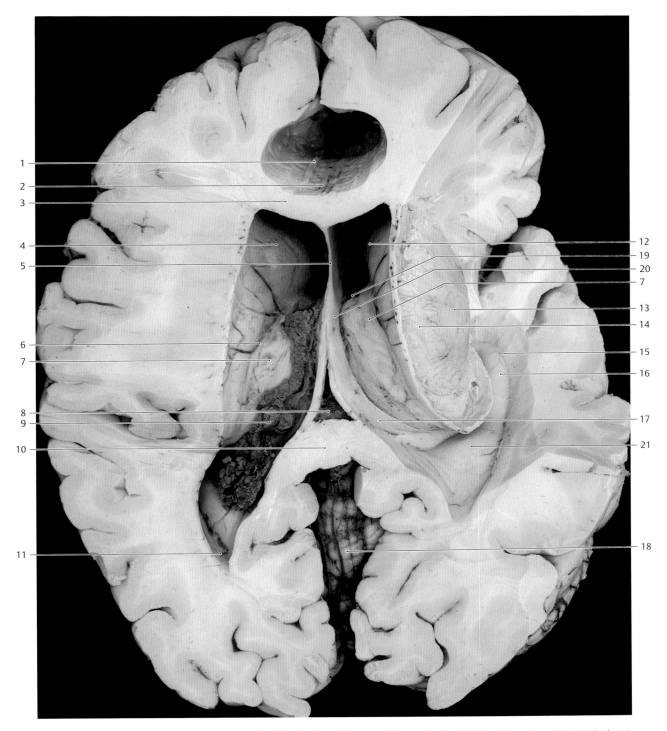

图 9.141 **大脑的解剖 III**（侧脑室和大脑皮质下核团的上面观）。胼胝体已部分切除。打开右侧侧脑室，切除岛叶，移除屏状核和外囊，显露豆状核和内囊

1 外侧纵纹	8 第三脑室脉络丛	15 侧脑室下角
2 内侧纵纹	9 侧脑室脉络丛	16 海马脚
3 胼胝体膝	10 胼胝体压部	17 穹窿脚
4 尾状核头	11 侧脑室后角	18 覆有蛛网膜和软脑膜的小脑蚓
5 透明隔	12 侧脑室前角（尾状核头）	19 室间孔
6 终纹	13 豆状核的壳	20 右穹窿柱
7 丘脑（附着板）	14 内囊	21 侧副隆起

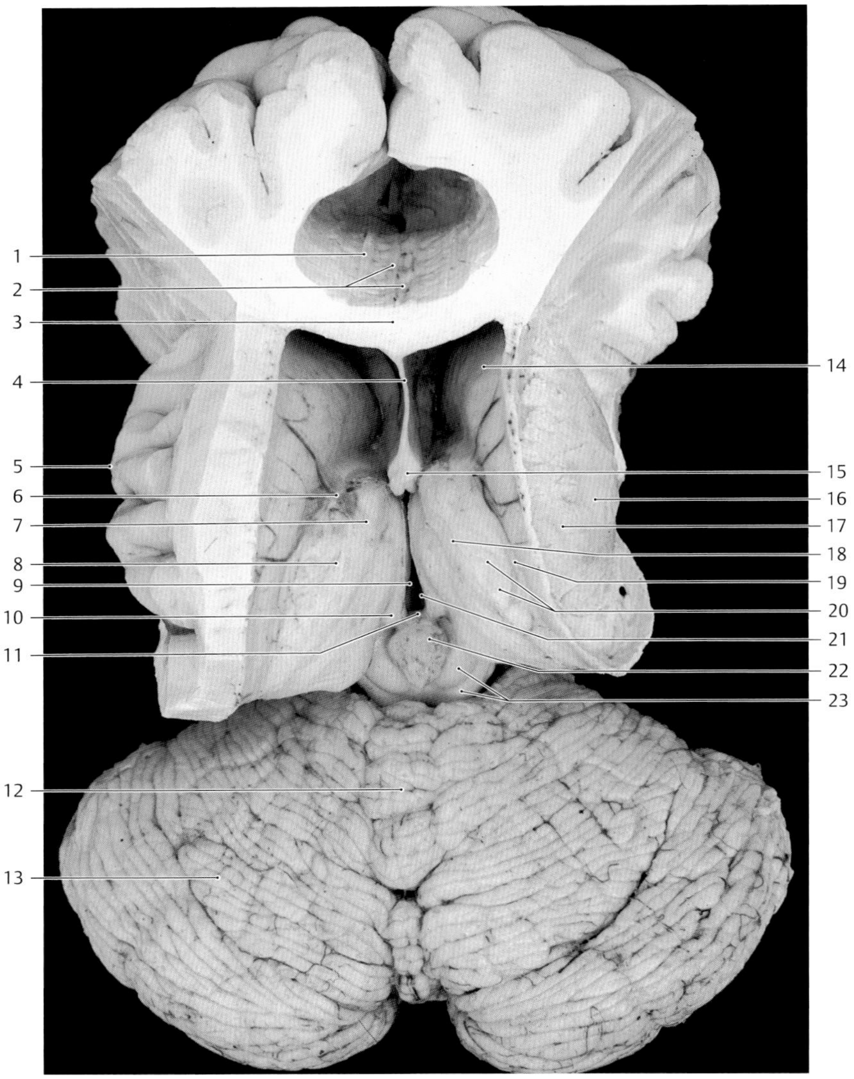

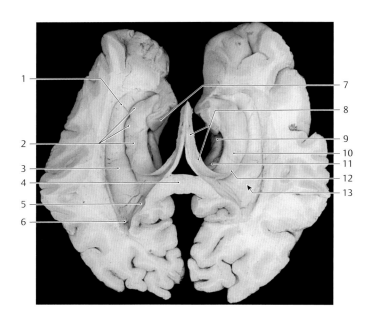

1 外侧纵纹
2 内侧纵纹
3 胼胝体
4 透明隔
5 岛回
6 丘脑纹状体静脉
7 丘脑前结节
8 丘脑
9 丘脑髓纹
10 缰三角
11 缰连合
12 小脑蚓
13 左小脑半球
14 尾状核头
15 穹窿柱
16 豆状核的壳
17 内囊
18 脉络丛带
19 终纹和丘脑纹状体静脉
20 附着板
21 第三脑室
22 松果体
23 中脑上、下丘

图 9.142　**大脑的解剖 Ⅳa**（上面观）。颞叶、穹窿和胼胝体后部已切除（见下图 9.143）。额极位于上方

1 侧脑室下角
2 海马指状突起（齿状回）
3 侧副隆起
4 胼胝体压部
5 禽距
6 侧脑室后角
7 海马旁回钩
8 穹窿体和穹窿脚
9 海马旁回
10 海马脚
11 齿状回
12 海马伞
13 侧脑室

图 9.143　**大脑的解剖 Ⅳb**。图中所示为从上图标本中移除的大脑部分：颞叶和边缘系统。穹窿柱已切断（上面观）

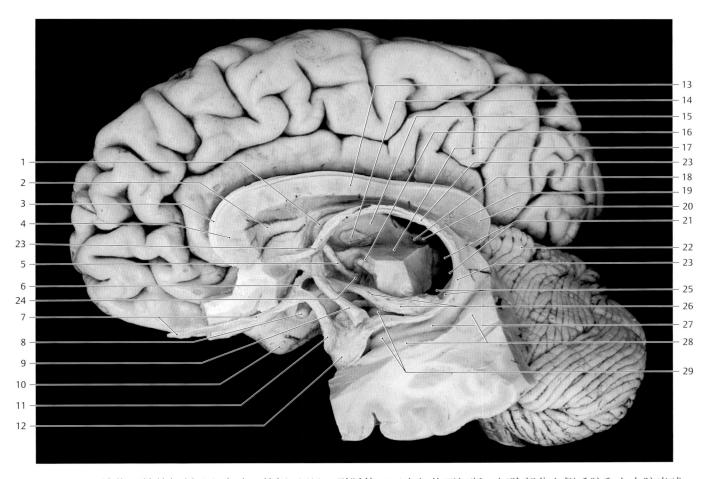

图 9.144　边缘系统的解剖（左半球，外侧面观）。胼胝体于正中矢状面切断。切除部分左侧丘脑和左大脑半球

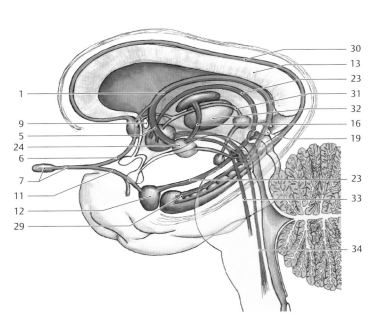

图 9.145　边缘系统和嗅觉系统的主要传导通路。蓝色＝传入传导通路；红色＝传出传导通路

1　穹窿体	18　缰连合
2　透明隔	19　松果体
3　外侧纵纹	20　胼胝体压部
4　胼胝体膝	21　中脑上、下丘
5　穹窿柱	22　小脑蚓
6　内侧嗅纹	23　终纹
7　嗅球和嗅束	24　乳头体
8　视神经	25　海马伞和海马脚
9　前连合（左侧半）	26　左视束和外侧膝状体
10　右颞叶	27　侧脑室和海马旁回
11　外侧嗅纹	28　侧副隆起
12　杏仁核	29　海马指状突起（齿状回）
13　胼胝体	30　胼胝体上回（纵纹）
14　丘脑间黏合	31　丘脑髓纹
15　第三脑室和右侧丘脑	32　丘脑背内侧核
16　乳头丘脑束	33　乳头被盖束
17　部分丘脑	34　背侧纵束

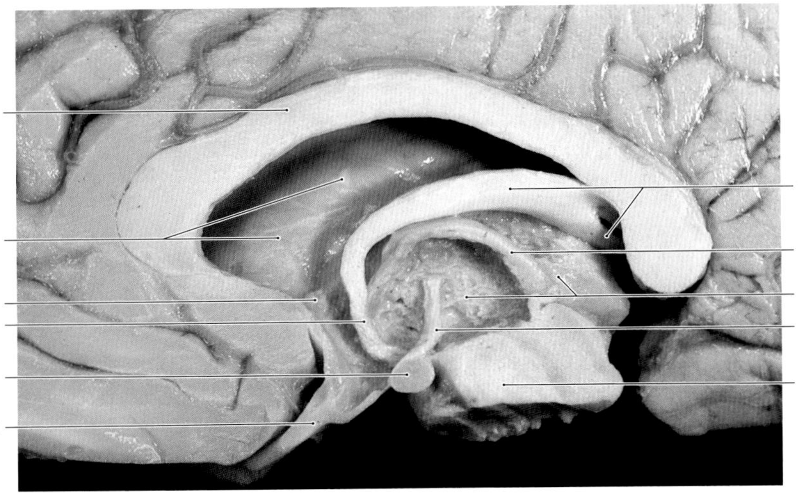

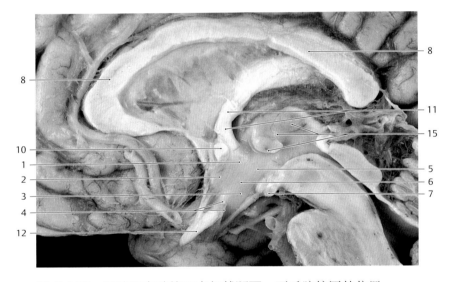

图 9.146　间脑的正中矢状断面，切除丘脑内侧部和透明隔以显示穹窿和乳头丘脑束

1　室旁核 ⎫
2　视前核 ｜
3　腹内侧核 ｜
4　视上核 ｜ 下丘脑核团
5　后核 ｜
6　背内侧核 ⎭
7　乳头体
8　胼胝体
9　侧脑室（显示尾状核）
10　前连合
11　穹窿柱
12　视交叉
13　穹窿脚
14　丘脑髓纹
15　丘脑和丘脑间黏合
16　乳头丘脑束
17　大脑脚
18　松果体
19　中脑顶盖

图 9.147　间脑和中脑的正中矢状断面。下丘脑核团的位置

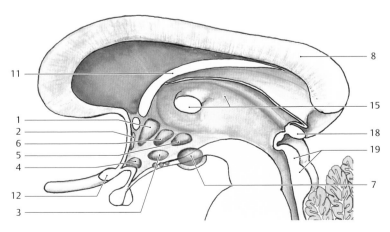

图 9.148　下丘脑主要核团的位置

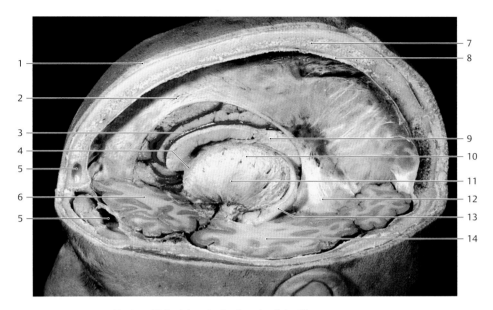

1 头皮
2 大脑镰
3 大脑前动脉
4 尾状核
5 额窦
6 额叶
7 板障
8 硬脑膜
9 胼胝体
10 内囊
11 豆状核的壳
12 小脑幕
13 海马
14 左半球颞叶

图 9.149 原位脑干的解剖。左半球已部分切除

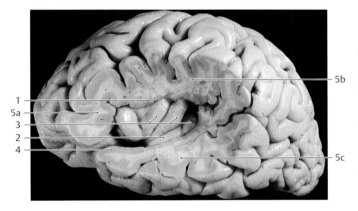

图 9.150 岛叶，左半球。切除额叶、顶叶和颞叶的岛盖部以显示岛回

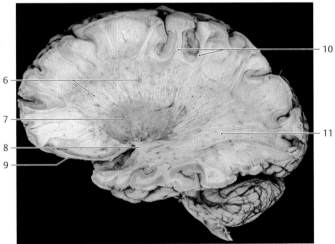

图 9.151 辐射冠，左半球。额极位于左侧

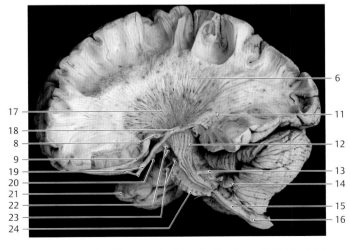

图 9.152 辐射冠和内囊，左半球。豆状核已切除，额极位于左侧

1 岛环状沟
2 岛长回
3 岛短回
4 岛阈
5 岛盖（切除）
　（a）额叶岛盖
　（b）额顶叶岛盖
　（c）颞叶岛盖
6 辐射冠
7 豆状核
8 前连合
9 嗅束
10 大脑弓状纤维
11 视辐射

12 大脑脚
13 三叉神经（CN Ⅴ）
14 小脑绒球
15 锥体束
16 锥体交叉
17 内囊
18 视束
19 视神经（CN Ⅱ）
20 漏斗
21 颞叶（右侧）
22 乳头体
23 动眼神经（CN Ⅲ）
24 脑桥横行纤维

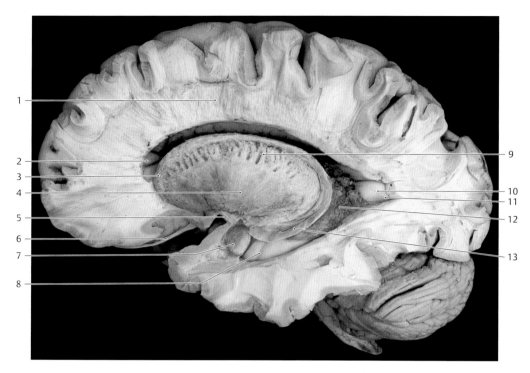

1 辐射冠
2 侧脑室前角
3 尾状核头
4 壳
5 前连合
6 嗅束
7 杏仁核
8 海马指状突起
  （齿状回）
9 内囊
10 禽距
11 侧脑室后角
12 侧脑室脉络丛
13 尾状核尾
14 丘脑枕
15 乳头体
16 视束
17 前连合
18 穹窿
19 纵纹
20 齿状回
21 海马伞
22 海马脚

图 9.153 皮质下核团和内囊的解剖，左半球（外侧面观）。打开侧脑室，切除岛回和屏状核，显露豆状核和内囊。额极位于左侧

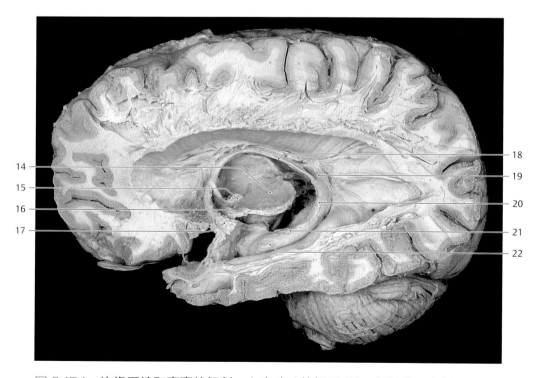

图 9.154 边缘系统和穹窿的解剖，左半球（外侧面观）。额极位于左侧

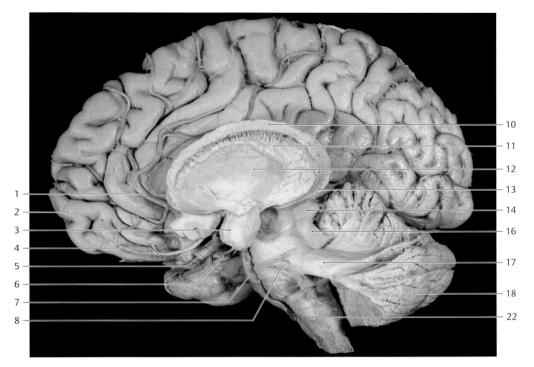

图 9.155　脑干和小脑的解剖（外侧面观）。脑干和小脑的连接已解剖。显示了左半球的杏仁核。切除部分胼胝体。额极位于左侧

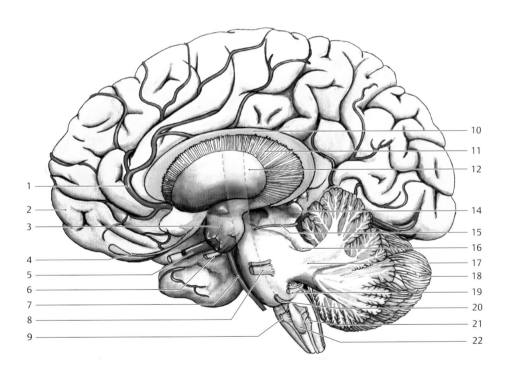

图 9.156　脑干和小脑的解剖示意图（外侧面观；见上图 9.155）。红色＝锥体束的走行；黄色＝脑神经

1　大脑前动脉
2　额叶
3　杏仁核（杏仁体）
4　嗅束
5　颈内动脉
6　动眼神经（CN Ⅲ）
7　基底动脉
8　三叉神经（CN Ⅴ）
9　舌下神经（CN Ⅻ）
10　尾状核
11　内囊
12　豆状核
13　尾状核尾
14　中脑下丘
15　滑车神经（CN Ⅳ）
16　小脑上脚
17　小脑中脚
18　小脑
19　面神经（CN Ⅶ）和前庭蜗神经（CN Ⅷ）
20　展神经（CN Ⅵ）
21　舌咽神经（CN Ⅸ）、迷走神经（CN Ⅹ）和副神经（CN Ⅺ）
22　下橄榄核

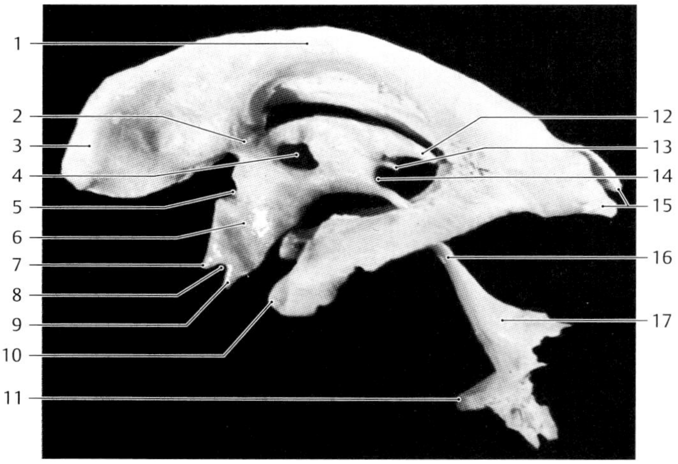

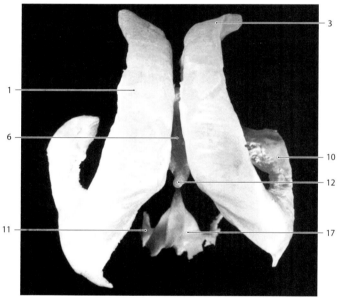

<table>
<tr><td>1 侧脑室中央部</td><td>11 第四脑室外侧隐窝和</td></tr>
<tr><td>2 室间孔</td><td>外侧孔</td></tr>
<tr><td>3 侧脑室前角</td><td>12 松果体上隐窝</td></tr>
<tr><td>4 丘脑间黏合的部位</td><td>13 松果体隐窝</td></tr>
<tr><td>5 前连合切迹</td><td>14 后连合切迹</td></tr>
<tr><td>6 第三脑室</td><td>15 侧脑室后角</td></tr>
<tr><td>7 视隐窝</td><td>16 中脑水管</td></tr>
<tr><td>8 视交叉切迹</td><td>17 第四脑室</td></tr>
<tr><td>9 漏斗隐窝</td><td>18 第四脑室正中孔</td></tr>
<tr><td>10 侧脑室下角及杏仁核
压迹</td><td></td></tr>
</table>

图 9.157　脑室的铸型（外侧面观）。额极位于左侧

图 9.158　脑室的铸型（上面观）。额极位于左侧

图 9.159　脑室和中脑水管的铸型（后面观）。显示侧脑室后角（15）。下方为第四脑室（17）

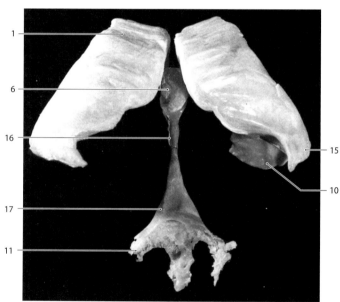

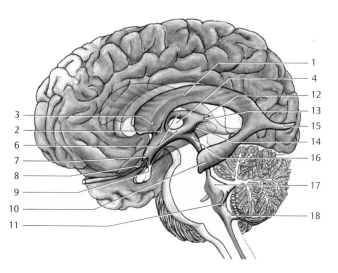

图 9.160　脑室的位置

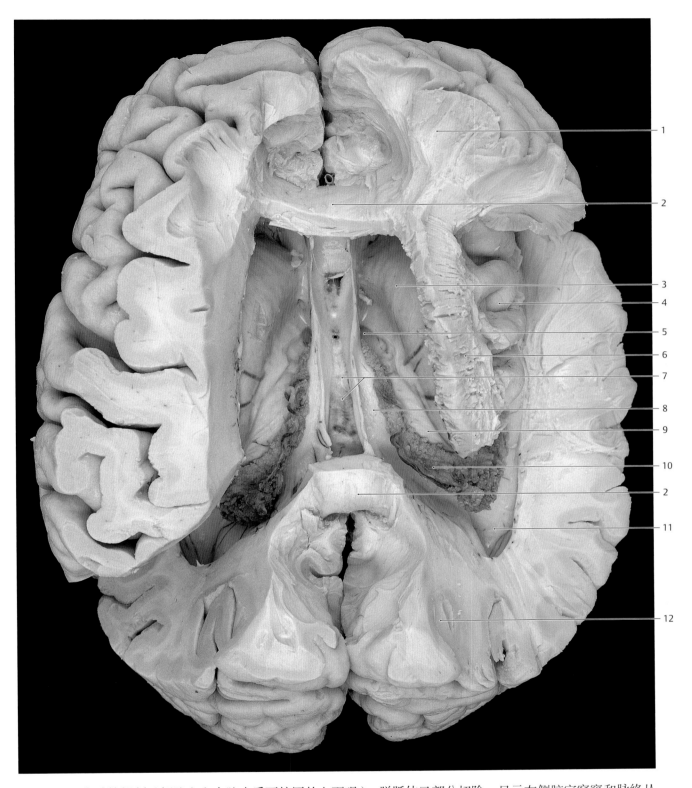

图 9.161　**大脑的解剖**（侧脑室和大脑皮质下核团的上面观）。胼胝体已部分切除。显示左侧脑室穹窿和脉络丛

1　大脑额叶

2　胼胝体

3　尾状核（头）

4　岛叶皮质

5　室间孔

6　内囊

7　第三脑室脉络丛

8　穹窿体

9　丘脑

10　脉络丛

11　侧脑室（后角）

12　大脑枕叶

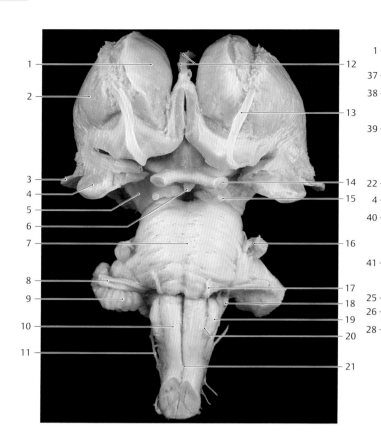

图 9.162　脑干（前面观）。大脑已切除

图 9.163　脑干（后面观）。大脑已切除

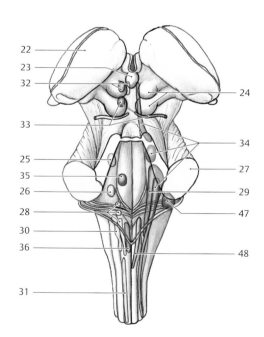

图 9.164　脑干（后面观）。脑神经核团的位置。躯体运动核与内脏运动核（源自脊髓基板）在菱形窝中线旁排成两列（橙色、黄色）。CN Ⅲ、CN Ⅳ、CN Ⅵ 和 CN Ⅻ 的躯体传入核位于更内侧（橙色）。躯体感觉核与内脏感觉核（源自脊髓翼板）位于外侧（绿色、蓝色）。CN Ⅷ 的纯感觉核团位于最外侧（蓝色）

1　尾状核	25　三叉神经运动核
2　豆状核	26　面神经核
3　尾状核尾	27　小脑中脚
4　杏仁核	28　舌咽神经与迷走神经内
5　大脑脚	脏核，泌涎核
6　漏斗	29　前庭神经核
7　脑桥	30　疑核
8　面神经和前庭蜗神经	31　副神经脊髓核
（CN Ⅶ 和 CN Ⅷ）	32　动眼神经运动核
9　小脑小叶	33　滑车神经核和滑车神经
10　延髓	（CN Ⅳ）
11　副神经（CN Ⅺ）	34　三叉神经感觉核
12　穹窿和穹窿柱	35　展神经核
13　嗅束	36　舌下神经核
14　视神经（CN Ⅱ）	37　内囊
15　动眼神经（CN Ⅲ）	38　附着板
16　三叉神经（CN Ⅴ）	39　第三脑室
17　展神经（CN Ⅵ）	40　下丘臂
18　舌咽神经和迷走神经	41　上髓帆
（CN Ⅸ 和 CN Ⅹ）	42　缰三角
19　下橄榄核	43　内侧膝状体
20　舌下神经（CN Ⅻ）	44　小脑上脚
21　锥体交叉	45　小脑下脚
22　丘脑	46　第四脑室脉络丛
23　松果体	47　蜗神经核
24　中脑顶盖（上丘和下丘）	48　孤束核

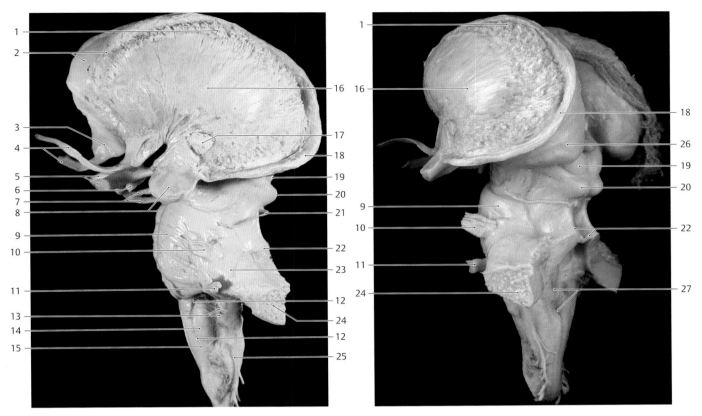

图 9.165 脑干（左外侧面观）。切断小脑脚，切除小脑和大脑皮层

图 9.166 脑干（背外侧面观）。小脑已切除

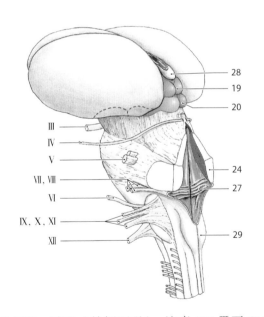

图 9.167 脑干（外侧面观）。注意 CN Ⅲ 至 CN Ⅻ 的位置

1 内囊	15 延髓	
2 尾状核头	16 豆状核	
3 嗅三角	17 前连合	
4 嗅束	18 尾状核尾	
5 视神经（CN Ⅱ）	19 上丘	
6 漏斗	20 下丘	
7 动眼神经（CN Ⅲ）	21 滑车神经（CN Ⅳ）	
8 杏仁核	22 小脑上脚	
9 脑桥	23 小脑下脚	
10 三叉神经（CN Ⅴ）	24 小脑中脚	
11 面神经和前庭蜗神经（CN Ⅶ 和 CN Ⅷ）	25 副神经（CN Ⅺ）	
12 舌下神经（Ⅻ）	26 丘脑枕	
13 舌咽神经和迷走神经（CN Ⅸ 和 CN Ⅹ）	27 丘脑髓纹和菱形窝	
14 下橄榄核	28 松果体	
	29 薄束结节	

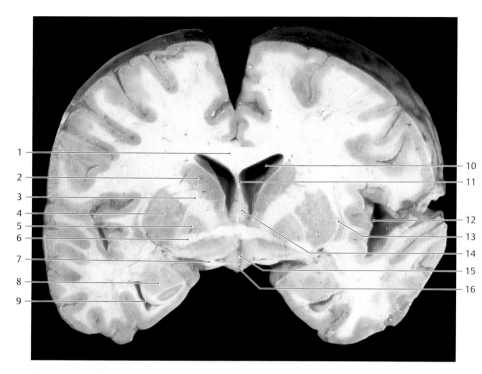

图 9.168 前连合水平的大脑冠状断面。断面 1

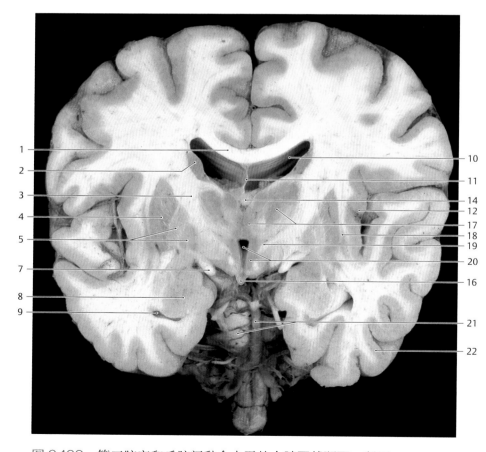

图 9.169 第三脑室和丘脑间黏合水平的大脑冠状断面。断面 2

1 胼胝体	33 小脑蚓
2 尾状核头	34 第四脑室
3 内囊	35 网状结构
4 壳	36 脑桥和脑桥横
5 苍白球	行纤维
6 前连合	37 栓状核
7 视束	38 齿状核
8 杏仁核	39 小脑中脚
9 侧脑室下角	40 脉络丛
10 侧脑室	41 菱形窝内的舌
11 透明隔	下神经核
12 岛叶	42 内侧纵束
13 外囊	43 三叉神经
14 穹窿柱	（CN Ⅴ）
15 视隐窝	44 下橄榄核
16 漏斗	45 皮质脊髓纤维
17 丘脑	和弓状纤维
18 屏状核	46 第四脑室及脉
19 豆核袢	络丛
20 第三脑室和	47 前庭神经核
下丘脑	48 孤束核和孤束
21 基底动脉和	49 小脑下脚（绳
脑桥	状体）
22 颞叶皮质	50 网状结构
23 下丘	51 内侧丘系
24 上丘	52 楔束核
25 中脑水管	53 中央管
26 红核	54 锥体束
27 黑质	55 小脑绒球
28 大脑脚	56 覆有软脑膜的
29 滑车神经	小脑半球
（CN Ⅳ）	57 小脑活树
30 灰质	58 薄束核
31 动眼神经核	59 第四脑室脉络
32 动眼神经	丛外侧隐窝
（CN Ⅲ）	60 小脑后下动脉
纤维	61 侧脑室脉络丛

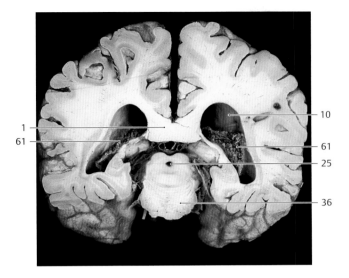

图 9.170 下丘水平的大脑冠状断面（后面观）。断面 3

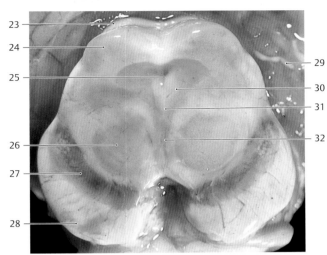

图 9.171 上丘水平的中脑横断面（上面观）。断面 4

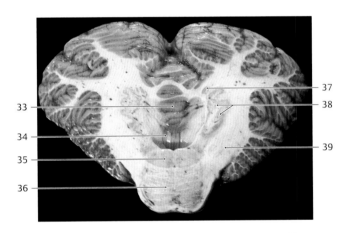

图 9.172 脑桥水平的菱脑横断面（下面观）。断面 5

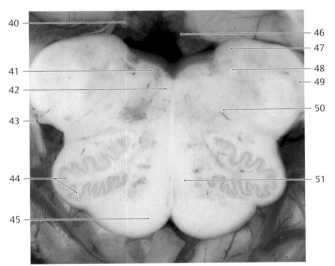

图 9.173 橄榄水平的菱脑横断面（下面观）。断面 6

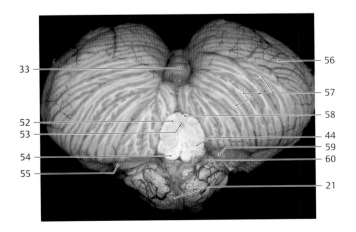

图 9.174 延髓和小脑的横断面（下面观）。断面 7

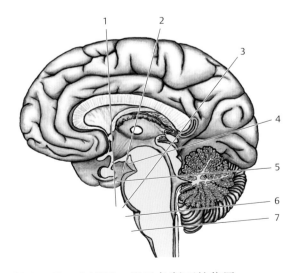

图 9.175 右半脑。指示各断面的位置

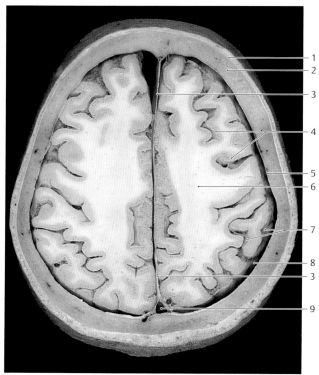

图 9.176　头部水平断面。断面 1

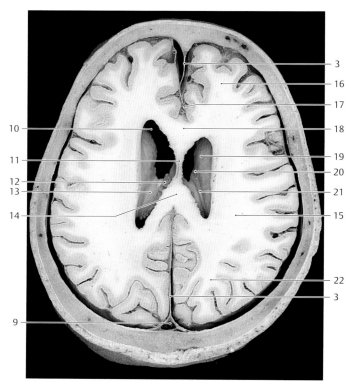

图 9.177　头部水平断面。断面 2

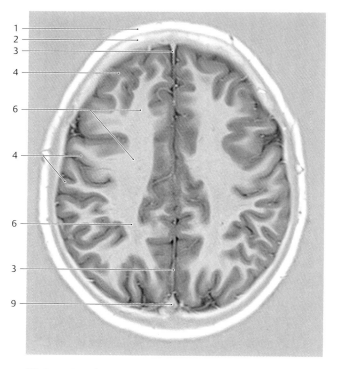

图 9.178　断面 1 水平的头部水平断面（MRI 扫描）（ Courtesy of Prof. Uder, Institute of Radiology, University Hospital Erlangen, Germany. ）

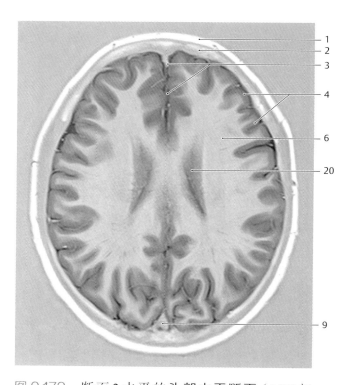

图 9.179　断面 2 水平的头部水平断面（MRI 扫描）（ Courtesy of Prof. Uder, Institute of Radiology, University Hospital Erlangen, Germany. ）

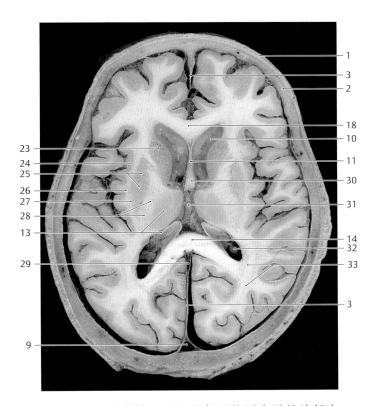

1 头皮	17 大脑前动脉
2 颅盖（板障）	18 胼胝体膝
3 大脑镰	19 尾状核
4 大脑灰质（皮质）	20 侧脑室中央部
5 硬脑膜	21 终纹
6 大脑白质	22 枕叶
7 蛛网膜和软脑膜	23 尾状核
及血管	24 岛叶
8 硬膜下隙（由于	25 壳
大脑收缩而略有	26 屏状核
扩张）	27 外囊
9 上矢状窦	28 内囊
10 侧脑室前角	29 下矢状窦
11 透明隔	30 穹窿柱
12 脉络丛	31 第三脑室脉络丛
13 丘脑	32 侧脑室下角入口
14 胼胝体压部	及脉络丛
15 顶叶	33 视辐射
16 额叶	34 第三脑室

图 9.180　内囊第三脑室及邻近核团水平的头部水平断面。断面 3

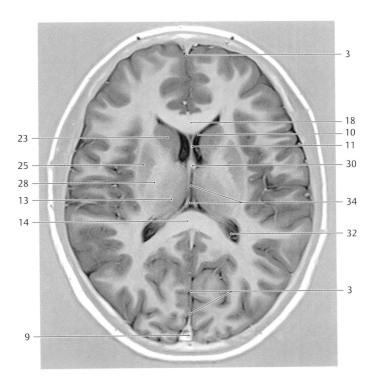

图 9.181　断面 3 水平的头部水平断面（MRI 扫描）
（Courtesy of Prof. Uder, Institute of Radiology, University Hospital Erlangen, Germany.）

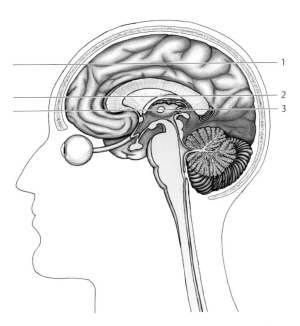

图 9.182　头部矢状断面。指示水平断面的位置

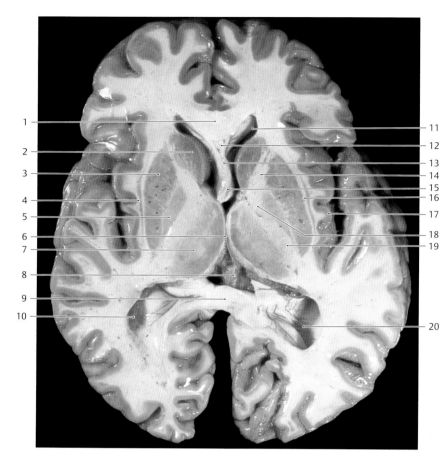

1	胼胝体膝	20	侧脑室后角
2	尾状核头	21	前连合
3	壳	22	视辐射
4	屏状核	23	大脑镰
5	苍白球	24	上颌窦
6	第三脑室	25	咽鼓管的位置
7	丘脑	26	鼓室
8	松果体	27	外耳道
9	胼胝体压部	28	延髓
10	侧脑室脉络丛	29	第四脑室
11	侧脑室前角	30	小脑（左半球）
12	透明隔腔	31	颞下颌关节
13	透明隔	32	鼓膜
14	内囊前肢	33	蜗底
15	穹窿柱	34	乳突小房
16	外囊	35	乙状窦
17	岛叶	36	小脑蚓
18	内囊膝	37	中间质块
19	内囊后肢		

图 9.183 脑水平断面，显示皮质下核团和内囊。断面 1

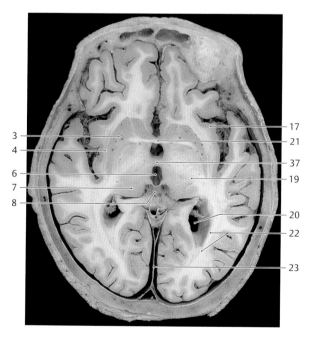

图 9.184 头部水平断面。断面 2

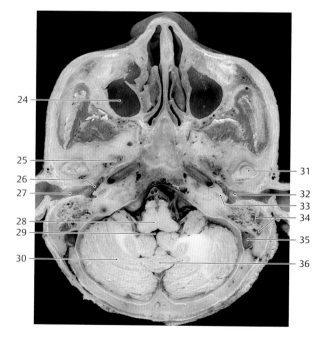

图 9.185 头部水平断面。断面 3

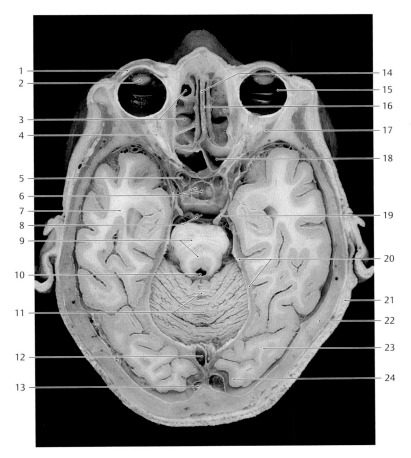

图 9.186 头部水平断面。断面 4

1 上眼睑（睑板）
2 晶状体
3 筛窦
4 视神经（CN Ⅱ）
5 颈内动脉
6 漏斗和垂体
7 颞叶
8 基底动脉
9 脑桥（脑干横断面）
10 中脑水管（第四脑室起点）
11 小脑蚓
12 直窦
13 横窦
14 鼻中隔
15 眼球（巩膜）
16 鼻腔
17 外直肌
18 蝶窦
19 动眼神经（CN Ⅲ）
20 小脑幕
21 头皮
22 颅盖（板障）
23 枕叶
24 纹状皮质（视皮质）

图 9.187 大脑脚。脑干与中脑水管的水平断面（MRI 扫描）（Courtesy of Prof. Uder, Institute of Radiology, University Hospital Erlangen, Germany.）

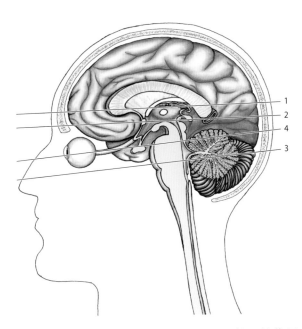

图 9.188 头部矢状断面。指示水平断面的位置

附录 补充资料

躯干及胸腹壁的动脉

参见第 16–17 / 42 / 43–45 / 243–244 / 249 / 155 / 259 / 310 页

主动脉弓
- 头臂干
  ［分为右颈总动脉（分布至右侧头颈）和右锁骨下动脉（分布至右肩部和右上肢）］
  - 左颈总动脉
    （分布至左侧头颈）
  - 左侧锁骨下动脉
    （分布至左肩和左上肢）

椎动脉
（穿颈椎横突孔和枕骨大孔，两侧合并为基底动脉，分布至大脑）

胸廓内动脉
（沿胸骨侧缘下行至膈和腹前壁）
- 肋间前动脉
  （至肋间肌）
- 乳房内侧支
  （至乳腺）
- 肌膈动脉
  （至膈）
- 腹壁上动脉
  （至腹前壁肌）

甲状颈干
- 甲状腺下动脉
  （至甲状腺和食管）
- 颈升动脉
  （至斜角肌和颈椎前肌）
- 颈横动脉
  （至背浅层肌）
- 肩胛上动脉
  （至肩胛肌；与旋肩胛动脉吻合）
- 肩胛背动脉
  （与颈横动脉分支吻合）

肋颈干
- 颈深动脉
  （至颈肌）
- 肋间最上动脉
  （至第 1、2 肋间隙）

主动脉（胸部）
- 肋间后动脉
  （至第 3~12 肋间隙；与肋间前动脉吻合）
- 支气管动脉
  （至支气管和肺）
- 食管支（至食管）
- 心包支（至心包）
- 膈上动脉（至膈）
- 肋下动脉
  （第 12 肋下方的肋间动脉）

主动脉（腹部）
- 膈下动脉
  ［至膈，有分支至肾上腺（肾上腺上动脉）］
- 肾上腺中动脉（至肾上腺）

- 腰动脉
  （4 对节段性动脉，至核心肌和脊髓）
- 肾动脉（至肾）

腹腔干（见第 523 页）
肠系膜上动脉（见第 523 页）
肠系膜下动脉（见第 523 页）
髂外动脉
- 腹壁下动脉
  （至腹前壁肌；与腹壁上动脉吻合）
- 旋髂深动脉
  （从盆壁上缘至腹壁）

股动脉（见第 544 页）
- 腹壁浅动脉
  （至腹前壁）
- 旋髂前动脉
  （至腹股沟区腹壁）

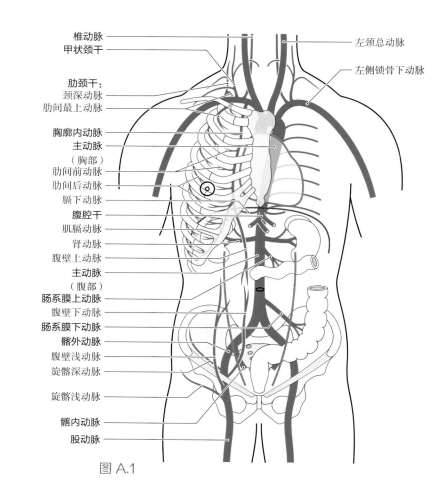

椎动脉 ——
甲状颈干 ——
肋颈干：
颈深动脉
肋间最上动脉
胸廓内动脉
主动脉
（胸部）
肋间前动脉
肋间后动脉
膈下动脉
腹腔干
肌膈动脉
肾动脉
腹壁上动脉
主动脉
（腹部）
肠系膜上动脉
腹壁下动脉
肠系膜下动脉
髂外动脉
腹壁浅动脉
旋髂深动脉
旋髂浅动脉
髂内动脉
股动脉

—— 左颈总动脉
—— 左侧锁骨下动脉

图 A.1

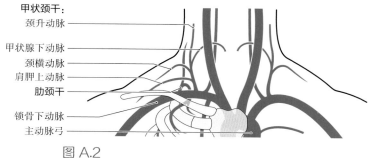

甲状颈干：
颈升动脉
甲状腺下动脉
颈横动脉
肩胛上动脉
肋颈干
锁骨下动脉
主动脉弓

图 A.2

临床意义

肋间动脉：
走行于肋下缘；胸膜腔穿刺应在肋上缘进针。

腹壁上、下动脉：
在腹壁上形成侧副循环，具有临床意义。

腹腔脏器的动脉

参见第 259 / 279–283 / 290 291–295 / 305–306 / 310 / 312–313 页

上腹部

腹腔干（Tripus Halleri 动脉）分为 3 支：
胃左动脉行向胃前壁；**肝总动脉**居正中平面（虚线）右侧，为右侧的器官（肝、胰头、十二指肠等）供血；**脾动脉**营养左侧的器官（脾、胃底、胰等）。

下腹部

肠系膜上动脉，位于对角线（肠系膜根）右侧，营养结肠左曲以前的肠道。

肠系膜下动脉，位于对角线左侧，营养结肠左曲以下的消化管（降结肠至直肠）。

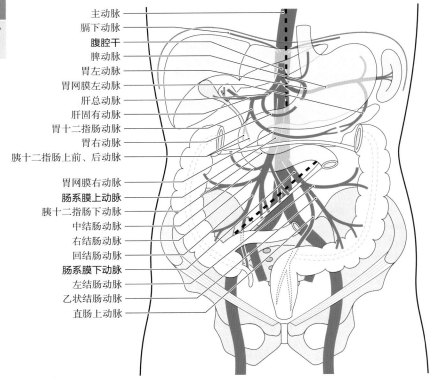

主动脉
膈下动脉
腹腔干
脾动脉
胃左动脉
胃网膜左动脉
肝总动脉
肝固有动脉
胃十二指肠动脉
胃右动脉
胰十二指肠上前、后动脉
胃网膜右动脉
肠系膜上动脉
胰十二指肠下动脉
中结肠动脉
右结肠动脉
回结肠动脉
肠系膜下动脉
左结肠动脉
乙状结肠动脉
直肠上动脉

图 A.3

主动脉
（由胸主动脉移行为腹主动脉）
- **膈下动脉**
  （分布于膈下面）

腹腔干
［分为 3 条主干，营养上腹部的器官（胃、脾、肝、十二指肠上部）］
- **脾动脉**
［至脾；有分支至胃底（胃短动脉）、胃大弯及大网膜（胃网膜左动脉）］
- **胃左动脉**
  （至胃小弯）
- **肝总动脉**
  ［至肝、胃及十二指肠上部，延续为**肝固有动脉**（至肝），并发出分支至胆囊（胆囊动脉）］
  - **胃十二指肠动脉**
    （位于幽门后方；分支至胃与十二指肠）
  - **胃右动脉**
    （至胃小弯；与胃左动脉吻合）
  - **胰十二指肠上前、后动脉**
    （至十二指肠和胰头）

- **胃网膜右动脉**
  （于大弯侧与胃网膜左动脉吻合；供应胃和大网膜）

肠系膜上动脉
（跨过十二指肠水平部；发支至十二指肠、空肠、回肠及结肠左曲以前的结肠）
- **胰十二指肠下动脉**
  （至十二指肠和胰头；与胰十二指肠上前、后动脉吻合）
- **中结肠动脉**
  （走行于横结肠系膜内，分布于横结肠）
- **右结肠动脉**
  （至升结肠）
- **回结肠动脉**
  ［至盲肠、回肠末端和阑尾（阑尾动脉）］

肠系膜下动脉
（供应降结肠、乙状结肠和直肠）
- **左结肠动脉**
  ［于腹膜后走行至降结肠；与中结肠动脉吻合（Riolan 吻合）］
- **乙状结肠动脉**
  （发出多条分支至乙状结肠）

- **直肠上动脉**
  （发出左、右支供应肛瓣以上的直肠）

临床意义

脾动脉：
因脾支为功能性的终末支，可开展脾的部分切除术。

胰十二指肠动脉：
紧邻十二指肠；胰头癌可侵犯动脉，导致危及生命的出血。

Riolan 吻合：
结肠左曲处中结肠动脉和左结肠动脉的连接；这个侧支循环在结肠切除术时需要留意。

躯干、胸腹壁的静脉

参见第 44–45 / 242–243 /
246–247 / 252–253 / 256–257 /
310 / 312 页

临床
意义

上腔静脉：
进入右心房（例如心导管插管）。

下腔静脉：
下腔静脉阻塞会形成经腹壁静
脉、椎静脉丛和腰升静脉的侧
支循环。

奇静脉与半奇静脉：
门静脉阻塞时可形成侧支循环进
入上腔静脉。

睾丸静脉：
左侧较右侧更易引流受阻出现精
索静脉曲张（左睾丸静脉汇入
肾静脉，且静脉瓣少）。

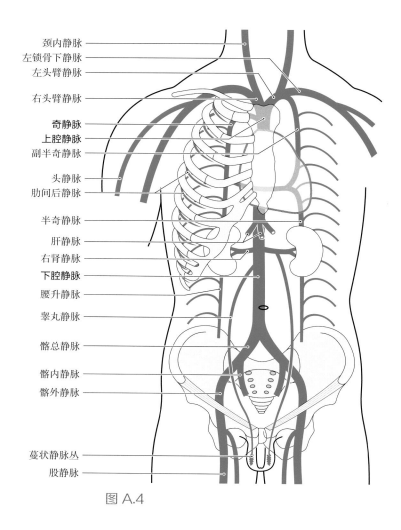

颈内静脉
左锁骨下静脉
左头臂静脉

右头臂静脉

奇静脉
上腔静脉
副半奇静脉

头静脉
肋间后静脉

半奇静脉
肝静脉
右肾静脉
下腔静脉
腰升静脉
睾丸静脉

髂总静脉

髂内静脉
髂外静脉

蔓状静脉丛
股静脉

图 A.4

上腔静脉
[由 2 条**头臂静脉**汇合而成；引
流头部、上肢及胸后壁（**奇静脉**）
的静脉血]

下腔静脉
[由左、右**髂总静脉**汇合而成；
引流肝（**肝静脉**）、肾（**肾静脉**）、
盆腔器官（**髂内静脉**）及下肢（**股
静脉**）的静脉血]

奇静脉
[接收**肋间后静脉**、**腰静脉**、**半奇
静脉**及**副半奇静脉**（整个躯干后
壁）的静脉血]

注：
左侧**睾丸静脉**或**卵巢静脉**汇入左
肾静脉，右侧则汇入下腔静脉。

腹腔脏器的静脉：门静脉系统

参见第 278–280 / 305 / 312 页

腔静脉和门静脉系统间的吻合区域（门腔静脉吻合，红圈部位）标记为 a、b 和 c。

临床意义

门静脉：
阻塞或肝病（如肝硬化）导致侧支循环出现：
a）经食管静脉至奇静脉和上腔静脉；
b）经腹壁上静脉至上、下腔静脉，或经腹壁下静脉至股静脉或髂外静脉（海蛇头）；
c）经直肠下静脉、肛静脉至髂内静脉、下腔静脉。

直肠静脉：
引流肾和盆腔器官的静脉（腹膜后间隙）；不属于门静脉系统。

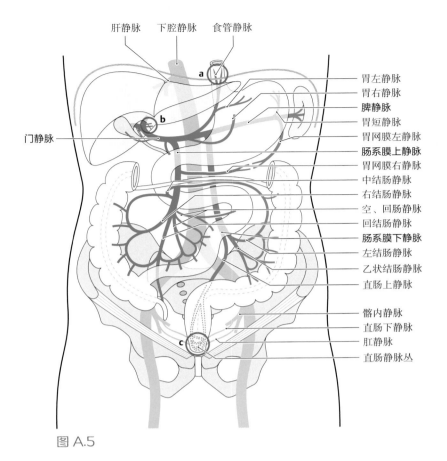

图 A.5

门静脉
［引流所有腹腔脏器（胃、脾、十二指肠、胰、空肠、回肠和结肠）的静脉血；经腔静脉引流 3 个吻合区（门腔静脉吻合）］

a = 食管静脉
（连接奇静脉）
b = 脐周静脉
（连接奇静脉）
c = 直肠静脉丛
（连接髂内静脉）

• **食管静脉**
［引流食管血液至奇静脉（与胃静脉吻合）］
• **胃左、右静脉**
（在胃小弯侧与同名动脉伴行）

脾静脉
（引流脾静脉血至门静脉）
• **胃短静脉**
（来自胃底的脾静脉分支）
• **胃网膜左静脉**
（在胃大弯侧，引流入脾静脉）
肠系膜上静脉
（引流十二指肠远端、空肠、回肠和结肠左曲以前的结肠的静脉血；跨过十二指肠，于胰头后方与**脾静脉**汇合成门静脉）
• **胃网膜右静脉**
（在胃大弯侧；与胃网膜左静脉吻合）
• **中结肠静脉**
（引流横结肠的静脉血）
• **右结肠静脉**
（引流升结肠的静脉血）

• **空肠静脉和回肠静脉**
（位于空肠系膜和回肠系膜内）
• **回结肠静脉**
［引流盲肠、回肠末端和阑尾（阑尾静脉）的静脉血］
肠系膜下静脉
（于腹膜后引流降结肠、乙状结肠和直肠的静脉血；汇入脾静脉）
• **左结肠静脉**
（引流降结肠的静脉血）
• **乙状结肠静脉**
（位于肠系膜内）
• **直肠上静脉**
（直肠上段的单支静脉；与髂内静脉的分支直肠下静脉和肛静脉吻合形成直肠静脉丛）

肝静脉　下腔静脉　食管静脉
a
b
门静脉
胃左静脉
胃右静脉
脾静脉
胃短静脉
胃网膜左静脉
肠系膜上静脉
胃网膜右静脉
中结肠静脉
右结肠静脉
空、回肠静脉
回结肠静脉
肠系膜下静脉
左结肠静脉
乙状结肠静脉
直肠上静脉
髂内静脉
直肠下静脉
肛静脉
c
直肠静脉丛

躯干　上肢　下肢　头颈部

女性盆腔动脉

参见第 338–340 / 344 页

主动脉（腹部）（于第 4 腰椎前方分为
　髂内、髂外动脉）

髂外动脉（经腹股沟韧带下方延续为股
　动脉）

旋髂深动脉（至腹壁；沿髂嵴走行）

- **腹壁下动脉**
　（在脐外侧襞内上行至腹壁）

卵巢动脉（于 L2 水平发自腹主动脉；
　走行于卵巢悬韧带内；与子宫动脉卵
　巢支吻合）

髂内动脉

壁支：

- **髂腰动脉**
　（沿髂嵴走行；与旋髂深动脉吻合）

- **骶外侧动脉**
　（至骶骨和椎管）

- **臀上动脉**
　［经坐骨大孔（梨状肌上孔）至臀中
　肌和臀小肌］

- **闭孔动脉**
　［穿闭膜管至内收肌；发出耻骨支
　（在腹壁内侧；与腹壁下动脉吻合）
　和髋臼支（位于股骨头韧带内，供应
　髋关节的股骨头）］

- **臀下动脉**
　［经坐骨大孔（梨状肌下孔）至臀大肌］

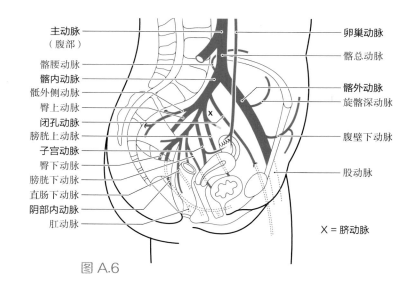

图 A.6

主动脉（腹部）— 卵巢动脉
髂腰动脉 — 髂总动脉
髂内动脉 — **髂外动脉**
骶外侧动脉 — 旋髂深动脉
臀上动脉 — 腹壁下动脉
闭孔动脉
膀胱上动脉
子宫动脉 — 股动脉
臀下动脉
膀胱下动脉
直肠下动脉
阴部内动脉
肛动脉

X = 脐动脉

- **阴部内动脉**
　（经梨状肌下孔和坐骨小孔至肛周和外生殖
　器区发出）
　- **肛动脉**
　　（至直肠和肛门）
　- **会阴动脉**
　　（至会阴部；延续为阴唇后动脉）
　- **前庭球动脉**
　　（至前庭球）
　- **尿道动脉**
　　（至尿道海绵体）

　- 阴蒂深动脉
　- 阴蒂背动脉

脏支：

- **脐动脉**［发出膀胱上动脉（至膀胱），
　终止于脐内侧韧带（脐动脉遗迹）］

- **子宫动脉**（至子宫和阴道近端；发卵
　巢支至卵巢）

- **膀胱下动脉**
　（至膀胱底和阴道）

- **直肠下动脉**
　（至盆膈与直肠）

女性盆腔静脉

参见第 339–340 页

女性盆腔静脉起源于盆腔静脉血管网
　（丛），与同名动脉伴行，形成大致
　平行的血管。

卵巢静脉
（右侧汇入下腔静脉，左侧汇入左肾静
脉；与输卵管和子宫静脉吻合）

髂外静脉
［为股静脉的延续；接收腹前壁静脉
（腹壁下静脉）和髂嵴的静脉（旋髂深
静脉）］

髂内静脉

壁支：

- 髂腰静脉（引流髂嵴）

- 骶外侧静脉
　（引流骶骨和椎管）

- 臀上、下静脉
　（引流臀肌）

- 闭孔静脉
　（引流内收肌）

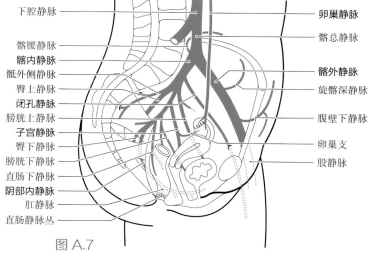

图 A.7

下腔静脉 — 卵巢静脉
髂总静脉
髂腰静脉 — **髂外静脉**
髂内静脉
骶外侧静脉 — 旋髂深静脉
臀上静脉
闭孔静脉 — 腹壁下静脉
膀胱上静脉
子宫静脉 — 卵巢支
臀下静脉 — 股静脉
膀胱下静脉
直肠下静脉
阴部内静脉
肛静脉
直肠静脉丛

- **阴部内静脉**
　［接收肛静脉（直肠静脉丛）、会阴静脉（引
　流会阴和阴唇）、前庭球静脉、尿道静脉
　（引流前庭球和尿道）以及阴蒂静脉（引流
　阴蒂）］

脏支：

- **直肠下静脉**（引流直肠）

- **脐静脉**（引流膀胱上静脉并连于脐内侧
　韧带）

- **膀胱下静脉**（引流膀胱底及阴道）

- **子宫静脉**［走行于宫旁组织（子宫阔韧带）
　内，与输卵管静脉和卵巢静脉吻合］

男性盆腔动脉

参见第 310 / 312–313 / 324–329 / 332 页

睾丸动脉
（于 L2 水平发自主动脉；伴输精管，经腹股沟管至睾丸和附睾）

髂外动脉
（延续为股动脉）

- 旋髂深动脉
  （于髂嵴处与髂腰动脉吻合）
- 腹壁下动脉
  ［分布于腹外侧壁；发出耻骨支（与闭孔动脉吻合）及提睾肌动脉（至精索和阴囊）］

髂内动脉

壁支：

- **髂腰动脉**
  （沿髂嵴走行至髂腰肌和椎管；与旋髂深动脉吻合）
- **骶外侧动脉**
  （至骶骨和椎管）
- **臀上动脉**
  （经梨状肌上孔至臀中肌和臀小肌）
- 闭孔动脉
  ［穿闭膜管至内收肌群；发出耻骨支（在腹壁内侧；与腹壁下动脉吻合）和髋臼支（位于股骨头韧带内，供应髋关节的股骨头）］
- **臀下动脉**
  （经梨状肌下孔至臀大肌）

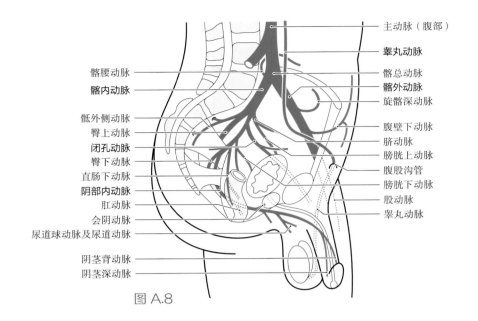

图 A.8

- **阴部内动脉**
  （经梨状肌下孔和坐骨小孔至肛门和外生殖器区）发出
  - 肛门动脉（至肛门与直肠）
  - 会阴动脉
    （至会阴部；延续为阴囊后动脉）
  - 尿道球动脉
    （至尿道球部）
  - 尿道动脉
    （至尿道海绵体）
  - 阴茎背动脉（至阴茎头）
  - 阴茎深动脉（至阴茎勃起组织）

脏支：

- **直肠下动脉**
  （至盆膈、直肠、前列腺和精囊腺）
- **脐动脉**
  - 膀胱上动脉（至膀胱）
  - 脐内侧韧带
    （脐动脉遗迹）
- **膀胱下动脉**
  （至膀胱底、前列腺）
- **输精管动脉**
  （至输精管、精囊和精索）

男性盆腔静脉

参见第 310 / 312 / 328–329 / 332 页

静脉与同名动脉伴行且多成对。常于脏器周围相互吻合形成静脉丛或静脉网。

髂外静脉
（为股静脉的延续；接收腹壁下静脉和旋髂深静脉）

髂内静脉
（接收盆腔侧壁的静脉）

壁支：
髂腰静脉；骶外侧静脉，臀上、下静脉
（至盆腔壁、臀区和椎管）

阴部内静脉
（至盆底及生殖器）

脏支：
［接收膀胱（膀胱上、下静脉）及直肠（直肠下静脉和肛静脉）的静脉血］

睾丸静脉
（起自蔓状静脉丛；与精索伴行穿过腹股沟管；右侧汇入下腔静脉，左侧汇入左肾静脉）

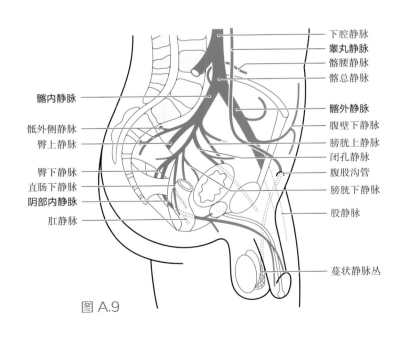

图 A.9

躯干、胸腹壁和上肢的淋巴管

参见第 17 / 243–244 / 422–423 / 266 / 310-311 / 124–125 页

临床
意义

锁骨上淋巴结
（Virchow 淋巴结）：
常因胃或肝肿瘤转移而肿大。

腋中央淋巴结：
为乳腺肿瘤转移的主要侵袭部位；若怀疑乳腺肿瘤进行淋巴结清扫术，至少需要检查 10 个腋淋巴结。乳腺肿瘤也可转移至胸骨旁和锁骨上淋巴结。

区域淋巴结群：
可提供原发肿瘤的定位信息（淋巴转移）。

淋巴管炎：
淋巴管炎症表现为局部肿胀或皮肤出现红色条纹。

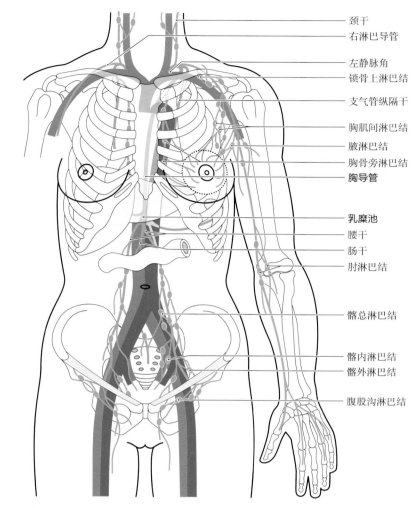

颈干
右淋巴导管
左静脉角
锁骨上淋巴结
支气管纵隔干
胸肌间淋巴结
腋淋巴结
胸骨旁淋巴结
胸导管
乳糜池
腰干
肠干
肘淋巴结
髂总淋巴结
髂内淋巴结
髂外淋巴结
腹股沟淋巴结

图 A.10

右淋巴导管
［引流右侧头颈部（右颈干）、右上肢（右锁骨下干）和右上半胸、胸壁、乳房和前纵隔（右支气管–纵隔干）的淋巴；汇入右侧静脉角］
胸导管
［汇入左侧静脉角；接受来自左颈干（左侧头颈部淋巴）和左锁骨下干（左上肢）的

淋巴］；还接收以下淋巴回流：
左支气管纵隔干
［引流左上半胸、上纵隔、心包、气管和支气管（气管支气管淋巴结），以及胸壁和乳腺（胸骨旁及乳腺旁淋巴结）的淋巴］
腋淋巴丛
［引流胸前壁（胸肌间、胸骨旁和肋间淋巴结）、乳腺（乳腺旁淋巴结）和上肢（臂、

肘、锁骨下和三角肌淋巴结）的淋巴］
乳糜池
● **肠干** – 引流腹腔器官（内脏淋巴结）的淋巴
● **腰干**
（成对），引流盆腔器官和下肢的淋巴；汇入胸导管

腹前外侧壁肌

参见第 36–41 / 44 / 46 / 48 页

肋间肌、腹肌和头前肌

腹外斜肌和腹内斜肌与腹直肌鞘相连，形成斜行张力带穿过腹前壁（虚线）。

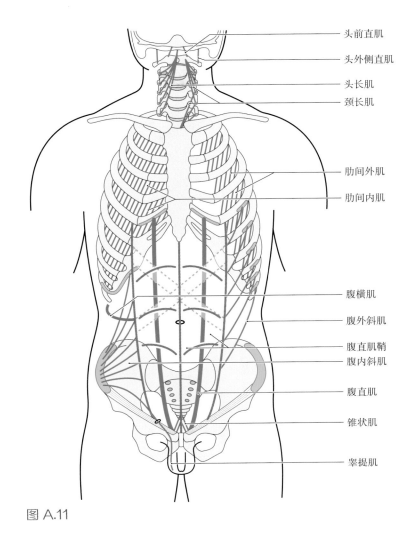

头前直肌
头外侧直肌
头长肌
颈长肌

肋间外肌
肋间内肌

腹横肌
腹外斜肌
腹直肌鞘
腹内斜肌
腹直肌
锥状肌
睾提肌

图 A.11

肌名	起点	止点	功能	神经支配
头前直肌	寰椎	枕骨	前屈头	颈丛（C1，C2）
头外侧直肌	寰椎横突	枕骨	侧屈头	颈丛（C1，C2）
头长肌	C2~C6 横突	枕骨	屈曲颈椎，前屈头	颈丛（C1，C2）
颈长肌	C2~C7、T1~T3 的椎体	C2~T3 的椎体及横突	屈曲颈椎	颈丛（C1~C8）
肋间外肌	肋下缘	肋上缘	吸气	脊神经前支
肋间内肌	肋上缘	肋下缘	呼气	脊神经前支
腹横肌	第 6~12 肋，髂嵴	腹直肌鞘	紧张腹壁，增加腹压	肋间神经（T6~T12），髂腹下神经，髂腹股沟神经
腹外斜肌	第 5~12 肋	髂嵴，腹股沟韧带	同腹直肌，并向对侧旋转躯干	肋间神经（T5~T12），髂腹下神经，髂腹股沟神经
腹内斜肌（含提睾肌）	髂嵴，腹股沟韧带	肋弓，腹直肌鞘	同腹外斜肌，并向同侧旋转躯干（上提睾丸）	同腹外斜肌（提睾肌由生殖股神经的生殖支支配）
腹直肌	胸骨，第 5~7 肋	耻骨，耻骨联合	前屈躯干，上提骨盆，增加腹压	肋间神经（T6~T12）
锥状肌	耻骨	腹白线	紧张腹直肌鞘和腹白线	肋间神经（T12）

腹后壁肌（Ⅰ）

参见第 56–59 / 62–64 / 60 / 80 页

背部浅层肌和头后肌

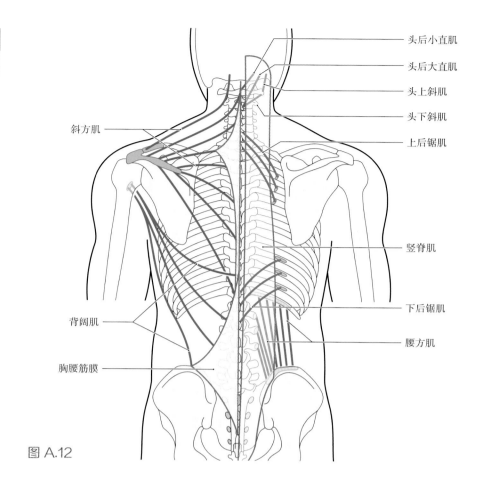

斜方肌

背阔肌

胸腰筋膜

头后小直肌
头后大直肌
头上斜肌
头下斜肌
上后锯肌

竖脊肌

下后锯肌

腰方肌

图 A.12

腹后壁肌（Ⅱ）

参见第 56–59 / 96 页

背固有肌和竖脊肌
（内、外侧束）

1 = 头后小直肌
2 = 头后大直肌
3 = 头上斜肌
4 = 头下斜肌（参见第 532 页表格）

位于胸部的肋长提肌和肋短提肌起于横
突，止于肋。

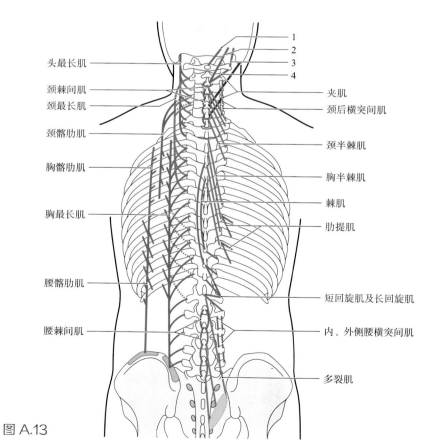

头最长肌
颈棘间肌
颈最长肌
颈髂肋肌
胸髂肋肌

胸最长肌

腰髂肋肌

腰棘间肌

1
2
3
4

夹肌
颈后横突间肌
颈半棘肌
胸半棘肌
棘肌
肋提肌
短回旋肌及长回旋肌
内、外侧腰横突间肌
多裂肌

图 A.13

肌名	起点	止点	功能	神经支配
颈肌				
头后小直肌	寰椎后结节	枕骨	后伸头	枕下神经（C1）
头后大直肌	枢椎棘突	枕骨	后伸及侧屈头	枕下神经（C1）
头上斜肌	寰椎横突	枕骨	后伸及侧屈头	枕下神经（C1）
头下斜肌	枢椎棘突	寰椎横突	转头	枕下神经（C1）
背肌				
斜方肌 • 降部 • 水平部 • 升部	 枕外隆凸 上项线 颈椎、胸椎的棘突	 锁骨 肩峰 肩胛冈	后伸头和颈椎，上提和下降肩带，旋转肩胛骨	副神经（CN XI），颈丛分支
上后锯肌	C5~C7、T1、T2 的棘突	第 3~5 肋	紧张竖脊肌，吸气	脊神经前支
下后锯肌	T11、T12、L1~L3 的棘突，胸腰筋膜	第 9~12 肋	紧张竖脊肌，呼气	脊神经前支
腰方肌	髂嵴	第 12 肋，腰椎横突（L1~L4）	降肋，躯干侧屈	肋下神经，腰丛
背阔肌	T6~L5 棘突，髂嵴，第 9~12 肋，胸腰筋膜	肱骨（小结节嵴）	上臂内收、内旋及后伸	胸背神经（臂丛）

肌名	起点	止点	功能	神经支配
竖脊肌，外侧柱及中间柱				
髂肋肌 • 颈部 • 胸部 • 腰部	 第 3~6 肋 第 7~12 肋 髂嵴、骶骨	 C3~C6 横突 第 1~6 肋 第 6~12 肋	侧屈及后伸躯干	脊神经后支，节段性分布
最长肌 • 头部 • 颈部 • 胸部	 C3~C7、T1~T3、T1~T6 的横突 骶骨，髂嵴 T1~L5 的棘突和横突	 乳突 C2~C7 横突，第 2~12 肋 T1~T12 横突，L1~L5 横突	 侧屈颈 转头 侧屈及后伸躯干	脊神经后支，节段性分布
竖脊肌：内侧柱（棘肌系统）				
棘间肌	成对位于颈椎和腰椎的棘突之间		后伸脊柱	脊神经后支，节段性分布
棘肌	位于胸椎棘突之间的弓状肌（第 9 胸椎中部）			
竖脊肌：内侧柱（横突棘肌系统）				
长回旋肌和短回旋肌	颈椎、胸椎或腰椎的横突	下位或下下位棘突	后伸及旋转脊柱	脊神经后支，节段性分布
多裂肌	髂嵴、骶骨，以及腰椎和胸椎的横突	腰椎和胸椎的横突	后伸躯干	
半棘肌 • 头部 • 颈部 • 胸部	 C4~T5 横突 T1~T6 横突 T6~T12 横突	 枕骨 C2~C7 横突 C6~T6 横突	 后伸和旋转头 后伸及旋转脊柱	脊神经后支，节段性分布
竖脊肌：内侧柱（横突间肌系统）				
横突间肌	走行于椎骨横突之间		侧屈椎骨	脊神经前、后支

躯干

上肢

下肢

头颈部

主要背固有肌的纤维方向

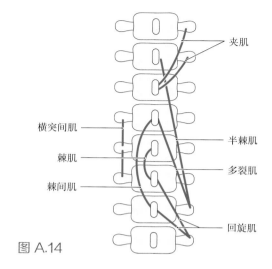

夹肌

横突间肌

棘肌

棘间肌

半棘肌

多裂肌

回旋肌

图 A.14

背固有肌（概况）		
颈肌	头后小直肌 头后大直肌 头上斜肌 头下斜肌	位于枕骨与寰椎和枢椎后面之间
	头前直肌 头侧直肌	位于枕骨与寰椎前面之间
外侧束		
	髂肋肌（颈部，胸部，腰部） 最长肌（头部，颈部，胸部）	位于骶骨、髂嵴、肋及脊柱（横突）间
内侧束		
	棘间肌 棘肌	位于椎骨棘突之间
	回旋肌（颈部，胸部，腰部） 多裂肌 半棘肌（头部，颈部，胸部）	自椎骨横突至棘突和枕骨
	横突间肌（前、后颈部，胸部，内、外侧腰部）	位于椎骨横突之间
	头夹肌 颈夹肌	自椎骨棘突（C3~T6）至横突（C1~C3）和枕骨

躯干后部的节段性神经分布

参见第 54–55 / 60 / 62–64 页

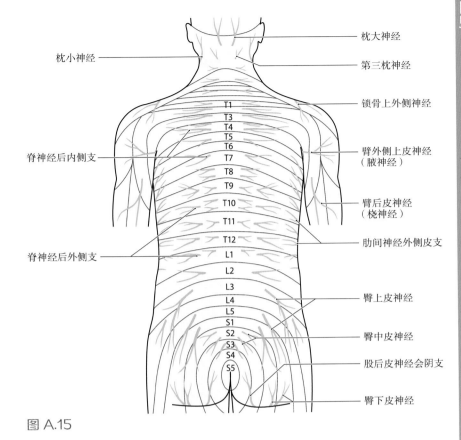

图 A.15

躯干前部的节段性神经支配

参见第 37 / 44–45 / 48 页

临床意义

不同内脏器官的疾病过程会导致特定皮肤区域（海德氏带）的放射痛。

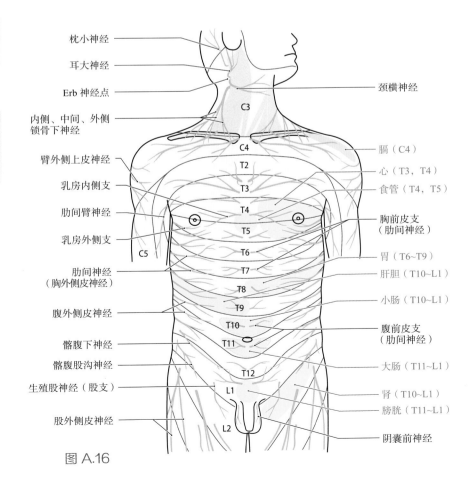

图 A.16

肩带和上肢的动脉

参见第 110–111 / 118–119 / 122 /
126 / 130–134 / 141 / 142–144 页

锁骨下动脉
椎动脉
（经颈椎横突孔、枕骨大孔至脑；两侧汇合
为基底动脉）
胸廓内动脉
（沿胸骨侧缘下降，分布于膈和腹前壁）
- 心包膈动脉；纵隔支、气管支、胸骨支
- 肋间前支
- 乳房内侧支
- 肌膈动脉
- 腹壁上动脉
肋颈干
- 颈深动脉（至颈肌）
- 肋间最上动脉
（至第 1 和第 2 肋间隙）
甲状颈干
- 颈升动脉
（至斜角肌和颈部的椎前肌）
- 甲状腺下动脉
（至甲状腺和食管）
- 颈横动脉
（至背部浅层肌）
- 肩胛上动脉
（至肩胛肌；与旋肩胛动脉吻合）

- 肩胛背动脉
（颈横动脉的独立深支）
腋动脉
- 胸肩峰动脉
[三角肌胸大肌间三角；发出胸肌支（至
胸肌）、肩峰支（参与肩胛动脉网）及三
角肌支（至三角肌）]
- 胸上动脉
（至锁骨下肌、胸大肌和前锯肌）
- 胸外侧动脉
[至前锯肌和乳腺（乳房外侧支）]
- 旋肱前、后动脉
（于肱骨颈相互吻合）
肩胛下动脉
- 旋肩胛动脉
（至肩胛区的肌）
- 胸背动脉
（至背阔肌、大圆肌及肩胛下肌）
肱动脉
- 尺侧上、下副动脉
（参与肘关节动脉网）
- 肱深动脉
（经桡神经沟营养肱骨）
 - 中副动脉
 - 桡侧副动脉
（参与肘关节动脉网）
桡动脉
- 桡侧返动脉
- 腕掌支
（参与腕掌侧动脉网）

- 掌浅支
（形成掌浅弓）
- 腕背支
（形成腕背侧动脉网）
尺动脉
- 尺侧返动脉
- 骨间总动脉
- 骨间返动脉
（参与肘关节动脉网）
 - 骨间后动脉
（至前臂伸肌）
 - 骨间前动脉
（位于前臂骨间膜前方）
 - 腕背支
（参与腕背侧动脉网）
 - 腕掌支
（参与腕掌侧动脉网）
 - 掌深支
（形成掌深弓）
掌浅弓
- 指掌侧总动脉
- 指掌侧固有动脉
掌深弓
- 拇主要动脉
（至拇指）
- 掌心动脉
- 示指桡侧动脉
（至第二指）

肩带和上肢的静脉

参见第 112 / 116 / 120–121 / 132 /
135–136 / 140–141 页

锁骨下静脉
（接收颈部的**颈内静脉、颈外静脉**的血液，
也接受胸前壁的**胸廓内静脉**和胸肌的**胸肌
静脉**的血液）
腋静脉
接收以下静脉的血液：
- 胸外侧静脉
（位于前锯肌表面）
- 胸背静脉 [位于胸外侧壁；接收**胸腹壁
静脉**的血液，并与腹壁浅静脉吻合（上、
下腔静脉间的侧副循环）]
- 头静脉
（发自手背桡侧；于肘窝处与贵要静脉相
连；经锁骨下方的三角肌胸大肌间沟汇
入腋静脉）

肱静脉
接收以下静脉的血液：
- 贵要静脉
[为上肢尺侧的浅静脉；在肘窝处与头静
脉吻合（肘正中静脉）]
- 桡静脉
（桡动脉的伴行静脉）
- 尺静脉
（尺动脉的伴行静脉）
- 掌深静脉弓
[与同名动脉弓伴行；连接手背的掌骨背
侧静脉与手掌和手指的静脉（掌心静脉）]
- 掌浅静脉弓
（掌浅动脉弓的伴行静脉）
手背静脉网
（手背的皮下静脉网；桡侧引流至头静脉，
尺侧引流至贵要静脉；接收**掌背静脉**和指背
静脉的血液）

**临床
意义**

头静脉（右侧）：
进入心的通道（如心导管插管）。
肘正中静脉
（头正中静脉、前臂正中静脉）：用
于静脉注射和静脉穿刺。
掌心静脉
（手掌静脉）：若发生炎症，这些静
脉会导致**手背**（而不是手掌）肿胀。

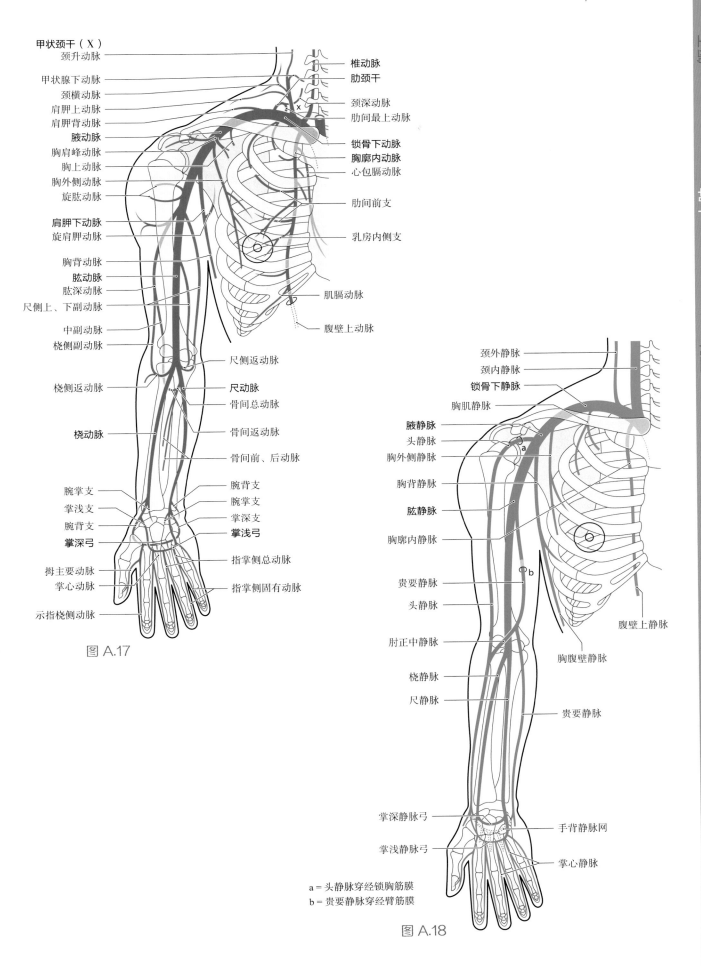

甲状颈干（X）
颈升动脉
甲状腺下动脉
颈横动脉
肩胛上动脉
肩胛背动脉
腋动脉
胸肩峰动脉
胸上动脉
胸外侧动脉
旋肱动脉
肩胛下动脉
旋肩胛动脉
胸背动脉
肱动脉
肱深动脉
尺侧上、下副动脉
中副动脉
桡侧副动脉
桡侧返动脉
桡动脉

椎动脉
肋颈干
颈深动脉
肋间最上动脉
锁骨下动脉
胸廓内动脉
心包膈动脉
肋间前支
乳房内侧支
肌膈动脉
腹壁上动脉
尺侧返动脉
尺动脉
骨间总动脉
骨间返动脉
骨间前、后动脉

腕掌支
掌浅支
腕背支
掌深弓
拇主要动脉
掌心动脉
示指桡侧动脉

腕背支
腕掌支
掌深支
掌浅弓
指掌侧总动脉
指掌侧固有动脉

图 A.17

颈外静脉
颈内静脉
锁骨下静脉
胸肌静脉
腋静脉
头静脉
胸外侧静脉
胸背静脉
肱静脉
胸廓内静脉

贵要静脉
头静脉

肘正中静脉

桡静脉
尺静脉

腹壁上静脉
胸腹壁静脉

贵要静脉

掌深静脉弓
手背静脉网
掌浅静脉弓
掌心静脉

a = 头静脉穿经锁胸筋膜
b = 贵要静脉穿经臂筋膜

图 A.18

535

臂丛及上肢的神经

参见第 113 / 120–127 / 130–140 / 142–145 页

臂丛（C5~T1）

- **肩胛上神经**
  （经肩胛上切迹至冈上肌和冈下肌）
- **肩胛背神经**
  （至菱形肌和肩胛提肌）
- **锁骨下神经**（至锁骨下肌）
- **胸内、外侧神经**（至胸大肌和胸小肌）
- **肩胛下神经**（至肩胛下肌和大圆肌）
- **胸长神经**
  （至前锯肌）
- **胸背神经**
  （至背阔肌）

外侧束

- **正中神经分叉的外侧根**

肌皮神经

- **肌支**（至肱二头肌和喙肱肌）
- **前臂外侧皮神经**
  （前臂的皮支）

后束

腋神经

- **肌支**（至三角肌和小圆肌）
- **臂外侧皮神经**
  （肩部的皮支）

桡神经

- **肌支**（至肱三头肌、桡侧腕伸肌及肱桡肌）
- **臂后皮神经**（上臂后部的皮支）
- **前臂后皮神经**（前臂后部的皮支）
- **深支**（至前臂伸肌、旋后肌）
- **前臂骨间后神经**
  （腕关节及骨膜的感觉支）
- **浅支**［拇指及手背桡侧半、桡侧 2½ 手指
  （指背神经）的皮支］

内侧束

- **正中神经分叉的内侧根**
- **臂内侧皮神经**（上臂内侧的皮支）
- **肋间臂神经**（与肋间神经吻合）
- **前臂内侧皮神经**（前臂内侧的皮支）

正中神经

（上臂无分支）

- **肌支**
  （除尺神经和桡神经支配的肌外，支配前
  臂其余的屈肌）
- **骨间前神经**
  （至旋前方肌）

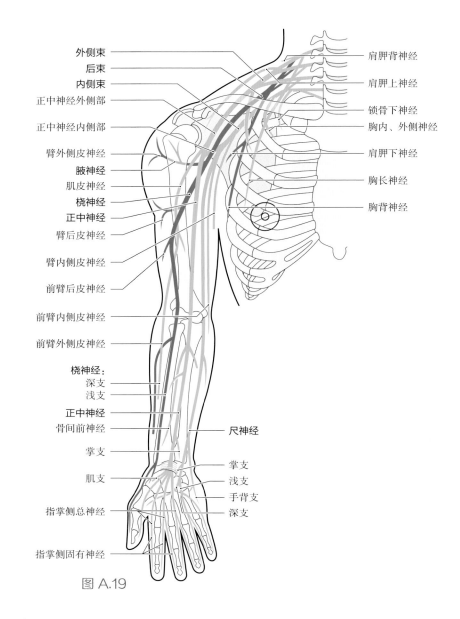

图 A.19

- **掌支**
  （手掌的皮支）
- **肌支**
  （至鱼际肌。不支配：拇收肌、拇短屈肌
  的深头和第 1、2 蚓状肌）
- **指掌侧总神经**　　　　手掌桡侧及桡侧 3½
- **指掌侧固有神经**　　　　手指的皮支

尺神经

（上臂无分支）

- **肌支**
  （至尺侧腕屈肌及指深屈肌尺侧半）

- **掌支**
  （前臂尺侧及小鱼际的皮支）
- **浅支**
  （手掌尺侧及尺侧 1½ 手指的皮支）
- **手背支**
  （尺侧手背及尺侧 2½ 指背的皮支）
- **深支**
  （至所有的骨间肌，第 3、4 蚓状肌，拇
  收肌，拇短屈肌深头，以及小鱼际肌）

图中标注：

外侧束 — 肩胛背神经
后束 — 肩胛上神经
内侧束 — 锁骨下神经
正中神经外侧部 — 胸内、外侧神经
正中神经内侧部 — 肩胛下神经
臂外侧皮神经 — 胸长神经
腋神经 — 胸背神经
肌皮神经
桡神经
正中神经
臂后皮神经
臂内侧皮神经
前臂后皮神经
前臂内侧皮神经
前臂外侧皮神经

桡神经：
深支
浅支
正中神经 — 尺神经
骨间前神经
掌支 — 掌支
肌支 — 浅支
手背支
深支
指掌侧总神经
指掌侧固有神经

上肢的血管和神经

参见第 110–113 / 118–127 / 130–131 / 142–143 页

图中未显示静脉，但是静脉与动脉伴行。

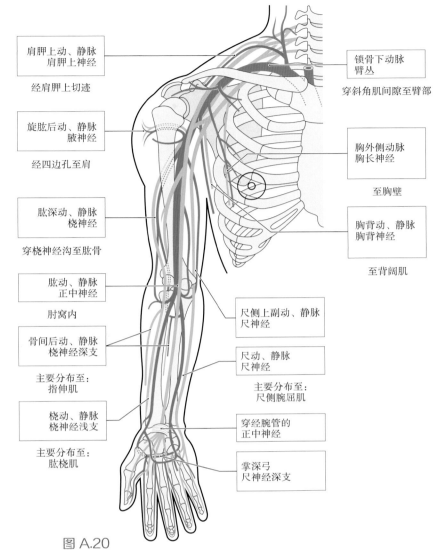

肩胛上动、静脉
肩胛上神经

经肩胛上切迹

旋肱后动、静脉
腋神经

经四边孔至肩

肱深动、静脉
桡神经

穿桡神经沟至肱骨

肱动、静脉
正中神经

肘窝内

骨间后动、静脉
桡神经深支

主要分布至：
指伸肌

桡动、静脉
桡神经浅支

主要分布至：
肱桡肌

锁骨下动脉
臂丛

穿斜角肌间隙至臂部

胸外侧动脉
胸长神经

至胸壁

胸背动、静脉
胸背神经

至背阔肌

尺侧上副动、静脉
尺神经

尺动、静脉
尺神经

主要分布至：
尺侧腕屈肌

穿经腕管的
正中神经

掌深弓
尺神经深支

图 A.20

肩部和上肢主要肌功能概述

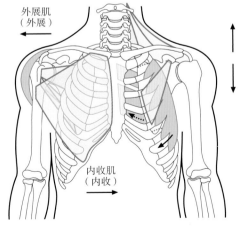

外展肌
（外展）

内收肌
（内收）

图 A.21

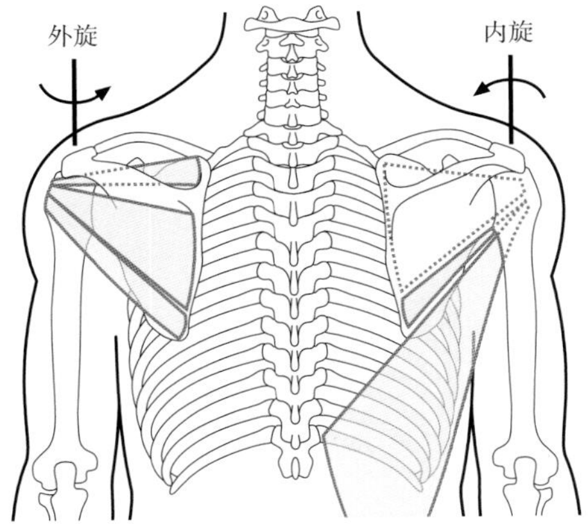

外旋　　　　　内旋

图 A.22

肩部：	前移 • 前锯肌	臂内收 • 胸大肌
提肩 • 肩胛提肌 • 斜方肌	后移 • 大、小菱形肌	• 大圆肌 • 小圆肌 • 肩胛下肌
降肩 • 胸小肌	臂外展 • 三角肌	

臂部：	臂内旋 • 背阔肌
臂外旋 • 冈下肌 • 小圆肌 • 三角肌	• 大圆肌 • 肩胛下肌 • 胸大肌 • 三角肌

躯干　上肢　下肢　头颈部

胸肌和臂的屈肌

参 见 第 35 / 47 / 98–101 / 120–121 / 126 页

前面观。

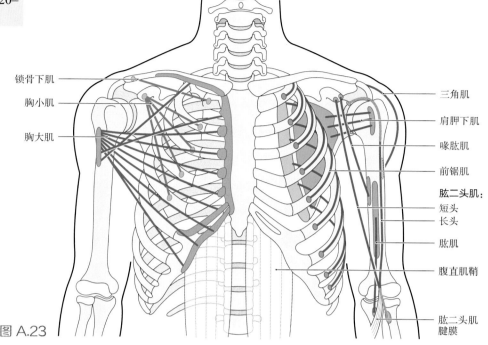

锁骨下肌
胸小肌
胸大肌

三角肌
肩胛下肌
喙肱肌
前锯肌

肱二头肌：
短头
长头
肱肌

腹直肌鞘

肱二头肌腱膜

图 A.23

肩肌及臂的伸肌

参 见 第 72 / 96–97 / 117–118 / 122–123 页

后面观。

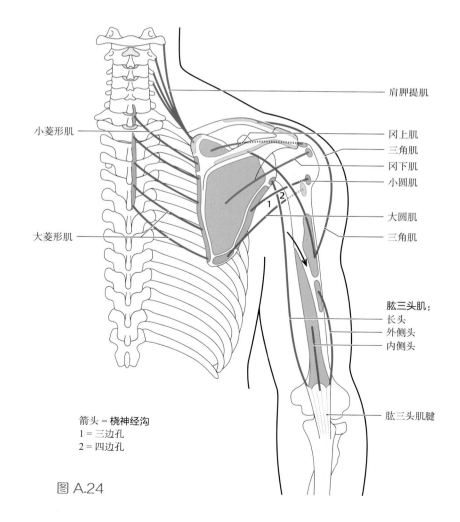

小菱形肌

大菱形肌

肩胛提肌
冈上肌
三角肌
冈下肌
小圆肌
大圆肌
三角肌

肱三头肌：
长头
外侧头
内侧头

肱三头肌腱

箭头 = 桡神经沟
1 = 三边孔
2 = 四边孔

图 A.24

肌名	起点	止点	功能	神经支配
胸大肌	锁骨，胸骨，腹直肌鞘	肱骨大结节嵴	内收、内旋及前屈上臂	正中神经（C8，T1）及胸神经侧支（C5~C7）
锁骨下肌	第 1 肋	锁骨	固定锁骨，紧张锁胸筋膜	锁骨下肌神经（C5，C6）
胸小肌	第 2~5 肋	肩胛骨喙突	下拉肩胛骨，助吸气	胸内、外侧神经（C8，T1）
三角肌 • 锁骨部 • 肩峰部 • 肩胛冈部	锁骨 肩峰 肩胛冈	肱骨（三角肌粗隆）	内收和外展、内旋和外旋、前屈和后伸上肢	腋神经（C5，C6）
肩胛下肌	肩胛骨，肩胛下窝	肱骨小结节	内收和内旋上臂	肩胛下神经（C5，C6）
喙肱肌	肩胛骨喙突	肱骨	内收和内旋上臂	肌皮神经（C6，C7）
前锯肌	第 1~9 肋	肩胛骨（内侧缘）	前移和旋转肩胛骨，助吸气	胸长神经（C5~C7）
肱二头肌	长头：肩胛骨盂上结节 短头：肩胛骨喙突	桡骨粗隆、肱二头肌腱膜至前臂筋膜	肩关节：内收，外展，内旋，前屈 肘关节：屈曲，旋后	肌皮神经（C5~C7）
肱肌	肱骨	尺骨粗隆	屈肘关节	肌皮神经

肌名	起点	止点	功能	神经支配
肩胛提肌	C1~C4 横突	肩胛骨上角	上提和旋转肩胛骨	肩胛背神经（C4，C5）
小菱形肌和大菱形肌	C6、C7 的棘突（小），T1~T4 棘突（大）	肩胛骨内侧缘	内收和上提肩胛骨	肩胛背神经（C4，C5）
冈上肌	肩胛骨的冈上窝	肱骨大结节	外展及外旋上臂	肩胛上神经（C4~C6）
三角肌	锁骨，肩峰，肩胛冈	三角肌粗隆	参与肩关节所有活动	腋神经（C5，C6）
冈下肌	肩胛骨的冈下窝	肱骨大结节	内收和外旋上臂	肩胛上神经（C4~C6）
小圆肌	肩胛骨	肱骨大结节	内收和外旋上臂	腋神经（C5，C6）
大圆肌	肩胛骨	肱骨小结节嵴	内收和内旋上臂	胸背神经（C6，C7）
肱三头肌	长头：肩胛骨盂下结节 内、外侧头：肱骨	尺骨鹰嘴	伸肘关节，后伸和内收肩关节	桡神经：长头（C6~C8，T1），内侧头（C7），外侧头（C6~C8）

躯干

上肢

下肢

头颈部

前臂和手的屈肌
参见第 102–105 页

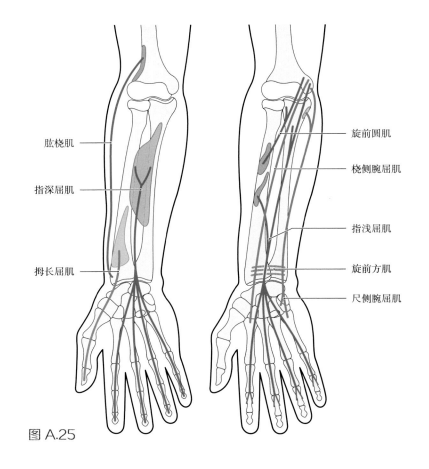

肱桡肌

指深屈肌

拇长屈肌

旋前圆肌

桡侧腕屈肌

指浅屈肌

旋前方肌

尺侧腕屈肌

图 A.25

前臂和手的伸肌
参见第 106–107 / 140 页

伸肌支持带内的肌腱骨筋膜鞘
1 = 拇长展肌和拇短伸肌
2 = 桡侧腕长、短伸肌
3 = 拇长伸肌
4 = 指伸肌和示指伸肌
5 = 小指伸肌
6 = 尺侧腕伸肌

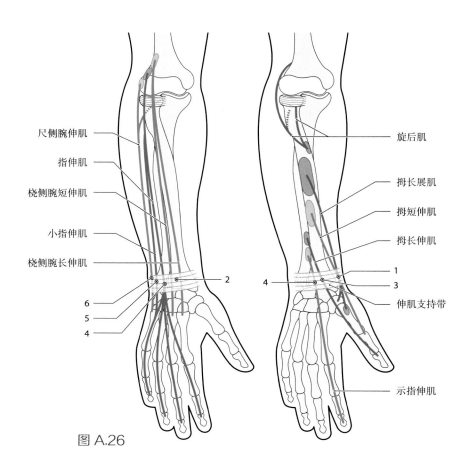

尺侧腕伸肌

指伸肌

桡侧腕短伸肌

小指伸肌

桡侧腕长伸肌

旋后肌

拇长展肌

拇短伸肌

拇长伸肌

1

4

3

伸肌支持带

示指伸肌

6

5

4

2

图 A.26

肌名	起点	止点	功能	神经支配
肱桡肌	肱骨（外侧缘）	桡骨（茎突底）	屈曲肘关节，前臂旋前和旋后	桡神经（C5，C6）
指深屈肌	尺骨，前臂骨间膜	第 2~5 指远节指骨	屈曲指骨间关节，屈曲腕关节	正中神经及尺神经（C6~C8，T1）
拇长屈肌	桡骨	拇指末节指骨	屈曲拇指	正中神经（C6~C8）
旋前圆肌	肱骨头：肱骨内侧髁 尺骨头：尺骨冠突	桡骨	前臂旋前，屈曲肘关节	正中神经（C6）
桡侧腕屈肌	肱骨内上髁	第 2 掌骨底	外展和屈曲腕关节，前臂旋前及屈曲肘关节	正中神经（C5~C7）
指浅屈肌	肱－尺头：肱骨内上髁，尺骨冠突 桡头：桡骨	第 2~5 指中节指骨	屈曲中节指骨和指骨间关节，屈曲腕关节	正中神经（C5~C7）
旋前方肌	尺骨前面	桡骨前面	前臂旋前	正中神经（C5~C7）
尺侧腕屈肌	肱头：肱骨内上髁 尺头：鹰嘴	钩骨，第 5 掌骨	内收和屈曲腕关节，屈曲肘关节	尺神经（C8~T1）

肌名	起点	止点	功能	神经支配
尺侧腕伸肌	肱头：肱骨外上髁 尺头：尺骨	第 5 掌骨底	内收和背伸腕关节	桡神经深支（C7，C8）
指伸肌	肱骨外上髁	第 2~5 指指背腱膜	伸腕和伸指	桡神经深支（C6~C8）
桡侧腕长、短伸肌	肱骨外上髁，桡骨环状韧带	第 2 掌骨底（长肌）和第 3 掌骨（短肌）底	外展和背伸腕关节，屈曲肘关节	桡神经（C6，C7）
小指伸肌	肱骨外上髁	指背腱膜	伸小指	桡神经（C6~C8）
旋后肌	肱骨外上髁，桡骨环状韧带，尺骨	桡骨	前臂旋后	桡神经深支
拇长展肌	桡、尺骨背面，前臂骨间膜	第 1 掌骨底，大多角骨	外展拇指	桡神经深支（C7，C8）
拇短伸肌	桡、尺骨，前臂骨间膜	第 1 近节指骨底	伸拇指，外展腕关节	桡神经深支（C6，C7）
拇长伸肌	尺骨，前臂骨间膜	拇指远节指骨	伸拇指和外展拇指	桡神经深支（C6，C7）
示指伸肌	尺骨	示指指背腱膜	伸示指	桡神经深支（C7，C8）

手肌

参见第 108–109 / 142–145 页

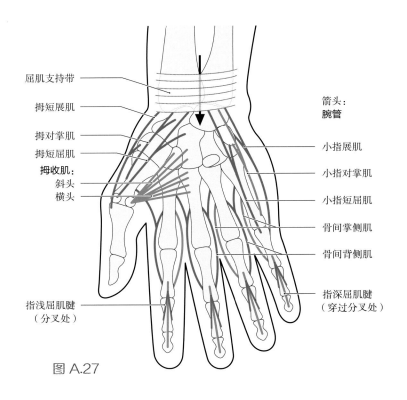

屈肌支持带

拇短展肌

拇对掌肌
拇短屈肌

拇收肌：
斜头
横头

指浅屈肌腱
（分叉处）

箭头：
腕管

小指展肌

小指对掌肌

小指短屈肌

骨间掌侧肌

骨间背侧肌

指深屈肌腱
（穿过分叉处）

图 A.27

肌肉	起点	止点	功能	神经支配
拇短展肌	舟骨，屈肌支持带	第 1 近节指骨底，外侧籽骨	外展拇指	正中神经（C6，C7）
拇对掌肌	大多角骨，屈肌支持带	第 1 掌骨外侧缘	拇指对掌	正中神经（C6，C7）
拇短屈肌	浅头：屈肌支持带 深头：大多角骨，小多角骨，头状骨，第 1 掌骨底	拇指掌指关节外侧籽骨 拇指掌指关节外侧籽骨	屈曲和内收拇指 屈曲和内收拇指	正中神经（C6，C7） 尺神经（C8，T1）
拇收肌	斜头：头状骨，第 2、3 掌骨 横头：第 3 掌骨	拇指近节指骨 尺侧籽骨	内收拇指和拇指对掌 屈曲拇指掌指关节	尺神经（C8，T1）
小指展肌	豌豆骨，屈肌支持带	小指近节指骨底及小指指背腱膜	外展和屈曲小指掌指关节，伸小指中节及远节指骨间关节	尺神经（C8，T1）
小指对掌肌	钩骨钩，屈肌支持带	第 5 掌骨外面	小指对掌	尺神经（C8，T1）
小指短屈肌	钩骨钩，屈肌支持带	小指近节指骨底	屈曲小指掌指关节	尺神经（C8，T1）
骨间掌侧肌	第 2、4、5 掌骨（单头肌）	第 2、4、5 指指背腱膜	内收和屈曲掌指关节，伸中节和远节指骨间关节	尺神经（C8，T1）
骨间背侧肌	第 1~5 掌骨之间（双头肌）	第 2、4、5 指指背腱膜	外展和屈曲掌指关节，伸中节和远节指骨间关节	尺神经（C8，T1）

上肢皮神经的节段性支配

参见第 113–114 / 130–131 / 136–140 / 144 页

左前面，右后面。

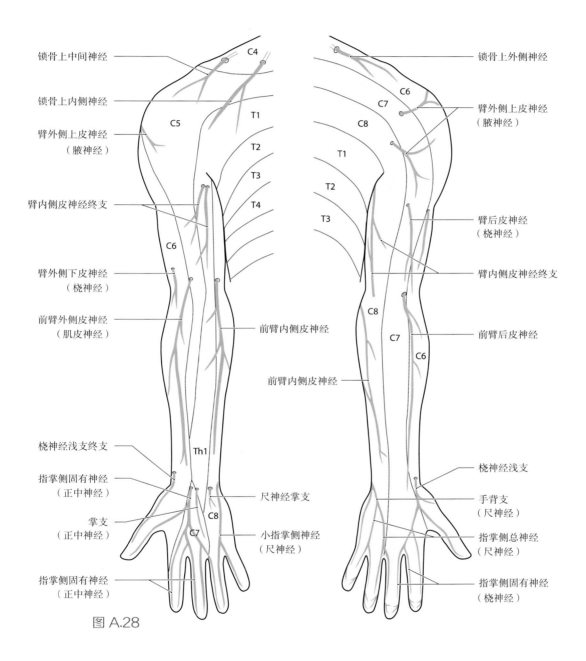

图 A.28

下肢的动脉

参见第 184–185 / 204 / 215–216 页

股动脉

- 腹壁浅动脉
  （至腹前壁）
- 旋髂浅动脉
  （至腹股沟区皮肤）
- 阴部外动脉
  ［经阴囊前支（或阴唇支）及腹股沟支至外生殖器］
- 股深动脉
  （至股后部）
  - 旋股内侧动脉分为浅支和深支（至内收肌和屈肌）
  - 旋股外侧动脉分为升支和降支（至股四头肌）
  - 第 1、2、3 穿动脉
    （至股内收肌和屈肌）
  - 膝降动脉
    （至膝关节动脉网）

- 腘动脉
  - 膝上外侧动脉 ⎫
  - 膝上内侧动脉 ⎬ 至膝关节动脉网
  - 膝中动脉（至膝交叉韧带）
  - 膝下外侧动脉 ⎫
  - 膝下内侧动脉 ⎬ 至膝关节动脉网
  - 腓肠动脉（至腓肠肌、比目鱼肌）
- 腓动脉
  （至深层屈肌和腓骨肌）
  - 交通支（与胫后动脉吻合）
  - 外踝后支和前支
- 胫后动脉
  - 内踝支
  - 足底内侧动脉 ⎫
  - 足底外侧动脉 ⎬ 至足底肌
- 足底弓
  - 足心动脉
  - 跖足底总动脉和跖足底固有动脉
  - 姆内侧足底动脉
- 胫前动脉
  - 胫后返动脉
  - 胫前返动脉
  - 外踝前动脉和内踝前动脉

- 足背动脉
  - 跗外侧和跗内侧动脉
    （足背的跖背动脉和趾背动脉）
  - 足底深弓
    （与足底外侧动脉吻合为足底弓）

临床意义

股动脉： 可在腹股沟韧带下方找到，常用于诊断或治疗；在紧急情况下，可以将股动脉向髂骨压迫进行阻断。

腘动脉： 不能结扎，因为通过膝关节动脉的侧支循环不充分。

胫前动脉： 压迫可导致肌肉坏死（筋膜间室综合征）。

下肢的静脉

参见第 186–187 / 192–193 / 202 / 205 / 208–209 / 215 页

股静脉

［引流生殖区（阴部外静脉）、下腹壁（腹壁浅静脉）和骨盆区（旋髂浅静脉）的血液］且收集

- 大隐静脉
  （收集足背、小腿和大腿的静脉血；经隐静脉裂孔汇入）
- 股深静脉
  （收集股后部血液）

- 腘静脉
  ［收集小腿的浅静脉（经小隐静脉）和深静脉（经胫前、后静脉）］
- 胫前静脉
  ｛收集小腿伸肌和足背的静脉［足背静脉弓是足底和足趾（趾背静脉）的主要回流通路］｝
- 胫后静脉
  ［收集小腿屈肌和足底的静脉（足底静脉弓接受来自足心静脉和趾足底静脉的静脉血）］

临床意义

股静脉： 可在腹股沟韧带下方找到，常用于诊断或治疗。

穿静脉： 由外向内流动；通常在膝下小腿内侧（Boyd 静脉）或小腿远端（Cockett 静脉）形成静脉曲张。循环障碍可导致静脉性腿部溃疡。

足背静脉弓： 可形成"对侧水肿"，此可由足底感染所致。

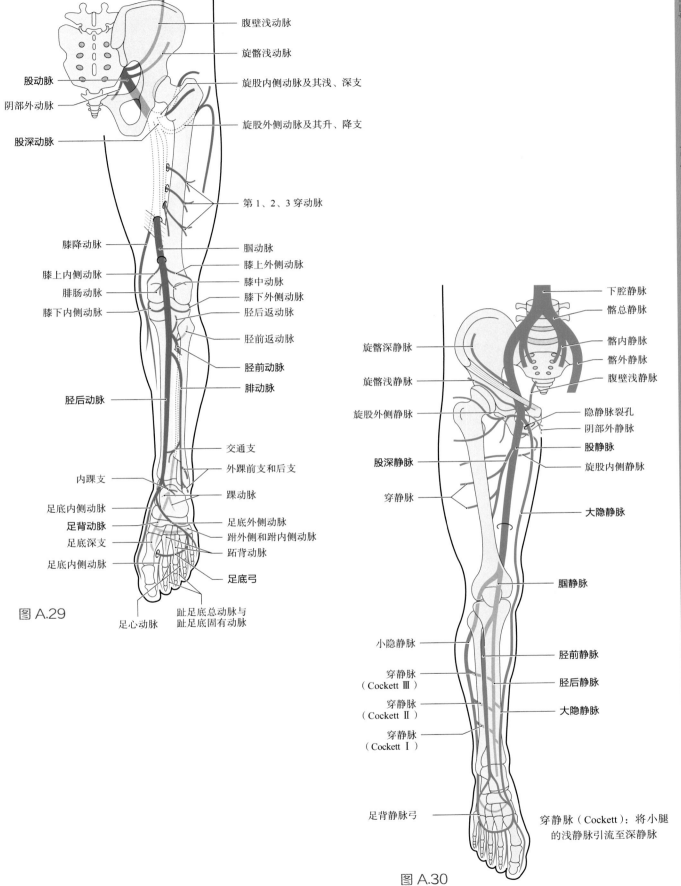

图 A.29

腹壁浅动脉
旋髂浅动脉
旋股内侧动脉及其浅、深支
旋股外侧动脉及其升、降支

股动脉
阴部外动脉
股深动脉

第 1、2、3 穿动脉

膝降动脉
膝上内侧动脉
腓肠动脉
膝下内侧动脉

腘动脉
膝上外侧动脉
膝中动脉
膝下外侧动脉
胫后返动脉
胫前返动脉
胫前动脉
腓动脉

胫后动脉

交通支
外踝前支和后支
内踝支
踝动脉
足底内侧动脉
足背动脉
足底深支
足底内侧动脉
足底外侧动脉
跗外侧和跗内侧动脉
跖背动脉
足底弓

足心动脉
趾足底总动脉与
趾足底固有动脉

图 A.30

旋髂深静脉
旋髂浅静脉
旋股外侧静脉
股深静脉
穿静脉

下腔静脉
髂总静脉
髂内静脉
髂外静脉
腹壁浅静脉
隐静脉裂孔
阴部外静脉
股静脉
旋股内侧静脉
大隐静脉

腘静脉

小隐静脉
穿静脉
（Cockett Ⅲ）
穿静脉
（Cockett Ⅱ）
穿静脉
（Cockett Ⅰ）

胫前静脉
胫后静脉
大隐静脉

足背静脉弓
穿静脉（Cockett）：将小腿
的浅静脉引流至深静脉

躯干
上肢
下肢
头颈部

545

女性盆腔和下肢的淋巴管及其伴行淋巴结

参见第 310–311 / 340 页

淋巴管主要伴随静脉走行。淋巴通过两条
　腰淋巴干汇入乳糜池，再到达胸导管。
　在后纵隔向上，直到左静脉角。

乳糜池（有腰淋巴干和肠干汇入）
左、右腰淋巴干（至大腿后侧）
髂总淋巴结〔汇入来自盆腔（髂内淋巴结）
　和下肢（髂外淋巴结）的淋巴〕

下肢：
髂外淋巴结
（收集腹股沟浅淋巴结、腹股沟深淋巴结
　及腘淋巴结的淋巴）
腘浅、深淋巴结（引流小腿和足的淋巴）

盆腔脏器：
腰淋巴结
（卵巢和输卵管经卵巢悬韧带汇入，盆腔脏
　器经髂内淋巴结汇入）

髂内淋巴结
〔收集腹股沟淋巴结（经子宫圆韧带）和子
　宫旁淋巴结的淋巴〕

骶淋巴结
（引流直肠、阴道、子宫颈的淋巴；汇入髂
　总淋巴结）

临床意义

髂内淋巴结：
　通常受内生殖器（睾丸、子宫、前
　列腺）肿瘤转移的影响。
腹股沟浅淋巴结：
　可因卵巢或宫颈肿瘤肿大。外生殖
　器（阴囊、阴茎、阴唇）炎症也
　可引起肿大。

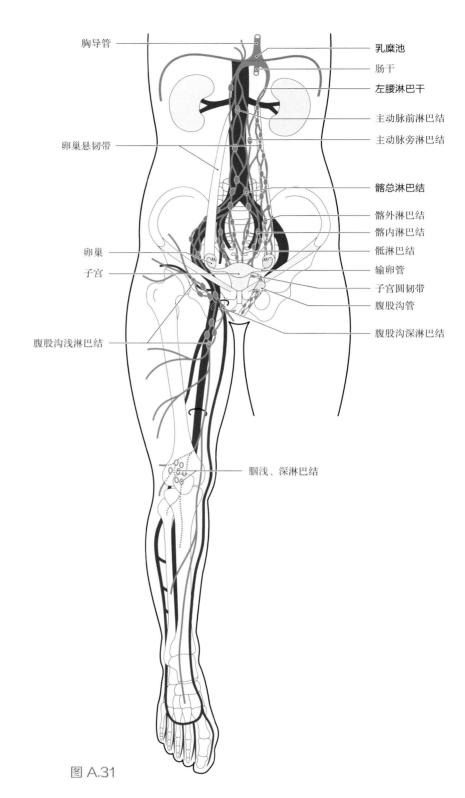

胸导管　　乳糜池
　　　　　肠干
　　　　　左腰淋巴干
　　　　　主动脉前淋巴结
卵巢悬韧带　主动脉旁淋巴结
　　　　　髂总淋巴结
　　　　　髂外淋巴结
　　　　　髂内淋巴结
　　　　　骶淋巴结
卵巢　　　输卵管
子宫　　　子宫圆韧带
　　　　　腹股沟管
　　　　　腹股沟深淋巴结
腹股沟浅淋巴结
　　　　　腘浅、深淋巴结

图 A.31

盆部及下肢的神经

参见第 184 / 188–193 / 198–199 / 202 / 208–209 / 215 / 327 / 332– 333 页

右下肢外侧面观

腰丛（T12~L4）
- 肌支（支配横突间肌、腰方肌、腰大肌和腰小肌）
- 髂腹下神经（支配耻骨联合区的皮肤和腹肌）
- 髂腹股沟神经［支配外生殖器（阴囊支或阴唇支）及腹肌］
- 生殖股神经（发出股支和生殖支，支配腹股沟、阴囊或阴唇区域的皮肤）
- 股外侧皮神经（支配股部皮肤）

闭孔神经分为前支和后支（支配内收肌群、耻骨肌和股薄肌，且发出股内侧的静脉支）

股神经
- 股前皮神经
  （支配股前部）
- 肌支（支配耻骨肌、缝匠肌和股四头肌）
- 隐神经［小腿内侧（髌下支）和足部（小腿内侧皮支）的静脉支］

骶丛（L4~S3）
- 直接支（支配除闭孔外肌以外的外旋肌群）
- 臀上神经（支配臀中肌、臀小肌和阔筋膜张肌）
- 臀下神经（支配臀大肌）
- 股后皮神经（股后部及会阴的皮支）
- 坐骨神经（支配股方肌、腘绳肌及小腿和足部的全部肌肉）
- 腓总神经
  - 腓肠外侧皮神经（小腿皮支；与腓肠内侧皮神经合成腓肠神经）
  - 腓浅神经（支配腓骨长、短肌以及小腿和足部的皮肤）
  - 足背内侧和中间皮神经（支配足背的皮肤）
- 腓深神经
  （支配小腿伸肌）
  - 第 1 趾外侧及第 2 趾内侧的趾背神经（第 1、2 趾之间的皮支）
- 胫神经
  - 腓肠内侧皮神经
    （小腿皮支）

腓肠神经（由腓肠外侧和内侧皮神经组成；支配小腿和足部的皮肤）
- 足底外侧神经分为浅支（支配外侧 1½ 足趾的皮肤）和深支（支配小趾肌、姆收肌、第 3 和第 4 蚓状肌、足底方肌、所有骨间肌和姆短屈肌外侧头）

- 足底内侧神经（支配姆趾肌、第 1 和第 2 蚓状肌、趾短屈肌及内侧 3½ 足趾的皮肤）

阴部神经丛（S2~S4）
- 肌支（支配肛提肌和尾骨肌）
- 阴部神经（S2~S4）
  - 肛神经（支配肛门外括约肌和肛周皮肤）
  - 会阴神经（支配坐骨海绵体肌、球海绵体肌、会阴深横肌、会阴浅横肌及会阴区的皮肤）
  - 阴茎（蒂）背神经（支配会阴深横肌和外生殖器）

尾丛（S5、Co1~3）
- 肛尾神经

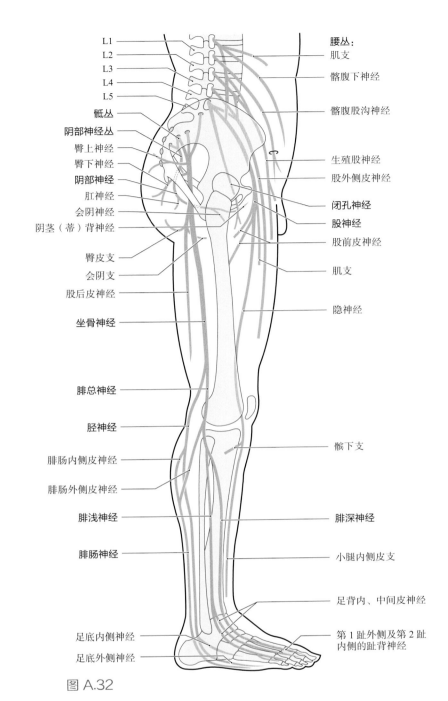

腰丛：
肌支
髂腹下神经
髂腹股沟神经
生殖股神经
股外侧皮神经
闭孔神经
股神经
股前皮神经
肌支
隐神经
髌下支
腓深神经
小腿内侧皮支
足背内、中间皮神经
第 1 趾外侧及第 2 趾内侧的趾背神经

L1
L2
L3
L4
L5
骶丛
阴部神经丛
臀上神经
臀下神经
阴部神经
肛神经
会阴神经
阴茎（蒂）背神经
臀皮支
会阴支
股后皮神经
坐骨神经
腓总神经
胫神经
腓肠内侧皮神经
腓肠外侧皮神经
腓浅神经
腓肠神经
足底内侧神经
足底外侧神经

图 A.32

躯干　上肢　下肢　头颈部

下肢的动脉和神经

参见第 184/186/188/192/205 页

未显示静脉。静脉与动脉伴行。

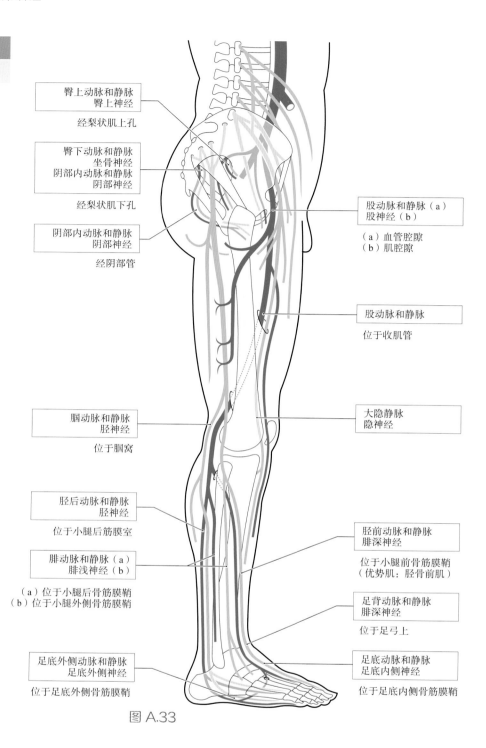

臀上动脉和静脉
臀上神经

经梨状肌上孔

臀下动脉和静脉
坐骨神经
阴部内动脉和静脉
阴部神经

经梨状肌下孔

阴部内动脉和静脉
阴部神经

经阴部管

股动脉和静脉（a）
股神经（b）

（a）血管腔隙
（b）肌腔隙

股动脉和静脉

位于收肌管

大隐静脉
隐神经

腘动脉和静脉
胫神经

位于腘窝

胫后动脉和静脉
胫神经

位于小腿后筋膜室

腓动脉和静脉（a）
腓浅神经（b）

（a）位于小腿后骨筋膜鞘
（b）位于小腿外侧骨筋膜鞘

胫前动脉和静脉
腓深神经

位于小腿前骨筋膜鞘
（优势肌：胫骨前肌）

足背动脉和静脉
腓深神经

位于足弓上

足底外侧动脉和静脉
足底外侧神经

位于足底外侧骨筋膜鞘

足底动脉和静脉
足底内侧神经

位于足底内侧骨筋膜鞘

图 A.33

髋关节主要肌功能概述

未显示髋关节旋转肌。

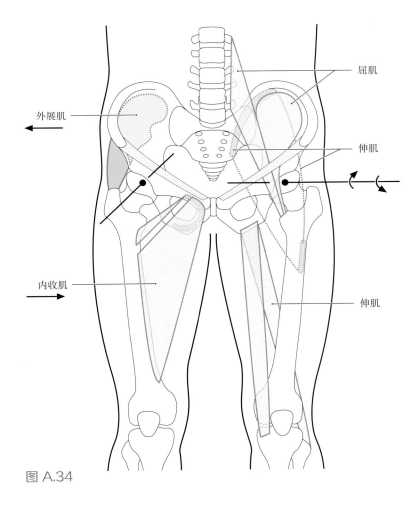

图 A.34

外展肌
- 臀中肌
- 臀小肌

内收肌
- 耻骨肌
- 短收肌
- 长收肌
- 大收肌

屈肌
- 髂肌
- 腰大肌
- 腰小肌
- 股直肌
- 内收肌群

伸肌
- 臀大肌
- 股二头肌
- 股薄肌
- 半腱肌
- 半膜肌
- 大收肌

旋内肌
- 臀中肌和臀小肌
- 股薄肌
- 阔筋膜张肌

旋外肌
- 臀大肌
- 上、下孖肌
- 闭孔内肌和外肌
- 梨状肌
- 髂腰肌

盆部与大腿前面的肌肉

参见第 170–171/193–195 页

髋关节的内收肌与屈肌，膝关节的伸肌。

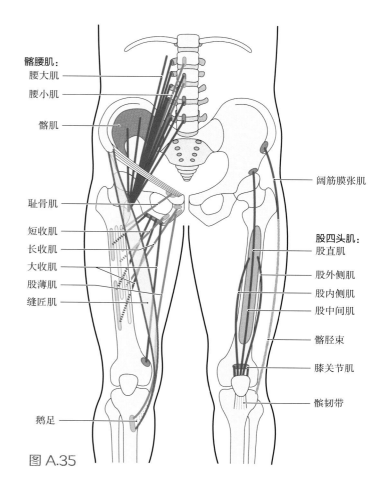

髂腰肌：
腰大肌
腰小肌
髂肌
耻骨肌
短收肌
长收肌
大收肌
股薄肌
缝匠肌
鹅足
阔筋膜张肌
股四头肌：
股直肌
股外侧肌
股内侧肌
股中间肌
髂胫束
膝关节肌
髌韧带

图 A.35

盆部及大腿后面的肌肉

参见第 172–174/196–199 页

坐骨大孔
a = 梨状肌上孔
b = 梨状肌下孔
c = 坐骨小孔

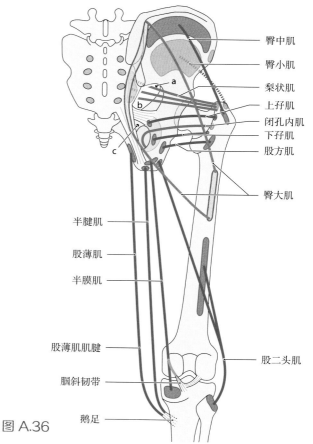

臀中肌
臀小肌
梨状肌
上孖肌
闭孔内肌
下孖肌
股方肌
臀大肌
半腱肌
股薄肌
半膜肌
股薄肌肌腱
腘斜韧带
鹅足
股二头肌

图 A.36

躯干

上肢

下肢

头颈部

肌名	起点	止点	功能	神经支配
髂腰肌 • 腰大肌 • 腰小肌 • 髂肌	椎体（T12~L4） 横突（T12~L1） 髂窝	股骨小转子	屈曲和外旋髋关节	股神经（T12~L3）
耻骨肌	耻骨梳	股骨的耻骨肌线	内收、前屈和外旋大腿	股神经和闭孔神经
短收肌	耻骨	股骨粗线	内收和外旋髋关节	闭孔神经（L2~L4）
长收肌	耻骨	股骨粗线	内收、外旋和屈曲髋关节	闭孔神经（L2~L4）
大收肌	坐骨和坐骨结节	股骨粗线和股骨内上髁	内收、后伸、屈曲、外旋和内旋髋关节	闭孔神经、坐骨神经（胫神经）（L3~L5）
股薄肌	耻骨	胫骨（鹅足）	内收髋关节，屈曲和内旋膝关节	闭孔神经（L2~L4）
缝匠肌	髂前上棘	胫骨（鹅足）	屈曲、外旋及外展髋关节，屈曲和内旋膝关节	股神经（L2~L4）
阔筋膜张肌	髂前上棘	髂胫束	屈曲和内旋髋关节，紧张阔筋膜	臀上神经（L4~L5）
股四头肌 • 股直肌 • 股外侧肌 • 股中间肌 • 股内侧肌 • 膝关节肌	髂前下棘 股骨 股骨	髌韧带 胫骨粗隆 关节囊	屈曲髋关节，伸膝关节 伸膝关节 紧张膝关节囊	股神经（L2~L4）

肌名	起点	止点	功能	神经支配
臀中肌	髂骨（翼）（臀前线与臀后线间）	大转子	后伸、内旋和部分外旋大腿	臀上神经（L4，L5）
臀小肌	髂骨（翼）（臀前线与臀后线间）	大转子	后伸和内旋大腿	臀上神经（L4~S1）
梨状肌	骶骨（盆面）	大转子	后伸和外旋大腿	骶丛（L5~S2）
上孖肌	坐骨棘	转子窝	外旋大腿	骶丛
闭孔内肌	闭孔膜（内面）	转子窝	外旋、内收和后伸大腿	骶丛（L5~S2）
下孖肌	坐骨结节	转子窝	外旋大腿	骶丛
股方肌	坐骨结节	转子间嵴	外旋和内收大腿	臀下神经（L5~S2），坐骨神经
臀大肌	臀后线、骶骨、骶结节韧带	股骨（臀肌粗隆）及髂胫束	后伸、外旋、内收和外展大腿	臀下神经（L4~S2）
半腱肌	坐骨结节	胫骨（鹅足）	（与半膜肌相同）	
半膜肌	坐骨结节	胫骨内侧髁（腘斜韧带）	后伸和内收髋关节，屈曲和内旋膝关节	胫神经（L5~S2）
股二头肌	长头：坐骨结节 短头：股骨（粗线）	腓骨头	伸髋关节（仅长头），屈曲和外旋膝关节	胫神经（S1，S2）（长头），腓总神经（L5，S1）（短头）
闭孔外肌	闭孔膜	转子窝	屈曲和外旋大腿	闭孔神经

小腿和足的伸肌

参见第 176–177/180–181/210/212–213 页

前面观

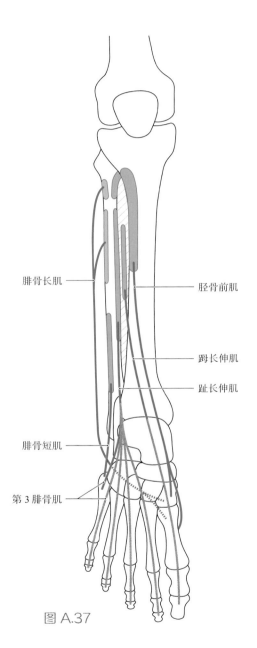

腓骨长肌

胫骨前肌

踇长伸肌

趾长伸肌

腓骨短肌

第 3 腓骨肌

图 A.37

小腿和足的浅层屈肌

参见第 175/206–207/214–215 页

后面观

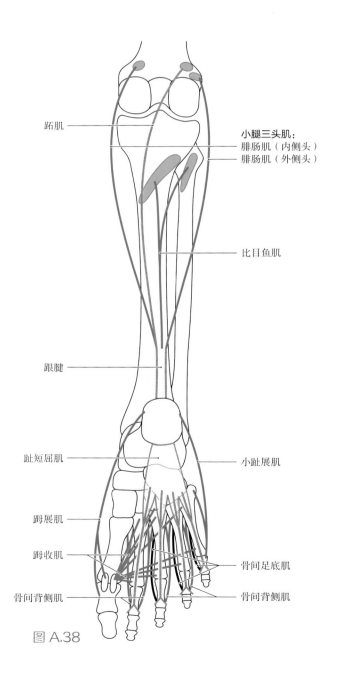

跖肌

小腿三头肌：
腓肠肌（内侧头）
腓肠肌（外侧头）

比目鱼肌

跟腱

趾短屈肌

小趾展肌

踇展肌

踇收肌

骨间足底肌

骨间背侧肌

骨间背侧肌

图 A.38

肌名	起点	止点	功能	神经支配
胫骨前肌	胫骨及骨间膜	内侧楔骨和第 1 跖骨	足背伸和外旋	腓深神经（L4，L5）
姆长伸肌	腓骨及骨间膜	第 1 趾远节指骨	足背伸和伸第 1 趾	腓深神经（L5，S1）
趾长伸肌	胫骨、腓骨及骨间膜	第 2~5 趾趾背腱膜	足背伸和伸第 2~5 趾	腓深神经（L5，S1）
腓骨长肌	腓骨及肌间隔	内侧楔骨和第 1 跖骨	足内旋、跖屈及紧张足横弓	腓浅神经（L5，S1）
腓骨短肌	腓骨及肌间隔	第 5 跖骨粗隆	足外翻和内旋	腓浅神经（L5，S1）
第 3 腓骨肌	腓骨、趾长伸肌分出部（可变异）	第 5 跖骨	足背伸和内旋	腓深神经（L5，S1）

肌名	起点	止点	功能	神经支配
小腿三头肌 • 腓肠肌 • 比目鱼肌	内侧头：股骨内上髁 外侧头：股骨外上髁、 胫骨、腓骨头	跟骨结节（跟腱）	屈曲膝关节 足跖屈和外旋	胫神经（S1，S2）
跖肌	股骨外侧髁	跟骨结节（跟腱）	（同腓肠肌）	胫神经（S1，S2）
小趾展肌	跟骨结节	第 5 趾近节趾骨	外展和屈曲第 5 趾	足底外侧神经（S1，S2）
骨间足底肌（3 块）	第 3~5 跖骨	第 3~5 趾趾背腱膜	内收第 3~5 趾（与骨间背侧肌相反）	足底外侧神经（S1，S2）
骨间背侧肌（4 块）	第 1~5 跖骨	第 2~4 趾趾背腱膜	外展第 2~4 趾（以第 2 趾为中心轴），屈曲跖趾关节，伸展近侧和远侧趾骨间关节	足底外侧神经（S1，S2）
趾短屈肌	跟骨结节	第 2~5 趾中节趾骨	屈曲第 2~5 趾近侧趾骨间关节，紧张足纵弓	足底内侧神经（S1，S2）
姆展肌	跟骨结节	第 1 趾近节指骨及内侧籽骨	外展和屈曲第 1 趾	足底内侧神经（S1，S2）
姆收肌	斜头：足底长韧带、骰骨、外侧楔骨 横头：第 2~5 趾关节底	外侧籽骨、第 1 趾近节趾骨	内收和屈曲第 1 趾 内收姆趾，紧张足横弓	足底外侧神经深支（S1，S2）

小腿及足的深层屈肌

参见第 178–179/182–183/214–217 页

后面观

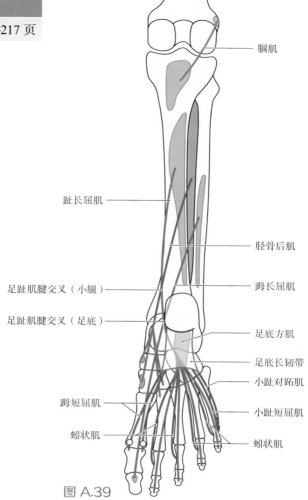

腘肌

趾长屈肌

胫骨后肌

蹞长屈肌

足趾肌腱交叉（小腿）

足趾肌腱交叉（足底）

足底方肌

足底长韧带

小趾对跖肌

蹞短屈肌

小趾短屈肌

蚓状肌

蚓状肌

图 A.39

肌名	起点	止点	功能	神经支配
腘肌	股骨外侧髁	胫骨（比目鱼肌线之上）	内旋小腿，收回旋转，稳定膝关节后外侧区	胫神经（L5，S1）
胫骨后肌	胫骨、腓骨、骨间膜	足舟骨，楔骨，第 2、3 跖骨	跖屈，外旋和内收足	胫神经（L4~S1）
蹞长屈肌	腓骨肌骨间膜	第 1 趾远节跖骨	屈曲第 1 趾，足的跖屈和外旋	胫神经（S1，S2）
足底方肌	跟骨	趾长屈肌腱筋膜鞘	作为趾长屈肌的外侧肌支撑足纵弓	足底外侧神经（S1，S2）
小趾对跖肌	足底长韧带	第 5 跖骨	小趾外展，对跖	足底外侧神经（S1，S2）
小趾短屈肌	足底长韧带及第 5 跖骨	第 5 趾近节趾骨	小趾外展，对跖	足底外侧神经（S1，S2）
蚓状肌	趾长屈肌腱	第 2~5 趾趾背腱膜	第 2~5 跖趾关节屈曲，中远关节伸展	足底内侧神经（S1，S2）；足底外侧神经（S3，S4）（S1，S2）
趾长屈肌	胫骨	第 2~5 趾远节趾骨	第 2~5 趾远端关节屈曲，足跖屈和旋后	足底内、外侧神经
蹞短屈肌	足底长韧带及楔骨	以双腱止于籽骨和第 1 趾近节趾骨	屈曲第 1 趾，支撑足纵弓	足底内、外侧神经

下肢皮神经支配与节段性分布

参见第 188/190–193/198/202/205/
208–209/212 页

左前面观和右后面观

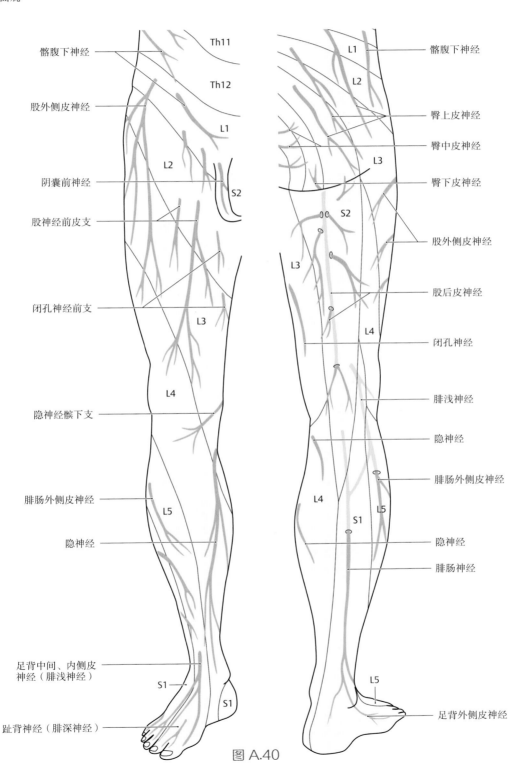

图 A.40

下肢皮神经支配标注（左前面观）：
髂腹下神经、Th11、Th12、L1、L2、股外侧皮神经、阴囊前神经、股神经前皮支、S2、闭孔神经前支、L3、L4、隐神经髌下支、腓肠外侧皮神经、L5、隐神经、足背中间、内侧皮神经（腓浅神经）、S1、趾背神经（腓深神经）

下肢皮神经支配标注（右后面观）：
L1、髂腹下神经、L2、臀上皮神经、臀中皮神经、L3、臀下皮神经、S2、股外侧皮神经、L3、股后皮神经、L4、闭孔神经、腓浅神经、隐神经、腓肠外侧皮神经、L4、L5、S1、隐神经、腓肠神经、L5、足背外侧皮神经

脑的动脉和血供

概述

大脑由两条大动脉供血：颈内动脉（浅红色）和椎动脉（深红色）。两条动脉的分支指示了血液供应的主要区域。大脑动脉环（Willis 环）连接两个血供系统。

颈内动脉

通过颅底的颈动脉管到达大脑；终末分支有**大脑前动脉**［位于胼胝体之上；主要到达半球内侧和矢状裂旁皮质区（暗灰色区）］和**大脑中动脉**［走行于岛叶浅面的外侧沟之上；主要到达额叶、顶叶和颞叶的外侧（亮色区域）］。

椎动脉

在颈椎横突孔内上行；在颅底汇合成基底动脉［供应小脑（**小脑动脉**）以及部分颞叶和枕叶（**大脑后动脉**）］（浅灰色区域）。

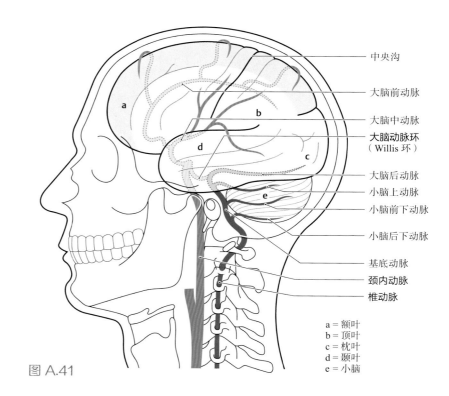

中央沟
大脑前动脉
大脑中动脉
大脑动脉环
（Willis 环）
大脑后动脉
小脑上动脉
小脑前下动脉
小脑后下动脉
基底动脉
颈内动脉
椎动脉

图 A.41

a = 额叶
b = 顶叶
c = 枕叶
d = 颞叶
e = 小脑

脑的动脉：颈内动脉的分支

参见第 491–492/496 页

下面观。

眼动脉
（至眼、前额及前鼻腔）

- **滑车上动脉**
  （至前额部皮肤）
- **鼻背动脉**（至鼻背，并与面动脉的内眦动脉吻合）
- **睑内侧动脉**（至眼睑）
- **眶上动脉**
  （至前额部皮肤）
- **筛前动脉**（至前鼻腔、硬脑膜及前组筛窦）并发出
  - **脑膜前动脉**（至颅前窝的硬脑膜）
  - **鼻前外侧动脉和鼻中隔动脉**（穿筛板至鼻腔）
- **睫前动脉**
  （至结膜和葡萄膜的前部）
- **筛后动脉**
  （至后组筛窦）
- **泪腺动脉**（至泪腺和眼睑外侧皮肤）
- **睫后动脉**
  （至脉络膜）
- **视网膜中央动脉**
  （在视神经内走行至视网膜）

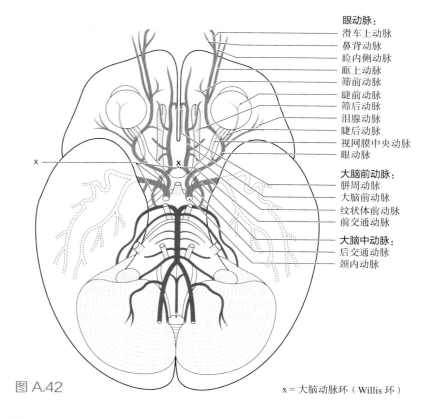

眼动脉：
滑车上动脉
鼻背动脉
睑内侧动脉
眶上动脉
筛前动脉
睫前动脉
筛后动脉
泪腺动脉
睫后动脉
视网膜中央动脉
眼动脉

大脑前动脉：
胼周动脉
大脑前动脉
纹状体前动脉
前交通动脉

大脑中动脉：
后交通动脉
颈内动脉

图 A.42

x = 大脑动脉环（Willis 环）

大脑前动脉

- **胼周动脉**（至胼胝体上的大脑皮质）
- **纹状体前动脉**（也称为 Heubner 返动脉，至基底神经节）

- **前交通动脉**

大脑中动脉

位于外侧沟，分为前支和后支，营养大脑。

颈外动脉的分支

参见第 110/418–420/495 页

颞浅动脉

- 顶支 ⎱
- 额支 ⎰ 至额部和颞区的终末支
- 耳前支和腮腺支
  （供应外耳道及腮腺）
- 颞中动脉（至颞肌）
- 面横动脉（至面部）

面动脉

- 内眦动脉
  （与眼动脉吻合）
- 上唇动脉（供应上唇）
- 下唇动脉（供应下唇）
- 腭升动脉
  （至咽和软腭）
- 颏下动脉（至口底的肌肉）

舌动脉
（供应口底和舌）

- 舌深动脉（至舌前肌的终末支）
- 舌下动脉（至舌下腺和口底）
- 舌背支
  （至舌背）

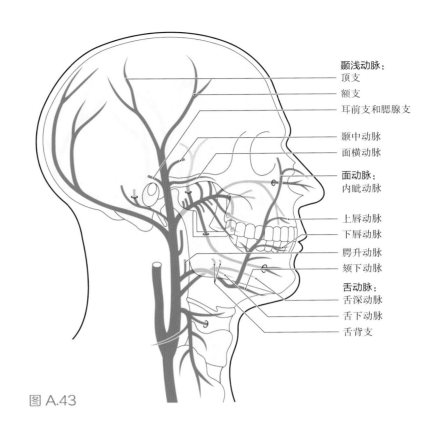

颞浅动脉：
顶支
额支
耳前支和腮腺支

颞中动脉
面横动脉

面动脉：
内眦动脉

上唇动脉
下唇动脉
腭升动脉
颏下动脉

舌动脉：
舌深动脉
舌下动脉
舌背支

图 A.43

脑的动脉：椎动脉及基底动脉的分支

参见第 491/493–496 页

下面观。
椎动脉和基底动脉分支（暗红色），颈内动
脉分支（浅红色），脑神经（黄色）。

基底动脉

- 大脑后动脉
  （至颞叶的基底面和枕叶）
- 小脑上动脉
  （至小脑的上面）
- 小脑下前动脉
  （至小脑的下面）
- 脑桥支
- 迷路动脉（至内耳）

椎动脉

- 小脑下后动脉
  （至小脑的下面）
- 脊髓后动脉 ⎱
- 脊髓前动脉 ⎰ （下行至脊髓）

脑神经：
CN Ⅰ ＝嗅神经
CN Ⅱ ＝视神经
CN Ⅲ ＝动眼神经
CN Ⅴ ＝三叉神经

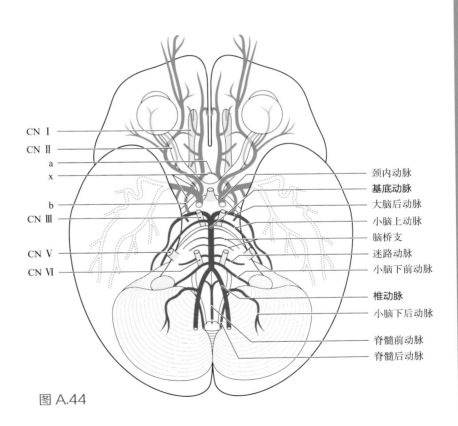

CN Ⅰ
CN Ⅱ
a
x
b
CN Ⅲ
CN Ⅴ
CN Ⅵ

颈内动脉
基底动脉
大脑后动脉
小脑上动脉
脑桥支
迷路动脉
小脑下前动脉
椎动脉
小脑下后动脉
脊髓前动脉
脊髓后动脉

图 A.44

x ＝大脑动脉环（Willis 环）（大脑中动脉与
　　大脑后动脉间的吻合）
a ＝前交通动脉
b ＝后交通动脉

躯干

上肢

下肢

头颈部

头部动脉：颈外动脉的分支

参见第 394/396/399–403/418–420/433–437 页

外侧面观。

颞浅动脉（见第 557 页）
（至顶骨区和耳部）
- 耳后动脉
  （至外耳和中耳）
- 茎乳动脉（经茎乳孔至中耳）
枕动脉（至枕区）
上颌动脉
- 咽升动脉（在外侧上升至咽）及其分支
  - 脑膜后动脉
  - 鼓室下动脉
面动脉（见 557 页）
舌动脉（见 557 页）
甲状腺上动脉
- 舌骨下支（至舌骨）
- 喉上动脉（穿甲状舌骨膜至喉内）
- 胸锁乳突肌支
  （至同名肌）
- 环甲动脉
  （至同名肌）
- 甲状腺支（至甲状腺）

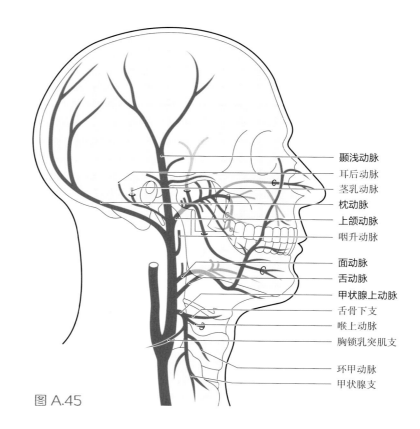

图 A.45

颞浅动脉
耳后动脉
茎乳动脉
枕动脉
上颌动脉
咽升动脉

面动脉
舌动脉
甲状腺上动脉
舌骨下支
喉上动脉
胸锁乳突肌支

环甲动脉
甲状腺支

颈外动脉的分支：上颌动脉

参见第 394/399–403/418 页

翼部
- 颞深前动脉和后动脉（至颞肌）
- 咬肌动脉 ⎫
- 翼肌支 ⎬ 至同名咀嚼肌
- 颊动脉（至颊部，与面动脉吻合）
翼腭部
- 上牙槽前动脉
  （供应上颌及前牙），发出终末分支至
  鼻、下睑和上唇
- 眶下动脉
  （在眶下管内走行至面部和前牙）
- 蝶腭动脉
  （穿蝶腭孔至鼻腔）并发出终末支
  - 鼻外侧后动脉和鼻中隔动脉（至后鼻腔）
- 腭降动脉
  （在鼻腭管内下降至腭）并发出终末支
  - 腭大动脉（至硬腭）
  - 腭小动脉（至软腭）
- 上牙槽后动脉（通过后牙槽孔至磨牙）
下颌部
- 脑膜中动脉（穿棘孔至颅中窝）
- 耳深动脉（供应颞下颌关节、耳道及鼓膜）并发出

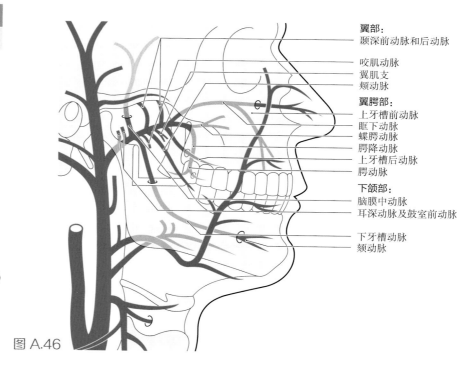

图 A.46

翼部：
颞深前动脉和后动脉
咬肌动脉
翼肌支
颊动脉
翼腭部：
上牙槽前动脉
眶下动脉
蝶腭动脉
腭降动脉
上牙槽后动脉
腭动脉
下颌部：
脑膜中动脉
耳深动脉及鼓室前动脉
下牙槽动脉
颏动脉

- 鼓室前动脉（穿岩鼓裂至鼓室）
- 下牙槽动脉（经下颌管至下颌及颏部）
- 颏动脉

头颈部的静脉

参见第 396–401/420–423 页

外侧面观。

颞浅静脉
［在顶区与上矢状窦（通过顶导静脉）吻合；在下颌骨后方与翼静脉丛连接；引流至颈内静脉］
眶上静脉和滑车上静脉
［引流额部静脉（经额导静脉与上矢状窦吻合）；引流至眼上静脉和面静脉］
枕静脉
（经后导静脉连接上矢状窦和乙状窦；经颈外静脉引流）
面静脉
［经**内眦静脉**与眼上静脉和海绵窦吻合；在面部有眼下静脉、上唇静脉、下唇静脉和颊静脉汇入（与翼静脉丛吻合），在下颌部有颏下静脉（来自口底）汇入］
颈内静脉
［主要引流头部静脉和硬脑膜静脉窦；（在静脉角）与锁骨下静脉汇合成头臂静脉］

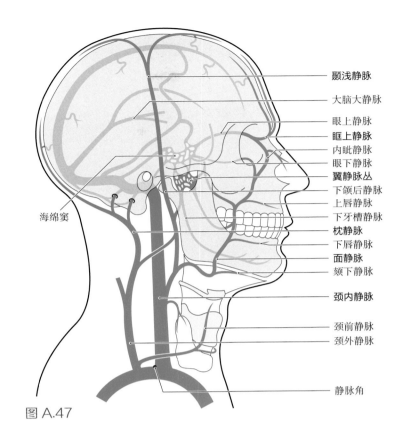

图 A.47

硬脑膜静脉窦

参见第 464/483–485 页

颅内静脉血液和脑脊液的引流。

上矢状窦
［走行于大脑镰内；与大脑外的静脉（**大脑上静脉**）汇合；通过导静脉与头部静脉交通］
下矢状窦（在大脑镰下缘走行；汇入直窦）
海绵窦
［围绕蝶鞍；与眼上静脉、眼下静脉（来自眼和眼眶）、蝶顶窦和两侧的岩窦相连；经颅底的孔与翼静脉丛吻合］
直窦
［在小脑幕内；收集下矢状窦和大脑大静脉的血液（引流大脑内静脉）］
横窦 – 汇入
乙状窦
［有岩上窦、岩下窦与蝶顶窦汇入，然后汇入颈内静脉；经导静脉（乳突导静脉和髁导静脉）与枕静脉相连通］

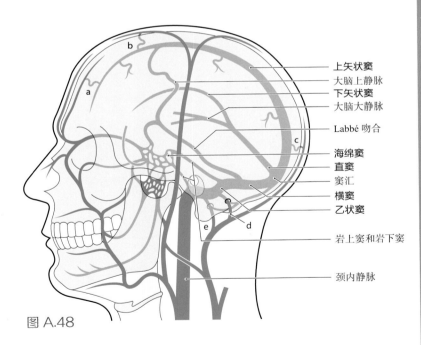

图 A.48

导静脉：
a = 额导静脉
（连接眶上静脉与上矢状窦）
b = 顶导静脉
（连接颞浅静脉与上矢状窦）

c = 枕导静脉
（连接枕静脉与上矢状窦）
d = 乳突导静脉
（连接耳后静脉、枕静脉与乙状窦）
e = 髁导静脉
（连接耳后静脉、枕静脉与乙状窦）

头颈部的淋巴管与淋巴结

参见第 422–423/432–437 页

颈上深淋巴结
［收集头皮（3 个区域）淋巴管、腮腺淋巴结、耳后淋巴结和枕淋巴结的淋巴］
下颌下淋巴结
［接收舌和口底淋巴管的淋巴（颏下淋巴结）］
颈内静脉二腹肌淋巴结
（头和上咽部淋巴回流与口和鼻腔淋巴回流的上汇合点）
颈内静脉肩胛舌骨肌淋巴结
［胸部与颈部器官淋巴回流的下汇合点；颈干的汇入处（左侧汇入胸导管；右侧汇入右淋巴导管）］
颈干
（收集颈下部）
锁骨下干
（收集锁骨区域）

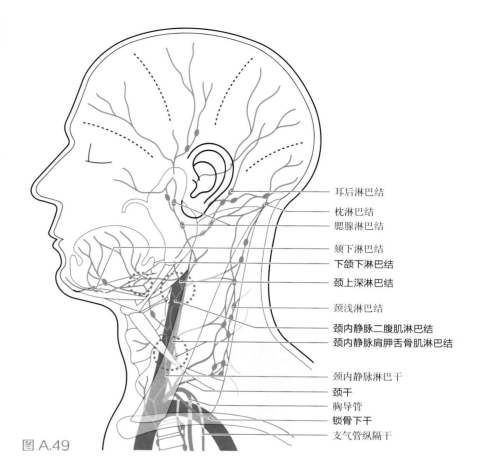

耳后淋巴结
枕淋巴结
腮腺淋巴结
颏下淋巴结
下颌下淋巴结
颈上深淋巴结
颈浅淋巴结
颈内静脉二腹肌淋巴结
颈内静脉肩胛舌骨肌淋巴结
颈内静脉淋巴干
颈干
胸导管
锁骨下干
支气管纵隔干

图 A.49

动眼神经（CN Ⅲ）、滑车神经（CN Ⅳ）和展神经（CN Ⅵ）

参见第 361/443–445/455–457/466–467/512–513 页

眼外肌的神经支配
滑车神经（CN Ⅳ）支配上斜肌
动眼神经（CN Ⅲ）

• 上支（支配上直肌和上睑提肌）
• 下支（支配内直肌、下直肌和下斜肌）
• 副交感根
　（动眼神经根）至睫状神经节
展神经（CN Ⅵ）支配外直肌

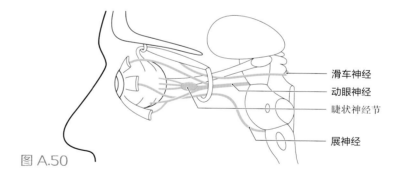

滑车神经
动眼神经
睫状神经节
展神经

图 A.50

脑的部分	神经类型	相关脑神经		作用
大脑（端脑）	感觉大脑部分	CN Ⅰ（嗅神经）		嗅觉
间脑		CN Ⅱ（视神经）		视觉
中脑	仅有运动性脑神经	CN Ⅲ（动眼神经）		
		CN Ⅳ（滑车神经）		支配眼外肌
脑桥（菱脑）		CN Ⅵ（展神经）		
	咽弓（1~4）的混合神经	1. CN Ⅴ［三叉神经感觉根和运动根（仅存在于 CN Ⅴ₃）］		头部浅感觉，支配咀嚼肌
		2. CN Ⅶ（面神经）		支配表情肌
		3. CN Ⅸ（舌咽神经）		味觉
		4. CN Ⅹ（迷走神经）		支配咽喉和胸腹部脏器
	仅有运动性脑神经	CN Ⅺ（副神经）		支配斜方肌、胸锁乳突肌和舌肌
		CN Ⅻ（舌下神经）		
	仅有感觉性脑神经	CN Ⅷ（前庭蜗神经）		听觉和前庭觉

三叉神经（CN V）

三叉神经的 3 个主要分支及其支配区的概述（用不同深浅的灰色标出）。3 个压痛点用红色圆圈标出。

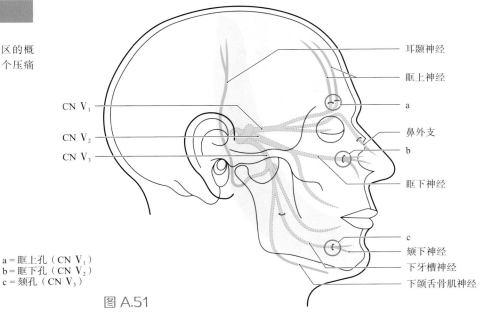

a = 眶上孔（CN V₁）
b = 眶下孔（CN V₂）
c = 颏孔（CN V₃）

图 A.51

三叉神经的三部分结构及其区域性神经节

分支	外支	中间支	内支	硬脑膜支	神经节	出颅的孔
眼神经 （CN V₁）	额神经（前额皮肤和鼻）	泪腺神经（泪腺和结膜）	鼻睫神经（泪囊和筛窦）	小脑幕支（硬脑膜，小脑幕）	睫状神经节	眶上孔
上颌神经 （CN V₂）	颧神经（面部皮肤）	眶下神经（上颌牙等）	翼腭神经（鼻、腭）	脑膜中支（硬脑膜）	耳颞神经节	圆孔
下颌神经 （CN V₃）	耳颞神经（颞区皮肤）	下颌神经（下颌牙等）	舌神经（舌）	脑膜支（硬脑膜）	耳神经节、下颌下神经节	卵圆孔

三叉神经：眼神经（CN V₁）

参见第 361/443/455–457/462–463/465–467 页

眼神经穿眶上裂入眼眶，至前额和鼻的皮肤。

眼神经
- 小脑幕支（至硬脑膜）

额神经
- 眶上神经内侧支（经额切迹至额部的皮肤）
- 眶上神经外侧支（经眶上切迹至额部的皮肤）
- 滑车上神经（至眼睑的内侧区域）

泪腺神经（至泪腺和眼睑外侧的皮肤）
- 与颧神经的交通支（其中副交感神经纤维至泪腺）

鼻睫神经
- 滑车下神经（至眼睑内侧区域）
- 筛前神经［经筛前孔和筛板至鼻部（鼻内支）和鼻后部（鼻外支）］
- 筛后神经（至筛房和蝶窦）
- 睫状长神经（2 条细支至眼葡萄膜）
- 交通支［睫状神经节（c）的感觉根］
- 睫状短神经（至脉络膜）

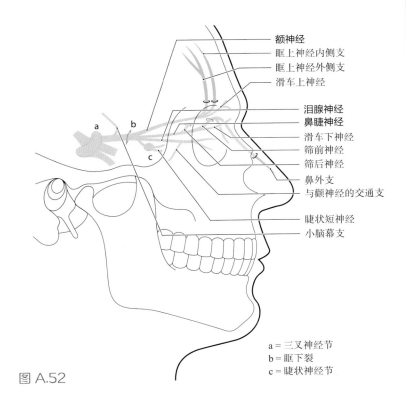

a = 三叉神经节
b = 眶下裂
c = 睫状神经节

图 A.52

三叉神经：上颌神经（CN V₂）

参见第 361/403/443/449/455/463/ 466–467 页

上颌神经经圆孔至翼腭窝。

上颌神经
- 脑膜支（中）（至硬脑膜）
- 神经节神经（至翼腭神经节）
- **鼻后上神经**（经蝶腭孔至鼻腔和鼻甲）和 **鼻腭神经**（行至鼻中隔后，经切牙管至 前牙）
- 腭大神经（穿腭大孔至硬腭）
- 腭小神经（穿腭小孔至软腭）

颧神经〔穿眶下裂入眶，分布至颧区皮肤； 与泪腺神经吻合（泪腺神经的交通支）〕

眶下神经（通过眶下裂和眶下孔到达面部）
- 下睑支
- 鼻外支 〕至鼻、上唇和眼睑的皮肤
- 上唇支
- 上牙槽前支
- 上牙槽中支 〕至上牙槽丛
- 上牙槽后支

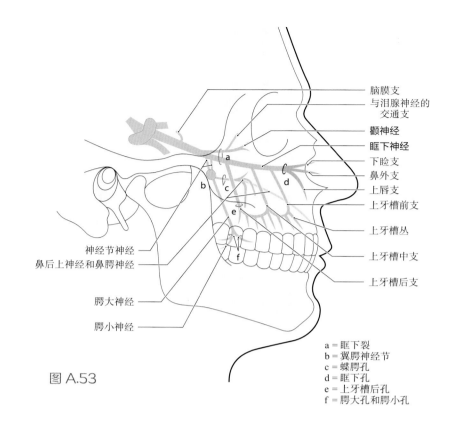

图 A.53

a = 眶下裂
b = 翼腭神经节
c = 蝶腭孔
d = 眶下孔
e = 上牙槽后孔
f = 腭大孔和腭小孔

三叉神经：下颌神经（CN V₃）

参见第 361/403/443/463/466–467 页

下颌神经穿卵圆孔至颞下窝，再到达下颌 区和口底部。

下颌神经
- 脑膜支（穿棘孔至硬脑膜）
- 颞深神经、翼内肌神经和翼外肌神经（支 配同名咀嚼肌）
- 咬肌神经（支配咬肌）
- 颊神经（至颊和牙龈的皮肤和黏膜）

耳颞神经（至颞部皮肤）（终支：颞浅神经）
- 外耳道神经和鼓膜支（至外耳道和鼓膜）
- 腮腺支（至腮腺）
- 面神经的交通支 （副交感神经纤维支配腮腺）

舌神经（至舌的前 2/3；分支与下颌下腺相连）

下牙槽神经 （通过下颌孔至下颌）
- 下颌舌骨肌神经（至下颌舌骨肌和二腹肌 的前腹）
- 下牙槽支和牙龈支 （至下牙槽丛）
- 颏神经（穿颏孔至颏部皮肤）
- 下唇支（至下唇）

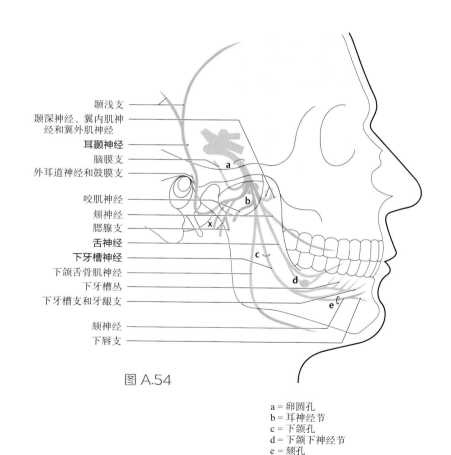

图 A.54

a = 卵圆孔
b = 耳神经节
c = 下颌孔
d = 下颌下神经节
e = 颏孔
x = 面神经的交通支

面神经（CN Ⅶ）

参见第 361/396–401/443–445/464–465/467–469/480/512–513 页

面神经（CN Ⅶ）
- 颞支
  （支配前额和睑区的面肌）
- 颧支
  （支配眼睑肌和口裂肌）
- 岩大神经
  （至翼腭神经节）
- 鼓索
  ［加入舌神经（CN Ⅴ₃）至舌］
- 耳后神经
  （至耳和头枕部的面肌）

腮腺丛
（在腮腺内形成网状）
- 茎突舌骨肌支
- 二腹肌支
  （支配同名肌）
- 颊支（支配颊肌和口轮匝肌）
- 下颌缘支
  （支配下颌部的肌）
- 颈支（支配颈阔肌；与颈横神经交通）

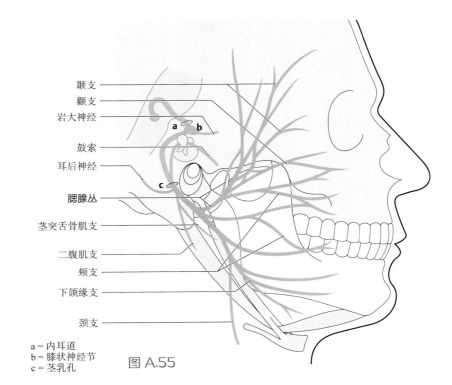

颞支
颧支
岩大神经
鼓索
耳后神经
腮腺丛
茎突舌骨肌支
二腹肌支
颊支
下颌缘支
颈支

a = 内耳道
b = 膝状神经节
c = 茎乳孔

图 A.55

舌咽神经（CN Ⅸ）和舌下神经（CN Ⅻ）

参见第 361/404–405/412/429–431/443–445/467/469/480–481/491/495–496/512–513 页

舌咽神经（CN Ⅸ）
- 鼓室神经
  （至鼓室和咽鼓管；进一步分出岩小神经至耳神经节）
- 茎突咽肌支和咽支（支配茎突咽肌和上咽部）
- 扁桃体支
  （至扁桃体区）
- 颈动脉支
  （颈动脉神经支配颈动脉小球和颈动脉窦）
- 舌支（支配舌后 1/3 的感觉和味觉）

舌下神经（CN Ⅻ）
- 舌支
  （支配舌肌）
- 颈袢上根（与 C2、C3 脊神经分支交通；支配舌骨下肌群）
- 颏舌骨肌支和甲状舌骨肌支
  （支配同名肌）

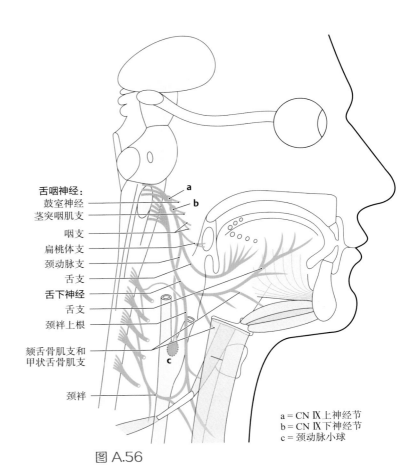

舌咽神经：
鼓室神经
茎突咽肌支
咽支
扁桃体支
颈动脉支
舌支
舌下神经
舌支
颈袢上根
颏舌骨肌支和甲状舌骨肌支
颈袢

a = CN Ⅸ 上神经节
b = CN Ⅸ 下神经节
c = 颈动脉小球

图 A.56

迷走神经（CN X）与副神经（CN XI）

参 见 第 242–259/361/404–405/412/429–431/443–444/467/469/472/480–481/496/509/512–513 页

迷走神经（CN X）

- 脑膜支
  （经颈静脉孔至颅后窝的硬脑膜）
- 耳支（至外耳道）
- 咽支（至中咽部和下咽部）
- 喉上神经的喉内支（穿甲状舌骨膜至喉黏膜）
- 喉上神经的喉外支
  （支配环甲肌）
- 喉返神经（支配食管、气管及喉内肌）
- 上颈心支
  （至心丛）
- 支气管支（至气管及肺）
- 下颈心支
  （至心丛）
- 迷走神经前干（至胃前壁及小肠）
- 迷走神经后干（至腹腔神经丛、胃后壁、小肠及大肠）

副神经（CN XI）

- 内支（连接迷走神经）
- 外支（C1~C6 脊神经根，支配胸锁乳突肌和斜方肌）

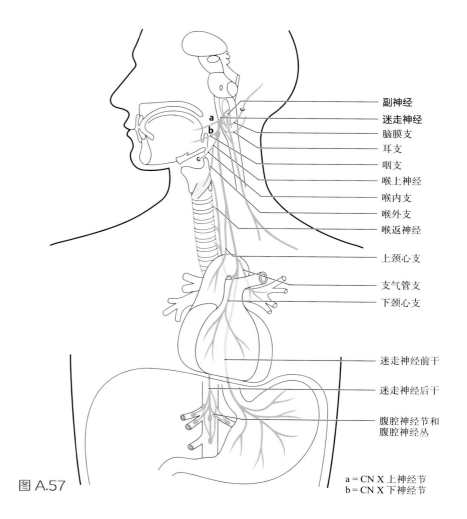

副神经
迷走神经
脑膜支
耳支
咽支
喉上神经
喉内支
喉外支
喉返神经
上颈心支
支气管支
下颈心支
迷走神经前干
迷走神经后干
腹腔神经节和腹腔神经丛

图 A.57

a = CN X 上神经节
b = CN X 下神经节

编号	脑神经	成分	功能
I	嗅神经	感觉	嗅觉
II	视神经	感觉	视觉
III	动眼神经	躯体运动及一般内脏运动（副交感）	支配眼外肌、瞳孔括约肌及睫状肌
IV	滑车神经	躯体运动	支配上斜肌
V	三叉神经	特殊内脏运动（仅 CN V_3）、躯体运动	支配咀嚼肌，头部浅感觉
VI	展神经	躯体运动	支配外直肌
VII	面神经	特殊内脏运动	支配面肌
VIII	前庭蜗神经	感觉	听觉及前庭觉
IX	舌咽神经	特殊内脏运动和感觉，味觉	支配茎突咽肌、上咽部、味蕾及颈动脉小球
X	迷走神经	特殊内脏运动和感觉，一般内脏运动（副交感）	支配喉、硬脑膜、耳道、下咽部、食管、胃、小肠和大肠（2/3）、胰、肝脏
XI	副神经	躯体运动	支配胸锁乳突肌和斜方肌
XII	舌下神经	躯体运动	支配舌肌

咀嚼肌

参见第 384–386/388 页

下颌骨（已开窗）。

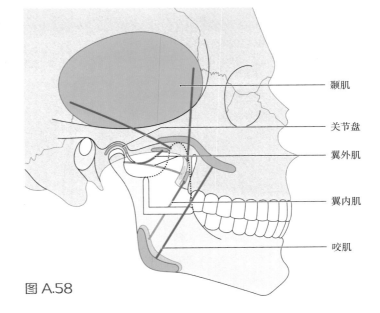

图 A.58

肌名	起点	止点	功能	CN V₃ 的神经支配
颞肌	顶骨（颞骨鳞部）	下颌骨冠突	闭合下颌，向后移动下颌关节	颞深神经
翼外肌				
• 上部	蝶骨颞下嵴	关节盘	关节盘前移，张口	翼外肌神经
• 下部	翼突外侧板	下颌骨髁突	下颌前伸及旋转	翼外肌神经
翼内肌	翼突窝	下颌角内面	闭口	翼内肌神经
咬肌	颧弓	下颌角内面	闭口	咬肌神经

面肌

参见第 392–393/396–399 页

外侧面观。

面肌是皮肉，肌腱的末端附着于面部皮肤的真皮。肌起于颅骨（上颌骨、颧骨、下颌骨等）的一小块区域。按照其功能，它们位于身体的开口处（睑板、鼻孔、口裂、外耳）。

头皮（帽状腱膜）是颅顶面肌（颅顶肌）的总腱。

a = 耳后肌
b = 耳上肌
c = 耳前肌

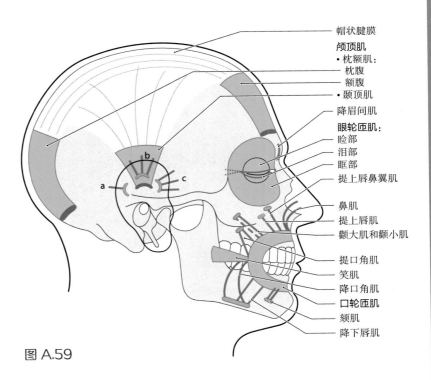

图 A.59

颈肌

参见第 390–391/412/410/439/411/ 424–425/432–440 页

斜角肌、舌骨上肌和舌骨下肌（外侧面观）。

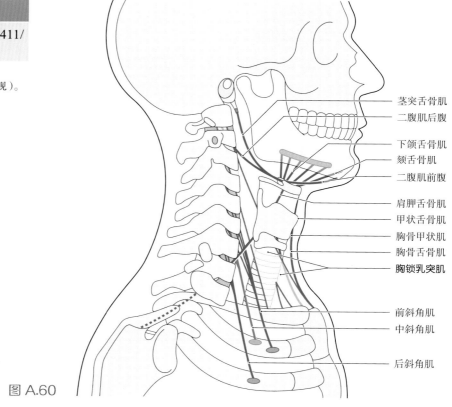

茎突舌骨肌
二腹肌后腹

下颌舌骨肌
颏舌骨肌
二腹肌前腹

肩胛舌骨肌
甲状舌骨肌
胸骨甲状肌
胸骨舌骨肌
胸锁乳突肌

前斜角肌
中斜角肌

后斜角肌

图 A.60

肌名	起点	止点	功能	神经支配
胸锁乳突肌	胸骨柄、锁骨	乳突	屈曲颈椎，旋转头，助吸气	副神经（CN XI）
舌骨上肌				
颏舌骨肌	颏棘	舌骨	降下颌	舌下神经（颈丛）
茎突舌骨肌	颞骨茎突	舌骨大角	上提舌骨	面神经（CN VII）
下颌舌骨肌	下颌骨的舌骨肌线	舌骨	上提舌骨，降下颌骨	下颌舌骨肌神经（CN V₃）
二腹肌（前腹和后腹）	乳突	下颌骨的二腹肌窝（中间腱附着于舌骨）	上提舌骨，降下颌骨	下颌舌骨肌神经（前腹） 面神经（后腹）
舌骨下肌				
肩胛舌骨肌	肩胛骨上缘	舌骨	降舌骨，上提肩胛骨，紧张颈筋膜的椎前层	颈丛的颈袢
甲状舌骨肌	甲状软骨	舌骨	降舌骨和喉	颈丛（C1，C2）的舌下神经支
胸骨甲状肌	胸骨柄及第1肋	甲状软骨		颈丛的颈袢（C2~C3）
胸骨舌骨肌	胸骨柄、锁骨	舌骨	降舌骨	颈丛的颈袢（C1~C3）
斜角肌				
前斜角肌	C3~C6 横突	第1肋	向同侧屈曲颈椎，助吸气	颈神经的前支
中斜角肌	C3~C7 横突	第1肋		
后斜角肌	C5~C6 横突	第2肋		

头颈部的血管与神经

参见第 396–403/418–423 页

在头部，动脉、静脉和神经基本上平行走行。
在 Erb 神经点，颈丛的皮支到达胸锁乳突肌
后缘的表面，这样就有可能进行有针对性的
局部麻醉。

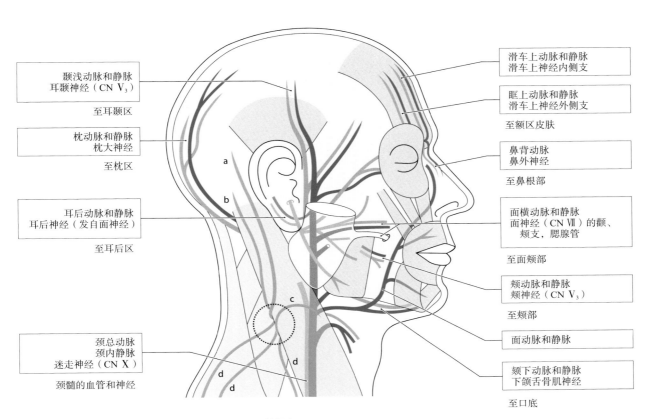

颞浅动脉和静脉
耳颞神经（CN V₃）

至耳颞区

枕动脉和静脉
枕大神经

至枕区

耳后动脉和静脉
耳后神经（发自面神经）

至耳后区

颈总动脉
颈内静脉
迷走神经（CN X）

颈髓的血管和神经

滑车上动脉和静脉
滑车上神经内侧支

眶上动脉和静脉
滑车上神经外侧支

至额区皮肤

鼻背动脉
鼻外神经

至鼻根部

面横动脉和静脉
面神经（CN Ⅶ）的颞、
颊支，腮腺管

至面颊部

颏动脉和静脉
颏神经（CN V₃）

至颏部

面动脉和静脉

颏下动脉和静脉
下颌舌骨肌神经

至口底

图 A.61　　Erb 神经点
　　　　　　（虚线环）
　　　　　　a = 耳大神经
　　　　　　b = 枕小神经
　　　　　　c = 颈横神经
　　　　　　d = 锁骨上神经内侧支、中间支和外侧支